AF513757

Thomas Heise

Unsere Gesundheit und das System: besser holistisch! Fair steht uns doch.

Thomas Heise

Unsere Gesundheit und das System:

besser holistisch! Fair steht uns doch.

Wir klären auf – nun helfen Sie sich selbst

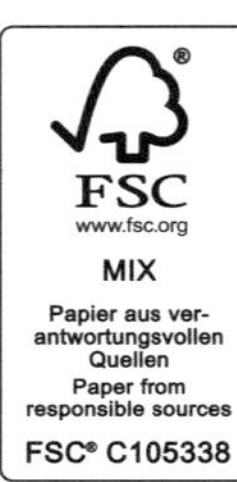

Bibliografische Informationen der Deutschen Nationalbibliothek:
Die Deutsche Nationalbibliothek verzeichnet diese Publikation in der Deutschen Nationalbibliografie; detaillierte bibliografische Daten sind im Internet über dnb.dnb.de abrufbar.

ISBN 978-3-7568-5952-8

Umschlagabbildung:
„Die Quintessenz", Thomas Heise 2022

Herstellung und Verlag:
BoD – Books on Demand, Norderstedt

Inhalt

Ohne Gesundheit für Körper, Geist und Seele gibt es keine Gesundheit – ein Vorwort

Die Medizin im Spannungsfeld zwischen Gesundheit und Krankheit ist kein monolithischer Block, mit dem nur Ärzte zu tun haben, wo diese dann den Menschen zerstückelt in Spezialdisziplinen bearbeiten, um ihn dann, wie ein kaputtes Auto aus Einzelteilen wieder zusammengesetzt, dem überforderten Allgemeinarzt zur Überwachung zurückzugeben. Sicherlich kann man in der Tiefe von Einzeldisziplinen große Erkenntnisse gewinnen. Diese gehören aber in einen Gesamtrahmen gesetzt und sind nur so gesehen zu bewerten und dann hilfreich. Und in diesem Puzzlespiel ist Gesundheit nur die Mitte eines Spinnennetzes, an dem zig Fäden angeknüpft sind, mit vielen oft schwer überschaubaren Interaktionen. Deswegen heißt es oft, vorsichtig zu sein, aber an den identifizierten Hauptsträngen wie Ernährung und Landwirtschaft, Umweltverschmutzung und Wirtschaft, Prävention mit Bewegung und Lebensstil, Krankenkassen, Reha und Rente sowie dem gesamten Gesundheitssystem tatkräftig und strategisch sinnvoll für den Menschen zu arbeiten. Aber ist das alles?

Es geht hier um eine holistische Sichtweise. Körper, Geist und Seele können nur zusammen gesehen werden. Als Praktischer Arzt mit einem internistischen Hintergrund wie auch als Psychiater und Psychotherapeut, der Naturheilverfahren und traditionelle chinesische Medizin einbezieht, wurde dies dem Autor immer wieder nur zu klar. Moderne psychiatrische Strömungen, die sich in den psychiatrischen Weltkonferenzen der *World Psychiatric Association (WPA)* immer mehr zeigen, führen klar in diese Richtung. Einerseits gibt es mehr körperliche Ursachen für psychische Probleme als gedacht und andererseits kann man über allgemeine Gesundheitssorge für den Menschen auch viel mehr für die psychische Gesundheit erreichen, als bisher vermutet. Dies sehen der gegenwärtige Präsident der WPA, Afzal Javed, wie auch die zukünftige Präsidentin, Danuta Wassermann, nicht anders. Dabei versicherte mir letztere, ihr Augenmerk in ihrer Zeit des Vorsitzes besonders darauf legen zu wollen. Die Erkenntnisse der letzten Jahrzehnte zeigen immer mehr, dass neben den Gewinnen durch eine zunehmende Spezialisierung wie beispielsweise in der Molekulargenetik, Parasitologie[1] und Psychoneuroimmunologie[2] nun das Zusammenführen unter

1. https://www.aerzteblatt.de/archiv/60381/Infektion-und-Psychose; 20.11.2022.
2. Angelos Halaris, Karl Bechter, Ebrahim Haroon, Brain E. Leonard, Andrew Miller, Carmine Pariante & Patricia Zunszain (2019). The Future of Psychoneuroimmunology: Promises and Challenges. In:

einem ganzheitlichen Rahmen angesagt ist. Auch die Diagnose einer Depression[3] oder einer Schizophrenie[4] muss nach diesen neueren, oder älteren und nun verstandenen und wissenschaftlich hinterlegten Erkenntnissen, abgeglichen werden mit verschiedenen weiteren Faktoren, auf die hier eingegangen wird, wie Infektionen (erhöhtes CRP, immer im oberen Bereich befindliche Leukozyten, Toxoplasmose-Infektion) oder Bewegung, life style, Ernährung, Stress etc. Und das verlangt unsere ganze Kraft, damit wir uns nicht in Seitenzweige verrennen, wie dies schon einige mit dem „Transhumanismus" tun. Aber dazu später. Ein weiterer Ansatz auch innerhalb der WPA ist die personenzentrierte, also individualistische Behandlung des Patienten, wie sie beispielsweise vom Pastpresident der WPA, JUAN MEZZICH[5], besonders vertreten wird. Ein Blick auf traditionelle Heilverfahren[6] kann hier weiterhelfen.

Es ist also gar nicht verkehrt, bevor wir uns ins moderne Getümmel stürzen, mal wieder an die echten Wurzeln unseres gesundheitlichen Bemühens zu erinnern, denn „back to the roots" ist ja durchaus „in". Wenn man die *„Kulturen der Menschheit"*[7] aus einer transdisziplinären Perspektive betrachtet, stößt man überall in verschiedenen lokalen Varianten auf *„Die Schamanen: Jagdhelfer und Ratgeber, Seelenfahrer, Künder und Heiler"*[8]. Auf einer großen ethnomedizinischen Konferenz[9], bei der mehr als ein Dutzend Medizinmänner, Heiler und Schamanen aus vier Kontinenten versammelt waren, konnten sich diese beim gemeinsamen Frühstück trotz Sprachbarrieren über Heilungsmethoden austauschen, da ihnen das Basisverständnis gemein war. Wir sehen also, das

---

A. JAVED, K. N. FOUNTOULAKIS (eds.), *Advances in Psychiatry*, Springer International Publishing AG, part of Springer Nature 2019. https://doi.org/10.1007/978-3-319-70554-5_15.

3. MARKUS J. RANTALA and SEVERI LUOTO (2022). Evolutionary Perspectives on Depression. In: RIADH ABED & PAUL ST JOHN-SMITH (Ed). *Evolutionary Psychiatry*. Published online by Cambridge University Press: 08 September 2022.

4. MARKUS J. RANTALA, SEVERI LUOTO, JAVIER I. BORRÁZ-LEÓN, INDRIKIS KRAMS (2022). Schizophrenia: The new etiological synthesis. *Neuroscience and Biobehavioral Reviews* 142(2022) 104894. https://doi.org/10.1016/j.neubiorev.2022.104894.

5. JUAN E MEZZICH, W JAMES APPLEYARD, PAUL GLARE, JON SNAEDAL, & C RUTH WILSON (Ed.) (2022). *Person Centered Medicine*. New York: Springer.

6. THOMAS HEISE *et al.* (2022). Person-centered Traditional Medicine. In: JUAN E MEZZICH, W JAMES APPLEYARD, PAUL GLARE, JON SNAEDAL, & C RUTH WILSON (Ed.), *Person Centered Medicine*. New York: Springer.

7. THOMAS HEISE (2. erweiterte Aufl. 2018). *Kulturen der Menschheit: Woher und wohin? Unsere Vergangenheit in transdisziplinärer Sicht.* Würzburg: K & N.

8. HANS FINDEISEN & HEINO GEHRTS (1983). *Die Schamanen: Jagdhelfer und Ratgeber, Seelenfahrer, Künder und Heiler.* Köln: Eugen Diederichs.

9. GOTTSCHALK-BATSCHKUS C, RÄTSCH C (Hg) (1998). *Ethnotherapien: Therapeutische Konzepte im Kulturvergleich.* Berlin: VWB-Verlag.

ist kein Schnee von gestern. Und noch ist es uns möglich, etwas davon zu erahnen und auch zu lernen oder unsere Unterstützung zu geben, dass dieses Jahrtausende alte Wissen nicht durch unsere überhebliche, einseitige Denkweise verloren geht. Das Erkennen und Berücksichtigen des Individuums, ohne Akzeptanz für seine egoistischen und narzisstischen Impulse, zugunsten des kollektiven und nachhaltigen Wohls ist essenziell und wird immer wichtiger für ein Überleben auf diesem Planeten Erde. Aber lassen wir HANS FINDEISEN, den zweiten großen Vorvater der klassischen Schamanenforschung neben MIRCEA Eliade[10], selber zu Worte kommen, aus seinen sibirischen Erfahrungen schlussfolgernd, von HEINO GEHRTS überliefert und kommentiert:

> Die Jenissejer lieferten, als Vertreter der sibirischen Völkerschaften, dem Forscher das entschiedene „Beispiel für ein sinnhaftes Dasein, das aus einer uralten, seelisch bis an den Rand mit Erleben angefüllten *Inspirationskultur* gespeist wird.“ Man lebt in der Spannung einer in der Séance sich immer wieder erneuernden „Seelen- und Weltallsdichtung, wie sie vielleicht bereits vor Jahrtausenden in Nordasien gestaltet worden ist –, so wie in der Verehrung vor den schöpferisch-irrationalen Seelen ihrer großen Priester, bei denen die Berufung zu ihrem schweren Führungsgeschick immer eine Entscheidung auf Leben und Tod bedeutet, nicht wie bei uns, wo Religion ‚gelernt‘ werden kann.‘“ – „Bei ihnen wird Religion immer wieder neu geboren, bei jeder schamanischen Séance.“

An dieser Stelle legt FINDEISEN das Wort Séance in einer besonderen, bedeutsamen Weise aus und spricht von einer In-die-Welt-Setzung, womit wohl zweierlei gemeint sein möchte: einerseits, dass der Schamane den göttlich-seelischen Sinn mitten in die Welt versetzt, andererseits, dass auch der Anteilnehmende aus der Kluft seiner Besonderheit dadurch mitten in dieser sinnhaften Welt niedergesetzt wird –, womit auch der tiefste Grund schamanistischer Heilungen angesprochen wäre. Der Autor fährt fort, dass

> die Ausrichtung aller dieser die Seele ungeheuer beanspruchende In-die-Welt-Setzungen ausgesprochen caritativ und sozial-ethisch ist. Und da im Norden der Alten Welt die Mehrzahl der Völker noch in der gleichen Ehrfurcht vor dem Eruptiv-Schaffenden der menschlichen Seele lebt, halte ich es für notwendig, dass wir Armseligen, die wir fast immer einen so gedeckten Tisch nur von ferne anschauen dürfen, das Beispiel des Schamanen und der gleich ihm Ergriffenen und Besessenen mit allem Ernst, zu dem wir überhaupt fähig sind, studieren und uns zum inneren Eigentum machen. – Denn wenn wir in unserem modernen Aberglauben verharren, der in dem Allmachtswahn des Intellektualismus besteht, und wenn wir die hunderttausend fürchterlichen Einzelfolgen dieses Wahns nicht einmal erkennen, dann ist kein Verbrechen entsetzlich genug, als dass es nicht systematisch-wissenschaftlich und kühl-objektiv durch die kommende Politik der „Herrscher dieser Welt“ zur Wirklichkeit werden wird.[11] … —— … ——.

Und diese aufrüttelnden Worte schrieb FINDEISEN wohl schon in den 1950er Jahren, als wir noch nicht einmal richtig angefangen hatten, die Erde in eine elektromagnetisch

10. MIRCEA ELIADE (1975). *Schamanismus und archaische Ekstasetechnik.* Frankfurt: Suhrkamp.
11. HANS FINDEISEN & HEINO GEHRTS (1983). *Die Schamanen: Jagdhelfer und Ratgeber, Seelenfahrer, Künder und Heiler.* Köln: Eugen Diederichs. S. 12f.

und digital verseuchte Plastik- und Pharmakippe zu verwandeln. Oh Entschuldigung, ich wollte natürlich sagen, die ausschließlich positiven Segnungen der elektromagnetischen und digitalen Pharma-, Petro-, Techno- und Plastikindustrie genießen zu dürfen (lol). Nun ja, schauen wir das alles ganz in Ruhe mal der Reihe nach an, so objektiv wie möglich, aber mit kritischen Augen.

Kurz vor seinem Rücktritt Ende Mai 2010 hielt Bundespräsident Horst Köhler in Shanghai bei einem Treffen mit Auslandsdeutschen eine Rede, anlässlich der ich Gelegenheit hatte, mit ihm über meine Ideen zu sprechen und ihm einen ersten Vorentwurf dieses Buchs auszuhändigen. Er schrieb mir dazu: „Vielen Dank für die Vorstellung einer besseren Medizin".

Anschließend widmete ich mich zuvor jedoch mehr der historischen Einleitung, welche mittlerweile zu den „*Kulturen der Menschheit: woher und wohin? Transdisziplinäre Perspektiven unserer Vergangenheit*" als eigenes Werk des Gesamtprojekts erschienen ist. Daher folgt nun, nach dem unabdingbar gewordenen Exkurs zum Corona-Syndrom „*CORONA: Das Syndrom. Über Grenzen, vergeben und schützen*", dieser somit dritte Teil, mit ebensoviel Sorgfalt und entsprechender Verspätung. Aufgrund der aktuellen Entwicklung der letzten drei Jahre ergab sich – wie gesagt – natürlich zum Thema der Viren, wie insbesondere der Entwicklung der Corona-Pandemie in ihrer Form und Inhalt ein zusätzlicher Aspekt, der extra in diesem zweiten Teil des Projekts konzentriert mit allen belegbaren Fakten abgehandelt und schon publiziert wurde.

Zu Zeiten, in denen durch natürliche und/oder menschengemachte Faktoren die Lebensbedingungen und damit auch die Immunitätslage sich verschlechterten, starben schon immer viele Menschen, Tiere und Pflanzen, beispielsweise an Pest und Cholera, Influenza und Corona, im Krieg, beim Waldsterben und im Klimawandel. Diese offensichtlicheren Ereignisse sind jedem klar. Aber es gibt eben auch schleichendere und quasi pandemische Veränderungen, verbunden mit technischen Errungenschaften und gesellschaftlichen Prozessen, welche eine ebenso große und bisher unterschätzte Rolle spielen. Hier ist beispielsweise die Rolle des künstlichen Elektromagnetismus mit seinem ganzen Fächer an Frequenzen anzuführen und seinem Einfluss auf unseren eigenen Bioelektromagnetismus sowie den der gesamten Natur, was weiter untersucht noch Lösungen für bisher schwer verstehbare und erreichbare Erkrankungen bringen könnte.[12] Für diese Veränderungen gibt es klar ersichtliche Gründe, die fast immer von einer zu einseitigen wirtschaftlichen Sicht im Sinne einer Ausbeutung abzuleiten sind, ohne an eine win-win-Situation zu denken. Betroffen davon ist besonders unser Gesundheitssystem mit seinen zu wenig berücksichtigten Verflechtungen zur Landwirtschaftspolitik, zur Umweltpolitik, zur Familien- und Rentenpolitik und so weiter. Jeder denkt dabei in seinem jeweiligen Resort nur an seinen Vorteil und möchte sowohl Verantwortung wie

12. Heise, T. (2022). Bringt uns die Covid-19-Erkrankung mit ihren Folgen die Chance einer Neubewertung unseres medizinischen Denkens? *Akupunktur*. Springer. DOI: 10.1007/s42212-022-00522-9.

auch Kosten an die anderen verschieben, obwohl es dadurch im Gesamteffekt viel teurer und unbefriedigender wird. Genauso ist es innerhalb des Medizinsystems, wo wenige über den Tellerrand schauen und als case management für den Patienten oder den noch Gesunden zusammenarbeiten. Das kann und muss anders werden.

Dies ist eine meiner Hauptbotschaften. Wenn Sie das schon wissen und perfekte Therapiemöglichkeiten dafür haben, so können Sie diese Bücher getrost zur Seite legen. Wenn nicht, hoffe ich, dass wir in die Diskussion kommen. Denn wir können es uns nicht leisten, auch nur einen einzigen, vielleicht rettenden Strohhalm liegen zu lassen, selbst wenn wir ihn bisher als verrückt ansahen oder ihn gar hassten. Zu Ernst ist unsere Lage. Dafür sind eine bessere Kommunikation und Diskussion mit Respekt gegenüber anderen Meinungen sowie eine gewisse Offenheit und Toleranz essenziell.

Gesundheit und Krankheit sowie ihre Ursachen sind nicht monokausal und somit einfach zu erklären, sondern haben viele Gründe, die alle zusammenwirken. Selbst wenn es mühsamer ist: es gilt, so viele dieser ursächlichen Bedingungen wie möglich zu reflektieren, ohne das Ziel aus dem Auge zu verlieren. Sprich: Wir wollen uns sowohl einige Bäume als auch den Wald anschauen. Bis vor kurzem wurde immer wieder probiert alles auf einen Nenner zu bringen. Aber so einfach ist das Leben nicht. Wir werden hier auch einigen in den Hintergrund geratenen oder aus verschiedenen Gründen vernachlässigten Seiten nachgehen. Diese Verdrängungen fanden teils aus einem zu einseitigen Verständnis von Wissenschaft statt. Das nicht Berücksichtigte wurde dann einfach als unwissenschaftlich hingestellt und verurteilt. Dies geschah oft aus rein wirtschaftlichen Interessen heraus, welche klar über das Allgemeinwohl gestellt wurden. Das bedeutet, wir stellen uns auch einigen sehr kontrovers diskutierten Themen und hoffen, damit zumindest zum Nachdenken anzuregen und vielleicht etwas dazu beizutragen, zu einem besseren Verständnis zu finden.

Wissenschaft sollte so unabhängig wie möglich von ihren jeweiligen Beschränkungen durch den Zeitgeist, die Kultur und den Stand der Gesellschaft unvoreingenommen versuchen, Dinge und Ereignisse zu erklären, das Dazwischen zu erhellen und Verständnismodelle zu entwerfen, die solange Gültigkeit besitzen, bis es noch bessere und umfassendere gibt. – Jeder kann sehen, dass dies reine Theorie ist. Die Praxis sieht anders aus. Im jeweiligen Alltag finden wir zahllose Einschränkungen, welche die Fragestellungen, die Ergebnisse und deren Auswertung beeinflussen. Das fängt mit so einfachen Sachen an, wie der Auswahl des Chefredakteurs, welche Reviewer und Lektoren sowie später Rezensenten er fragt und welche Artikel er zu welchen Themen veröffentlicht und welche Inhalte er aus politischen Gründen oder aufgrund der divergierenden Meinung des Geldgebers ausklammert. Auch die Ebene dahinter sollte nicht übersehen werden, bei unserer kritischen Durchsicht. Wissenschaftliche Fachveröffentlichungen in renommierten Fachzeitschriften wurden zum Thema Covid-19 mit 9 von 1 000 Publikationen[13] doppelt so oft zurückgerufen (während weitere mit einseitig wirtschaftlich interessensgeleiteten Daten oft nicht angezweifelt werden durften und in dieser Quelle auch gar nicht erwähnt werden). Andererseits weiß jeder Wissenschaftler aber auch, wie sehr die mainstream-Meinung der Peer-Reviewer sowie sehr spezielle Verlagsvorgaben oft Veröffentlichungen unmöglich machen. So geriet die Cochrane-Collaboration, welche gerade für die objektiven Grundlagen einer auf dem jeweiligen Stand der Wissenschaften und besonders der Medizin für deren evidenzbasierten Nachweis stand, 2016 ins Rampenlicht der Öffentlichkeit. Sie hatte unter dubiosen Umständen einem ihrer Gründungsmitglieder (Peter Goetzsche) gekündigt. Dazu heißt es:

> Wir halten es in diesem Zusammenhang für hochproblematisch, dass Cochrane zu seinen Förderern mittlerweile z. B. die Bill and Melinda Gates Foundation (BMGF) zählt (Cochrane 2016), die auf der einen Seite global Impfungen – die immer wieder Gegenstand von Cochrane Reviews waren – uneingeschränkt propagiert und fördert (BMGF 2018) und sich auf der anderen Seite selber nicht unerheblich über Aktien auch pharmazeutischer Unternehmen finanziert (Global Justice 2017). In einer Zeit, in der auch internationale Gesundheitsorganisationen wie die WHO zunehmend in finanzielle Abhängigkeit von privaten Sponsoren geraten (Kruchem 2017, Tagesanzeiger 2013), in der Mitarbeiter von Regierungsstellen wie der US-amerikanischen FDA im Verdacht stehen, nach ihrem Ausscheiden für vermeintlich im Amt geleistete Gefälligkeiten bezahlt zu werden (Piller 2018), in der die Evidenz-basierte Medizin sich täglich neu dagegen wehren muss, von der pharmazeutischen Industrie gekidnappt zu werden (Ioannidis 2016), war Cochrane bis jetzt hochnotwendiger Orientierungspunkt und unangefochtene Instanz und Autorität.[14]

An anderer Stelle ist dann nachlesbar, dass es bei der Kündigung von Goetzsche um eine sachliche Kritik an der von Gates betriebenen HPV-Impfung ging.[15] Dafür erhielt dann Cochrane die Summe von 115 Millionen US-Dollar.[16] Und was das WHO-Budget betrifft, so zahlt die BMGF zehn Prozent davon (hinzu kommt eine fast gleich hohe Summe der von Gates gegründeten und kontrollierten gavi, auf welche später eingegangen wird), und nur die USA zahlen mehr.[17, 18]

Peter Goetzsche, Master in Biologie und Chemie, Facharzt für Innere Medizin, war am Rigshospitalet in Kopenhagen Professor für klinisches Forschungsdesign und Analyse. Mehr als 300 Artikel veröffentlichte er und über 15 000 Mal wurden seine

13. Christoph Maier, Tobias Ackermann (2022). Studienrückrufe. Fake News in Fachzeitschriften. *Deutsches Ärzteblatt (DÄ)* 119, 4, S.. B100–103.
14. https://mezis.de/mezis-stellungnahme-zum-konflikt-cochrane-peter-gotzsche/; 18.01.2022.
15. https://www.infosperber.ch/gesundheit/public-health/nach-sachlicher-kritik-an-hpv-impfstudie-raus geschmissen/; 18.01.2022.
16. https://wissenwaswirkt.org/cochrane-erhaelt-foerderung-von-115-millionen-us-dollar; 18.01.2022.
17. https://www.swissinfo.ch/ger/hat-bill-gates-zu-grossen-einfluss-auf-die-who-/46598770; 18.01. 2022.
18. https://www.swr.de/swr2/wissen/who-am-bettelstab-was-gesund-ist-bestimmt-bill-gates-100.html; 18.01. 2022.

wissenschaftlichen Arbeiten zitiert. In seinen Büchern resümiert er seine Erfahrungen als Scheitern eines Systems und beschreibt die dunklen Seiten der Pharmaindustrie, wie Medikamente von ihr entdeckt, produziert, vermarktet, kontrolliert und überwacht werden. Dabei sieht er in ihren kriminellen Strukturen große Ähnlichkeit mit der Mafia. Untertitel in einem seiner Bücher über die unlauteren Handlungen der Pharmariesen, Stand 2013, geben schon alleine durch die Überschriften eine Vorstellung über die Ungeheuerlichkeiten, die sich dahinter verstecken:

1. Pfizer war 2009 bereit, 2,3 Milliarden Dollar zu zahlen.
2. Novartis war 2010 bereit, 423 Millionen Dollar zu zahlen.
3. Sanofi-Aventis war 2009 bereit, wegen Betrug mehr als 95 Millionen Dollar zu zahlen.
4. GlaxoSmithKline war 2011 bereit, 3 Milliarden Dollar zu zahlen.
5. AstraZeneca war 2010 bereit, wegen Betrug 520 Millionen Dollar zu zahlen.
6. Roche überredet Regierungen, Tamiflu-Vorräte anzulegen, was zu einem Verlust von vielen Milliarden in vielen Ländern führte.
7. Johnson & Johnson zahlte 2012 Geldbußen von über 1,1 Milliarden Dollar.
8. Merck zahlte 2007 wegen Betruges 670 Millionen Dollar.
9. Eli Lilly zahlte 2009 mehr als 1,4 Milliarden Dollar wegen illegaler Vertriebsmethoden
10. Abbott zahlte 2012 wegen Betruges 1,5 Milliarden Dollar.[19]

Dass solche Beträge bei dem Geschäftsmodell der Pharmaindustrie völlig einkalkuliert sind und folglich aus der Portokasse bezahlt werden, ist bei den ungeheuren Gewinnspannen natürlich klar. Goetzsche widerlegt die „Märchen“, dass

1. Medikamente teuer sind wegen der hohen Entdeckungs- und Entwicklungskosten, die um ein Vielfaches erhöht angegeben werden, wobei die grundlegenden Forschungen dafür meist von staatlicher Seite betrieben und finanziert wurden,
2. dass Innovationen zum Erliegen kommen, wenn wir keine teuren Medikamente kaufen,
3. dass die Einsparungen höher als die Kosten für teure Medikamente sind, dass
4. die Industrie Studien finanziere, welche zu wissenschaftlichen Durchbrüchen führten,
5. dass die Pharmaunternehmen auf dem freien Markt miteinander konkurrieren würden,
6. dass öffentlich-private Partnerschaften den Patienten nützen würden,
7. dass Arzneimitteltests das Ziel hätten, die Behandlung der Patienten zu verbessern,
8. dass wir viele Medikamente des gleichen Typs bräuchten, weil Patienten unterschiedlich darauf ansprechen würden,
9. dass man keine Generika verwenden solle, da ihre Wirksamkeit unterschiedlich sei, und
10. dass die Industrie die Fortbildung der Ärzte bezahle, da der Staat dies versäume.[20]

Nach seiner Meinung ist es dringend Zeit, das Versagen dieses Systems durch eine Revolution zu beenden, und er überlegt, wie es besser weitergehen könnte. Er befürch-

19. Peter C. Goetzsche (2019). *Tödliche Medizin und organisierte Kriminalität. Wie die Pharmaindustrie das Gesundheitswesen korrumpiert.* München: riva. S.60–69.

20. Peter C. Goetzsche (2019). *Tödliche Medizin und organisierte Kriminalität. Wie die Pharmaindustrie das Gesundheitswesen korrumpiert.* München: riva. S. 371–384.

tet, dass die Pharmaindustrie und oft auch die Ärzte „die Gesundheit der Patienten vorsätzlich aufs Spiel setzen“[21] würden.

Wer von Ihnen liebe Leser, also Interessen an der Auseinandersetzung mit Medikamenten der verschiedensten Arten hat, dem seien diese beiden Bücher von GOETZSCHE empfohlen. Hier wird darauf nicht weiter eingegangen.

Damit nun aber auch klargestellt ist, dass Sie es beim Autor nicht mit einem generellen Impfgegner zu tun haben, wird aus meinem Buch zum Thema Corona (S. 101) folgendes zitiert:

> Eindrucksvoll sind vergleichende Darstellungen der altersbereinigten Gesamtsterberaten verschiedener Länder und die Metaanalysen von John Ioannidis dabei mit dem Ergebnis einer mittleren Sterblichkeitsrate an Covid-19 von 0,27 %. Das macht sie nicht gefährlicher als Influenza, obwohl sie jedoch ansteckender ist. Denn die Basisreproduktionszahl RO, welche bei Masern bis zu 15 steigen kann, liegt bei Influenza bei 1,5 und bei Covid-19 wohl bis maximal 2,5. Daraus ergibt sich auch eindrucksvoll, wie wichtig die Masern-Impfung ist, die früher als wahrer Killer desto mehr unter den Kindern wütete, je enger der Kontakt war, so dass in manchen Gegenden den Kindern erst dann ein Name gegeben wurde, wenn sie die obligatorischen Masern überlebt hatten.

Allerdings werden unten im 12. Kapitel hierzu noch weitere Erkenntnisse beschrieben. Man muss also wie bei den Medikamenten alle Impfungen sehr differenziert betrachten, zur Abwägung ihres Nutzens und möglichen Schaden.

Zurück zur WHO, wo sich sogar Wikipedia deutlich über die Interessenslage und Befehlsausrichtung von Gates und Big Pharma in Richtung WHO mit Quellenangaben auslässt.

> Im Zweijahresbudget für die Jahre 2018–2019 stammten laut WHO 15,18 % ihrer Finanzierung von den USA, 12,12 % von der Bill and Melinda Gates Foundation und 8,18 % von der Global Alliance for Vaccines and Immunization (GAVI) – diese drei größten Geldgeber machten also bereits über ein Drittel des gesamten Finanzierungsvolumens der WHO aus.
>
> Auch werden WHO-Projekte teilweise als öffentlich-private Partnerschaft finanziert, u. a. die Globale Allianz für Impfstoffe und Immunisierung (Global Alliance for Vaccines and Immunization; GAVI) zu 8,39 %[51], welche zu 75 % von der Bill and Melinda Gates Foundation (BMGF) finanziert wird, wobei letztere selbst mit weiteren fast 10 % Finanzanteil lt. WHO-Statistik 2018/2019 zur Verfügung steht.[52] Dieser Stiftung wird u. a. von Medico international vorgeworfen, dass sie gezielt Maßnahmen von Firmen propagiere und unterstütze, deren Aktien sie hält. Das Budget der Weltgesundheitsorganisation speist sich zu etwa 18 % aus Spenden beider Stiftungen, so dass diese auf die Politik der WHO großen Einfluss ausüben. Neben den USA nehmen diese die ersten drei Plätze der Geldgeber an die WHO ein. Die Gates Foundation empfiehlt die Vergabe von Aufträgen der WHO an Konzerne wie MSD, GlaxoSmithKline, Novartis und Pfizer, deren Aktien von der Stiftung gehalten werden.[53] „Big Pharma, die Pharmakonzerne,

21. PETER C. GOETZSCHE (2016). *Tödliche Psychopharmaka und organisiertes Leugnen. Wie Ärzte und Pharmaindustrie die Gesundheit der Patienten vorsätzlich aufs Spiel setzen.* München: riva.

und Big Food, die Nahrungsmittelkonzerne, nutzten skrupellos genau diesen Interessenkonflikt der WHO", so der indische Gesundheitsexperte Amit Sengupta.[54][55][22]

Wenn man nun die genannten Fakten der Verflechtungen zwischen Bill Gates, der WHO, der GAVI und den Pharmakonzernen sowie dem Silicon Valley sieht und liest, wie Klaus Schwab einen „Great Reset" plant und Yuval Harari den philosophisch-historischen Hintergrund zur Erschaffung eines „Homo deus" für einen emotionslosen, KI-mechanistisch sterilen und deterministischen Transhumanismus zu geben gedenkt, muss man trotz aller globalen Gefahren, welche solch eine modernistische Heilsverschwörung bringen kann, doch auch wieder lachen. Zu einfach gestrickt sind die Rezepte von Harari, dessen Bücher trotz Eloquenz klare Fehler und somit verkehrte Schlußfolgerungen aufweisen. Nach seiner Diktion war der Mensch vor 100 000 Jahren noch ein wildes Tier. Das Gegenteil ist bewiesen. Der Java-Mensch beherrschte die einfache Schifffahrt für welche sprachliche Kommunikation nötig ist, schon lange davor, genauso wie die Besiedlung von Australien vor wahrscheinlich mehr als 70 000 Jahren nur so möglich war. In der Bruniquel-Höhle wurden sogar vor mehr als 175 000 Jahren vom Neandertaler tonnenweise Stalagmiten und Stalaktiten abgebrochen und zu zwei Konstruktionen aufgebaut mit noch unbekanntem Zweck. Weitere Fehler wurden Harari schon von anderen nachgewiesen.[23]

In einem Fernsehinterview beklagte Harari die Jahre, wo er sich seiner Homosexualität noch nicht bewußt war. Er hätte all diese Jahre an möglichem Sex nicht verpasst, wenn die Medizin mit ihren genetischen und anderen Fortschritten ihm das früher hätte offenbaren können. Sowohl in seiner persönlichen wie auch in seiner Menschheitsgeschichte erkennt man seine Ungeduld, und mehr noch, ein Bevorzugen der Quantität/Schnelligkeit gegenüber der Qualität. Denn letztere braucht Zeit zum Reifen. Der Mensch reifte schon viele Epochen länger in seiner Evolution und heute ebenso länger wie früher in seiner Sozialisation. Gut Ding will lange Weile haben. Ungestüm bringt schlechte oder unausgegorene Ergebnisse, egal ob es um Meinungen und (Pseudo-)Philosophien oder medikamentöse oder gentechnische (Impf-)Produkte geht.

Und für Bill Gates ist das Corona-Virus offensichtlich etwas ähnliches wie ein Computer-Virus. Menschlichkeit und wahrer Humanismus scheinen all den genannten Personen fremd zu sein. Sonst hätten sie schon längst echte Gesundheits- und Bildungsprogramme ins Leben gerufen, wo die Kinder ohne Hunger und gesund überleben sowie eine Bildung bekommen, die mehr als 2 Kinder pro Familie unnötig macht.

Wahre und ethisch gute Globalisierung heißt nicht, wie kann ich am besten die lokalen Gesetze und Bedingungen rund um den Globus ausnutzen, um einen Maximal-

---

22. https://de.wikipedia.org/wiki/Weltgesundheitsorganisation 26.05.2022.
23. Thomas Thiel (2022). Hausprophet des Silicon Valley Yuval Noah Harari. https://zeitung.faz.net/faz/feuilleton/2022-11-21/18abf6d3b7573fa5d0a8b9a193a77165/?utm_source=pocket-newtab-global-de-DE

profit und große Macht nur für mich zu erwirtschaften. Vielmehr würde es bedeuten, dass ich die Vier Elemente berücksichtige, um die liebevolle Quintessenz zu ziehen, wie im Buchcover dargestellt, um das Individuelle in einen kollektiv zu vertretenden Zusammenhang zu stellen und somit eine dauerhafte und resiliente win-win-Situation zu schaffen.

Nun wollen wir das Thema aber auf kleinere Alltagsgeschäfte erweitern. Jeder Verlag beispielsweise bittet um das Einsenden von Manuskripten. In der Realität werden aber nur 0 bis 2 unverlangt eingesandte Manuskripte pro Jahr veröffentlicht. So erklärte mir auf einer Buchmesse die Lektorin eines großen Verlages. Alle anderen Bücher erscheinen auf „Bestellung“ von schon bekannten Personen. Die öffentlich-rechtlichen Fernsehanstalten werden immer wieder von Angehörigen der großen Parteien unterwandert oder bedrängt oder zu einem Drittel gleichmäßig von CDU und SPD besetzt.[24] Obwohl sie unabhängig arbeiten sollten, können sie sich diesen politisch vorgegebenen Trends offensichtlich oft nicht entziehen.[25, 26] Auch die Besetzung von Lehrstühlen an den Universitäten folgt im Allgemeinen dem Lockruf des Goldes, und die Wichtigkeit einer fachübergreifenden Teamarbeit scheint erst in allerjüngster Zeit wieder etwas mehr Zustimmung zu finden nach jahrzehntelanger, wettkampfmäßiger Isolation. Man gewann sogar oft den Eindruck, dass die mittlerweile mehr recherchierte Zusammenarbeit der Gladiatoren in den antiken Arenen noch viel besser und vor allem respektvoller war. Respekt und Fairness ist das, was viele in unserer Gesellschaft heute am meisten vermissen.

Bekanntermaßen können die Probleme von heute, welche aus dem Denken von gestern entstanden waren, nicht mit den Methoden von gestern für ein besseres morgen gelöst werden. Ohne ein gehöriges Brainstorming, wobei wir uns die Bäume und auch den Wald ansehen, kommen wir hier und heute nicht weiter. Die Menschheit muss einen Teil der sie immer mehr oft sinnlos bürokratisch oder diktatorisch einengenden Regeln und Gesetze wieder loswerden, um zu überleben. Trotzdem darf dies nicht zu Anarchie und zu viel Chaos führen. Dafür sollte der Mensch sich ethisch und moralisch in seiner nicht nur körperlichen und geistigen Evolution schon weit genug entwickelt haben oder es spätestens jetzt tun.

---

24. https://www.tagesspiegel.de/gesellschaft/medien/rundfunkraete-in-den-oeffentlich-rechtlichen-sendern-politik-und-parteien-bleiben-am-druecker/12265726.html; 13.12.2021.
25. https://www.ndr.de/fernsehen/sendungen/zapp/gremien101.html; 12.12.2021.
26. https://de.wikipedia.org/wiki/ZDF-Verwaltungsrat; 12.12.2021.

1. Wieder jung werden?

Der menschliche Körper ist etwas Wunderbares. Er ist in der Lage, sich während des laufenden Betriebes zu reparieren und zu regenerieren. Das geschieht je nach Zellart und Beanspruchung in unterschiedlichen Zeiträumen. Während man früher dachte, dass sich Herz- und Gehirnzellen gar nicht regenerieren können, wurden viele Wissenschaftler ganz euphorisch, als sie merkten, dass dem nicht so war. Ein Jahrzehnt verschwendeten viele Forscher ihre ganze Zeit und all die Forschungsgelder darauf, herauszufinden, wie man die Regeneration der Herzzellen[27, 28] künstlich erzeugen oder beschleunigen könnte. Jeder wollte der erste sein, der das entdeckt, und behielt seine Negativergebnisse für sich. Diese fehlende Teamarbeit war nicht nur unwissenschaftlich, sondern auch unkollegial. Aber jetzt wissen wir mittlerweile alle, dass sowohl Herz- als auch Gehirnzellen sich nur in etwa zu 0,5–2 % pro Lebensjahr erneuern. Trotzdem ist der immer mögliche Umbau der Gehirn- und Nervenzellen[29] lebenswichtig, doch dazu später.

Die Knochenzellen brauchen circa ein Jahrzehnt, bevor sie durch neue ersetzt werden. Das heißt aber nicht, dass Bruchnarben verschwinden, sondern eben nur, dass sie auch dort durch neue Zellen an gleicher Stelle ersetzt werden.

Da sexuelle Aktivität mit mechanischer Beanspruchung einhergeht, werden auch dort die Zellen relativ rasch wieder ersetzt, ganz abgesehen von dem reinigenden monatlichen Menstruationszyklus der Frau. Jeder weiß, wie schnell seine Haare wachsen, und beteiligt sich am Entfernen der alten Haarzellen.

Am schnellsten werden die Zellen im Dünndarm regeneriert und ersetzt, nämlich innerhalb von etwa 3 Tagen. Das ist die gleiche Dauer, die ein alltäglicher kleiner Durchfall maximal dauert, ohne dass wir eingreifen müssten, der Werbung zum Trotz. So eine Regeneration ist auch dringend nötig. Wie viele mittlerweile wissen, beherbergen wir in unserem Bauch eine wahre schwarze Zaubertrickkiste. Nur kommen hier keine weißen Kaninchen herausge-

---

27. Chien KR, Frisén J, Fritsche-Danielson R, Melton DA, Murry CE, Weissman IL.(2019). Regenerating the field of cardiovascular cell therapy. *Nat Biotechnol.* 37(3):232–237. doi: 10.1038/s41587-019-0042-1. Epub 2019 Feb 18.

28. Monya Baker (2009) Carbon dating shows humans make new heart cells. The cold war helps settle a hot debate about how hearts grow. 2 April 2009 | *Nature* | doi:10.1038/news.2009.232.

29. Frisén J. (2016). Neurogenesis and Gliogenesis in Nervous System Plasticity and Repair. *Annu Rev Cell Dev Biol.* 2016 Oct 6;32:127–141. Epub 2016 Jun 1.

sprungen, sondern eine Darmwand, die ein ganzes Fußballfeld bedecken könnte. Wie ist das möglich? Nun, wenn wir beispielsweise an der Haut am Handrücken kratzen, weil es gerade gejuckt hat, löst sich eine Hautzelle in Form einer Hautschuppe ab. Darunter ist gleich die nächste und dann noch mehrere weitere davon, so dass natürlich kein Loch in der Haut entsteht. Ganz anders ist das im Darm. Da befindet sich tatsächlich oft nur eine Zellschicht. Wenn also etwas noch nicht ganz Verdautes oder falsche Bakterien oder ein Übermaß davon oder Viren oder Pilze daran kratzen oder zu wenig abfederndes Zellsekret oder schützende gute Bakterien wegen Überbeanspruchung, beispielsweise durch Antibiotika oder andere Chemikalien aus Medikamenten oder der Nahrung, vorhanden sind, – nun dann passiert es. Es entsteht ein Loch in der Darmwand. Das wird im Allgemeinen schnellstens repariert. Aber wenn, durch kontinuierlich schwierig zu verdauende, chemiehaltige Nahrungsmittel, die natürlichen Verhältnisse im Darm mit der individuell üblichen Bakterienzusammensetzung und Zellsaftabsonderung verändert werden über Jahre und Jahrzehnte hinweg, dann sagt der Darm: mir reicht's, ich bin überfordert. Er kann sich dann nicht mehr rechtzeitig regenerieren und reparieren. Es entstehen einerseits plötzlich Unverträglichkeiten beispielsweise von Laktose und Gluten, die nichts mit Nahrungsmittelunverträglichkeiten wie Laktoseintoleranz, welche sich im Allgemeinen in der Kindheit zeigt, oder Allergien zu tun haben. Nein, es haben sich einfach zu viele krankmachende Bakterien angesiedelt, welche die Zellwand in ihrer Funktion stören und eine gesunde Verdauung behindern. Aber auch chronischer Stress kann hier Entzündungen hervorrufen, mit all den bekannten Folgeschäden sogenannter zivilisatorischer Krankheiten. Andererseits kann das „Loch-im-Darm-Syndrom“ (Leaky Gut-Syndrom) entstehen, was den Menschen sehr viel Energie und Kraft kostet. Denn wenn Sie sich vorstellen, dass Darminhalt in den Bauchraum übertritt, wo er nicht hingehört, ist klar, dass das nicht nur ärgerlich ist, sondern dass dieser dort rasch rausgeholt werden muss. Das passiert mittels einer Entzündungsreaktion. Leukozyten, die weißen Blutkörperchen, und Makrophagen, die „Vielfraße“, eilen dorthin, um den „Dreck“ rauszubringen, indem sie ihn umhüllen und als Eiter rauswerfen.

Zum Entstehen dieser Entzündung ist beispielsweise auch Omega-6 notwendig und zum Beenden nach dem Erfolg das Omega-3. Aber dazu kommen wir noch später.

Während die Wissenschaftler bezüglich der Krebsentstehung wetteifern mit den verschiedensten Theorien, so sind sich doch fast alle einig, dass je mehr Entzündungen man im Laufe des Lebens hat, diese zu den verschiedensten Erkrankungen und eben auch zu Krebs führen können. Wir sollten uns also in Teamarbeit mit unserem Darm um möglichst wenige Entzündungen im Körper bemühen. Dabei sind Antioxidantien hilfreich, auf die wir später noch zurückkommen werden.

Vitamine galten in der Prävention und dann in der aus den USA kommenden Anti-Aging-Medizin[30] als das Nonplusultra und wurden meist rein synthetisiert überall propagiert und konsumiert. Die Idee dahinter war, dass sie die „freien Radikale“ abfangen, die für einen Teil des Alterungsprozesses verantwortlich sind. Diese beinhalten reaktive Sauerstoffspezies (reactive oxygen species = ROS) sowie freie Stickstoffradikale (RNS) und entstehen als Abfallprodukt in der körpereigenen Energiegewinnung, aber auch durch externe Faktoren wie UV-Strahlung, Rauchen und Umweltgifte. Durch ihre oxidativen Eigenschaften greifen sie bevorzugt Lipide neben anderen Zellstrukturen an. Lipidreiche Zellmembranen werden so geschädigt und in ihrer Permeabilität verändert, bis hin zum Zelltod. Sie schädigen aber auch Proteine innerhalb und außerhalb von Zellen, darunter viele Enzyme, die durch Oxidation in ihren katalytischen Zentren inaktiviert werden. Freie Radikale können auch durch direkte Angriffe auf die Chromosomen Mutationen auslösen und so als Karzinogene wirken. Während man erst noch nach dem üblichen mechanischen Medizinverständnis prospektive, randomisierte, placebokontrollierte Studien für reines Vitamin A, C oder E oder Selen machte, mit widersprüchlichem oder negativem Ergebnis, verstand man schließlich besser, dass z. B. Vitamin E durch Abfangen eines Radikals seinerseits zu einem freien Radikal wird und nun das Vitamin C als Redoxsystem braucht, um in seine ursprüngliche Form zurückgeführt zu werden. Das heißt, alle bisherigen Studien zu Einzelsubstanzen im Präventivsinne, waren künstliche Retortenversuche, die nichts mit der alltäglichen Lebenswirklichkeit zu tun hatten. Dies umso mehr, als sich antioxidative Eigenschaften für viele der über 30.000 sekundäre Pflanzenstoffe nachweisen lassen. Also: eine obst- und gemüsereiche Grundversorgung – ohne Pestizide, Insektizide und andere Chemikalien – über den ganzen Tag verteilt ist der beste antioxidative Schutz. Im Falle eines gezielten Angehens von bestimmten definierten Symptomen mittels Vitaminpräparaten soll das etwas anders aussehen. Hochdosiert Vitamin E half 36 % der mehr als 65-Jährigen (n = 2 800) in kognitiven Tests besser abzuschneiden, bzw. ein um 30 % reduziertes Risiko für Morbus Alzheimer zu haben.[31]

Etwas komplizierter ist es mit der Gruppe der sogenannten B-Vitamine, von denen sich im Laufe der Zeit nicht alle als Vitamine bestätigen ließen, was zu einer uneinheitlichen Zahlengebung führte. Bis auf das Vitamin B12, Cobalamin, finden wir alle Vitamine in den Produkten unserer pflanzlichen und tierischen Nahrungsmittel. Vitamin B12 dagegen findet sich kaum in Pflanzen, was für strenge Veganer zum Problem werden kann. Es hat jedoch den Vorteil, dass es in unserer Leber Monate bis Jahre

30. Bernd Kleine-Gunk: Anti-Aging-Medizin – Hoffnung oder Humbug. *Deutsches Ärzteblatt (DÄ)* 104(28–29):B1813-8.

31. Morris MC *et al.*: Vitamin E and cognitive decline in older persons. *Arch Neurol* 2002; 59: 1125–32. Zandi PP, James CA *et al.*: Reduced Risk of Alzheimer Disease in Users of Antioxidant Vitamin Supplements. *Arch Neurol* 2004; 61: 82–8.

gespeichert werden kann. Ein echter Mangel beruht auf dem Fehlen des sogenannten intrinsischen Faktors der Magenschleimhaut, was dann zu neurologischen und Blutbildungsstörungen (perniziöse Anämie) führen kann.

Ein Mangel an Vitamin B1, auch Thiamin genannt, führt bei Alkoholikern zu Gedächtnisstörungen (Korsakow-Syndrom) und ist als Beriberi-Erkrankung geprägt von neurologischen Symptomen sowie Herzinsuffizienz und Muskelatrophie. Vitamin B2 ist Riboflavin. B3, Nicotinsäure, ist wichtig für den Nährstoffumsatz bei Verdauung, Hormonbildung und Durchblutung. B5, Pantothensäure, ist unentbehrlich beim Metabolismus, bezüglich Kohlenhydrate und Fetten. Obwohl ein direkter Mangel wegen seiner allgemeinen Verbreitung in der Ernährung selten ist, kann ein mehr davon bei Stress dem Gedächtnis auf die Sprünge helfen. Vitamin B6 ist eine Sammelbezeichnung. B7/B8 (Inosit)/H, auch Biotin genannt, ist unentbehrlich bei Verwertung von Eiweißen, Fetten und Kohlenhydraten. Vitamin B9/B11/M oder Folsäure/Folat ist unerlässlich für Zellteilungs-, Wachstums- und andere Stoffwechselprozesse. Je nach Quelle wird angenommen, dass von der täglich empfohlenen Menge mit 300 Mikrogramm 5 % bis 50 % unserer Bevölkerung zu wenig zu sich nehmen.

Mittlerweile haben Wissenschaftler vom Deutschen Krebsforschungszentrum Heidelberg ein hochempfindliches biologisches Messsystem vorgestellt, das den Oxidationszustand der lebenden Zelle in Echtzeit bestimmen kann.[32] So können erstmals biologische Prozesse des Alterns oder der Erkrankung und mit ihren Veränderungen zwischen Oxidation und Reduktion gemessen und im Ablauf beobachtet werden.[33] Vitamin D oder Cholecalciferol ist ein anderes wichtiges Prohormon, eigentlich kein Vitamin, aber ebenso in der Prävention sehr wichtig, da es nicht nur gegen Rachitis und Knochenerweichung hilft, Stürze im Alter reduziert, sondern ebenso in seiner positiven Rolle für das Immunsystem nicht wegzudenken ist.[34] Da im Alter die Eigenproduktion abnimmt und es meist nicht ausreichend durch die Ernährung substituiert werden kann, wäre eine ergänzende Einnahme sinnvoll, ganz besonders in der dunklen Jahreszeit. Die Substitution für Schwangere, „Stubenhocker", die nicht die Hilfe der Sonne auf unbedeckter Haut draußen in normalen Maßen in Anspruch nehmen können, wo sonst durch UV-B Strahlen das Vitamin D in den Zellen gebildet wird, können entsprechende Gemüse und Milchprodukte oder 1 000 bis 5 000 mg (siehe auch Kap. 12) als Tablette leisten.[35]

Ein anderer Aspekt zur Theorie des Alterns bezieht sich auf den Faktor Glykosylierungsprozeß. Die nicht enzymatische Glykosylierung bestimmter Proteine im Körper

32. EB: Biosensor misst Oxidationsgrad der Zelle. *DÄ* 105(40):B1816, 03.10.2008.

33. GUTSCHER M, PAULEAU AL, DICK TP *et al.*: Real-time imaging of the intracellular gluthation redox potential. *Nature Methods* 2008; DOI: 10.1038/nmeth.1212.

34. KAI KUPFERSCHMIDT: Prävention Was Vitamin D wirklich bringt. 10.12.2012, *Zeit online*.

35. http://www.iom.edu/Reports/2010/Dietary-Reference-Intakes-for-Calcium-and-Vitamin-D.aspx.

führt zur Bildung und Anhäufung bleibender Querverbindungen, die zu Elastizitäts- und Funktionsverlust führen können. Die, wie wir erst seit kurzem wissen, auch im Menschen[36] ablaufende Maillard- oder Bräunungsreaktion des Blutzuckeraldehyds und einer Proteinaminogruppe führt zur instabilen Schiffschen Base, die zunehmend stabiler wird bis hin zum noch reversiblen Amadori-Produkt. Diese können sich zu irreversiblen Strukturen verbinden, die als altersbedingte Endprodukte fortgeschrittener Glykosylierung (advanced glycosylation endproducts = AGE) überall im Gewebe imponieren können. Bereits in den 30er Jahren konnte an Laborratten nachgewiesen werden, dass eine Kalorienrestriktion (CR) um 30 % die durchschnittliche Überlebenszeit um circa 50 % erhöhte.[37] Diese Versuche konnten an verschiedenen Tieren bis hin zum Primatenaffen[38] wiederholt und bestätigt werden. Dabei spielen neben der Absenkung des Glucosespiegels mit Vermeidung einer Hyperinsulinämie auch andere Effekte, wie die verminderte Freisetzung von freien Radikalen in den Mitochondrien[39] eine Rolle. Nachdem es wenig Menschen gibt, die solch eine jahrelange Askese gut finden würden, liegt die Hoffnung auf CR-Mimetika, wie dem Pflanzenstoff Resveratrol[40], der sich hauptsächlich im Rotwein befindet. Hiermit konnte bei niederen Organismen eine echte Lebensverlängerung nachgewiesen werden. Die beim Menschen benötigte Menge brächte aber wohl die Gefahr des Alkoholismus mit sich.

Eine Mäusestudie zeigte, dass die Möglichkeiten des altersverlängernden Eingriffs über die Epigenetik mittels 3 x 45 Minuten Sport pro Woche alle ungünstigen Genkonstellationen praktisch vollständig aufhoben.[41] Diese bezogen sich hauptsächlich auf die Reparaturfunktionen in den Mitochondrien, wodurch ihre im Laufe der Zeit angehäuften Mutationen zu Fehlfunktionen und Reduktion der Leistungskraft der Gewebe und Organe führen.

Im Alter sinken nicht nur die Geschlechtshormone, sondern auch das Nebennierenrindenhormon DHEA, das Zirbeldrüsenhormon Melatonin und das Wachstumshormon HGH aus dem Hypophysenvorderlappen. Hormonersatztherapien (HRT) sollen das Al-

---

36. Baynes JW, Monnier VW (eds): *The Maillard reaction in aging, diabetes and nutrition*. New York: AR Liss 1989.

37. McCay CM, Ellis GH, Barnes LL, Smith CAH, Sperling G: Chemical and pathological changes in aging and after retarded growth. *Journal of Nutrition* 1939; 18: 15–25.

38. Mattison JA, Lasse MA, Roth ES, Ingram DK: Calorie restriction in rhesus monkeys. *Gerontol* 2003; 38: 35–46.

39. Konrad T, Howitz KT, Kevin J, *et al.*: Small molecule activators of sirtuins extend Saccharomyces cerevisiae life span. *Nature* 2003; 425: 191–6.

40. Borra MT, Smith BC, Denu JM: Mechanism of Human SIRT1 Activation by Resveratrol. *J Biol Chem* 2005; 280(17): 17187–95.

41. Mark Tarnopolsky (McMaster University, Hamilton, Kanada) *et al*: *PNAS*, doi: 10.1073/pnas.1019581108.

tern aufhalten und sind umstritten. Sie müssen sehr differenziert betrachtet werden, wie einige Studien erkennen ließen. Bestenfalls gefäßgesunde Frauen profitieren von einer Hormonersatztherapie. Für die HRT sollte dann bei den älteren Frauen oder Männern eine entsprechende Symptomatik vorliegen, ein laborchemischer Hormonmangel nachgewiesen sein und eine ausführliche individuelle Besprechung erfolgen.

Chronische niederschwellige Entzündungsprozesse werden als ein weiterer wichtiger Alterungsfaktor gesehen. Diese können sich ausdrücken in einer erhöhten Zahl der weißen Blutkörperchen. Es wurde jetzt auch erneut ein Zusammenhang zwischen erhöhter Leukozytenzahl im oberen Viertel (> 7 400/µl) gegenüber Menschen mit Werten im unteren Viertel (< 5 300/µl) und einer dann um 73 Prozent häufigeren Krebserkrankung gefunden.[42] Eine deutsch-niederländische Studie mit 3 600 Teilnehmern ergab, dass eine höhere Neigung zur Blutgerinnung insbesondere hinsichtlich des Gerinnungsfaktors V mit einer höheren Wahrscheinlichkeit an Darmkrebs zu erkranken verknüpft ist. Die These ist, dass das hierbei aktivierte Enzym Thrombin als Kitt die extrazelluläre Matrix zwischen den Zellen auflöst und so die Tumorzellausbreitung begünstigen könnte.[43] Auch zum Bauchspeicheldrüsenkrebs, der nach seiner Diagnosestellung bisher meist nur eine maximale Lebensdauer von 3 Jahren gibt, wurden Forschungsergebnisse gemacht, die für die Prävention richtungsweisend sind. Durch genetische Untersuchungen und Experimente fand man heraus, dass dieser Krebs nach der ersten Mutation eine Vorlaufszeit von 10 Jahren hat, bis weitere Mutationen eine aggressiv wuchernde Zelllinie machten, welche 7 Jahre später pflaumengroß geworden in der Lage ist, Tochterzellen auszusenden.[44] Es gilt also Diagnoseverfahren für frühere Stadien zu entwickeln. Es zeigte sich auch, dass jeder Tumor verschieden ist, d. h. die genetische Landkarte weist zwar manche ähnlichen „Berge“ auf, jedoch vielmehr unterschiedliche „Hügel“. Diese neuen technischen Möglichkeiten könnten jetzt für individuellere Therapieverfahren eingesetzt werden.[45]

---

42. http://www.aerzteblatt.de/v4/news/news.asp?id=22857&src=&swid=.

43. Carla Y. Vossen, Medische Genetica, Universitair Medisch Centrum Utrecht; Michael Hoffmeister und Hermann Brenner, Klinische Epidemiologie und Alternsforschung, Deutsches Krebsforschungszentrum, Heidelberg u. a.: *Journal of Clinical Oncology*, Vol. 29(13), pp 1722-–7, DOI 10.1200/JCO.2010.31.8873.

44. Shinichi Yachida, Siân Jones, Bert Vogelstein und Christine A. Iacobuzio-Donahue, Deparment of Pathology, Sol Goldman Pancreatic Cancer Research Center, Ludwig Center for Cancer Genetics and Therapeutics und Howard Hughes Medical Institute, Johns Hopkins Medical Institutions, Baltimore u. a.: *Nature*, Vol. 467, 28. Oktober 2010, pp 1114–7, DOI 10.1038/nature09515.

45. Laura D. Wood, Tobias Sjöblom und Bert Vogelstein, Ludwig Center for Cancer Genetics and Therapeutics und Howard Hughes Medical Institute at Johns Hopkins Kimmel Cancer Center, Baltimore, Maryland u. a.: The Genomic Landscapes of Human Breast and Colorectal Cancers. *Science Express*, 11. Oktober 2007, DOI 10.1126/science.1145720.

Telomere sind die Endkappen der Chromosomen, welche sich bei jeder Teilung verkürzen und als Puffer wirken damit Chromosomen nicht miteinander verschmelzen. Ihre Länge soll das biologische Alter bestimmen helfen können. Je länger sie beim Vater sind, desto länger sind sie auch bei den Kindern. Der gleiche Zusammenhang in Bezug zur Mutter war nicht so stark ausgeprägt.[46] Andererseits brachte eine longitudinale Untersuchung auf den Philippinen[47] die Erkenntnis, dass die Telomerlänge mit dem Alter in den Spermien – leider nur dort – zunimmt. Das bedeutet, dass Spätgeborene eines Vaters bessere Startbedingungen bekommen als Frühgeborene. Außerdem zeigte es sich, dass dieser Effekt sogar über die Generationen hinweg angesammelt werden kann. Dieses Ausmaß der jährlichen Telomerverlängerung beim Mann war gleich mit der jährlichen Verkürzung bei Frauen gleichen Alters.

Nach der Altersbestimmung mit Hilfe der Telomere verkürzt die tägliche Schachtel Zigaretten über vier Jahrzehnte das Alter um 7,4 Jahre und starkes Übergewicht schlägt mit 8,8 Lebensjahren weniger zubuche.[48]

Eine andere Erkenntnis ist, dass Alterung auch auf ein Anhäufen von alternden Zellen zurückzuführen ist. Wenn man diese im Mäuseversuch durch ein eingeschleustes Genkonstrukt entfernt, altern die Gewebe viel langsamer.[49] Außerdem konnte man bei Genuntersuchungen bestätigen, was der Alltag zeigt, nämlich dass Männer und Frauen unterschiedlich altern.[50]

Insgesamt sind sich die meisten darin einig, dass Anti-Aging-Strategien zu 80 % durch präventive Maßnahmen im Rahmen der vier Faktoren Bewegung, Entspannung,

---

46. Katarina Nordfjäll, Åsa Larefalk, Petter Lindgren, Dan Holmberg und Göran Roos, Department of Medical Biosciences, Umeå University. *Proceedings of the National Academy of Sciences*, DOI 10.1073/pnas.0501724102.

47. Dan T.A. Eisenberg, M. Geoffrey Hayes, Christopher W. Kuzawa: *Delayed paternal age of reproduction in humans is associated with longer telomeres across two generations of descendants.* http://www.pnas.org/content/early/2012/06/05/1202092109.

48. Ana M. Valdes und Tim D. Spector, Twin Research and Genetic Epidemiology Unit, St Thomas' Hospital, London u. a.: *Online-Veröffentlichung The Lancet*, 14. Juni 2005, DOI 10.1016/S0140-6736(05)66630-5.

49. Darren J. Baker, Tobias Wijshake und Jan M. van Deursen, Departments of Pediatric and Adolescent Medicine und Molecular Biology and Biochemistry und Kogod Center on Aging, College of Medicine, Mayo Clinic, Rochester, und Afdeling Pathologie en Medische Biologie, Universitair Medisch Centrum Groningen u. a.: *Online-Veröffentlichung Nature*, 2. November 2011. DOI 10.1038/nature10600.

50. George S. Zubenko, Hugh B. Hughes und Wendy N. Zubenko, Department of Psychiatry, School of Medicine, University of Pittsburgh, Pennsylvania u. a.: *American Journal of Geriatric Psychiatry*, DOI 10.1097/01.JGP.0000231681.89741.af.

Ernährung und Körpermanagement sichergestellt werden können. Das beinhaltet dann auch den Umgang mit Schlaf und Sex, Rauchen und Alkohol sowie Sonne.[51]

Nach Vorgängern[52] zur quantifizierenden Bestimmung des biologischen Alters mit Murray 1951, Hochschild 1983 und Ries 1994 entstanden weitere Messanordnungen, die z. B. bei Hochschild mit 12 Parametern an 2462 Männern und Frauen validiert wurden.[53]

In sogenannten age-scans, die darauf aufbauen, kann man messen, wie Mann oder Frau sich soweit bisher durch das Leben bewegt hat, ob also das nominelle Alter vom biologischen Alter abweicht. Hier gibt es verschiedene Versionen, die einerseits Fragen zum Lebensstil beinhalten können, andererseits anamnestische Fragen zu eigenen Vorerkrankungen und denen der Blutsverwandten und außerdem von neurophysiologischen Tests begleitet werden. Letztere wurden wohl in Anlehnung an Hochschild weiterentwickelt von dem Arzt für Laboratoriumsdiagnostik Wilfried Bieger von der Münchner Anti-Aging-Akademie sowie Wissenschaftlern des Instituts für Angewandte Mathematik der Technischen Universität München, insbesondere auch um Neurostress-assoziierte Erkrankungen anzugehen.[54] Diese Tests können die Untersuchung der visuellen, auditiven und muskulären Reaktionszeit, des Kurzzeitgedächtnisses, der kognitiven Flexibilität und der Koordination sowie der Handkraft, der Lungenfunktion, der Hörschwelle, der Augenakkommodation und des Vibrationsempfindens umfassen.

Viele Menschen gehen in dem Bemühen, jung und hübsch zu sein, oder zumindest so zu wirken, in Nagelstudios, Kosmetik- und Schönheitssalons und/oder lassen sich Tätowieren. Das geschieht alles in dem Rahmen, sich um die äußere Schönheit zu kümmern. So wie sich auch jeder die Kleidung seines Geschmacks aussucht. Aber auch hier gibt es ernste gesundheitliche Aspekte, die man nicht vergessen darf. Der Ursprung von Tätowierungen in der Südsee lag darin, jemandem einerseits ein für ihn und seinen Energiefluss positives Muster zu schaffen und andererseits die Zugehörigkeit zu einer bestimmten Gruppe erkennen zu lassen. Zu letzterem Zweck wurde auch weltweit oft das Anbringen von Narben verwandt, bis hin zu den Fechtschmissen der sich schlagenden Studentenverbindungen. Ebenso wurde mit Tätowierungen und Narben seit Urzeiten Wissen überliefert. Im Gegensatz zu den ursprünglichen, natürlichen Farbstoffen sind die heutigen, selbst wenn sie Lebensmittelfarben wären, nie dafür gedacht gewesen unter die Haut in den Organismus eingebracht zu werden, wo der größte Teil von ihnen

---

51. http://www.presseportal.ch/de/pm/100009791/100705914/-mehr-vom-leben-der-neue-ratgeber-mit-12-anti- aging-strategien.

52. A. S. Wolf, F. Wolf, G. Wolf: *Feststellung des biologischen Alters.* In: Böhm, Jockenhövel, Weidner, 2004, http://www.bioaging.de/documents/publications/Maennersprechstunde.pdf.

53. Hochschild R (1990) Can an Index of aging be constructed for evaluating treatments to retard aging rates? A 2462-person study. *J Gerontol* 45: 187–214.

54. http://www.netdoktor.de/Magazin/Age-Scan-Wie-alt-sind-Sie-wirk-2199.html.

absorbiert die Lymphknoten farbenprächtig schillernd macht, ohne dass man etwas über die Spätfolgen wüsste. Erst sehr spät hat nun endlich die EU darauf reagiert, während die Schweiz noch immer zögert. Viele Tätowierer sind heute mehr damit beschäftigt, alte Tattoos zu entfernen, wenn nach der Trennung von „Susi, who left me with a foreign guy“[55], dann lieber Vera dort stehen sollte oder der Geschmack sich anderweitig geändert hat. Und bezüglich der Kleidung, die meist nicht mehr aus Naturstoffen besteht, ist es so, dass laut Greenpeace beim Waschgang eines Stücks aus Polyester bis zu einer Million Kunststoffpartikel in die Umwelt gelangen – und das heißt über die lange Nahrungskette irgendwann wieder zu uns – und zwar meist in den Magen. Mahlzeit! Und überhaupt, was heißt Nachhaltigkeit und Abfallbeseitigung wo auch immer? Die größten Abfallproduzenten Europas sind Dänemark (844 Kilo pro Kopf und Jahr), Luxemburg (791), Norwegen (771) und die Schweiz (700). Im Gegensatz zu anderen europäischen Ländern ist in der Schweiz die Entsorgung von Haushaltsmüll auf Deponien seit 20 Jahren verboten. 53 Prozent sollen schon recycelt werden (1990 erst 29 Prozent) und der Rest verbrannt und als Fernwärme oder für die Stromproduktion genutzt werden.[56] Auf die dabei entstehende Umweltverschmutzung ohne ausreichende Filter wird später eingegangen.

Äußere Schönheit ist das eine, aber eigentlich kommt wahre Schönheit doch von innen, wie man sagt. Sie hat also mehr noch mit physiologischen, psychologischen, mentalen und spirituellen Faktoren zu tun. Dann wären wir dabei, dass Drogen (zuviel Alkohol, Nikotin, Amphetamin, Kokain und Cannabis, welche letzteren beide unser fachkompetenter Gesundheitsminister Lauterbach legalisieren möchte in merkwürdigem Widerspruch zum Präsidenten der Ärztekammer, etc. … aber dazu mehr im vierten Kapitel), zu wenig Bewegung (coach potatoes, Stubenhocker und mehr dazu im fünften Kapitel), zu viele Sorgen und negative Gedanken, zu wenig Beschäftigung der grauen und weiteren Zellen schlecht für die Gesundheit und Schönheit sind. Dahingegen sind Fitnessübungen in welcher Form auch immer gut, wenn sie nicht zu einseitig körperlich und zu formal bei manchmal knebelnden Fitnesscenter-Verträgen sind.

Zusammenfassend kann man sagen, dass individuelle und holistische Antiaging-Strategien nachweislich sinnvoll sind.

55. Elton John: Crocodile Rock.

56. Leu (19.01.2022) 700 Kilo Abfall pro Bewohner. In: *Saldo*, Zürich. S. 12.

2. Regeneration und Reparatur, aber wie?

Vor welchen Hintergrundszenarien müssen wir das Thema Regeneration und Reparatur heute begreifen? Kulturanthropologische wie historische Fakten und Vorstellungen spielen beim Verständnis hier eine Rolle.

Der Ethnologe Frank Beat Keller[57] gliederte seinen Ausstellungskatalog „*Krank warum?*" in drei große Abschnitte mit vorgeburtlich angelegten Krankheitsursachen, im Laufe des Lebens erworbenen und einerseits von außen treffende und andererseits aus dem Innern wirkenden Krankheitsursachen.

Zum Vorgeburtlichen zählt er das vorbestimmende Karma, die nach katholischer Auffassung gottgesandte Erbsünde, von der man sich nach päpstlicher Auffassung nicht selber befreien kann, die astrologische Vorbestimmung der Stärken und Schwächen sowie Lebensereignisse, die biologische Vorbestimmung durch Gene und Mutationen sowie das wesensmäßige Schicksal mit Krankheit, Alter und Tod als zu durchlaufende Lernprozesse im Buddhismus, von denen es sich zu befreien gilt.

Von außen treffen den Menschen Handgreiflichkeiten wie Verletzungen und kriegerische Ereignisse, die Strafe der Götter für Sünden und Vergessen, die Eingriffe der Ahnen gegen nicht korrekte Traditionen, per se bösartige Geister und Dämonen, böswillige Mitmenschen mit ihrem Schadzauber unter Zuhilfenahme von Spezialisten wie Hexen und Hexern, schädigende Lebens-, Arbeits- und Umweltbedingungen, Infektionen durch Pilze, Bakterien, Viren und Parasiten, Wirkungen von Erd- und anderen Strahlungen und geomantischen Einflüssen, Nebenwirkungen von Medikamenten und anderen ärztlichen Behandlungen, der böse Blick, importierte Erkrankungen durch irdische und außerirdische Fremde.

Aus dem Innern wirken degenerative und Alterungsprozesse, Träume und Omen als Vorzeichen, kurzzeitige Überbeanspruchungen, Beziehungsprobleme und andere innerpsychische Faktoren, Stress und verkehrte Lebensweisen, Tabu- und Regelbrüche mit unreinem Verhalten, Verlust von Seele(nanteilen) oder des Gleichgewichts mit Disharmonie.

Der Mensch hat die Umwelt schon seit längerem beeinflusst.[53] Neolithische Abraumhalden des Bergbaus, die etwa 5 000 Jahre alt sind, zeugen in den Alpen davon. Die Römer haben für ihren Schiffbau einige Regionen Italiens entwaldet, so dass sich hier das lokale

57. Frank Beat Keller (Hg.) (1996). *Krank warum? Vorstellungen der Völker, Heiler, Mediziner.* Ostfildern: Cantz.

58. Heise, T. (2018).

Klima bis heute veränderte. Auch die Osterinseln waren einst bewaldet und bewohnbarer. Die massiven Bewässerungskanäle der Khmer in Kambodscha und der Mayas in Zentralamerika entwässerten ganze Landstriche, bis die Hungersnot die Menschen vertrieb. Weitgehend natürliche Klimaveränderungen machten in Jahrhunderten aus der blühenden Sahara des Neolithikums die Wüste, welche wir heute kennen. Ebenso hatten die südamerikanischen Küstenkulturen vor etwa 1 000 Jahren mit Veränderungen des El Nino und so mit dem Kampf gegen die Trockenheit ein schweres Schicksal. – Aber derzeit kommen viele der bekannten Faktoren mit vielen neuen in einer unvorhersehbaren und ungeahnten Potenzierung zusammen, die einen Zeitraffereffekt zu bewirken scheint. Es sind einfach zu viele Faktoren, und es passiert alles in einer kaum übersehbaren Schnelligkeit. Das veranlasst zur lähmenden Passivität oder zu immer mehr Aktionismus, um entweder noch schnell die letzten Gewinne einzufahren oder eine Situation zu verbessern, die oft nicht ausreichend verstanden wurde, mit der Gefahr der Verschlimmbesserung.

Die Antwort auf die Frage der Regeneration ist so einfach, dass wir sie uns selten stellen oder beantworten. Der Mensch lebt von Luft und Liebe, höre ich. Jawohl, aber in den wenigsten Fällen alleine davon. Es soll zwar tatsächlich sehr fortgeschrittene Meditierende geben, die sich dem angenähert haben, aber für uns heißt es eher, dass die Liebe und die Ernährung durch den Magen geht.

Also wir stellen mit unserer Nahrung das Rohmaterial zur Verfügung, womit wir unsere Zellen und den ganzen Körper regenerieren und reparieren. Das heißt wir selber bestimmen die Qualität und Quantität des Baumaterials. – Sie denken an die Gefahr von „Pfusch am Bau“? Da haben Sie Recht. Wenn der Zement für die Renovierung eines alten Hauses nicht mit der nötigen Menge an Kalk und Sand gemischt ist, damit das Ergebnis atmen kann und Feuchtigkeit rauslässt, wenn es warm wird, dann gibt es langfristig gesehen eine Katastrophe. Der im Zement enthaltene Salpeter kristallisiert aus und zersetzt alles. So ist es auch mit unserem Körper. Fastfood und Chemikalien sind der Beginn eines beschleunigten Untergangs unseres Körpers, der dann umso schneller zur Bauruine wird. – Noch ein Beispiel. Als ich in Shanghai lebte, wurde von der Außenhandelskammer berichtet, dass die dortigen Deutschen eine beträchtliche Summe gesammelt hatten, um eine, durch eines der öfters dort vorkommenden Erdbeben in der Provinz Sichuan, zerstörte Schule wieder aufzubauen. Viele Kinder waren damals gestorben. Der Grund war Korruption gewesen. Man hatte die guten Baumaterialien durch billige ersetzt, die einem Erdbeben nicht standhalten konnten. Ähnlich ist es mit dem Körper. Belastungen für die Gesundheit können hinzukommen, und wir sollten dies vorsorglich einplanen. Eine der unausweichlichsten für jeden ist das Altern. Das ist ein Teil der Präventivmedizin, die immer wichtiger wird, wie wir später sehen werden. – Unsere Genetik können wir, bis auf die epigenetischen Schaltstellen, nicht verändern und unsere Umgebung nur teilweise. Aber wir bestimmen, was und wieviel wir essen.

Und damit kommen wir von der Qualität zur Quantität. Bleiben wir beim Hausbau. Sie lieben beispielsweise Fenster und eine helle, luftige Wohnung. Wie schön! – Also setzen wir doch ganz außenrum ein Fenster ans andere, bevor wir die nächsten Stockwerke darauf bauen. – Sie sind entsetzt? Richtig, irgendwann wird die schmalbrüstige Fensterfront das daraufgesetzte Gewicht nicht mehr tragen können und zusammenbrechen. Mit dem Essen ist es ähnlich: die Vielfalt an gesunden Nahrungsmitteln zählt. Als Jugendlicher beeindruckte mich ein kurzer Zeitungsartikel zu einem Mann aus London, der wegen der guten A-Vitamine immer nur Möhren aß und daran verstarb. Wir haben in den letzten Jahren sehr viel über unsere Mitbewohner im Körper gelernt. Diese Symbionten haben nicht nur vom Wort her was mit Sympathie zu tun. Sie leben (bios) mit uns zusammen (sym-) und leiden (pathos) oder besser empfinden auch mit uns zusammen. Auf gut Deutsch, wir helfen uns normalerweise gegenseitig. Aber das ist leider im Körper wie in unserer Gesellschaft: reine Theorie. Die Praxis zeigt die Abhängigkeiten und Ungleichgewichte. Aber trotzdem sollen wir optimistisch immer nach Besserem streben, in der Gesellschaft draußen wie in uns. Dafür braucht es immer wieder reinigende Gewitter und Kurswechsel, die oft schwierig sind. Zu sehr sind wir meist im täglichen Trott, vom Bett zum Bad zum Frühstück zur Arbeit, nach Hause, zum Partner oder der Katze/Hund/Goldfisch/Gummibaum oder der Familie oder allem auf einmal! Die Erholung ist kurz, bevor das Fernsehen/der PC/das Handy die Restzeit vor dem Bett beschlagnahmt. Doch dazu später.

Die Erkenntnis, dass wir mehr Mitbewohner haben als gedacht, begann mit der Entdeckung des Helicobacter pylori[59] ab 1982, eines Bakteriums, das in dem bis dahin für keimfrei gehaltenen Magen lebt. Dieses bekam der Mensch wahrscheinlich vom Verzehr toter Raubkatzen in Afrika noch vor der Auswanderung des homo sapiens und nahm es mit in die weite Welt hinaus.[60] Es ist in der Lage, eine Magenentzündung zu erzeugen, und im Laufe der Zeit entstanden in den verschiedenen Erdteilen unterschiedliche Mutationen, von denen die asiatischen besonders leicht zur Krebsentstehung im Magen führen können. Die Erforschung des Mikrobioms, der Mikrowelt der Lebewesen in uns, sollte nicht stehen bleiben.

2006 wurden dann weitere exotische Bakterien entdeckt[61]. Magenbiopsien[62] an 23 Freiwilligen zeigten mittels Genspuren in diesen Gewebeproben Helicobacter bei 19 von ihnen, wobei konventionelle Testung dies nur bei 12 von ihnen finden konnte. Außerdem endeckten sie aber noch weitere 128 verschiedene Bakterienarten. Die Erregerfamilien gehören zu den Caulobacter, Actinobacillus, Corynebacterium, Rothia, Gemel-

59. https://www.aerzteblatt.de/archiv/48558/Nobelpreis-fuer-Medizin-Der-Bakterientrunk-lieferte-der-Fach welt-den-Beweis.

60. Heise (2018).

61. Rüdiger Meyer, *DÄ* 103(3): B73, 20.01.2006.

62. Proceedings of the National Academy of Sciences 10.1073/*pnas*. 0506655103.

la, Leptotrichia, Porphyromonas, Capnocytophaga, TM7, Flexistipes und Deinococcus radiodurans. Nur 43 der 128 identifizierten waren überhaupt aus der Mundflora bekannt. Die anderen wurden noch nie im Menschen nachgewiesen, und einige wichen in ihren Genen um mehr als 5 % von allen bekannten Mikroben ab. Eine von ihnen, Deinococcus radiodurans, gedeiht in extremer Umgebung, darunter in radioaktivem Abfall, wie der Name verrät. Er findet sich jedoch auch in den Fäkalien einiger Tiere. Und das Unglaubliche: alle Probanden galten als körperlich völlig gesund.

Sogar in der Fruchtblasenflüssigkeit[63] von Frauen, die wegen vorzeitiger Wehen ins Krankenhaus kamen, konnte man nach herkömmlichen Laborkulturen nur 10 % der Frauen, nach der neuen Methode jedoch 15 % als infiziert feststellen. 11 Infektionen durch Pilze oder Bakterien konnten nach altherkömmlicher Untersuchung festgestellt, gegenüber 25 durch die Polymerase-Ketten-Reaktion (polymerase chain reaction = PCR), wobei 17 Bakterien und ein Pilz identifiziert wurden sowie eine weitere bisher völlig unbekannte Spezies. Außerdem gelang es, bei den 27 % positiv befundeten Frauen, die vor der 25. Schwangerschaftswoche gebaren, nur mit PCR positive Befundungen zu erzielen, während die Laborkulturen alle falsch negative Ergebnisse brachten. Da bisher nur ca. 30 % dieser Frühchen überleben, könnte man so vielleicht neue Behandlungswege finden, mittels präziser und noch frühzeitigerer Diagnose der Infektion.

2007 startete die amerikanische Gesundheitsbehörde National Institute of Health (NIH) ein Projekt zur Quantifizierung und Identifizierung unserer „bakteriellen Haustiere“, das Human Microbiome Project (HMP).[64] Wir beherbergen etwa eine Billion (= 1 000 000. 000. 000) Lebewesen in einem Gramm Darminhalt, und außerdem zeigte es sich, dass auf unserer etwa zwei Quadratmeter großen Haut so viele Mikroben leben wie Menschen auf der Erde.[65]

242 gesunden Erwachsenen wurden innerhalb von 2 Jahren bis zu viermal Proben aus der Nase, dem Mundrachenraum, aus dem Stuhl, von der Haut und aus der Vagina entnommen. Acht Millionen Gene, die in ein Protein übersetzt werden können, wurden bei den Bakterien gefunden, während der Mensch nur über 22 000 solcher Protein-codierenden Gene verfügt. Am Anfang und am Ende des Verdauungstraktes gab es die meisten Mikroben und in der Vagina die wenigsten, wobei sich dort eine Korrelation zwischen Ethnizität und Vaginal-pH herausstellte. Obwohl das Mikrobiom aller Menschen ähnlich funktioniert, kann es doch eine völlig konträre Zusammensetzung in der Größenordnung von eins zu zehntausend bei zwei verschiedenen, gesunden Menschen

63. Stanford University Medical Center (2008, August 26). Infections Linked To Premature Births More Common Than Thought, Study Finds. *ScienceDaily*. Retrieved August 26, 2011, from http://www.science daily.com¬ /releases/2008/08/080825203922.htm.

64. http://www.spiegel.de/wissenschaft/medizin/mikrobiom-ueber-10-000-bakterien-am-menschen-gezaehlt-a-838739.html.

65. http://www.nature.com/nature/journal/v486/n7402/full/nature11234.html.

geben. Das heißt, die Bakterien, die jeder trägt, können sehr verschieden sein, jedoch ihre Funktionen sind sehr ähnlich. Die deutsche Standeszeitschrift *Der Nervenarzt* widmete Dezember 2020 ein ganzes Heft dem Thema Darm und Gehirn. Die Hauptartikel beschäftigen sich diesbezüglich mit dem M. Parkinson, der Anorexia nervosa und der Depression. Auch der Molekularpsychiater und Leiter der psychiatrischen Forschungsabteilung des Freiburger (Fribourg/Schweiz) Netzwerks für Psychische Gesundheit, GREGOR HASLER, ist wegweisend, wenn er schreibt, dass er schon

> über viele Jahre die Ernährung (s)einer Patienten mittels Esstagebüchern erfasst und schrittweise verändert (habe). Zuvor litten sie unter Essstörungen, Übergewicht, Depressionen, Suchterkrankungen, Psychosen, Stress-, Angst- und bipolaren Störungen. Die Verbesserung des Essrhythmus, des Nahrungsspektrums und der Nahrungsmenge haben dabei maßgeblich zu einem positiven Therapie-Resultat beigetragen. Die körperliche Fitness kehrte zurück, psychische Probleme traten in den Hintergrund, und das Leben eröffnete plötzlich neue, ungeahnte Möglichkeiten. – Unsere Gesundheit liegt viel mehr in unseren Händen, als wir es uns je vorgestellt haben.[66]

Zusammenfassend lässt sich also sagen, es lohnt sich bei der Ernährung an gute Qualität und vernünftige, angepasste Quantität zu denken. Damit können wir unsere bakteriellen und viralen Mitbewohner im Körper zu einer positiven Zusammenarbeit bewegen.

66. GREGOR HASLER (2019). *Die Darm-Hirn-Connection. Revolutionäres Wissen für unsere psychische und körperliche Gesundheit.* Stuttgart: Schattauer. S. VIIf.

3. Essen – aber was? Lieber wichtige Stoffe dafür oder Medikamente dagegen?

Slow Food oder Fast Food ist hier die Frage? Und Shakespeare, der an dieser Stelle auf den Totenschädel schauen lässt, ist damit gar nicht so weit weg von der Wahrheit. Die Welt ist voller Rezepte und wann ist der nächste Termin? Also mal schnell Zeit gespart und dem Billigangebot der zahlreichen Ketten der Fließbandnahrungsindustrie nachgegeben? Fast immer haben diese Billigprodukte aber ihren Preis. Und den bezahlen auf die Dauer entweder die Gesundheit der Abnehmer oder die der Anbieter oder der Produzenten beziehungsweise alle. Die Stichworte Lohndumping, Ausbeutung, Tierquälerei, Insektizide, Pestizide, weitere Chemikalien und Nanopartikel rufen Bilder ins Gedächtnis, die wir zu gerne schnell wieder verdrängen. Aber trotzdem sind und bleiben wir mit verantwortlich durch unsere Konsumwahl. Wir dürfen uns da nicht selber belügen. Qualität hat ihren Preis und ihren Wert für alle und ist dann bestenfalls preisgünstig, aber nie billig. Und das alles hat weder was mit Geiz noch mit geil zu tun, sondern mit der Moral von der Geschicht(e). Wir sollten uns hier auch klar vor Augen halten, wie der Lebensmittelmarkt aussieht, wenn wir nicht auf dem überschaubaren Wochenmarkt kaufen oder beim Erzeuger oder im Hintergarten unsere Nahrung holen. Trotz der reichhaltigen Angebote in den verschiedenen Supermarktketten, stoßen wir in der westlichen Welt doch meist nur auf 9 Konzerne mit ihren Tochterfirmen, die den größten Teil des Marktes kontrollieren.

Nummer eins war 2018 laut dem Wirtschaftsmagazin Forbes die Coca-Cola-Company mit Coca-Cola, Fanta, Sprite in verschiedenen Variationen (light, zero, lemon, usw.), Apollinaris, Vio, Sodenthaler, Bonaqa, Powerade, Vitamin Water, Fuze Tea, Lift, Costa Coffee bei einem Marktwert von 179,3 Milliarden Dollar (USA) + 18,8 Milliarden Dollar (Europäische Partner).

Aktueller Marktwert von Danone/Dannon mit Actimel, Activia, Fruchtzwerge, Dani, Evian, Volvic, Badoit, Aptamil, Milupa, Medizinische Nahrungsmittel von „Nutricia" laut Forbes: 48,9 Milliarden Dollar.

Kellogg mit Cornflakes und Cerealien, Chips, Kekse und tiefgekühlte Lebensmittel, unter anderem mit Pringles, Cheez-it, Froasted Flakes, Crunchy Nut, Froot Loops, Coco Pops, Smacks bei einem Marktwert von 21,33 Milliarden Dollar.

Mars mit „Wrigley" seit 2008, neben Mars, Bounty, Milky Way, m&ms, Twix, Snickers, Balisto, Orbit, Extra, Hubba Bubba, Airwaves, Juicy Fruit, Mirácoli, Uncle Bens, Dolmio (Pastasaucen) bei einem Marktwert von 57,9 Milliarden Dollar.

Kraft Foods, fusioniert seit 2015 mit der „H. J. Heinz Company" zur „The Kraft Heinz Company", produziert und vertreibt Produkte von über 200 Marken. Am bekanntesten davon sind Kraft Philadelphia und Heinz Tomatenketchup, bei einem Marktwert von 72,2 Milliarden Dollar.

Nestlé gilt als der weltgrößte Lebensmittelkonzern weltweit mit Maggi, Thomy, Wagner Pizza, Buitoni, After Eight, Kitkat, Smarties, Lion, Rolo, Schöller, Mövenpick, San Pellegrino, Vittel, Nestea, Nescafé, Herta (Fleischproduzent), Kooperation mit Krombacher und Starbucks sowie zig anderen Bereichen bis zu Tierfutter und Kosmetik, bei einem Marktwert von 237,3 Billionen Dollar.

PepsiCo, laut Eigenwerbung mit 22 ikonischen, milliardenschweren Marken, gehört laut Forbes zu den Top 3 der größten Lebensmittel- und Getränkekonzerne, mit den Wassermarken: Aquafina, H2OH!; Softdrinks: Pepsi, Seven Up, Tropicana, und einige Energy-Drinks; Chips und Snacks: Lays, Doritos, Cheetos, Walkers; Quaker Oats (Haferflocken), Sabara (Brotaufstriche); Beteiligung an Lipton Eistee gemeinsam mit Unilever und jahrzehntelanger Partnerschaft mit Starbucks. Obwohl in Deutschland eher wenig verbreitet, kommt PepsiCo auf einen Marktwert von 138,1 Milliarden Dollar.

Unilever ist eher weltweit besonders breit aufgestellt mit Lipton-Tee als größter Teeverkäufer der Welt, seit 2017 inklusive der Bio-Teemarke „Pukka", Ben & Jerrys, Magnum, Langnese Cornetto, Solero, Knorr, Pfanni, Mondamin, Kosmetik wie Dove, Axe, Rexona, duschdas, Signal, Reinigungsmittel mit Domestos, coral, viss, bei einem Marktwert von 155,8 Milliarden Dollar.

Außerdem gehören noch „General Mills" (z. B. Cini Minis) und „Associated British Foods" (Ovomaltine) zu den Großen dazu, die in Deutschland kaum vertreten sind.

Alle diese Konzerne[67] stehen immer wieder in der Kritik wegen der Ausbeutung ihrer Mitarbeiter, irreführenden Werbeversprechen, Abholzung von Regenwäldern zum Kauf von dort produziertem Palmöl, Lebensmittelskandalen und vielem mehr. Die großen Konzerne haben die Macht, den Lieferanten und Produzenten Preise und Konditionen vorzuschreiben. Ebenso gilt dies für Saatgut-Produzenten und die Lebensmittelhändler – also Supermärkte und Discounter.

Der Agrarwissenschaftler und WDR-Journalist Dr. Wilfried Bommert[68] widmet ein sehr detailliertes Buch der Zukunft der Welternährung. Er befürchtet, wenn es so weitergehe, gebe es „*Kein Brot für die Welt*". Die ungünstige Veränderung von Klima, Boden, Wasser und Artenvielfalt führte zum Verdorren von ganzen Landstrichen z. B. in Australien und China, zu Rationierungsaufrufen in Malaysia und Indonesien und zu weltweiten Protesten auf der Straße gegen die rasant steigenden Lebensmittelpreise von Südamerika über Afrika nach Asien. Die Weltkonzerne stritten um Patente, Einfluss

67. https://utopia.de/groesste-lebensmittelkonzerne-114604/; 19.11.2022.

68. Wilfried Bommert (2009). *Kein Brot für die Welt. Die Zukunft der Welternährung*. München: Riemann.

und Macht und nicht um sinnvolle Konzepte – d.h. solche, die auch eine moralische Grundlage haben im Sinne einer echten und langfristigen win-win-Situation – für die Welternährung und gegen den Klimawandel. Leider muss man hier sagen, wie so oft, lasst uns froh und trotzdem kritisch sein und den schönen Worten nicht vertrauen. Thilo Bode[69] hat in allen Einzelheiten aufgeführt, wie das Freihandelsabkommen TTIP nur den Konzernen nützt, dem Verbraucher und der ausgebeuteten Erde mit allen Lebewesen aber nur schadet. 20 Jahre lang hatte Bode den Vorsitz von foodwatch. Er schreibt zu seinem Abschied im Newsletter vom 13.01.2022:

> In diesen Tagen frage ich mich oft: War foodwatch erfolgreich? – Einerseits: Ja, denn wir haben die Verbraucher:innen vor zahlreichen Gefahren geschützt (Dioxin, Lebensmittelzusatzstoffe, unausgewogene Lebensmittel, Werbelügen) und wichtige Debatten angestoßen, zum Beispiel über die untauglichen Pläne für eine Reform der Landwirtschaft. Andererseits: Nein, weil wir den Agrar- und Lebensmittelmarkt nicht grundsätzlich verändert haben. Nach wie vor gibt es keine verpflichtende Lebensmittelampel, für die wir seit 15 (!) Jahren streiten. Es gibt keine ausreichende Transparenz über Lieferketten. Und neuartige Handelsverträge wie das CETA-Abkommen mit Kanada bedrohen Verbraucher- und Gesundheitsschutz-Standards. – Ein wenig stolz bin ich, dass es uns gelungen ist, foodwatch zu einer internationalen Organisation zu machen. Unternehmen und Regierungen nehmen uns ernst. Schon unsere Präsenz verhindert so manche negative Entwicklung. Das, was wir erreicht haben, verdanke ich meinem großartigen Team, aber ohne den Rückhalt von Ihnen, liebe Interessent:innen, die unseren Weg begleitet, unterstützt, aber auch kritisch kommentiert haben, wäre dies nicht möglich gewesen. Allein durch Ihre Präsenz machen Sie uns Mut und motivieren Sie uns. Sie verleihen uns auch die notwendige politische Legitimation, kompromisslos für Verbraucherrechte im Lebensmittelmarkt zu streiten. Dafür danke ich Ihnen von ganzem Herzen. – Ich bin sehr froh, dass ich die Verantwortung jetzt an meine Nachfolger, Jörg Rohwedder, Direktor von foodwatch International, und Dr. Chris Methmann, neuer Direktor von foodwatch Deutschland übergeben kann.[70]

Soweit zu einer Organisation von Nahrungsmittel-Profis, die für uns alle im Großen tätig sind, damit wir im Kleinen uns noch besser bemühen können. An dieser Stelle findet auch die Ökologisch-Demokratische Partei ihren Platz, die sich auch um eine „*Wirtschaft ohne Wachstumszwang*"[71] bemüht, wo es um faire Preise für landwirtschaftliche Produkte geht. Beispielsweise berechnet niemand bei zunehmender Wasserknappheit und steigenden Wasserpreisen, wieviel Rindfleisch und Milch kosten müssten, da die Kuh der Natur täglich 100 bis 120 Liter Wasser entnimmt, um ihren Durst zu stillen. Eine von Greenpeace in Auftrag gegebene Studie des Öko-Instituts kommt zu dem Ergebnis, dass hinsichtlich des Erreichens der Klimaneutralität die Tierzahl halbiert

69. Thilo Bode (2015). *TTIP. Die Freihandelslüge*. München: DVA.

70. https://www.foodwatch.org/de/startseite/; 14.01.2022.

71. Günther Brendle-Behnisch, Claudius Moseler, Christoph Raabs (Hg.) (2021). *Wirtschaft ohne Wachstumszwang. Manifest einer ökologisch-sozialen Marktwirtschaft*. Baden-Baden: Tectum/Nomos.

werden müsste, da drei Viertel der landwirtschaftlichen Klimagase aus dieser Quelle stammen.[72]

Zurück zu unserem Esstisch. Die gesünderen und selbstbestimmten Alternativen sind frisch Kochen und selber Backen, statt Fertigprodukte zu kaufen, Süßigkeiten selber machen oder von kleinen Herstellern aus der Region kaufen, gefiltertes Leitungs- oder Quellwasser[73] trinken sowie Säfte, Limonaden oder fermentierte Getränke selbst herstellen.[74]

Mittelmeerdiät ist heute ein beliebtes Stichwort und scheint für gesunde Ernährung zu stehen. Aber einige Grundprobleme in vielen Gegenden sind und bleiben mittlerweile ausgelaugte Böden, gesunkenes Grundwasser, Nitratverseuchung, Monokulturen und Massentierhaltung sowie Selektion und Spezialzüchtungen von Tieren und Getreiden. Meistens wurde hier ein kurzsichtiger Vorteil mit langfristigen Nachteilen eingekauft.

Somit müssen wir uns heute darum kümmern, unsere tägliche Nahrung zu ergänzen. Das war bis vor kurzen unter den Medizinern noch sehr verpönt. Aber mittlerweile gibt es immer mehr Forschung und Untersuchungen zu diesem unterschätzten Gebiet.

Vorab können wir schon mal feststellen, dass wir ja mit oder besser in unserem Körper nicht alleine leben. Ich hoffe natürlich nicht, dass Sie jetzt an Läuse, Flöhe, Zecken oder Bandwürmer denken, von denen wir möglichst verschont bleiben sollten. Nein, wir leben zusammen, das heißt nämlich „Symbiose", mit zig Milliarden Bakterien, die sich auf der Haut und in uns befinden. Das tun sie zu unserem Nutzen und deren Nutzen, also einer win-win-Situation. So könnten wir beispielsweise ohne etwa bis zu 10 Millionen Bakterien im Dünndarm und 1 000 Milliarden im Dickdarm und das nur in einem (!) Gramm Inhalt, gar nicht leben, da sie uns helfen die Nahrung zu verdauen. All das wissen wir erst seit kurzem, seitdem nämlich die Genetik solche Fortschritte gemacht hat, dass sie immer mehr von deren RNA entschlüsseln kann. Die Darmbakterien gehören fast alle zu den vier übergeordneten Abteilungen der Firmicutes, Bacteroidetes, Proteobacteria und Actinobacteria. Diese sind jedoch je nach persönlichem Typen ganz unterschiedlich in der Menge im Verhältnis zueinander vertreten. Das ist einerseits wohl etwas genetisch bedingt, aber auch sehr durch das Essen bestimmt. Im Dickdarm finden sich besonders Bacteroides, Bifidobacterium, Eubacterium, Clostridium, Fusobacterium, Ruminococcus, Roseburia und im Dünndarm viele Enterococcus- und Lactobacillus-Arten. Die Zusammensetzung des Darmmikrobioms scheint auch etwas mit den Blutgruppen zusammenzuhängen und ist auch mit verantwortlich für die Futterverwertung, sprich ob wir bei guter Verwertung durch bestimmte Bakterien, die Zucker und

72. Klimaneutralität nur mit halber Tierzahl. In: *ÖkologiePolitik – Journal der Ökologisch-Demokratischen Partei.* 39:188, April 2022, S. 5. https://t1p.de/sr2hh; 23.04.2022.

73. Es gibt zahlreiche Anbieter wie z. B. wdg – Aquion Wasser testen (dasbestewasserfuerdich.de).

74. https://utopia.de/groesste-lebensmittelkonzerne-114604; 12.12.2021.

Fett lieben, wie einer hohen Relation von Firmicutes[75] mit erniedrigter Proportion von Bacteroidetes eher zur Adipositas[76] neigen.[77] Das war früher zu Zeiten des Mangels ein evolutionärer Vorteil und ist in Zeiten der coach potatoes ein Nachteil. Jeder weiß mittlerweile, dass alle Antibiotika, egal ob vom Arzt verschrieben oder oft ungewollt über Trinkwasser oder andere Lebensmittel aufgenommen, große Teile unserer Darmbakterien zum Verstummen bringen. Das passierte übrigens auch bei 24 Prozent von tausend in der Wirkung auf 40 geläufige Darmbakterien im Labor getestete Pharmaka anderer Substanzklassen.[78] Nahrungsmäßige Präbiotika und mikrobakterielle Probiotika helfen uns bei den schwierigen Interaktionen zwischen den Bakteriengruppen, welche nicht so einfach zu berechnen sind, wie wir anfangs glauben wollten.[79] Nebenbei gibt es dort natürlich auch viele Viren in Form von Bacteriophagen, welche die Bakterien abbauen. All das ist sehr individuell, und es gibt viele positive Bakterien, aber natürlich auch einige, die uns die Verdauung vermiesen oder gar die Schleimhaut kaputt machen. Unser Ziel sollte also sein, die guten Bakterien zu füttern, dass sie zufrieden sind und die schlechten im Zaum halten. Die meisten Menschen wissen schon, dass Zucker als Nahrung für die bösen Bakterien gut ist. Aber nicht jedem ist bewusst, dass zuckerfreie Snacks und Limonaden für den guten Geschmack künstliche Süßstoffe wie das kanzerogene Aspartam enthalten, wo der Teufel mit dem Beelzebub ausgetrieben wird. In fettarmen Joghurts und Käse wird der fehlenden Geschmacksträger Fett ersetzt durch künstliche Aromen, und künstliche Transfette ersetzen die gesättigten Fette. Auch damit kommen wir vom Regen in die Traufe. Aber dazu später noch einmal.

Schauen wir uns das Mineral Zink an. Seit Jahrzehnten[80] schon von Naturheilkundlern beforscht, sieht man jetzt, dass die parenterale Gabe von der Verbindung Zinkorotat Vorteile bietet, während als Tablette das Zinksulfat oder am besten die Kombination mit Histidin eine gute Aufnahme und Bioverfügbarkeit gewährleistet. Und wofür soll

---

75. R. E. Ley, P. J. Turnbaugh, S. Klein, J. I. Gordon: Microbial ecology: human gut microbes associated with obesity. In: *Nature*. 444(7122), 21 Dec 2006, S. 1022–1023.

76. Turnbaugh PJ, Bäckhed F, Fulton L, Gordon JI. Diet-induced obesity is linked to marked but reversible alterations in the mouse distal gut microbiome. Cell Host Microbe. 2008;3(4):213–223.

77. https://bariatrictimes.com/integrated-health-continuing-education-the-role-of-the-human-microbiome-in-obesity-related-health-dietitian-accredited/; 19.12.2021.

78. Lisa Maier, Mihaela Pruteanu, Michael Kuhn, Georg Zeller, Anja Telzerow, Exene Erin Anderson, Ana Rita Brochado, Keith Conrad Fernandez, Hitomi Dose, Hirotada Mori, Kiran Raosaheb Patil, Peer Bork, Athanasios Typas: Extensive impact of non-antibiotic drugs on human gut bacteria. In: *Nature*. 555, 2018, S. 623, doi:10.1038/nature25979.

79. Marchesi JR, Adams DH, Fava F, *et al.* The gut microbiota and host health: a new clinical frontier. *Gut*. 2016 Feb;65(2):330–339.

80. Schölmerich J, Freudemann A, Köttgen E, Wietholtz H, Steiert B, Löhle E *et al.* Bioavailability of zinc from zinc-histidine complexes. I. Comparison with zinc sulfate in healthy men. *Am J Clin Nutr* 1987; 45(6): 1480–1486

das gut sein? Nun Zink hilft bei der Immunabwehr und ist entzündungshemmend. Da es als „Radikalfänger“ schädliche Sauerstoffverbindungen, die als Zwischenprodukte entstehen und beispielsweise brüchige Nägel sowie dünnes Haar und Hautprobleme erzeugen, bekämpft, ist es besonders für Haut und Schleimhaut auch in den Atemwegen heilend wirksam. Aber es fördert auch die Konzentration und damit die geistige Leistung. Wenn Zink fehlt, kann es leichter zu Depressionen[81] kommen. Außerdem ist es nicht nur bedeutsam für die Bildung der Geschlechtshormone, sondern ebenso für die der Schilddrüsenhormone und des Insulins. Damit hilft es für die Schwangerschaft aber auch bei Menstruationsschmerzen. Die Deutsche Gesellschaft für Ernährung (DGE) gibt für Frauen einen Bedarf von 7 bis 10 Milligramm pro Tag an, für Männer etwa ein Drittel mehr. Aber da schon üblicher Stress den Bedarf erhöhen kann, ganz abgesehen von Sport, Schwangerschaft und Krankheit, liegt der Wert eher doppelt so hoch, besonders wenn die Aufnahme durch Getreide, Nüsse und Hülsenfrüchte, die für anderes aber wieder wichtig ist, vermindert wird.

Diese Notwendigkeit einer erhöhten Aufnahme ergibt sich besonders dadurch, dass der Körper von dem im Nahrungsmittel enthaltenen Zink nur etwa 15 Prozent (pflanzliche) bis 40 Prozent (tierische Produkte) aufnehmen kann. Proteine, Histidin, Vitamin A und C helfen bei der Aufnahme.

Austern, entöltes Kakaopulver (besonders in 75–85-prozentiger dunkler Schokolade), Mohn, Kürbiskerne, Leinsamen, Käse wie Emmentaler und Gouda, die durch die Reifung auch weniger Laktose haben, sowie Haferflocken gehören in dieser Reihenfolge zu sehr guten Zink-Lieferanten. Es gibt noch weitere Zinklieferanten, die jedoch ambivalenter zu beurteilen sind. Denn wie immer werden die Dinge komplizierter, je mehr man sie im Detail betrachtet.[82]

Immer noch sehr unterschätzt ist das Vitamin K[83], mit dem K von Koagulation, woraus sich ein wichtiger Teil seiner Bedeutung schon erkennen lässt. Neben der essentiellen Mitwirkung bei der Synthese der Blutgerinnungsfaktoren ist es wichtig bei der Regulation des Knochengewebes, der Gefäßwände sowie auch zahlreicher Proteine, besonders die Nieren betreffend. Das fettlösliche Vitamin K hat je nach chemischer Zusammensetzung unterschiedliche Wirkungen und Funktionen, weswegen man die unterschiedlich isoprenylierten Menachinone nicht mal als Vitamin K2 zusammenfassen kann. Von diesen Menachinonen K4 bis K10 besitzt K4 die höchste γ-Carboxylierungsaktivität bei

81. Walter Swardfager, Nathan Herrmann, Graham Mazereeuw, Kyle Goldberger, Tetsuhiro Harimoto, Krista L.Lanctôt (2013). Zinc in Depression: A Meta-Analysis. *Biological Psychiatry* Volume 74, Issue 12, 15 December 2013, Pages 872–878. https://doi.org/10.1016/j.biopsych; 2013.05.008.

82. Yun-Zhong Fang, Sheng Yang, Guoyao Wu (2002). Regulation of physiological systems by nutrients: Free radicals, antioxidants, and nutrition. *Nutrition* 18.10:872-879. https://doi.org/10.1016/S0899-9007(02) 00916-4.

83. Martin Smollich (2015). Vitamin K. *DAZ* 42:38.

Proteinen deren Gehalt natürlich in den Lebensmitteln variiert und in den Milchprodukten besonders von dem Bakterienstamm abhängig ist, welcher für die Fermentation verwandt wurde. Neuere Untersuchungen zeigen dessen Wichtigkeit für die Entstehung – oder damit wohl auch Präventionsmöglichkeit – der Atherosklerose[84].

Die Seitenketten mit ihren unterschiedlichen Längen und Anzahl Doppelbindungen sind dabei entscheidend für die Lipidlöslichkeit sowie für die Bioverfügbarkeit von Vitamin K. Aber auch die räumliche Struktur ist für die biologische Aktivität von größter Bedeutung. So ist Vitamin K2 MK-7 nur in der All-trans-Konfiguration biologisch aktiv, in der Cis-Form ist es nahezu wirkungslos.[85]

Wir sehen, dass die Wichtigkeit der räumlichen Struktur wohl in einigen Bereichen unterschätzt wurde.

Während über die grünen Blattgemüse etwa 90 % vom Vitamin K1 in der Nahrung abgedeckt werden, können im Darm durch manche Bakterien, wie Escherichia coli, Lactobacillus acidophilus und Bacteroides fragilis, geringe Mengen an Vitamin K2 gebildet werden. Vitamin K2 findet sich in tierischen (Poulet, Leber, Eigelb) und besonders fermentierten Lebensmitteln (gewissen Käsesorten, Buttermilch, Sauerkraut, Kimchi, Wasser- und Milchkefir). Fermentierte Sojabohnen, wie das japanische Natto, haben unter allen K2-Formen die höchste Bioverfügbarkeit und Halbwertszeit mit 2 bis 3 Tagen. Das Menachinon K4 des Vitamins K2 jedoch kann als einziges Menachinon nicht durch Bakterien des Darmmikrobioms gebildet werden, sondern entsteht erst in den einzelnen Organen aus pflanzlichem Phyllochinon.

Da Vitamin K2 die Umwandlung von uncarboxyliertem Osteocalcin zu der carboxylierten Form fördert und dies einen positiven Einfluss auf den Insulinstoffwechsel hat, scheint es hier ebenso hilfreich zu sein, wie in der Krebsbekämpfung, wo es fünfmal so wirksam sein soll wie K1. Hier soll es in Studien zur Verringerung des Krebsrisikos für Lungen- und Prostatakrebs sowie der Sterblichkeit dadurch beigetragen haben.

Bei einer weiteren Studie mit Patientinnen und Patienten mit hepatozellulärem Karzinom lag nach Einnahme von 45 µg/Tag Vitamin K2 MK-4 die 3-Jahres-Überlebensrate bei 87 % im Vergleich zur Kontrollgruppe von 64 %. Auch die EPIC-Heidelbergstudie mit fast 25 000 Teilnehmenden im Alter zwischen 35 und 64 Jahren zeigte ein vermindertes Risiko, an Krebs zu erkranken, durch die Einnahme von Vitamin K2, wobei das Risiko bei Männern stärker gesenkt wurde als bei Frauen. In der „Nurses Health Study" wurde über einen Zeitraum von 10 Jahren bei 72 327 Frauen im Alter von 38 bis 63 Jahren die Knochenbrüchigkeit unter dem Einfluss von Vitamin K untersucht. Dabei wurde gezeigt, dass Frauen, welche täglich weniger als 109 µg Vitamin K zu sich nahmen, ein um 30 % erhöhtes Risiko für Hüftgelenksfrakturen aufwiesen. In einer aktuellen Metaanalyse von 13 Studien wurde der Einfluss der Supplementierung von Vitamin K1 oder Vitamin K2 auf

84. Booth SL. Roles for vitamin K beyond coagulation. *Annu Rev Nutr* 2009;29:89–110.

85. https://www.deutsche-apotheker-zeitung.de/daz-az/2015/daz-42-2015/vitamin-k-2-das-neue-wundervitamin; 20.05.2021.

die Frakturrate und Knochendichte untersucht. Es konnte gezeigt werden, dass vor allem Vitamin K2 (15–45 mg/Tag) das Risiko für Hüftgelenkfrakturen um 77 %, das Risiko für Wirbelfrakturen um 60 % und für nichtvertebrale Frakturen um 81 % senkt. In einer weiteren Metaanalyse von 19 Studien mit Vitamin K2 bezüglich Frakturrisiko wird hervorgehoben, dass mit Vitamin K2 das Frakturrisiko bei Frauen mit Osteoporose um 50 % gesenkt wird. Auch diverse kleinere Studien belegen, dass Vitamin K das Risiko für Frakturen senken kann. Trotzdem ist es zum Beispiel in die Leitlinien der Fachgesellschaften für Osteoporose (noch) nicht zur Supplementation bei Osteoporose aufgenommen worden. In Japan sieht das ganz anders aus, da zählt Vitamin K2 zu den am häufigsten verordneten Wirkstoffen bei Osteoporose.[86]

Die Empfehlungen für die Supplementierung mit dem Vitamin K2 schwanken: Frauen 60–90 µg/d, Männer 70–120 µg/d. Verstoffwechslung und Verwertung des Vitamins werden gestört von Antikoagulantien, Antiepileptika, Breitspektrumantibiotika wie Cephalosporinen, hohen Salicylatdosen, Tuberkulostatika, Colestyramin und Orlistat. Wer wenig Grünes isst, braucht natürlich auch mehr Supplemente.

Das Gehirn freut sich besonders neben der Omega-3 Fettsäure über L-Thyrosin[87], B-Vitamine insbesondere B1, B6, B9 und B12, Rosenwurz[88, 89] Koffein[90] und das in der Ayurveda-Medizin bekannte Kleine Fettblatt (Bacopa Monnieri)[91].

Aber es geht nicht nur um Einzelsubstanzen wie Zink und Vitamin K in unserer Ernährung. Wichtiger denn je ist heute ein ausgeglichener Säure-Basen-Haushalt. Eine Vielzahl von physiologischen Regelmechanismen sorgt dafür, dass der pH-Wert unseres Blutes und damit die Protonenkonzentration möglichst immer wieder im besten Bereich zwischen 7,35 bis 7,45 und damit im leicht basischen Milieu liegen. Auch Organe wie Darm und Nieren sind auf spezifische pH-Werte eingestimmt. Wenn genügend Mineralien zur Verfügung stehen, benutzt das System diese zur Abpufferung oder kann sie

86. http://www.drogoserver.ch/deutsch/Kommunikation/Fachdossiers/FD_Vitamin-K_d.pdf; 20.05.2021.

87. Thomas JR, Lockwood PA, Singh A, Deuster PA. Tyrosine improves working memory in a multitasking environment. *Pharmacol Biochem Behav.* 1999 Nov; 64(3):495–500. doi: 10.1016/s0091-3057(99)00094-5. PMID: 10548261.

88. Cropley M, Banks AP, Boyle J. The Effects of Rhodiola rosea L. Extract on Anxiety, Stress, Cognition and Other Mood Symptoms. *Phytother Res.* 2015 Dec; 29(12):1934–9. doi: 10.1002/ptr.5486. Epub 2015 Oct 27. PMID: 26502953.

89. Shevtsov VA, Zholus BI, Shervarly VI, Vol'skij VB, Korovin YP, Khristich MP, Roslyakova NA, Wikman G. A randomized trial of two different doses of a SHR-5 Rhodiola rosea extract versus placebo and control of capacity for mental work. *Phytomedicine.* 2003 Mar; 10(2-3):95–105. doi: 10.1078/094471103321659780. PMID: 12725561.

90. Olson CA, Thornton JA, Adam GE, Lieberman HR. Effects of 2 adenosine antagonists, quercetin and caffeine, on vigilance and mood. *J Clin Psychopharmacol.* 2010 Oct; 30(5):573-8. doi: 10.1097/JCP.0b013e3181ee0f79. PMID: 20814335.

91. Aguiar, Sebastian, & Thomas Borowski. "Neuropharmacological review of the nootropic herb Bacopa monnieri." *Rejuvenation research* vol. 16,4 (2013): 313–26. doi:10.1089/rej.2013.1431.

sich sogar aus Knochen und Muskeln herausholen. Bei all diesen Interaktionen spielen Ein- und Ausfuhr entscheidende Rollen. Mit einer guten Auswahl hochwertiger Nahrung und genügend basisch wirkenden Stoffen gewähren wir eine passende Einfuhr. Diese brauchen wir, um die im Körper schon normalerweise, aber vermehrt beispielsweise durch langes Sitzen oder im Stress entstehenden Säuren zu neutralisieren, oder um keinen Muskelkater durch die Milchsäure entstehen zu lassen. Außerdem sind die Säuren dann über die Lungen mit der Atemluft, die Nieren mit dem Urin als auch die Haut mit dem Schweiß wieder rauszuführen. Bei nicht genügend basischen Substanzen, wie beispielsweise mittels Magnesium und Calcium, werden die Säuren im Muskel und Bindegewebe eingelagert. Dass aber alles ein heikler Balanceakt ist, sieht man daran, dass zu viel Calcium wiederum Calciumoxalatsteine in der Niere entstehen lassen kann. Während eine akute, starke Übersäuerung mit pH-Werten von unter 7,15 lebensbedrohlich ist und medizinisch behandelt werden muss, ist eine chronische Azidose im Blut durch eine Änderung des Lebensstils und der Ernährung anzugehen. Teststreifen, die den pH-Wert im Urin messen, sind hierbei eingeschränkt aussagekräftig, da der Urin-pH[92] normalerweise sowieso im leicht sauren Bereich liegt. Bei der Beurteilung der basenbildenden Nahrung geht es heute nicht mehr um den pH-Wert der Nahrungsmittel oder den sauren Geschmack wie von Zitronen und Grapefruits, die nämlich basisch verstoffwechselt werden. Entscheidend ist der sogenannte PRAL (Potential Renal Acid Load)-Wert, der zeigt, wie die Verstoffwechslung in unserem Körper passiert und wieviel Säure pro 100 mg Substanz über die Nieren dann ausgeschieden werden müsste. Im Vor-Diabetes-Stadium[93] findet man da zum Beispiel schon erhöhte Werte. Hier findet jeder in der Tabelle[94] sicher einige Überraschungen. Ein paar Extremzahlen und Anhaltspunkte zur Information von sauer nach basisch:[95]

Cheddar-Käse fettreduziert 26,4; Eigelb 23,4; Hartkäse 19,2; Gouda 18,6; … Milch- u. Käseprodukte … Naturjoghurt 1,5; Haferflocken 10,7; … Getreideprodukte … Roggenknäcke 3,3; Forelle braun gedämpft 10,8; … Fische … Hering 7,0; corned beef aus Dosen 13,2; Salami 11,6; Hühnerfleisch 8,7; Pistazien 8,5; Walnüsse 6,8; Linsen 3,5; ----- grüne Bohnen -3,1; … Gemüse … Kartoffeln -4,0; Sellerie -5,2; Spinat -14,0; Gewürz-

92. Remer ., Manz F. (1995). Potential renal acid load of foods and its influence on urine pH. *J Am Diet Assoc.* 1995 Jul; 95(7):791–7. DOI: 10.1016/S0002-8223(95)00219-7..

93. Abshirini, M., Bagheri, F., Mahaki, B. *et al.* The dietary acid load is higher in subjects with prediabetes who are at greater risk of diabetes: a case–control study. *Diabetol Metab Syndr* 11, 52 (2019). https://doi.org/10.1186/s13098-019-0447-5.

94. https://www.pascoe.de/fileadmin/media/pascoe.de/Downloads/Broschueren-Flyer_PDF/pral-wert-tabelle-pascoe.pdf; 13.04.2020, 13.40. Modifiziert nach Remer und Manz, *Journal of the american dietetic association* 1995; 95:791–79.

95. PRAL-Werte: potentielle, die Nieren betreffende Säurelast, bezogen auf 100 g des Nahrungsmittels, angegeben in mEq = physikalisch-chemische Stoffmengeneinheit. Sie geben den Grad der Säurebelastung an: hoher negativer Wert = sehr basisch, hoher positiver Wert = stark säuernd.

kräuter; Äpfel -2,2; … Früchte … schwarze Johannisbeeren -6,5; Cashew -9,3; Rosinen -21,0; Bier -0,2; Tee -0,3; Kaffee -1,4; Rotwein -2,4.

Daraus leitet sich natürlich ab, dass eine mehr alkalisch-basische Diät, durch weniger tierisches Eiweiß und vermehrt pflanzliches mit Gemüse und Obst, einerseits die Nieren[96] schont und andererseits auch innerhalb jeder Zelle ein zu saures Milieu verhindert und damit noch genügend neutralisierendes Wasser eingelagert werden kann. Außerdem aber gibt es natürlich noch zahlreiche weitere Beurteilungskriterien der genannten Lebensmittel, wie die Zusammensetzung nach Vitaminen und Mineralien, wo sich dann noch ganz unterschiedliche Gewichtungen ergeben, die zeigen, wie kompliziert alles ist, im Gegensatz zu den Einfachdiäten verschiedener schnelllebiger und hochgepriesener Zeitschriftsdiäten und ärztlicher Rezeptbücher. Wie immer kann jedes Extrem gefährlich werden, die goldene Mitte ist am besten anzupeilen. Und die Verbindung zwischen Ernährung, Atmung, Bewegung und beruhigender, meditativer Entspannung sowie spiritueller Sinnfindung lässt sich mittlerweile immer besser auf vielen Ebenen verstehen und nachvollziehen.

In China wurden in den 1950er Jahren und dann nach der Kulturrevolution besonders ab 1980 unter dem Namen Qigong auch alle Übungen in Stille sowie die meditativen Übungen zusammengefasst, wie beschrieben in „*Qigong in der VR China: Entwicklung, Theorie und Praxis*“[97]. Der praktische Einsatz von Übungen in Bewegung im Rahmen der Psychotherapie wurde ebenso wissenschaftlich nachgewiesen und in den Gesamtkontext ähnlicher Verfahren gestellt.[98] Klaus Engel und Mitarbeiter beschäftigten sich besonders mit den Übungen verschiedener Yoga-Traditionen mit physiologischen und therapeutischen Ergebnissen sowie der Untersuchung von theoretischen Modellen der Meditation.[99] Ein ähnliches, aber sehr weit angelegtes Unterfangen wie die beiden genannten Werke bringen gegenwärtig Hilarion Petzold und Mitarbeiter mit auf den Weg.

Der vermehrt digital produzierte Alltagsstress in Beruf und Privatleben, lässt uns kaum mehr Zeit zum Durchatmen. Unser Körper reagiert mit Verspannungen in der gesamten Muskulatur, einer flachen Atmung, Schmerzen in Gelenken und Kopf sowie Verdauungsproblemen. Wegen der zu flachen Atmung können saure Stoffwechselprodukte nicht mehr ausreichend abgeatmet werden. Die Sauerstoffversorgung im Blut ist reduziert. Die pathologischere Herzratenvariabilität zeigt, dass das Herz gestresster reagiert, im Sympathikotonus bleibt und nicht mehr ausreichend entspannen kann, um

96. Caroline Passe (2017) Reducing the Dietary Acid Load: How a More Alkaline Diet Benefits Patients With Chronic Kidney Disease. *Journal of Renal Nutrition*, Vol 27, No 3 (May), 2017: pp 151–160.

97. Heise, Th. (1999). *Qigong in der VR China: Entwicklung, Theorie und Praxis*. Berlin: VWB-Verlag.

98. Heise, Th. (2009). *Qigong und Maltherapie. Komplementärtherapie Psychosekranker*. Berlin: VWB-Verlag.

99. Engel, K. *et al.* (1999). *Meditation. Geschichte, Systematik, Forschung, Theorie*. Frankfurt/M. etc: Peter Lang.

beim Ausatmen in den Parasympathikotonus zu gelangen. Die Säurebelastung in unserem Körper steigt, wenn wir mit einer guten, sprich nicht flachen Durchatmung, wie zum Beispiel beim Joggen, oder basischer Ernährung keine Abhilfe verschaffen. Wenn dann die Milchsäure sich in den Muskeln ansammelt und nicht ausreichend abgebaut werden kann, kennt fast jeder, dass man nicht nur Muskelkater in den Beinen, sondern auch Rückenschmerzen vom Schultermuskelhartspann, der frozen shoulder, bekommen kann.

Verstärkt würde das nun durch noch mehr Stress zum Zeitgewinn mit raschem Fast-Food und wohl energiedichten Mahlzeiten ohne Obst und Gemüse beziehungsweise ausreichend Ballaststoffen. Über die inneren Regelkreisläufe werden Hormone wie Cortisol, Adrenalin und Noradrenalin vermehrt ausgeschüttet, die ebenso das Gleichgewicht stören, wie vermehrter Nikotin- und Kaffeekonsum sowie Kokain oder Amphetamin zum Fitbleiben oder Alkohol und Haschisch zum Entspannen und Einschlafen.

Andererseits wissen wir heute, dass hinsichtlich des Ernährungsbedarfs auch überlegt werden sollte, was unserem Mikrobiom im Darm guttut, beziehungsweise was ihm fehlt, um seinen Aufgaben der Darmflora-Balance, der Intakthaltung der Darmschleimhaut ohne Entstehung von Entzündungen und Zellgiften, dem Aufbau der Immunität, ausgeglichener Kalorienverwertung und Verdauung ohne Verstopfung oder Durchfall gerecht zu werden. Immer mehr kommt in den Fokus, dass nicht nur die Immunitätslage, sondern auch viele weitere Punkte der körperlichen und seelischen Gesundheit von einem gesunden Darm in seiner dominierenden Interaktion mit dem Gehirn abhängig sind. Die Anatomen wunderten sich, dass 80 % der Nerven vom Darm zum Gehirn laufen und nur 20 % zurück. Mittlerweile wissen wir wer hier das Sagen hat. Nicht Sie denken, ich will jetzt mal zum industriellen Schnellimbiss, egal wie er heißt, sondern die süchtigen Bakterien im Darm melden nach oben, wir sind daran gewöhnt und brauchen für unsere Familie Nachschub im Wettstreit mit dem was die anderen wollen und was Ihnen – obwohl ungewohnt – letztlich besser tun würde, auf die Länge gesehen. Zucker und einiges andere machen süchtig oder stumpfen ab, zu unseren Ungunsten.

Eine in vieler Hinsicht gute Ernährung kann sich an der Fünf-Hände-Formel orientieren. Das besagt, man soll am Tag je eine hohle Hand voll Nüsse, Hülsenfrüchte, Vollkornprodukte (glutenarm), Gemüse und 3 Sorten Obst zu sich nehmen. Dazu können neben fermentierten Produkten wie Kefir und Sauerkraut auch Käse und Fisch kommen. Aber bitte trotzdem auf die Menge achten!

Es sei auch noch einmal kurz an das Einfachste in der Verdauung erinnert. Wenn mir vor Schreck der Bissen im Munde stecken bleibt oder auch nur die Spucke wegbleibt, ja dann wird es schwierig mit der Verdauung. Der Sympathikus überwiegt, und wir müssen uns erst mal wieder runterfahren, damit der Parasympathikus (siehe Kap. 10) zu seinem Recht kommt und wir eine Mahlzeit genießen können. Dann läuft uns mittels einem stimulierten Geruchs- oder Augensinn bei einem guten Essen auf unserem Tisch oder schon in der Küche das Wasser im Munde zusammen. Das fördert nur den ersten

Schritt der Verdauung im Mund, wo die herbeigeeilten Enzyme in der Spucke sich über das leckere Essen hermachen und die Verdauung einleiten, bevor Magen und übriger Verdauungstrakt ihren Job bewerkstelligen. Erwähnenswert ist, dass in der traditionellen chinesischen Medizin die Milz hier mit integriert ist, da sie die energetisch höherwertige Verdauung vollzieht. Dies betrifft allerdings alles, was verdaut werden muss vom körperlichen Essen über geistig zu Lernendem bis zu spirituell zu Erfahrenem. Wenn wir also von anderer Seite her schon überfordert sind, sind das Fettpolster wegen mangelnder Verarbeitung und der Burnout schon in Sichtweite.

Ein erst seit 2019 existierendes, mikrobiologisches Labor beschreibt dies bezüglich der Bifido- und Lactobakterien so:

> Lactat ist eine Fettsäure und ein essenzieller Bestandteil von Milchsäure. Die Milchsäuregärung wiederum ist ein Stoffwechselprozess, bei dem Kohlenhydrate in Energie und Laktat umgewandelt werden. Die bedeutendste Gattung der Milchsäure gärenden Bakterien ist der Lactobacillus, obwohl auch andere Bakterien sie produzieren. Milchsäure kann das Wachstum anderer unerwünschter Organismen hemmen, da krankheitserregende Bakterien das saure Milieu nicht vertragen. Außerdem wird Laktat von Mikroben verwendet, um Butyrat herzustellen – eine weitere Fettsäure mit sehr positiven Wirkungen auf die menschliche Gesundheit. Laktat wird als Energiesubstrat verwendet und fördert die Energieausbeute im Muskel, insbesondere während der Körperbewegung. Zu viel Laktat kann jedoch zu einer Übersäuerung führen (Azidose), die verschiedene physiologische sowie Darm-Probleme verursacht.[100]

Wissenschaftlich haben sich beispielsweise William Walsh[101], John F. Cryan[102] und Gregor Hasler[103] seit vielen Jahren intensiv mit der Thematik des bisher teils unbekannten, teils völlig verkannten Mikrobioms auseinandergesetzt. Ganz allgemein ist hier ein Ergebnis, dass der Konsum von Fischöl mit Omega-3 sowie von Polyphenolen[104], wie in Walnuss, Granatapfel[105], Ginkgo, Aroniabeeren, Oliven, Heidelbeeren, Kakaopulver[106, 107], Tee, Zistrosen, Oregano, Salbei, als auch besonders Nelken und Pfefferminze etc.

100. www.biomes.world

101. William J Walsh (2016). *Psychische Erkrankungen anders behandeln: Gezielte Therapie mit Mikronährstoffen – natürlich und nebenwirkungsfrei.* VAK.

102. http://publish.ucc.ie/researchprofiles/C003/jcryan; 25.12.2021.

103. Gregor Hasler (2019) *Die Darm-Hirn-Connection. Revolutionäres Wissen für unsere psychische und körperliche Gesundheit.* Stuttgart: Schattauer.

104. https://polyphenole.info/2020/09/22/polyphenolgehalt-von-verschiedenen-pflanzen/; 28.12.2021.

105. E.P. Lansky, R.A. Newman: Punica granatum (pomegranate) and its potential for prevention and treatment of inflammation and cancer. In: *J Ethnopharmacol.* 109(2), 19. Januar 2007, S. 177–206.

106. G. Gratton *et al.*, Dietary flavanols improve cerebral cortical oxygenation and cognition in healthy adults, *Sci Rep* 2020; 10:19409; doi: 10.1038/s41598-020-76160-9.

107. Carol L. Cheatham, David C. Nieman, Andrew P. Neilson & Mary Ann Lila: Enhancing the Cognitive Effects of Flavonoids With Physical Activity: Is There a Case for the Gut Microbiome? *Front. Neurosci.*, 22 February 2022 | https://doi.org/10.3389/fnins.2022.833202.

sehr positiv nicht nur für das Herz und das Gehirn zu bewerten sind, unter anderem durch ihre antioxidativen Eigenschaften. Übrigens wirkt ja der Verzehr von Äpfeln (bitte „Bio“ ohne Pestizide von den über 1 500 in Deutschland vorhandenen, der weltweit über 20 000 Apfelsorten) mit Schale über die Pektine und Polyphenole etc., und am besten auch Kerngehäuse plus Blütenkelch mit 90 Prozent mehr von den 10 Millionen in diesem vorhandenen, positiv wirksamen Bakterien[108], adstringierend, abführend und vor allem auch keimabtötend sowie sehr vorteilhaft auf Magen und Darm sowie Lungen und Prostata, wo er überall nachweislich krankheitsverhindernd und krebshemmend tätig ist.[109] Es lässt sich sogar beweisen, dass biologisch angebaute Äpfel[110] vorteilhafter sind, und mittlerweile kann man das sogar sichtbar[111] machen. Ergebnis ist, was die Altvorderen schon immer wussten: an apple a day keeps the doctor away. – Aber nur um das noch mal klar zu sagen: Damit die guten und auch vitaminreichen Inhaltsstoffe freigesetzt werden können, müssen die Kerne von Apfel, Birne, Weintrauben und Wassermelonen vor dem Schlucken zerkaut werden. Und beim Apfel aus China, den die einen Apfelsine nennen nach dem östlichen Handelsweg, und die anderen Orange nach dem westlichen Handelsweg vom Iran nach der iberischen Halbinsel, muss man natürlich die gut vitaminhaltige weißliche Hauptschlagader in der Mitte mitessen, selbst wenn sie nach nichts schmeckt. Die Chinesen sagen, das sei das Yang zum Yin.

Die international führende internistische Zeitschrift *Lancet* publizierte 2019 die Ergebnisse einer großen Wissenschaftlerkommission zum Thema diätetisch vermeidbarer chronischer Krankheiten und Todesfälle.[112] DALYs (Disability-adjusted life-years), d. h. behinderungsangepasste Lebensjahre, wurden gemessen und etwa 255 Millionen waren diätetischen Risikofaktoren zuzuordnen, neben 11 Millionen Todesfällen, beides bezogen auf das Jahr 2017 weltweit. Davon bezogen sich auf eine übermäßige Einnahme von Natrium in Form von Salz DALYs von 70 Millionen bei 3 Millionen Toten, zu wenig Konsum von Vollkorn DALYs von 82 Millionen bei 3 Millionen Toten und zu wenig Konsum von Früchten DALYs von 65 Millionen und 2 Millionen Toten. Dies waren die wichtigsten Faktoren, und die Werte sind circa-Angaben, da sie aus verschiedenen

108. https://www.spektrum.de/news/100-millionen-bakterien-pro-apfel/1662254; 26.12.2021.

109. http://www.liberherbarum.net//Index.htm; 26.12.2021.

110. Birgit Wassermann, Henry Müller and Gabriele Berg (2019). An Apple a Day: Which Bacteria Do We Eat With Organic and Conventional Apples? *Front. Microbiol.*, 24 July 2019 | https://doi.org/10.3389/fmicb.2019.01629.

111. A. W. Dänzer (2018). *Die unsichtbare Kraft in Lebensmitteln. Bio und Nichtbio im Vergleich. Mit Einblick in gentechnisch veränderte Nahrungsmittel. Kristallisationsbilder aus der Forschung vom LifevisionLab von Soyana.* Schlieren-Zürich: Verlag Bewußtes Dasein.

112. GBD 2017 Diet Collaborators (2019). Health effects of dietary risks in 195 countries, 1990–2017: a systematic analysis for the Global Burden of Disease Study 2017. *Lancet* 2019; 393: 1958–72. Published Online April 3, 2019; http://dx.doi.org/10.1016/S0140-6736(19)30041-8.

Quellen stammten und nicht aus allen Ländern zu erhalten waren. Aber wir sehen, dass sie sich überwiegend auf Mineralien, Spurenelemente und Vitamine bezogen haben.

Es ist bekannt, dass wir die meisten unserer Zellen immer wieder erneuern. Dünndarmepithel- und Magenzellen alle 2–9 Tage, Zellen des Gebärmutterhals 6 Tage, Geschmacksknospen 10 Tage, Spermien 2 Monate, Leberzellen 1 Jahr, Fettzellen 8 Jahre und das Skelett ist nach 10 Jahren wieder fast wie neu. Das Herz erneuert sich im ganzen Leben wohl nur zu 1 und später 0,5 Prozent pro Jahr[113], wie Jonas Frisén herausfand und was nach neuesten Ergebnissen auch nicht verbessert werden kann.[114] Hier sollen sehr viele Forscher über mehr als ein Jahrzehnt viel Geld und Energie verschwendet haben, durch mangelhafte Zusammenarbeit und fehlende detaillierte Auswertung von Ergebnissen. Bezüglich des Gehirns und der Nervenzellen[115] wird eine gewisse Erneuerung im Sinne der Neuroplastizität jetzt allgemein akzeptiert, besonders natürlich auch nach Verletzungen[116]. Messungen ergaben hier eine Regenerationsrate von 1,75 Prozent pro Jahr.[117] – Woher bekommen wir das Rohmaterial dafür? Richtig, der Mensch ist, was er isst.

Dabei hat sich die Ernährung in den letzten Jahrzehnten für viele Menschen und besonders in den industrialisierten Ländern sehr verändert. Die Gefahr, welche von der Vielzahl der Zusatzstoffe ausgeht, wurde jahrzehntelang negiert, von ihren noch immer weitgehend unerforschten Wechselwirkungen, die auch vor Interaktionen mit notwendigen Medikamenten nicht Halt machen, ganz zu schweigen. Und immer wieder werden fake-Gutachten produziert, um die Industrie weiter verdienen zu lassen, auf Kosten unserer Gesundheit. Seit Jahrzehnten gibt es seriöse internationale Studien, die auf die Gefährlichkeit von Gewürzglutamat verweisen, besonders wenn es industriell hergestellt wird. Hans Konrad Biesalski von der Universität Stuttgart-Hohenheim probiert im Auftrag der Industrie immer noch, das Gegenteil zu beweisen. Der renommierte Hirnforscher Konrad Beyreuther dagegen definiert es als ein Nervenzellgift, welches die Nervenzellen überreizt und so neurodegenerativen Erkrankungen von Parkinson

113. Monya Baker (2009). Carbon dating shows humans make new heart cells. The cold war helps settle a hot debate about how hearts grow. 2 April 2009 | *Nature* | doi:10.1038/news.2009.232.

114. Chien KR, Frisén J, Fritsche-Danielson R, Melton DA, Murry CE, Weissman IL.(2019). Regenerating the field of cardiovascular cell therapy. *Nat Biotechnol.* 2019 Mar; 37(3):232–237. doi: 10.1038/s41587-019-0042-1. Epub 2019 Feb 18.

115. Frisén J. (2016) Neurogenesis and Gliogenesis in Nervous System Plasticity and Repair. *Annu Rev Cell Dev Biol.* 2016 Oct 6; 32:127–141. Epub 2016 Jun 1.

116. Kozorovitskiy Y, Gould E. (2003) Adult neurogenesis: a mechanism for brain repair? *J Clin Exp Neuropsychol.* 2003 Aug; 25(5):721–32.

117. Kirsty L. Spalding, Olaf Bergmann, Kanar Alkass, Samuel Bernard, Mehran Salehpour, Hagen B. Huttner, Emil Boström, Isabelle Westerlund, Celine Vial, Bruce A. Buchholz, Göran Possnert, Deborah C. Mash, Henrik Druid, and Jonas Frisén (2013). Dynamics of hippocampal neurogenesis in adult humans. *Cell.* 2013 Jun 6; 153(6): 1219–1227. doi: 10.1016/j.cell.2013.05.002.

über Multipler Sklerose bis zu Alzheimer Vorschub leistet. Und außerdem wirke der chemisch verwandte Süßstoff Aspartam in ähnlicher Weise. Weitere Hirnexperten wie Richard W. Pressinger und Michael Crawford fordern, Zusatzstoffe wie künstliche Aromen und Farbstoffe nicht nur auf ihre Krebsgefahr, sondern auch auf die Veränderung des Verhaltens durch Vergiftung des Gehirns hin zu überprüfen.[118] Die Autismus-Rate, teils genetisch bedingt, teils durch Vitamin D- und Folsäure-Mangel in Schwangerschaft/Kindheit oder Chemikalien,[119] hat nach offiziellen US-amerikanischen Zahlen in 50 Bundesstaaten von 1992 bis 2001 um 544 Prozent zugenommen und hörte nicht auf zu steigen.[120] In Island leiden 10 Prozent der unter Dreijährigen an dieser Krankheit. Auch Persönlichkeitsstörungen nehmen zu.[121] Andererseits nahm die Antisozialität von Gefangenen um mehr als ein Drittel ab, wenn sie eine gesunde Kost mit Vitaminen, Mineralstoffen und guten Fettsäuren erhielten.[122] Es gibt zahlreiche ähnliche Studien, die damit zeigen, dass auch bei sehr vielen Kinder für ihr ADHS mit einer entsprechenden Diät eine bessere und nebenwirkungsfreiere Behandlung als mit Ritalin zu erreichen ist. Hilfeforen im Internet zeigen die Wichtigkeit nicht-medikamentöser Maßnahmen, wie die Aufnahme guter Fettsäuren etc.[123] – Die Giftigkeit von Aluminium gelangte in jüngster Zeit erneut in den Focus, so dass sich jetzt viele Deos rühmen, darauf zu verzichten. Aber immer noch ist es Bestandteil vieler Konservendosen, von wo es, seinen Weg in die Nahrung findet und besonders mit Hilfe der Zitronensäure die Blut-Hirn-Schranke passiert. Die künstlich hergestellte Zitronensäure in einer jährlichen Menge des Fünffachen der Welt-Zitronenernte ist das ideale Trojanische Pferd zur Gefährdung unserer Hirngesundheit. Aluminium wurde bei Alzheimer-Patienten nach einem neuen Verfahren in doppelter Konzentration als das Eisen nachgewiesen, was alle überraschte.[124] Manche Medikamente beispielsweise zur Alzheimer-Behandlung, werden dazu hergestellt, um das Glutamat zu blockieren, und andererseits lässt man es zu, dass uns die Nahrungsmittelindustrie weiterhin damit vergiftet. Auch dass zu viel Zucker uns

118. Hans-Ulrich Grimm (2005). *Die Ernährungslüge. Wie uns die Lebensmittelindustrie um den Verstand bringt.* München: Knaur. S. 28f.

119. https://www.umweltbundesamt.de/themen/gesundheit/umweltmedizin/autismusautismus-spektrum-stoerungen#wie-haufig-ist-autismus-in-deutschland; 19.11.2022.

120. www.cdc.gov/ncbddd/autism/seed.html; 19.11.2022.

121. Grimm (2005). S. 37.

122. Gesch CB, Hammond SM, Hampson SE, Eves A, Crowder MJ (2002) Influence of supplementary vitamins, minerals and essential fatty acids on the antisocial behaviour of young adult prisoners. Randomised, placebo-controlled trial. *Br J Psychiatry.* 2002 Jul; 181:22–8.

123. https://www.helpguide.org/articles/add-adhd/treatment-for-childhood-attention-deficit-disorder-adhd.htm; 08.04.2020, 22.22.

124. https://www.aerzteblatt.de/archiv/134394/Morbus-Alzheimer-Nach-Jahren-Auftrieb-fuer-die-Alu minium hypothese; 04.05.2022.

schadet, hindert die Politik nicht, die Zuckerrübenproduktion auf Steuerzahlerkosten zu subventionieren.

Eine weitere immer wieder in die Diskussion kommende Sache sind die chemischen Zusatzstoffe in der Nahrung. Die Industrie und Wirtschaft wollen sie, um ihre Produkte länger haltbar machen zu können und damit sie sich im Aussehen und dem vorgetäuschten Geschmack gegenseitig übertreffen können. Es gibt fast eine unübersehbare Liste von ihnen. E200 ist ein Farbstoff in den Smarties, Tartazin oder E102 hat bekanntermaßen ein sehr hohes allergenes Potenzial. Benzoesäure oder E210 ist vielen Fertiggemüsen und E250 oder Natriumnitrit in der Wurst. Von all dem nehmen schon Kleinkinder unter drei Jahren bei einer unkritischen Ernährung die dreifach überhöhten Grenzwerte zu sich, was mit vermehrter Reizbarkeit, Unruhe und Schlafstörungen seine Wirkung auf die Hirnfunktionen zeigt. So kann auch durch entsprechende Diät die stark angestiegene Zahl an ADHS-Erkrankungen positiv beeinflusst werden.[125] Gefängnisinsassen[126] bekamen einen Mix aus Vitaminen und Mineralien als Nahrungsergänzung auf 100 % der Nahrungsreferenzbasis und essentielle Fettsäuren in 4 täglichen Kapseln mit 1 260 mg linoleic acid (zweifach ungesättigte Omega-6 Fettsäure; am meisten in Traubenkern-, Distel- und Hanföl); 80 mg gamma linolenic acid (GLA); 80 mg eicosapentaenoic acid (EPA), und 44 mg docasahexaenoic acid (DHA) für 142 Tage mit einem ebenso sehr positiven Ergebnis.

Aus Linolsäure werden im Körper über die Zwischenstufe γ-Linolensäure (GLA) die im Entzündungsprozess notwendige, entzündungsfördernde Arachidonsäure und dann anschließend erforderliche, entzündungshemmende Dihomogammalinolensäure synthetisiert. Linolsäure ist ein normaler Bestandteil der Epidermis, also der oberen Hautschicht, mit der Grenzschicht des Stratum corneum zur Regulierung des Wasserhaushalts. Diese besteht aus Ceramiden, freien Fettsäuren und Phospholipiden. Ceramid 1, mengenmäßig am wichtigsten, hat als Hauptbestandteil Linolsäure. Somit hat diese einen positiven Einfluss bei Hautreizung, Lichtschädigung, Altersflecken und Mitessern.

In den letzten Jahren haben die Bücher zum Thema Ernährung und Fehlernährung unübersehbar in der Menge und schwer abschätzbar in der Qualität zugenommen, bis hin zu speziellen Diäten, die allerdings schon seit längerem eines der Objekte der Begierde in Frauenzeitschriften waren. Genderspezifische Werbung fischt hier sehr im Trüben und angelt ebenso mit Scheinheiligkeiten und falschen Argumenten sowie attraktiven Verpackungen nach den unaufgeklärten Kindern. – 10 bis 20 Prozent weniger Kalorien

125. Center für Science in the Public Interest: „*Diet, ADHD and Behavior. A Quarter-Century-Review.*“ Washington D. C. 1999. Zit n Grimm, 2005, S. 136ff.

126. Gesch CB, Hammond SM, Hampson SE, Eves A, Crowder MJ. (2002). Influence of supplementary vitamins, minerals and essential fatty acids on the antisocial behaviour of young adult prisoners. Randomised, placebo-controlled trial. *Br J Psychiatry.* 2002 Jul; 181:22–8.

verbrennt der weibliche Organismus gegenüber dem männlichen bei gleichem Gewicht und gleicher Leistung. Allgemein gesprochen brauchen Frauen mehr Eisen, Folsäure und Kalzium, während Männer mehr Magnesium, Zink und Selen benötigen sowie Eiweiß für die Muskelmasse. Es kann natürlich auch hier nicht der Weisheit letzter Schluss geboten werden. Aber wenn ernsthafte Fachleute ohne ideelle oder finanzielle Bindung bestimmte Themenkomplexe immer wieder in den Vordergrund rücken, so sollte dies zum Nachdenken anregen. Nennen könnte man hier den Neurologen und Ernährungswissenschaftler David Perlmutter, den 2011 viel zu früh verstorbenen Psychiater und Komplementärmediziner David Servan-Schreiber sowie Ulrich Warnke[127]. Letzterer diskutierte aus der holistisch orientierten Sicht eines Biologen und Biomediziners dies Thema unter dem Aspekt, wie man das Altern aufhalten könne, durch Umsetzung der modernen genetischen und ernährungsphysiologischen Erkenntnisse. Im Folgenden werden einige der ihm wichtigen, teils aber auch widersprüchlichen Resultate dargestellt. Sie zeigen, dass all diese Themen komplexer sind, als es viele Ergebnisse oder Statistiken erahnen lassen.

Eine Studie an 900 depressiv Erkrankten zeigte, Folsäure und Vitamin B12 konnten den kognitiven Verfall um maximal 18 % reduzieren, begleitet über eine Follow-up-Periode von 2 Jahren. Dagegen zeigte eine norwegische Studie[128] nach 3 Jahren Behandlung und 3 Jahren Nachbeobachtung mit Folsäure und B12 einen Krebsanstieg (besonders Lungenkrebs) von 38 % im Verhältnis zur Kontrollgruppe.

Die Unregelmäßigkeiten der sogenannten Telomeruhr liegen im Bewegungs- und Essverhalten begründet, sowie in den spezifischen Stressmomenten, welche das Enzym Telomerase unterschiedlich stark aktivieren.[129, 130] Es konnte gezeigt werden, dass manche Substanzen wie Huang Qi, Astralagus membranaceus, die Telomere verlängerten. Auch Meditation tat dies, wie Elizabeth Blackburn nachwies, vielleicht indem sie die Ausschüttung von Cortisol verhinderte, wie Rita Effros zeigte. Während durch regelmäßige Bewegungsübungen in Ergänzung mit geringem Fettkonsum, Fischöl, Tofu, Sojatrunk, Selen und den Vitaminen C und E die Telomere in 5 Jahren um 10 % verlängert wurden, gab es hier keinen Effekt auf bekannten Prostatakrebs.

Auf der anderen Seite zeigte es sich, dass viele traditionelle Krebsheilkräuter eine Verkürzung der Telomere bewirkten. Auch ließen sich positive in vitro Versuche und solche an Mäusen nicht auf den Menschen übertragen, so dass letztlich bisher keine

127. Warnke, Ulrich (2017). *Bionische Regeneration*. München: Arkana.

128. Zit.n. Warnke: *JAMA* 2009, Bd 302(19), 2119–2126.

129. Zit.n. Warnke: http://www.anti-agingfirewalls.com/2011/03/27/the-epigenetic-regulation-of-telomeres.

130. Zit.n. Warnke: http://patentscope.wipo.int/search/en/detail.jsf?docId=WO2012106692&recNum=1&maxRec=&office=&prevFilter=&sortOption=&queryString=&tab=PCTDescription.

wirklich weiterführenden Aussagen zu den Telomeren hinsichtlich einer Lebensverlängerung übrigblieben.

Das wichtige somatotrope (STH) oder Wachstumshormon/growthfactor wird von Übergewichtigen nur halb so viel produziert und auch mit zunehmendem Alter weniger. Es beeinflusst die Fette im Blut positiv und hebt den Blutzuckerspiegel an, wodurch es dann als Rückkopplung gehemmt wird. Der Mangel im Alter führt zu Gewebeschlaffheit und Falten sowie Überemotionalität, schnellerer Erschöpfung und ähnlichem.

Im Alter wird weniger vom anabolen Dehydroepiandrosteron (dem aufbauenden DHEA), einem wichtigen Gegenspieler des dann vermehrten katabolen (abbauenden) Cortisons, produziert. Die so verminderte Produktion von Schilddrüsenhormonen verlangsamt alle Energie erzeugenden Prozesse. Bei weniger hormoneller Produktion ist nun Insulin notwendig, was dagegen in jüngeren Jahren bei zu viel Zuckerkonsum schädlich wirkt. Bei der gar nicht so seltenen Mangelernährung im Alter fehlen dann bei zu wenig Proteinen auch die Enzyme sowie, als weitere Kettenreaktion, die Neurotransmitter Dopamin sowie Noradrenalin und damit auch Lust und Motivation. Auch Ubichinol sinkt im Alter. Das ist die im Herz und anderen Organen benötigte reduzierte Form des Coenzym Q 10 im Gegensatz zur oxidierten Form, die dann im Zusammenhang mit vermehrtem oxidativem Stress steht.

Mangel an Zellaktivität ist auf einer Seite gleichzeitig ein Schutz vor Krebs, welcher mit vermehrter Zellteilung einhergeht. Aber andererseits ist so auch die Müllabfuhr behindert und es kommt zu mehr Entzündungen, die wiederum schneller altern lassen.

Nach Warnke[131] seien alternde und Krebszellen recht ähnlich, bis auf die Tatsache, dass letztere sich teilen. Insgesamt zeigt sich, dass wenn man die Wirkung von Hormontherapien und Nahrungsergänzungsmitteln richtig beurteilen will, man immer unterscheiden muss, ob es für einen jüngeren oder älteren Menschen sein soll.

Aufgrund des schon jetzt deutlicher werdenden Unterschieds zwischen jungen und älteren Zellorganismen wird verständlich, dass die heute übliche Chemo- und Strahlentherapie zwar Krebszellen abtöten mag, aber parallel beispielsweise die Alterungsrate speziell bei jüngeren Patienten erhöht. Auf der anderen Seite besteht die Gefahr, dass Telomeraseaktivierungen oder die Hormontherapien, wie z. B. mit dem Wachstumshormon, zwar den Alterungsprozess verlangsamen aber die Krebshäufigkeit erhöhen. Jedoch überwiegt bei jüngeren Menschen der Schutz vor Krebs, der bei der älteren Zelle durch den verlangsamten Metabolismus schon in gewissem Maße gegeben ist. Die nur als schädlich angeklagten freien Radikale, haben natürlich auch positive Effekte, sonst hätte die Natur das anders gelöst. Und die regelmäßige Einnahme von manchen Antioxidantien im höheren Alter könnte bestimmte Erkrankungs- oder Krebsrisiken eher erhöhen als vermindern.

131. Warnke, Ulrich (2017). *Bionische Regeneration.* München: Arkana. S. 50ff.

Was kann man nun nicht alles schon zum Thema Fett sagen. Als erstes, dass entgegen der landesüblichen Meinung das Fett in der Nahrung nichts zu tun hat mit den Fettwerten im Blut. Diese entstehen viel mehr in Umwandlung nicht verbrauchter, da übermäßiger Zucker- und Kohlenhydratzufuhr. Fett trug in unserer Entstehungsgeschichte zur Entwicklung unseres Gehirns bei, damals im großen Maßstab über die Jahrtausende und heute im Kleinen für die Gefäß-, Herz- und Hirngesundheit. Als die großen Tiere wie Mammute und Wollnashörner vor 400 000 Jahren weniger wurden und schließlich vor 40 000 bis etwa 10 000 Jahren ganz ausstarben, konnte sich der homo sapiens im Gegensatz zum Neandertaler und anderen Cousins oder auch dem Ahnvater homo erectus wohl besser auf die Kleintierjagd umstellen zum Erhalt seiner Fettzufuhr. Säugetiere und Fische bekommen ihre Omega-Fettsäuren von den Pflanzen, welche sie verzehren. Je kälter, desto wichtiger wird das Fett, um geschützt und beweglich zu bleiben. Die Neandertaler, schon länger im kalten Europa sesshaft, hatten Vorteile in Fettspeicherung und -abbau erlangt. Der homo sapiens und damit unsere Ahnen und wir erreichten diesen genetischen Vorteil viel rascher, nach unserer Ankunft als dunkelhäutige Migranten aus Afrika damals, durch die Methode des gemeinsamen Kopfkissens und dem dazugehörigen Sex. Die gemeinsamen Kinder, unsere Vorfahren, haben nämlich dreimal mehr Neandertaler-Varianten in ihren am Fettabbau beteiligten Genen als Asiaten und Afrikaner. Hilfreich war auch die Ansiedlung an Seen und Küsten, um so Fische und Meeresfrüchte zu bekommen, die gleichzeitig Omega-Fettsäuren, besonders das Omega-3 enthalten.

So kann man schon an einem Siedlungsbrückenkopf in Jubbah, im etwas zentral nördlicheren Gebirgsgebiet Saudi-Arabiens, früher an einem großen See gelegen, solche Entwicklungen feststellen. Das geschah vor 211 000 ± 16 000 und vor 75 000 ± 5 000 Jahren, ebenso beweisbar durch Werkzeugfunde, die ursprünglich alle den Neandertalern zugeordnet wurden.[132] Mittlerweile wird dies kontrovers diskutiert.

Das kalifornische Calico befindet sich in der Nähe der altsteinzeitlichen Seenplatte, zu denen auch der Lake Manly im Death Valley gehörte. Das damals feuchtere Klima bewirkte, dass ganzjährig Wasser führende Flüsse die Gegend durchzogen. Hier wurden Steinwerkzeuge entdeckt, die gemäß U-Th-Datierung um die 200 000 Jahre alt sind und von anerkannten Experten wie Philip Tobias und Louis B. Leakey in der Datierung und der Tatsache ihrer Herstellung durch frühe Menschen akzeptiert wurden. Auch zu Beginn der Wisconsin-Eiszeit, vor etwa 70 000 Jahren, lässt sich eine Besiedlung durch den frühen homo sapiens wohl mit Ähnlichkeit zum australoiden Typ belegen.[133]

132. Petraglia, M. D. (2012). Hominin Dispersal into the Nefud Desert and Middle Palaeolithic Settlement along the Jubbah Palaeolake, Northern Arabia. *PLoS ONE* 7(11): e49840. doi:10.1371/journal.pone.0049840.

133. Schobinger, Juan (1997). *L'arte dei primi Americani*. Milano: Jaca Book. S. 21.

An den Funden bei den paläolithischen Seen Australiens, wie dem Lake Mungo und Lake Amadeus vor über 60 000 Jahren, können wir ebenso handwerkliche Entwicklungen verfolgen.

All diese prähistorisch-kulturanthropologischen Erkenntnisse[134] zeigen uns, wie wichtig die Ernährung besonders mit Fischen war. Immer wieder finden sich Kulturen (beispielsweise im Amazonasgebiet oder die Jomon Japans), die als einen wichtigen Bestandteil ihrer Kultur große Muschelhaufen hinterlassen haben, während die Fischgräten wohl verrotteten.

Aber auch andere Fettarten haben spezifischen Nutzen. Hühnerfett hilft bekanntermaßen gegen Erkältungsviren. Diese Erfahrung trug sicherlich auch mit zur Domestizierung und Verbreitung der Hühner vor mindestens 4 000 Jahren aus dem nordostindischen und dem südostasiatischen Dschungelgebiet über die ganze Welt bei.

Fett kann sich verfärben und ranzig werden. Damit dies nicht unserem Gehirn passiert, welches zum überwiegenden Teil aus Fett besteht, brauchen wir Vitamine, welche diese Oxidation als „Rostschutzmittel" verhindern, wie alle Antioxidantien. Im Gegensatz zu vielen Säugetieren kann der Mensch diese Vitamine und Fettsäuren nicht selber herstellen, weswegen sie gegessen werden müssen, also „essenziell" genannt werden.

Alpha-Linolensäure (ALA) kommt in Pflanzenölen, besonders Leinöl, Walnussöl und Rapsöl oder in Nüssen, Avocados und grünem Blattgemüse, wie Portulak vor, woraus unser Körper die beiden biologisch aktivsten Omega-3-Fette, EPA (Eicosapentaensäure) und DHA (Docosahexaensäure) herstellen kann. Man findet diese natürlicherweise in größeren Mengen nur im Fisch. Sprotte, Sardelle, Sardine, Hering, Makrele, Forelle, Lachs, Aal, Dorade und Thunfisch sollen in abnehmender Reihenfolge das Ersehnte am besten liefern. Aber das variiert natürlich gemäß den Temperatur- und gegebenenfalls Zuchtbedingungen, wann sie wo am meisten Fett ansetzen. Die „Schillerlocke" sollte man dem dazugehörigen, schützenswerten Dornhai lassen, zumal er mit Quecksilber belastet ist.

In der letzten Zeit wurde die Bedeutung der Omega-3-Fettsäuren für die Ernährung näher erforscht. Während in Deutschland, Frankreich und den USA weniger Fisch und Krustentiere verzehrt werden, die diese beinhalten, als in Japan, Singapur und Malaysia, so sind laut *Lancet* in den letzteren Ländern im Vergleich zu den vorigen die postpartalen Depressionen drei- bis zwanzigmal seltener.[135] Diese essenziellen Fettsäuren, die der Körper nicht selber produzieren kann, werden für den Aufbau besonders auch des Gehirns von der Mutter über die Placenta an den Fötus und beim Stillen an das Baby weitergegeben. Vor allem bei einer rasch folgenden zweiten Schwangerschaft erhöht sich bei fehlendem Ausgleich das Risiko einer dadurch begünstigten Depression.

134. Heise, 2018.

135. Hibbeln, J. (1998) Fish consumption and major depression. *The Lancet*, 351:1213. Zit. n. David Servan-Schreiber (2006) s. u. S. 156.

Wie gesagt, sind diese mehrfach ungesättigten Fettsäuren wichtig für das Gehirn, da es zu zwei Dritteln daraus besteht. Sie sind bei Raumtemperatur flüssig. Eingebaut machen sie die Hüllen der Gehirnzellen glatter und geschmeidiger, so dass die Kommunikation zwischen ihnen besser verläuft. Dahingegen sind die gesättigten Fettsäuren wie Butter bei Raumtemperatur fest und tragen folglich zu einer Steifheit der Gehirnzellen bei.[136] Studien[137] konnten die Wichtigkeit der Omega-3-Fettsäuren zur Stabilisierung der Stimmung bei manisch-depressiven und depressiven Erkrankungen bestätigen, so dass STOLL[138] dazu sogar ein ganzes Buch verfasste. Eine Patentierung des Naturprodukts Omega-3 Fettsäure wie im Fischöl oder vegan ist für die Pharmaindustrie nicht möglich. Trotzdem beginnen sich langsam die Studien zu mehren. Junge, persönlichkeitsgestörte Frauen mit Launenhaftigkeit und Beziehungsproblemen erlebten eine Verbesserung sowohl der depressiven wie auch der aggressiven Symptome.[139] Aber nicht nur psychische und neurologische Probleme profitieren von den essentiellen Omega-3 Fettsäuren, sondern neben dem Gehirn auch besonders das Herz. 76 % weniger Wahrscheinlichkeit, in den ersten zwei Jahren nach einem Herzinfarkt zu sterben, zeigten diejenigen Patienten, welche zusätzlich zu den Standardempfehlungen der American Heart Association eine mit Omega-3 angereicherte Diät erhielten.[140] Eine Verbesserung der Herzratenvariabilität (HRV, s. Kap. 10) mit einem Schutz vor Herzrhythmusstörungen scheint hier mitzuspielen. SERVAN-SCHREIBER stellte dann die interessante Frage, ob – wie für Herzkranzgefäße festgestellt – eventuell auch bei anderen Organen die Entzündungen im Allgemeinen bis hin zu Krebserkrankungen eine größere Rolle spielen und mit zu psychischen Symptomen führen, wo bei allen Omega-3 hilfreich sein könnte.

Wildtierfleisch ist nicht nur reicher an Mineralien, sondern auch an Omega-3 Fettsäuren. Während bei diesen beispielsweise in den Rocky Mountains oder in Afrika frei lebenden Wiederkäuern ein ideales Verhältnis von 2 : 1 der Werte von entzündungsfördernden Omega-6 Fettsäuren zu entzündungshemmenden Omega-3 Fettsäuren gemessen wurde, ist dies bei Zuchttieren extrem verschoben mit 13 : 1 und bei Pelletkost

136. SERVAN-SCHREIBER, DAVID (2006). *Die neue Medizin der Emotionen.* München: Goldmann. S. 157f.

137. STOLL, ANDREW L., W. E. SEVERUS, *et al.* (1999). Omega-3 fatty acids in bipolar disorder: A preliminary double-blind, placebo-controlled trial. *Archives of General Psychiatry* 56:407–412. Zit. n. DAVID SERVAN-SCHREIBER (2006) s. o. S. 162.

138. STOLL, ANDREW L. (2001). *The Omega-3 Connection: The Groundbreaking Omega-3 Antidepression Diet and Brain Programm.* New York: Simon & Schuster. Zit. n. DAVID SERVAN-SCHREIBER (2006). s. o. S. 162.

139. ZANARINI, M., F. R. FRANKENBERG (2003). Omega-3 Fatty Acid Treatment of Women with Borderline Personality Disorder: A Double-Blind, Placebo-Controlled Pilot Study. *American Journal of Psychiatry* 160:167–169. Zit. n. DAVID SERVAN-SCHREIBER (2006). s. o. S. 167.

140. DE LORGERIL, M., S. RENAUD *et al.* (1994). Mediterreanean alpha-linolenic acid rich diet in secondary prevention of coronary heart disease. *The Lancet*, 343:1454-1459. Zit. n. DAVID SERVAN-SCHREIBER (2006). s. o. S. 170.

ohne Heu sogar 20 : 1.[141] Auch die Eier von freilaufenden Hennen haben ein besseres Verhältnis als die von getreidegefütterten Käfighühnern.[142] Bei den Ölen gibt es große Unterschiede. So hat Leinöl 50 % Omega-3 und 20 % Omega-6 Fettsäuren, während Weizenkeimöl 5 % Omega-3 und 40 % Omega-6 Fettsäuren hat. Olivenöl ist reich an einfach ungesättigten Fettsäuren wie Omega-9. Zuchtlachse haben im Falle schlechter Fütterung und wärmerem Wasser nur halb so viel Omega-3 wie Wildlachse, dafür aber meist mehr Schadstoffe.

Es könnte sein, dass vor allem EPA antidepressiv wirkt, so dass sich aus dem Verhältnis von EPA zu DHA in dem jeweiligen Produkt die unterschiedliche Empfehlung von 1 bis 10 g täglich ableitet.[143] Patienten mit Antikoagulantien sowie Aspirin müssen die Dosierung (maximal 1 g Fischöl dann) unbedingt mit ihrem Arzt absprechen. Ungeklärt scheint auch noch zu sein, ob die Zugabe von Vitaminen zum Schutz vor einer möglichen Oxidation der Fettsäuren nötig ist. In einer Metastudie von 2018 wird die positive Wirkung von Omega-3 auf das Herz angezweifelt und eingeschränkt. Es solle in nur geringen Dosen etwas gegen Herzarrhythmien helfen, sonst nicht.[144] Dieser Widerspruch müsste abgeklärt werden.

Vegane Alternativen für Omega-3 wären die Mikroalgen Crypthecodinium cohnii und Schizochytrium (DHA), Öl aus Kelp-Braunalgen (EPA), Walnüsse und die Frucht der Acai-Palme.

Wir sollten täglich 50 bis 80 Gramm Fett zu uns nehmen, also etwa 300 Gramm Salami oder Gouda. Dieses Fett sollte vorwiegend aus konjugierten Fettsäuren (CLA) bestehen, wie beispielsweise in Biomilch und ihren Produkten.

Natürliche Transfette können vor Erkrankungen wie dem plötzlichen Herztod schützen. Aber industriell hergestellte Transfette sind so schädlich, weil sie vom Körper nicht als fremd erkannt werden, dass die US-Lebensmittelbehörde FDA bis 2018 alle aus der Nahrung verbannen wollte. Seit 2006 mussten sie auf der Verpackung angegeben werden, aber noch 2015 waren sie nicht verschwunden, bei einer vorläufigen Einigung auf maximal 2 Prozent. Obwohl andere europäische Länder wie die Schweiz auch reagierten, gibt es in Deutschland weder einen Grenzwert noch eine Deklarationspflicht, außer der ominösen Bezeichnung „(teil)gehärtete Fette“. Diese sorgen leider für hohe LDLs im Blut, welche grob gesagt das Cholesterol zu den Membranen der Zellen transportie-

141. Warnke, Ulrich (2017). *Bionische Regeneration.* München: Arkana. S. 120ff.

142. Simopoulos, A. P., N. Salem (1989). Omega-3 fatty acids in eggs from range-fed Greek chickens. *New England Journal of Medicine.* S. 1412. Zit. n. David Servan-Schreiber (2006). s. o. S. 174.

143. David Servan-Schreiber (2006). s. o. S. 175f.

144. Abdelhamid AS, Brown TJ, Brainard JS, Biswas P, Thorpe GC, Moore HJ, Deane KHO, AlAbdulghafoor FK, Summerbell CD, Worthington HV, Song F, Hooper L. Omega-3 fatty acids for the primary and secondary prevention of cardiovascular disease. *Cochrane Database of Systematic Reviews* 2018, Issue 11. Art. No.: CD003177. DOI: 10.1002/14651858.CD003177.pub4.

ren, während die HDLs, die den Rücktransport nicht benötigten Cholesterols zur Leber übernehmen, deutlich erniedrigt werden. Und das ist nicht gut. Denn es kann ein Risiko für Schlaganfall, Herzinfarkt und mehr werden, wenn die Blutgefäße dadurch zu eng oder starr werden. Das Verhältnis sollte so sein, dass das „gute" HDL hoch und das „schlechte" LDL niedrig ist. Während die Deutsche Gesellschaft für Ernährung einen Richtwert von maximal 1 % täglich äquivalent mit 2,6 Gramm für einen Erwachsenen angibt, sind in 100 Gramm Kartoffelchips 7 und in einer durchschnittlichen Portion Pommes frites 10 Gramm Transfette, auch genannt teilweise hydriertes (Pflanzen-)Öl. Ebenso gilt es mit anderen frittierten oder gebackenen Lebensmitteln, Margarine und pflanzlichen Ölen sowie milchfreier Kaffeesahne aufzupassen. Das öffnet nicht nur dem Übergewicht und Herzerkrankungen Tür und Tor, sondern es werden eben alle Gefäßinnenwände geschädigt, was zu Entzündungen führt mit Langzeitfolgen.

Die konjugierte Linolfettsäure (CLA) als natürliches Transfett beispielsweise in der Milch wird als anabol, immunmodulierend, antikarzinogen, antiarteriosklerotisch, antithrombotisch sowie antidiabetisch beschrieben. Dagegen sieht man die industriell hergestellten Transfette (TFA), also chemisch veränderte Pflanzenöle, als Lipoproteine steigernd, stoffwechselbeeinflussend, membranverändernd, karzinogen, arteriosklerotisch sowie herzerkrankungsfördernd.[145] Solche schon lange erforschte, aber immer noch nicht verbotene Gifte, besonders in Fast Food und Fertigprodukten, brauchen wir wirklich nicht.

Da unser Verdauungssystem immer noch mehr an die mehrere Millionen Jahre alten Lebensgewohnheiten der Jäger und Sammler angepasst ist als an die paar Jahrtausende unserer Ahnen als Ackerbauer und Viehzüchter, könnte es so sein, dass Eiweiß und Fett morgens bei einem mehr sauren pH enzymatisch besser verarbeitet werden und die Kohlenhydrate abends in einem eher basischen Milieu. Bei wenig körperlicher Arbeitsleistung sollten Fettsäuren und Kohlenhydrate getrennt aufgenommen werden, da letztere immer zu Zucker umgebaut werden. Gelangen gleichzeitig Zucker und Fettsäuren ins Blut, gibt es zwei Möglichkeiten: Es gelangt nur der Zucker in die Zellen und die verbleibenden Fette oxidieren zu Ballast, der über Entzündungsreaktionen abgebaut wird. Oder die Fettsäuren gelangen in die Zellen und der verbliebene Zucker verzuckert unter anderem die Rezeptoren für Insulin. Aus beiden Situationen können sich verschiedene Zivilisationskrankheiten entwickeln.

Es wurde eine ganze Liste[146] an Phytonutrienten, den sogenannten pflanzlichen Nahrungsergänzungsmitteln zusammengestellt, die helfen sollen, das Altern zu verlangsa-

145. Kempf, M. (2003). *Trans-Fettsäuren – Eine Risikobetrachtung.* Bayerische Julius-Maximilians-Universität Würzburg, Lehrstuhl für Lebensmittelchemie.

146. Vince Giuliano, www.vincegiuliano.com, http://www.anti-aging-firewalls.com, nach Ulrich Warnke (2017). Bionische Regeneration, S. 171–175.

men und Krebserkrankungen entgegenzuwirken. Diese kann man gemäß ihrer Wirkmechanismen in 12 Gruppen einordnen.

1. Nrf2-Aktivatoren und NF-kappaB-Hemmer mit
> Capsaicin – Chili
> EGCG – grüner Tee
> Isothiocyanate – Brokkoli, Rosenkohl, Kohl, Blumenkohl
> Lycopene, Lutein – Tomatenschale
> Pterostilbene – Blaubeeren, Heidelbeeren
> Resveratrol – rote Beeren und Traubenschalen, Japan-Knöterich

2. Sirtuin-Aktivierung
> Butein – Toxidodendron vernicifluum (oder Rhus vernicifera) (Lackbaum in Süd- und Ostasien)
> Fisetin – Stachelbeere und Apfel
> Piceatannol – Produkt aus dem Salvestrol-Prozess und Lebensmittelzusatzstoff
> Quercetin – Kapern, Liebstöckel, Apfel, Tee, Zwiebeln, grünes Gemüse, Zitrusfrüchte
> Resveratrol – rote Beeren, Traubenschalen, Japan-Knöterich

3. AMPK-Aktivierung
> Galegene – Guanidinderivat
> Panduratin A – Bittermelone
> Resveratrol - rote Beeren, Traubenschalen, Japan-Knöterich

4. P53-Aktivatoren / Unterdrückung des mutierten p53
> Phenethyl-Isothyanat (PEITC) – Kreuzblütler wie Wasserkresse, Kohl, Brokkoli
> Curcuminoide – Kurkumawurzel
> Resveratrol - rote Beeren, Traubenschalen, Japan-Knöterich
> Ingwer – Ingwerwurzel
> Ashwagandha – Withania somnifera (Schlafbeere, Winterkirsche)
> Rhemannia Glutinosa – „Chinesischer Fingerhut"

5. FOXO3a-Aktivatoren
> Hydroxytyrosol und n-Tyrosol – Weißwein, Olivenöl
> Secoiridoide – Olivenöl

6. NF-kappaB-Verhinderer
> Curcumin – Kurkumawurzel und im Curry
> Silymarin – Milchdistel
> weitere entzündungshemmende Substanzen wie: Ascorbinsäure (Vitamin C), Salicylsäure (Aspirin), Vitamin D3, Curcumin, Resveratrol, Luteolin, Quercetin, Rutin, Brennnessel, Katzenkralle-Ingwer, Rosmarin, Bromelain (Ananas), Piperin (Schwarzpfeffer), Boswellia serrata (indischer Weihrauch), Ashwagandha (Schlafbeere), grüner Tee, Ocimum tenuiflorum u.a. (Tulsi, indisches Basilikum).

7. PI3K/Akt/mTOR-Inhibitoren
> Capsaicin (PI3K/Akt) – Chili
> Deguelin (Akt/mTOR) – Wurzeln von Lonchocarpus nicou

> Genistein (PI3K/Akt) – Sojabohnen
> Koffein (PI3K/Akt/mTOR) – schwarzer Tee, Kaffee
> Lutein (PI3K/Akt) – häufigstes Carotinoid, besonders in Rhus vernicifera (=Toxidodendron verniciﬂuum)
> Quercetin (mTOR) – Apfelschale, Zwiebel
> Resveratrol (mTOR) - rote Beeren, Traubenschalen, Japan-Knöterich
> Tocotrienol (Akt) – Vitamin E
> Xanthin (PI3K/Akt) – Kakao

8. COX1- und 2-Hemmung
COX1- und 2 sind stark entzündungsfördernd.
> EGCG, EGC – grüner Tee
> Gingerolen und Shogaolen – Ingwerwurzel
> Curcuminoide – Kurkumawurzel

9. Fibroblasten-Wachstumsfaktor (FGF)-Hemmung,
spielt eine wichtige Rolle für die Wundheilung, aber auch für die Neubildung von Gefäßen in Tumoren.
>Gentisinsäure – Kümmel, Lavendel, gelber Enzian (Gentiana lutea) oder Obstschalen

10. Histon-Deacetylase (HDAC)-Inhibitoren
> Anacardinsäure – Nüsse vom Cashewbaum (Anacardium occidentale) mit Cashew-Nußschalen-Öl auch Cardoöl genannt, das aus der holzigen Schale der Nüsse gewonnen wird.
> Ericifolin – Piment
> Hydroxyzimtsäure, Procyanidine, Zimtsäure – Zimt
> Zerumbon – Ingwer

11. DNA-Methyltransferase (DNMT)-Inhibitoren
> Chlorogensäure, Kaffeesäure – grüne Kaffeebohnen
> EGCG, EGC – grüner Tee
> Genistein – Sojabohnen

12. Unspezifische Tyrosinkinase-Inhibitoren
(wichtig für Wachstumsfaktor-Rezeptoren bei Krebs und frühzeitiger Alterung)
> Beta-Sitosterin – Sägepalme, Avocado, Kürbiskerne, Cashewnüsse, Löwenzahn, Kaffee etc.
> Chinenoside II – Allium chinense (Rakkyo)
> Daucosterine, ein Beta-Sitosterin – Wurzeln von Acanthopanax sessiliflorus
> Erbstatin – Streptomyces-Extrakt
> Genistein – Sojabohnen
> Ginsenoside – roter Ginseng
> Icariside – Epimedium grandiflorum, E. sagittatum, E. thunbergiana etc.
> Icaritin – Epimedium brevicornu
> Itaconsäure – Aspergillus niger, Extrakt aus Aspergillus terreus
> Laxogenin – Smilax sieboldi
> Luteolin – Tomatenhaut, -suppe
> Macrostemososide A – Ginseng

> Quercetin – Apfelschalen, Zwiebeln etc.
> Resveratrol – Wurzeln des Japan-Knöterichs, rote Traubenschalen und rote Beeren
> Staurosporin – Streptomyces staurosporeus"

WARNKE und der Autor ermuntern bei entsprechenden Gesundheitsproblemen diese Liste zurate zu ziehen.

Die American Heart Association hat neue Empfehlungen zur Ernährung veröffentlicht. Die in Circulation (2021; DOI: 10.1161/CIR.0000000000001031) aufgeführten 10 Ernährungstipps sollen nicht nur kardiometabolische Risikofaktoren wie Übergewicht und Diabetes vermeiden. Die US-Kardiologen legen erstmals Wert auf Nachhaltigkeit, und sie kritisieren die gesellschaftlichen Faktoren, die bei vielen Menschen eine gesunde Ernährung verhindern.
Frühere Ernährungsempfehlungen hatten sich auf einzelne Nahrungsbestandteile konzentriert, die als günstig (Omega-3-Fettsäuren, fettarme Produkte) oder ungünstig (Cholesterin, raffinierter Zucker) eingestuft wurden. Gesundheitsbewusste Verbraucher griffen dann nach Fertigprodukten mit „low fat" oder „low cholesterol, die gleichzeitig hochverarbeitete Nahrungsmittel waren. Die jetzt von einem Team um Alice Lichtenstein vom Jean Mayer USDA Human Nutrition Research Center on Aging in Boston für die American Heart Association herausgegebenen Ernährungsregeln machen keine konkreten Vorgaben für bestimmte Inhaltsprodukte. Vielmehr werden 10 Merkmale („Features") definiert, die eine gesunde Ernährung kennzeichnen, mit der sich Menschen vor Herz-Kreislauf-Erkrankungen schützen können.
Feature 1 fordert zu einer Anpassung der Nahrungs- und Kalorienaufnahme an die körperliche Aktivität, sprich den Energieverbrauch, auf. Hier geht es darum, Übergewicht und Fettleibigkeit zu vermeiden, die zu den wichtigen kardiovaskulären Risikofaktoren zählen. Im Prinzip läuft es darauf hinaus, das Körpergewicht zu kontrollieren, was nicht allein durch körperliche Aktivität erreicht wird. Die Kardiologen weisen darauf hin, dass der Tagesbedarf im Alter pro Dekade um 70 bis 100 kcal sinkt und ältere Menschen weniger Nahrung benötigen.
Feature 2 empfiehlt einen hohen Verzehr von Obst und Gemüsen (außer Kartoffeln), der vor Herz-Kreislauf-Erkrankungen schützt. Eine Regel lautet dabei, Obst und Gemüse mit einer dunklen Farbe vorzuziehen, da diese nährstoffreicher sind als helleres oder weißes Gemüse und auch mehr Ballaststoffe enthalten. Obst und Gemüse sollten als Ganzes verzehrt werden anstatt in Säften. Tiefgefrorene Produkte hätten den Vorteil einer längeren Haltbarkeit.
Feature 3 rät zu Vollkornprodukten anstelle von Brot und anderen Speisen aus raffinierten Mehlen, denen Ballaststoffe und andere Inhaltsstoffe des Keimlings und der Schale fehlen. Die Vorteile einer ballaststoffreichen Ernährung sind laut der American Heart Association auch durch randomisierte Studien belegt.
Feature 4 fordert Proteine aus gesunden Quellen zu sich zu nehmen. Gemeint sind hier pflanzliche Eiweiße aus Leguminosen und Nüssen, der regelmäßige Verzehr von Fisch und Seefrüchten sowie fettarme oder fettfreie Milchprodukte. Das Milchfett sollte durch pflanzliche Fette ersetzt werden, wobei sich die Autoren hier nicht ganz sicher sind. Es gebe Hinweise, dass fermentierte Milchprodukte wie Jogurt einen günstigen Einfluss auf Herz- und Kreislauf haben. Von dem Verzehr von rotem Fleisch wird abgeraten. Wer nicht auf Fleisch verzichten will, sollte Geflügel vorziehen oder zumindest mageres Fleisch verzehren. Auf verarbeitete Fleischwaren sollte nach Möglichkeit verzichtet werden.
Feature 5 betrifft die Wahl der Fettsäuren. Die American Heart Association rät zu Pflanzenölen wie Oliven- oder Sonnenblumenöl. Tropische Öle (Kokos- und Palmöl), tierische Fette (Butter

und Schmalz) und gehärtete Fette (Margarine) sollten vermieden werden wie auch die Trans-Fette, denen ungünstige Auswirkungen auf die Gesundheit zugeschrieben werden.
Im Feature 6 wird zum Meiden hochverarbeiteter Lebensmittel geraten. Dabei handelt es sich zumeist um Fertigprodukte, die zu einem raschen Verzehr größerer Mengen verleiten, was zuletzt in Studien mit Übergewicht und Fettleibigkeit, kardiometabolischen Erkrankungen (Typ-2-Diabetes und Herz-Kreislauf-Erkrankungen) und einem Anstieg der Gesamtmortalität verbunden war.
Auch der im Feature 7 thematisierte Verzehr von Getränken und Lebensmitteln mit Zuckerzusatz erschwert es vielen Menschen, eine ausgeglichene Energiebilanz einzuhalten. Die Folge sind Fettleibigkeit und kardiometabolische Erkrankungen. Ob Süßstoffe eine Alternative sind, erscheint dem Expertenteam fraglich, da sie als Teil von hochverarbeiteten Lebensmitteln den Appetit und die Aufnahme zu großer Mahlzeiten fördern, ganz abgesehen von der Gefahr Krebs zu fördern.
Im Feature 8 wird vor der Einnahme von zu viel Salz gewarnt. Salzarme Diäten, die den Blutdruck senken und so vor Herz-Kreislauf-Erkrankungen schützen, sind indes im Alltag nur schwer einzuhalten, da das meiste Salz versteckt in hochverarbeiteten und außer Haus zubereiteten Lebensmitteln enthalten ist. Auch Lebensmittel, die als „100 % Vollkorn" oder „Bio" gekennzeichnet sind, hätten häufig einen hohen Natriumgehalt, warnen die Experten.
Das Feature 9 betrifft den Alkoholkonsum. Ein geringer Alkoholkonsum war in Studien immer wieder mit einem niedrigen Risiko auf Herz-Kreislauf-Erkrankungen assoziiert. Dies sollte allerdings kein Grund sein, mit dem Konsum von Alkohol zu beginnen. Wer bereits regelmäßig Alkohol trinkt, sollte gewisse Grenzen einhalten. Diese liegen bei Frauen bei 1 Getränk pro Tag und bei Männern bei 2 Getränken pro Tag.
Im Feature 10 wird darauf hingewiesen, dass die Empfehlungen nicht nur für das Kochen am eigenen Herd gelten, sondern unabhängig davon, wo das Essen hergestellt und verzehrt wird. Da immer mehr Menschen außer Haus essen, wird es für viele schwer, sich bewusst gesund zu ernähren.[147]

Immer noch suchen viele Ärzte und besonders auch ängstliche Patienten oder solche, die sich dem Arbeitsstress nicht entziehen wollen oder können, ihr Heil bei Entzündungen und Infektionen rasch bei Antibiotika und Cortison. Deswegen sollen hier noch mal von der praktischen Seite ein paar pflanzliche Alternativen genannt werden, welche Sie zuerst ansteuern könnten. So wie man mit den „Wünschelruten" seit Jahrtausenden Wasser findet, kann man mit dem Pendel oder der Kinesiologie[148] austesten, was für jeden jeweils das Beste wäre. Ansonsten muss man sich eben durch die Indikationsliste durcharbeiten.

Curcuma wird nicht nur in der Küche und im Curry verwendet, sondern hat eine stark antioxidative und entzündungshemmende Wirkung.[149]

---

147. https://www.aerzteblatt.de/treffer?mode=s&wo=1041&typ=1&nid=128763&s=cholesterin&s=ern%E4hrung&s=studie; 07.01.2022.

148. Maggie la Tourelle & Anthea Courtenay (1994). *Was ist Angewandte Kinesiologie?* Freiburg/Br.: VAK,.

149. https://heilkraeuter.de/lexikon/kurkuma.htm; 14.10.2022.

Curcuma verbessert ebenso die Kognition und Stimmung, wirkt gut antidepressiv und die Forschungen lassen noch weiteres Interessantes erwarten.[150] Bisher[151, 152] sagte man, dass zur Erhöhung der relativ schlechten Bioverfügbarkeit man ein winziges bisschen Pfeffer (Piperin) dazunehmen solle. Nun wurden Stimmen laut, die meinten, dass das eventuell bei dann zu hoher Dosis zu Leberproblemen führen könne. Das wird jedoch sehr kontrovers diskutiert. Aber es gibt mittlerweile technische Neuerungen mit Mikroverkapselungen, die so das Problem auch verbesserten.

Tribulus terrestris (Erd-Burzeldorn) kommt in vielen tropischen Ländern vor, soll energiegeladen machen, sich positiv auf die Libido auswirken, den Muskelaufbau fördern und bei vielen Problemen mithelfen.

Weihrauch[153] hat sich als sehr wirksam bei Entzündungen erwiesen und Untersuchungen zeigten, dass es das normalerweise entzündungsfördernde Enzym 5-Lipoxygenase umprogrammiert.[154]

Auch Meerrettich ist bei Erkältungen, Harnwegsinfekten und anderen Entzündungen hilfreich.[155, 156]

Pinienrindenextrakt wurde ebenso bei Entzündungen und Schmerzsyndromen positiv eingesetzt. Er gilt nicht als sehr Vitamin-C-reich und hilft eher über seine antioxidative und entzündungshemmende Wirkung, die direkt an den Gefäßen angreifen soll. [157, 158]

Aber andererseits muss es oft auch gar nicht so kompliziert sein. Als der griechische Geograph, Völkerkundler und Geschichtsschreiber Herodot gegen 450 v. Chr. die Pyramiden Ägyptens besichtigte, fragte er seinen priesterlichen Tourguide, wie man diese riesigen Dinger gebaut hätte. Dieser antwortete, man hätte die Antwort aufgeschrieben gefunden: Mit Zwiebeln und Knoblauch. Der verwunderte Tourist bekam erklärt, wieviel Zwiebeln und Knoblauch jeder Arbeiter täglich zu essen bekam. Schon damals

150. https://www.sciencedirect.com/science/article/abs/pii/S0889159118300096; 19.11.2022.
151. https://www.supplementbibel.de/tribulus-terrestris-test/; 14.10.2022.
152. https://heilkraeuter.de/lexikon/erdburzeldorn.htm, 14.10.2022.
153. https://www.aerzteblatt.de/nachrichten/113005/Wie-Weihrauch-Entzuendungen-hemmt; 22.10.2022.
154. Gilbert, N. C., Gerstmeier, J., Schexnaydre, E. E. *et al.* Structural and mechanistic insights into 5-lipoxygenase inhibition by natural products. *Nat Chem Biol* 16, 783–790 (2020). https://doi.org/10.1038/s41589-020-0544-7.
155. https://www.ndr.de/ratgeber/gesundheit/Gesunder-Meerrettich-Senfoele-helfen-gegen-Erkaeltungen-und-Schmerzen,meerrettich110.html; 22.10.2022.
156. https://www.uniklinik-freiburg.de/fileadmin/mediapool/08_institute/rechtsmedizin/pdf/Kapuziner kresse_Meerrettichwurzel.pdf.
157. https://vitamine-ratgeber.com/pinienrindenextrakt-wirkt-schmerzlindernd/; 22.10.2022.
158. Richard A. Passwater (2001). *Gesünder leben mit Pycnogenol.* Tema-Team, Finland, Eura Print Oy.

wusste man, dass bei dem engen Zusammenleben in den Arbeiter- und Bauernhütten durch diese Ernährung die Möglichkeit von sich sonst rasch ausbreitenden Infektionserkrankungen verhindert werden konnte. Das machen die darin enthaltenen natürlichen, antibiotisch wirkenden Substanzen, wie man heute weiß. Also roh mit noch allen Inhaltsstoffen oder ganz leicht gedünstete Zwiebeln, um sie besser verdaulich zu machen, Gemüse ebenso wenig gedünstet, bissfest und fast noch roh und schon is(s)t man gut bedient. In Zwiebeln[159] sind nicht nur Mineralien, sondern auch Vitamine und andere Stoffe, welche als Antioxidantien aktiv zur Gesundheit in vielerlei Hinsicht beitragen.

Der Darm mit seinen Bakterienkulturen freut sich besonders über fermentierte Produkte, wie Sauerkraut, manche Biokäsesorten, biologisches Kefir und Joghurt oder selbst zubereitetes Wasserkefir[160] als Getränk.

Zusammenfassend lässt sich formulieren, dass sich die Unübersichtlichkeit der Ernährungs- und Diätvorschläge heute schon etwas besser sortieren lässt. Einerseits finden sich (bio)chemische Erkenntnisse zu Einzelbestandteilen wie Mineralien, Vitaminen, Antioxidantien etc. Andererseits merken wir immer mehr, dass sich der Effekt meist nicht allein aus der bloßen Addition biochemischer Ideen erklären lässt.

159. https://www.gesundheit.de/ernaehrung/lebensmittel/gemuese/zwiebeln; 16.10.2022.

160. https://www.fairment.de.

4. Süchte: Irrwege zur Stresslösung

Schaut man bei den heute so wichtigen „Sucht"-Krankheiten nach einer sinnstiftenden Erklärung, denkt man aus volksetymologischer Sicht an die Beziehung zu einer Erkrankung, wo der Leidende auf einer „Suche" ist. Aber in Wirklichkeit kommt das Wort „Sucht" von „siechen", also dem Dahinsiechen an einer Krankheit, wie den mittelalterlichen „Seuchen", die dann im Siechenhaus – im Niederländischen Ziekenhus – behandelt wurden. Unsere moderne Seuche, die Suchterkrankungen, haben jedoch nach neuester Erkenntnis auch einen seuchenartigen Charakter. Nur, dass man diese nicht durch physische Infektion durch den Nachbarn bekommt, sondern durch eine psychische „Infektion". Der scheinbar problemlösende Charakter des Suchtstoffes führt dazu, dass man sich selber aktiv damit „infiziert". Und dann ist es eine Frage von Genetik und Epigenetik, wie der physische und psychische Körper damit umgehen kann. Für manche mit einem dafür anfälligen Hirnstoffwechsel ist es eine sofortige Niederlage, für andere kein Problem, dem Suchtmittel zu widerstehen nach eigenem Willen, und für viele ein unterschiedlich starkes Ringen in der Grauzone.

> Die Versüßung des Alltags war wohl schon immer ein Bedürfnis, welches gerne mit den Wirkungen des Alkohols verbunden wurde und schon in vorneolithischer Zeit im Ursprungsland Mesopotamien genutzt wurde. Während Weintrauben im sechsten vorchristlichen Jahrtausend so als Wildgewächs genutzt wurden, baute man sie im vierten schon konsequent an, und im dritten wurde der Wein schon als Handelsware verschifft.[161] Als frühe Funde im Kaukasus von 4 100 v. Chr. datieren Objekte aus einer Höhle in Armenien zur Herstellung von Rotwein. Fermentationsbottiche, Weinpresse, Krüge, Trinkhorn und getrocknete Reste von Weintrauben sprechen eine eindeutige Sprache. Da die Archäologen um Hans Barnard und Gregory Areshian von der Universität von Kalifornien[162] in Los Angeles Gräber in unmittelbarer Nähe fanden, gehen sie vom Gebrauch bei rituellen Feiern aus.
>
> „Schon im Gilgamesch-Epos wird beschrieben, wie Enkidu, der wilde Mann aus der Steppe, mittels den neuen Errungenschaften des Brotessens und Biertrinkens zivilisiert wurde:
>
> Brot aß Enkidu, bis er gesättigt war,
> Trank den Rauschtrank – der Krüge sieben!
> Frei ward sein Inneres und heiter,
> Es frohlockte sein Herz, und sein Antlitz erstrahlte! –

---

161. Miller, N. F. (2008). Sweeter than wine? The use of the grape in early western Asia. *ANTIQUITY* 82: 937–946.

162. Sebastian Herrmann: Archäologie: Château Steinzeit. *Sueddeutsche online*, 11.01.2011.

Mit Wasser wusch er seinen haarigen Leib:
Er salbte sich mit Öl und ward zum Menschen.[163]

Auf Siegelzylindern von 2500 v. Chr. sind altbabylonische Trankopfer in Form von Bierlibation und 2000 v. Chr. hethitische Biertrinksitten wie dort allgemein üblich mit einem eigenen Rohr aus dem großen, wohl oft gemeinschaftlichen Krug dargestellt. Wir wissen, dass damals im Zweistromland über 20 verschiedene Biersorten mit ganz anderen Verfahren als heute gebraut und auch häufig mit Medizinpflanzen zu Heilzwecken oder zur besseren Wirkung als Aphrodisiakum wahrscheinlich mit Nachtschattengewächsen versetzt wurden. Das Ganze wurde nicht nur getrunken, sondern auch als Klistier therapeutisch eingesetzt. Es wird sogar angenommen, dass aufgrund von wilden wie auch kultivierten Hefen und Schimmelpilzen dadurch eine Prophylaxe betrieben wurde. So kamen manche Erkrankungen, die in Nachbargebieten einen höheren Blutzoll verlangten im Mutterland des Biers nicht zum Tragen. Mindestens aus der Zeit von 3100 v. Chr.[164], vielleicht sogar bis zum 7. Jahrtausend v. Chr. zurückdatierend, soll nach verschiedenen Meinungen das „Blaue Monument" stammen, welches das Enthülsen des Emmers zur Biervorbereitung sowie das Tier- und Bieropfer an die Göttin Nin-Harra zeigt.[165]

Coca-Blätter[166] wurden in Peru schon seit mindestens 8 000 Jahren nachweislich konsumiert. Der Hinweis durch knöcherne Inhalationslöffel und Darstellung von tropfenden Nasen, wie sie beim Gebrauch von dem Halluzinogen Anadenanthera colubrina typisch sind, und der Fund von oxidiertem Calcium und Aluminium zur Extraktion der pflanzlichen Alkaloide benutzt, ergaben sich in Campanayuq Rumi nahe Ayacucho. Sie wurden im Rahmen des Alltagslebens wie auch bei religiösen Aktivitäten benutzt – ähnlich denen in Chavín de Huántar – und sind auf 1000–500 v. Chr. zu datieren.[167]

An drei inkaischen Kindermumien, einer 14-jährigen Jungfrau und ihrem 5-jährigen Begleiterpärchen, konnte anhand der Haaranalyse festgestellt werden, dass sie etwa ein Jahr vor dem Tode ausgewählt wurden, da sie seitdem bessere Nahrung einerseits und Coca sowie Alkohol zum Konsum andererseits erhalten hatten. Dies scheint vor 500 Jahren und vielleicht auch schon viel früher ein Teil des Rituals gewesen zu sein.[168]

Suchtstoffe wurden früher kulturgebunden eingesetzt und auch damals schon von manchen missbraucht, wie Darstellungen der Moche aus Peru vor gut 1 000 Jahren zeigten. Mit zunehmendem Austausch verließen diese Substanzen ihr angestammtes Gebiet

163. Theodor H. Gaster: Die älteste Geschichte der Welt. Berlin: Wagenbach. S. 86f–104f., zit. n. Christian Rätsch: *Bier. Jenseits von Hopfen und Malz*. Luzern: Orbis, 2002.

164. http://www.britishmuseum.org/explore/highlights/highlight_objects/me/t/the_blau_monuments.aspx.

165. Christian Rätsch (2002). S. 55ff.

166. Dillehay, T. D. *etal.* (2010). Early Holocene coca chewing in northern Peru. *ANTIQUITY* 84: 939–953.

167. Yuichi Matsumoto (2012). Recognising ritual: the case of Campanayuq Rumi. *ANTIQUITY* 86: 746–759.

168. Andrew S. Wilson (2013). Archaeological, radiological, and biological evidence offer insight into Inca child sacrifice. *PNAS* vol. 110: 33, 13322–13327.

und somit vergrößerten sich die Probleme. Die berühmten „Bekenntnisse eines Opiumessers“ und andere Werke oder Lebensbeichten zeugen davon. Wer Sorgen hat, der hat Likör, heißt es bei Wilhelm Busch und die grüne Fee, welche die Nerven abtöte, wurde noch in einer paneuropäischen Anstrengung gegen 1915 gesetzlich verboten. Erst seit kurzem darf Absinth wieder verkauft werden, da man annimmt, dass die meisten Schäden damals aufgrund der schlechten Alkoholqualität entstanden. Dass der Suchtakzent sich verlagert hat und auch je nach Region verschieden ist, sieht man an den nationalen und internationalen Drogenrapporten, ganz abgesehen von den vielen zunehmenden Drogentoten oder den bekannt gewordenen Lebensläufen des 1994 sogenannten „Klub 27“, die dieses Alter nicht überlebten, mit Jimi Hendrix, Janis Joplin, Jim Morrison, Kurt Cobain, Brian Jones und Amy Winehouse sowie anderen Berühmtheiten.

Jetzt gewinnt der Kampf gegen den übermäßigen Alkoholkonsum besonders bei der Jugend an Bedeutung. An dem durchschnittlichen Einstiegsalter von 13,6 Jahren sieht man, dass es für Jugendliche keine Beschaffungsprobleme gibt.[169] Während in Deutschland die Trinkmenge mit ca. 10 Liter reinen Alkohols pro Kopf und Jahr seit 1970 konstant geblieben ist, konnte in Frankreich die Menge von 16,1 Liter im Jahr 1970 auf 9,3 Liter 2003 reduziert werden. Ein umfassendes und restriktiveres Werbegesetz sowie Warnhinweise auf Spirituosen sorgten für diesen Wandel. Dass staatliche alkoholrestriktive Maßnahmen etwas gebracht hatten, sah man am Beispiel Finnlands, das seine Politik mit EU-Beitritt liberalisieren musste. Prompt stieg der Konsum von 4,3 Liter 1970 auf 7,9 Liter 2003 – ohne eine entsprechende Zunahme der Bevölkerung. In Deutschland konsumieren 1,7 Millionen abhängig, 2,7 Millionen gefährlich und 4,9 Millionen riskant. Letzteres heißt für Männer mehr als 40–60 g reinen Alkohols täglich und für Frauen mehr als 20–40 g, im Rahmen individueller Schwankungen. Den riskanten Konsum erreicht ein Mann also schon mit drei Flaschen Bier (je 330 ml) oder zwei Schoppen Wein (je 200 ml). Für die Frau reicht ungefähr die Hälfte. Die Fahrtüchtigkeit und der Führerschein sind da schon lange weg. Die Folgen dieses Alkoholkonsums sind gravierend: Jeder vierte Mann zwischen 35 und 65 Jahren stirbt daran. Neben den direkten Wirkungen auf Gehirn, Nerven, Kehlkopf, Speiseröhre, Magen, Leber und Harnblase wird das Immunsystem geschwächt, mit dem stärkeren Risiko z. B. Krebs zu bekommen. Nicht zu reden von trinkenden Schwangeren mit dem fetalen Alkoholsyndrom durch das Zellgift, für das in dieser frühen Phase so empfindliche Gehirn, und den lebenslangen Schäden für das Kind, den betroffenen Angehörigen, den Kindern von Alkoholikern, die zu ca. einem Drittel selber auch suchtkrank werden, den Unfällen, der erhöhten Gewalt etc. Dass Frauen diesbezüglich besser in einer geschlechtsspezifischen Therapie aufgehoben sind, kann man mittlerweile als sicher annehmen.[170]

---

169. Petra Bühring: Der Deutschen liebste Droge. *DÄ* 104(31–32): B1916-7, 06.08.2007.

170. Monika Vogelgesang: Teufelskreis der Hilflosigkeit. *DÄ* 104(41): B2457-9, 12.10.2007.

Besonders gefährdet sind die Jugendlichen, deren stationäre Behandlungszahl sich vom Jahr 2000 bis 2005 verdoppelte auf 19400. Gegen das Motto „Schnellstmöglich zum Rausch“[171] sollten laut Drogenbeauftragten die Eltern und das soziale Umfeld in ihrer Vorbildfunktion gestärkt werden. Schon tierexperimentelle Studien hatten gezeigt, dass der Hippocampus im Temporallappen besonders anfällig für die neurotoxische Wirkung höherer Alkoholkonzentrationen ist, mit einer resultierenden Störung für die Bildung des Langzeitgedächtnisses.[172] Da es in der Adoleszenz ohnehin zu strukturellen und funktionellen Veränderungen dort kommt, ist die Anfälligkeit umso höher. So erklären sich die Ergebnisse der Fall-Kontroll-Studie der Psychologin María Parada[173] von der Universität von Santiago de Compostela an 122 spanischen Universitätsstudenten in zwei ähnlichen Gruppen, die sich nur durch den exzessiven Alkoholkonsum unterschieden. Die benachteiligten zeigten Defizite im Rey Auditory Verbal Learning Test. Sie konnten weniger gut verbale Informationen im Gehirn speichern und schlechter logische Verknüpfungen von Informationen herstellen. Auch muss bei der Prävention immer wieder daran gedacht werden, dass das noch nicht ausgereifte Frontalhirn[174] Jugendlicher Emotionen weniger kontrollieren kann und auch ein geringeres Durchhaltevermögen aufweist („Räum dein Zimmer auf, hast du alles für die Schule eingepackt, hast du für die Prüfung übermorgen schon genug gelernt, lass dich nicht überreden zum – Rauchen/Trinken/Kiffen/Gamen/...“), mit geringerer Fähigkeit zur Selbststrukturierung. Deswegen wissen die Jugendlichen nicht grundsätzlich schon selber was besser für sie sei und darum ist die Erziehung ein unverzichtbarer Bestandteil und liegt in der Verantwortung der Eltern.

Im Mai 2011 berichtete dann die Drogenbeauftragte Mechthild Dyckmans,[175] beim berüchtigten Komasaufen gebe es keine Trendwende, vor allem Jungen würden sich regelmäßig bewusstlos trinken. Jeder fünfte der 12- bis 17-Jährigen trinke sich laut Bericht mindestens einmal pro Monat in einen Rausch, bei den 18- bis 25-Jährigen war es sogar jeder zweite. 2009 wurden 26400 Menschen zwischen 10 und 20 Jahren wegen Alkoholmissbrauchs akut im Krankenhaus behandelt, das waren 2,8 Prozent mehr als noch 2008, sogar 178 Prozent mehr als 2000. Insgesamt griffen Jugendliche in Deutschland aber seltener zu Flasche, Zigarette oder Joint. Dyckmans rief die Händler dazu auf, Jugendlichen keinen Alkohol zu verkaufen: „Ich erwarte vom Einzelhandel und den Tankstellen, dass die vereinbarten Maßnahmen auch wirklich flächendeckend umge-

171. Petra Bühring. *DÄ* 104(44): B2636, 02.11.2007.

172. http://www.aerzteblatt.de/nachrichten/45882/.

173. Parada M, Corral M, Caamaño-Isorna F, Mota N, Crego A, Holguín SR, Cadaveira F. Binge drinking and declarative memory in university students. *Alcohol Clin Exp Res*. 2011 Aug; 35(8):1475-84. doi: 10.1111/j.1530-0277.2011.01484.x. Epub 2011 May 16. PMID: 21575014.

174. Manfred Spitzer (2005). *Frontalhirn ... >> an Mandelkern*. Stuttgart, New York: Schattauer.

175. Internet-Nachrichten gmx, 17.05.2011.

setzt werden." Insgesamt 16 Millionen Menschen rauchten. 110 000 Menschen starben pro Jahr daran. 1,4 Millionen waren abhängig von Medikamenten, 1,3 Millionen von Alkohol, wie Dyckmans mitteilte. Insgesamt gefährdeten sich 9,5 Millionen Menschen durch übermäßiges Trinken. Mindestens 73 000 starben jedes Jahr an den Folgen von Alkoholmissbrauch. „Circa 200 000 Menschen weisen einen problematischen Cannabiskonsum auf", berichtete die Drogenbeauftragte 2011 weiter. 200 000 Menschen nähmen andere illegale Drogen. Bis zu 600 000 Menschen galten als glücksspielsüchtig. Besonders in Gaststätten mit Spielautomaten sei der Jugendschutz zu wenig beachtet worden. Dyckmans stellte hier gesetzliche Verbesserungen in Aussicht, ohne Einzelheiten zu nennen. Im Februar 2011 hatte die Drogenbeauftragte mit dem Vorstoß, die bis zu 70 000 Spielgeräte in Gaststätten, Tankstellen, Einkaufszentren und Flughäfen abzubauen, in der Regierung wenig Begeisterung ausgelöst.

560 000 Menschen seien abhängige Internetnutzer, teilte Dyckmans zudem mit. „Die Internetsucht beginnt dann, wenn man sich überhaupt nicht mehr aus dem Netz herausbewegt und die sozialen Kontakte völlig abbricht." Bei einer Jahrestagung 2009[176] wurde von 3 % Jungen und 0,3 % Mädchen ausgegangen, die computerspielabhängig seien und 4,7 %/0,5 % die zusätzlich gefährdet wären. Konkret wurden auch Onlinerollenspiele, insbesondere „World of Warcraft" angesprochen, wo zumindest die Altersfreigabe von 12 auf 18 Jahre hochgesetzt werden sollte. Es wäre ein Indiz bei der Krise im Erwachsenenwerden der Jungen, wenn jemand bei Entzug aggressiv oder depressiv reagiere. Der Alltag mit Beziehungen, Schule und Beruf müsste interessanter gemacht werden.

Wie sieht der Sachstand 2018 aus? Der Drogenbericht der Bundesregierung[177] zeigt viele Details. Einerseits rauchen und trinken die Jugendlichen und Erwachsenen signifikant weniger als noch zur Jahrtausendwende. Aber das betrifft nicht alle Schichten gleichmäßig, und so hat jedes fünfte Kind ein Elternteil mit einer Suchtproblematik. 1 276 Menschen verstarben 2018 durch illegalen Drogenkonsum. 2020 wird berichtet, dass Cannabis weiterhin die am häufigsten konsumierte Substanz bleibt, während bei drogen-induzierten Todesfällen und gesundheitlichen Begleiterscheinungen Opioide die wichtigste Rolle spielen. Es würden vermehrt Ausgangsstoffe für Heroin, Kokain, Amphetamine und andere Drogen nach Europa eingeführt und hier in Drogenlaboren weiterverarbeitet. Da die Sicherstellungen von Kokain so hoch sei wie nie, sei es mit einem hohen Reinheitsgrad offenbar viel leichter verfügbar als je zuvor. Zusammen mit den Daten von Behandlungseinrichtungen sowie der Zahl der drogenbedingten Todesfälle macht das immer größere Sorgen in ganz Europa.[178] Und das erforderliche Handeln

176. Sunna Gieseke: Onlinesucht – Rückzug aus dem realen Leben. *DÄ* 106(28–28): B1235, 13.07.2009.

177. https://www.drogenbeauftragte.de/fileadmin/dateien-dba/Drogenbeauftragte/Drogen_und_Sucht bericht/pdf/DSB-2018.pdf.

178. https://www.bundesdrogenbeauftragter.de/presse/detail/europaeischer-drogenbericht-2020-erschie nen-drogenherstellung-in-europa-nimmt-zu-sicherstellung-von-kokain-so-hoch-wie-nie-zuvor/.

kann wohl kaum in weiteren Legalisierungsmaßnahmen bestehen, wie vom Gesundheitsexperten Lauterbach gefordert.[179]

Tobias Effertz[180] stellte in seiner Studie von 2018 die Kosten des Rauchens aus wirtschaftlicher Sicht dar. Verfrühte Mortalität und langfristige Arbeitslosigkeit schlügen dabei mit je 16 500 € zu Buche, was mehr als zwei Drittel der Gesamtkosten ausmachte. Kurzfristige Arbeitslosigkeit, Erwerbsminderung und Arbeitsunfähigkeit machten 9 500 € und 6 500 € bzw 5 600 € aus, Reha und Pflege dagegen nur 785 € und 105 € (Zahlen immer abgerundet). Nimmt man die direkten und indirekten Kosten für die Unternehmen zusammen, so ergab sich das groteske Bild, dass dem jährlichen Umsatz der Tabakindustrie von etwa 22 Milliarden Euro inklusive der 14 Milliarden Tabaksteuer ein wirtschaftlicher Jahresverlust von 56,14 Milliarden gegenüberstand. Es ist völlig unverständlich, dass solche Zahlen die Bundesminister für Wirtschaft und Gesundheit nicht aus ihren Hängematten hervorholen. Kein Unternehmen könnte sich das innerhalb eines Betriebes leisten, was der Gesamthaushalt eines Landes hier noch viel zu locker akzeptiert. Eine solche Art von Engstirnigkeit und fehlender übergreifender Zusammenarbeit sind einfach unglaublich.

Auf der einen Seite kommen viele neue Trends aus den USA, aber andererseits hat doch jedes Land und jede Region ihre lokalen Charakteristika, die von kulturellen, geographischen, sozialen sowie wirtschaftlichen Faktoren abhängen.

Für einige Bundesstaaten der USA beschreibt Hubert Wetzel unter dem Titel *Zombieland* die Situation 2016 wie folgt:

> Alle sieben Stunden eine Überdosis: In Huntington, West Virginia, sind 14 Prozent der Einwohner abhängig von Heroin und anderem Stoff. Die Feuerwehr löscht dort keine Brände mehr. Sie kämpft gegen eine Epidemie.
>
> ...
>
> Für dieses Jahr hat Lemley noch nicht alle Zahlen ausgewertet. Aber er weiß, es sieht übel aus. „Bei den Überdosen haben wir wohl einen Anstieg um 25 Prozent“, sagt er. Das sind für 2016 knapp 1 200 Fälle - eine Überdosis alle sieben Stunden. Im nächsten Jahr erwartet er eine weitere Zunahme um ein Viertel. Mit etwas Glück wird wenigstens die Zahl der Todesopfer nicht weiter steigen. Nur alle fünf Tage ein Toter, „das wäre ein Erfolg“, sagt Lemley.
>
> So furchtbar die Lage in Huntington ist, sie ist nicht außergewöhnlich. Überall in Amerika wütet derzeit eine Heroin-Epidemie. Überdosen durch Opioide töten inzwischen jährlich mehr Menschen als Autounfälle oder Schusswaffen – 33 000 Todesopfer waren es vergangenes Jahr. Anders als Crack, das in den Achtzigerjahren die schwarzen Viertel in den Großstädten verheerte, ist Heroin eine Droge der Weißen auf dem Land und in den Kleinstädten. In West Virginia ist es

179. Martin Lutz (2020). Mehr Drogentote: Lauterbach fordert Legalisierung von Cannabis und Kokain. In: *DIE WELT*. 20. September 2020. https://www.welt.de/politik/deutschland/article216113958/Mehr Drogen tote: Lauterbach fordert Legalisierung von Cannabis und Kokain; 06.12.2021.

180. https://www.drogenbeauftragte.de/fileadmin/dateien-dba/Drogenbeauftragte/2_Themen/2_Sucht stoffe_und_Abhaengigkeiten/1_Tabak/Downloads/Expertise_Effertz_KostendesRauchens_Infopa pier_120420 19.pdf.

katastrophal, aber in Vermont, New Hampshire oder Delaware im Nordosten ist es kaum besser; Ohio, Pennsylvania, Kentucky, Oklahoma, Utah, New Mexico – in allen diesen Bundesstaaten starben voriges Jahr zwischen 20 und 35 Menschen pro 100 000 Einwohner allein an Heroin und anderen Opioiden. Zum Vergleich: In Deutschland töteten 2015 alle illegalen Drogen zusammen 1 226 Menschen; das entspricht einem Verhältnis von 1,5 Toten je 100 000 Einwohner.

…

In Huntington haben alle Polizisten und Feuerwehrleute ständig Narcan dabei, sogar der Bürgermeister trägt es mit sich herum. Man weiß nie, wo ein Süchtiger umfällt – im Auto, an der Tankstelle, im Supermarkt, auf dem Klo bei McDonald's. Viele amerikanische Städte, die unter dem Heroin leiden, verteilen Narcan kostenlos an die Süchtigen, damit diese sich bei einer Überdosis gegenseitig helfen können. Dass die Todesraten nicht noch weit höher sind, liegt vor allem an diesem Medikament.

…

Die Welle aus Drogen und Tod, die Amerika jetzt überspült, hat sich über Jahrzehnte aufgetürmt. Angefangen hat das Elend in den Neunzigern mit den Opioid-Tabletten. Damals begannen Pharmafirmen und Ärzte, Millionen Amerikaner wahllos mit starken Schmerzmitteln wie Percocet, Oxycontin oder Vicodin zu füttern, die Opioide enthielten und schnell abhängig machten. So entstand ein Heer von Süchtigen, und aus dem legalen Markt wurde rasch ein illegaler. Korrupte Ärzte stellten jedem Abhängigen gegen Geld Rezepte aus; über kriminelle Apotheken und Arzneigroßhändler – so genannte pill mills – wurden Milliarden Schmerztabletten an die Süchtigen verschoben. Allein nach West Virginia, ein Staat, in dem kaum zwei Millionen Menschen leben, wurden von 2007 bis 2012 fast 800 Millionen Opioid-Tabletten geliefert. In den vergangenen Jahren sind zwar viele pill mills geschlossen worden. Doch die Abhängigen blieben. Und plötzlich fehlte ihnen der Stoff für ihre Sucht. „Wir haben das einfach übersehen", sagt Lemley.

Die mexikanischen Drogenkartelle haben besser aufgepasst. Während der Preis für die knapper werdenden Tabletten um das Vier- oder Fünffache stieg, fluteten sie den amerikanischen Markt mit einem Ersatzprodukt: Heroin, billig wie Dreck und stark wie ein Hieb mit dem Vorschlaghammer. In Huntington kosten Opioid-Tabletten heute auf der Straße etwa einen Dollar pro Milligramm Wirkstoff; für eine Pille Oxycontin, in der 60 oder 80 Milligramm Oxycodon stecken, muss ein Junkie also 60 oder 80 Dollar hinlegen. Für 20 Dollar bekommt er hingegen schon ein Zehntelgramm Heroin, genug für einen Schuss. Selbst bei diesem Preis machen die Drogendealer noch satte Gewinne. Sie haben für Huntington einen neuen Namen erfunden: „Moneyington" – Geldstadt. Die Polizei stört die Geschäfte kaum, sie kann pro Schicht gerade mal neun Mann auf Streife schicken. Neun.

Oft ist das Heroin mit Fentanyl gestreckt, ein weiteres, äußerst starkes Opioid, das als weißes Pulver verkauft wird. Schon ein paar Körnchen davon können tödlich sein. Die Kartelle kaufen das Fentanyl in China, mischen es in Mexiko mit Heroin und verschicken die mörderische Mixtur nach Norden. Manchmal ist das Heroin auch mit Carfentanyl verschnitten, ein Mittel, mit dem Tierärzte Elefanten betäuben. Wenn das auf den Markt kommt, bricht die Hölle los. Huntington wurde am 15. August von so einer Carfentanyl-Ladung erwischt, an einem einzigen sonnigen Nachmittag gab es in der Stadt binnen dreieinhalb Stunden 26 Überdosen, ein Mann starb. Die Feuerwehrleute erzählen davon wie von einer schrecklichen Schlacht.

…

Vor allem aber haben sie Angst um ihre Kinder und Familien. „Jeder hier kennt jemanden, der süchtig ist", sagt Lemley. „Jeder!" Die meisten Junkies sind arm, aber die Sanitäter retten auch Pro-

> fessoren und Anwälte, die sich eine Überdosis gespritzt haben. Kaputte Obdachlose sterben ebenso am Heroin wie Football-Stars vom College. Lemleys Tabellen zeigen, dass die meisten Süchtigen gerade zwölf, 14 oder 16 waren, als sie das erste Mal Heroin genommen haben. Für die geschätzt 14 000 Süchtigen gibt es in Huntington allenfalls ein paar Dutzend Therapieplätze. Dass die Todesraten nicht noch höher sind, liegt an einem Medikament: Narcan holt Süchtige nach einer Überdosis wieder zurück ins Leben.
>
> Die einzigen Helden in dieser epischen Tragödie sind die Retter. Sie machen weiter, obwohl sie 30 oder 40 Tote im Jahr einsammeln. Immerhin, so sagen sie, hätten die Politiker inzwischen erkannt, dass es ein gewaltiges Problem gibt. Aber wie man es lösen kann, weiß niemand. „Das Heroin ist einfach überall", sagt Lemley. „Es ist billig, und es gibt unendlich viel."
>
> ....“[181]

Ein Jahr später war dies Thema noch mehr zur Kenntnis gelangt und es wurde sogar von der Zerstörung der ländlichen Mittelschicht geredet, da in Huntington schon jeder Vierte süchtig war. Seit dem Jahr 2000 kostete diese Heroinschwemme in den USA genauso viele Tote wie der Verkehr, nämlich 2017 etwa 100 Opfer pro Tag.

Die Corona-Zeit hat dann diese Opioidsucht zu einer wahren Epidemie anschwellen lassen, die schon viel eher zu einer Pandemie zu werden droht, wenn man den Mut hat, die von der Gesundheitsbehörde CDC gezählten 100 000 Akuttoten in den USA, und zwar sogar ohne die, welche an chronischen oder Folgeschäden verstarben, im Jahr bis Februar 2021, so zu bezeichnen. Denn das war eine Steigerung von 28 Prozent im Verhältnis zum Vorjahr, was gemäß neuer Definition der WHO wohl dazu reicht?!? Auf jeden Fall ist dies eindeutiger definiert als mit Corona, an Corona oder wegen der Impfung erkrankt oder verstorben. Relativ zu Deutschland gesehen, sind dies 60 Mal so viele Drogentote, davon drei Viertel durch Opioid-Überdosis. Neben Heroin betrifft das vor allem das Medikament Oxycodon, welches von der Firma Purdue Pharma als mit niedrigem Suchtpotential beworben, von Ärzten schon bei geringen Schmerzen verschrieben wurde, da es nicht wie in Deutschland ein Rezept für Betäubungsmittel brauchte. Gab es kein Rezept mehr und war der Schwarzmarkt zu teuer, – die Drogenkartelle halfen, denn Heroin war billiger. So mussten 5 von 100 Neugeborenen schon einen Entzug durchlaufen und viele Kinder waren verwaist, da es nicht mehr genug Pflegefamilien gab, um die verlassenen Halb- oder Vollwaisen aufzufangen.[182]

Soweit zu den Berichten über die USA. Bei seinen nördlichen Nachbarn scheint es nicht sehr viel besser auszusehen. Besonders in British Columbia mit der Sehnsuchtsstadt Vancouver spitzt sich die Lage zu aufgrund von Fentanyl, an dem auch der Musiker Prince starb.

> Allein in den ersten zehn Monaten des Jahres starben dort bereits 622 Menschen an Drogen – es ist die höchste Zahl der vergangenen 30 Jahre – mithin seit Erfassen der Statistik. Zum Vergleich: 2015 lag die Zahl noch bei 510 Menschen, im Jahr davor bei 370. Im laufenden Jahr könnten mehr

181. Hubert Wetzel: Sucht. Zombieland. *SZ*; 23.12.2016.

182. Can Merey (dpa) Drogenkrise wütet in den USA wie nie zuvor. *Mainpost*, 111: 21; 14.05.2022.

als 750 Menschen an Drogenmissbrauch sterben, befürchten Experten nach Angaben der Globe and Mail. Bislang gingen in diesem Jahr 60 Prozent der Fälle auf einen Missbrauch von Fentanyl zurück. Zunehmend wird wohl auch das noch gefährlichere Carfentanyl verwendet. Normalerweise wird es genutzt, um Wildtiere zu betäuben, weil die Wirkung bereits nach Sekunden eintritt. Kanada und das Nachbarland USA kämpfen seit einigen Monaten gegen den rasant steigenden Missbrauch von Fentanyl. Fentanyl macht stark abhängig und soll einhundert Mal stärker sein als Morphium. In der Medizin wird es als Schmerzmittel eingesetzt. Nur zwei Milligramm pures Fentanyl – das entspricht etwa vier Salzkörnchen – können für einen Erwachsenen tödlich sein.[183]

Noch mal zurück nach Mitteleuropa, wo die Drogenszene in manchen Kreisen vom Kokain und in der allgemeinen Bevölkerung zunehmend von den billigen Chemielabors in Tschechien und anderswo bestimmt wird. Mittlerweile ist man hier nicht mehr nur auf die Zahlen aus Kliniken und Drogenberatungsstellen angewiesen, sondern kann über die Untersuchungen des Abwassers unabhängigere Erkenntnisse gewinnen.[184] Seit 2011 werden in über 50 Städten aus 18 europäischen Ländern entsprechende Daten erhoben.[185]

Während früher ein niedriger Methamphetamin-Spiegel eher in Tschechien und der Slowakei imponierte, so war er im März 2016 auch in Ostdeutschland, Nordeuropa und besonders Finnland zu finden. Kokain scheint dagegen in West- und Südeuropa, besonders in Belgien, den Niederlanden, Spanien und Großbritannien ein Problem zu sein. Bezüglich MDMA (Ecstasy) hielt der Trend von 2015 an, bedeutend eine deutliche Zunahme seit 2011, wahrscheinlich aufgrund größerer Reinheit, leichterer Verfügbarkeit oder/und erweitertem Kundenstamm für diese Droge.

Der Amphetaminnachweis war am höchsten in den nordeuropäischen Städten, sehr viel weniger in Südeuropa. Deutlich war auch, dass es gleichmäßig die Woche hindurch konsumiert wurde, im Gegensatz zu Kokain und MDMA, was mehr das Wochenende verschönern helfen sollte.

Aber es ist klar, dass es wesentlich bessere und vor allem unschädliche Möglichkeiten zur Entspannung und zum Abschalten sowie gleichzeitig zum Aufbauen gibt, die außerdem nicht überdosiert werden können, wenn man den Körper nicht als Maschine betrachtet und auf ihn hört.

Das Corona-Syndrom stellte dann auch für die Süchte eine neue Bedrohung und Verschärfung der Situation dar. Im Jahr 2020 sagte die Drogenbeauftragte Daniela Ludwig, dass es mittlerweile mehrere wissenschaftliche Belege dafür gebe, dass Raucher sich einem doppelten Risiko für einen schweren Covid-19 Verlauf aussetzten. Auch ohne Corona würden jährlich 127 000 Menschen an den Folgen ihres Tabakkonsums verster-

183. Betäubungsmittel. Kanadas Westen steckt im Drogen-Albtraum. *SZ*, 17.12. 2016.

184. Sucht. Abwasser-Check in Europa: Viel Kokain und Crystal Meth. *SZ*, 13.12. 2016.

185. http://www.emcdda.europa.eu/news/2016/12/latest-data-reveal-drug-taking-habits-in-over-50-european-cities.

ben. Das sei zwar etwas rückläufig in allen Altersgruppen, aber immer noch das größte vermeidbare Gesundheitsrisiko, gerade heute. Man habe es durch Eilverordnungen geschafft, die Substitutionsbehandlungen für die Opiatabhängigen zu sichern. Aber niedrigschwellige Angebote müssten erhalten bleiben, und besonders dürfe man die Kinder nicht vergessen. Bei suchtkranken Eltern seien diese derzeit besonders belastet und gefährdet, wie denn auch ganz allgemein ihre Medienabhängigkeit zunehme. Die Drogenbeauftragte habe gemeinsam mit der Staatministerin für Digitalisierung, Dorothee Bär, daher die Kampagne „Familie. Freunde. Follower" gestartet. Schon beim ersten Lockdown hätten Jugendliche zu etwa 70 Prozent nicht nur vermehrt soziale Netzwerke genutzt, sondern auch häufiger zu digitalen Spielen gegriffen, mit eindeutiger Tendenz zum Suchteinstieg.[186]

2020 wurde erreicht, dass Filme, zu denen Jugendliche Zugang haben, keine Kinowerbung für Tabakprodukte und E-Zigaretten mehr haben dürfen, die kostenlose Abgabe oder der Einsatz bei einer Preisverleihung verboten wurde und sich auch im Internet die letzten Werbefenster schließen. 2021 lief die Außenwerbung für Zigaretten aus und etwas später wird sie auch für Erhitzer und E-Zigaretten beendet sein, deren nikotinfreie Inhalte nun auch wesentlich strenger kontrolliert werden. Jedoch hat, wohl auch durch die kontroverse Diskussion, der Cannabiskonsum stark zugenommen, weswegen hier die Prävention[187] besonders gefordert ist, da es zu immer mehr Krankenhauseinweisungen kommt.[188] Weiteres Material zur Frage der Cannabis-Legalisierung, mit einem geschätzten neuen Marktvolumen von vier Milliarden Euro, findet sich in der Diskussion der Zeitschrift *Cicero*, worauf hier nicht weiter eingegangen werden kann.[189]

Die Laien und auch Mediziner der theoretischen Fächer wie Karl Lauterbach, der die völlige Fehlgeburt des DRG-Systems zur rationalisierten Bezahlung 2003 mit der den individuellen Krankheitsfall verachtenden Fallpauschale[190] einleitete, ein sozialdemokratischer Zahlenmensch mit persönlichen sozialen Problemen[191], die ihn den Unterhalt an seine vier Kinder nicht zahlen ließen, und der auch in dieser Hinsicht keinerlei patientenbezogene Erfahrungen aufweist und neben Cannabis auch Kokain gleich mit

186. https://www.drogenbeauftragte.de/presse/detail/neuer-bericht-der-drogenbeauftragten-ludwig/; 21.11.2021.

187. www.cannabispraevention.de; 07.12.2021.

188. https://www.drogenbeauftragte.de/presse/detail/statement-der-drogenbeauftragten-der-bundesregierung-zum-jahresbericht/; 21.11.2021.

189. https://www.cicero.de/innenpolitik/eckpunkte-entwurf-lauterbach-cannabis-legalisierung-papier?etcc_cmp=221021_1111&etcc_med=Push; 22.10.2022.

190. Michael de Ridder (2015). *Welche Medizin wollen wir? Patientenwohl und Empathie statt Fallpauschale und Bettenpolitik*. München: DVA.

191. https://kurier.at/politik/ausland/ex-frau-von-spd-politiker-lauterbach-hoffentlich-wird-er-nicht-minis ter/33.547.492; 06.12.2021.

legalisieren[192] möchte, all die übersehen bei diesem Thema immer wieder, dass wir es heute nicht mehr mit dem „Grasrauchen" der Hippiezeit zu tun haben. Sondern wir haben es mit einem hochgezüchteten, wesentlich inhaltsreicherem Suchtstoff zu tun, der definitiv einerseits als Einstiegsdroge dienen kann und andererseits psychische Schäden provozieren kann, gerade für das noch nicht ausgereifte Gehirn. Diese gehen von der reduzierten Interessenslage am Alltagsgeschehen im Familienrahmen auch gegenüber entstandenen Kindern und einem Vergessen der Wichtigkeit einer gelingenden Ausbildung bis hin zum drogeninduzierten psychotischen Geschehen, das es nicht nur bei dem gestiegenen Konsum härterer Drogen, vom Koks bis zu den chemischen Designerdrogen, gibt. Die Referenzquellen zu letzterem stammen aus meiner praktischen, täglichen Patientenbetreuung. Aber die Dealer haben offenbar im Vorausgriff zu Lauterbachs im September 2020 verkündeten Absicht, Kokain zu legalisieren, sofort reagiert. Daher wurden 2021 in den deutschen Containerhäfen mit 19,1 Tonnen glatte 11 Tonnen mehr als im Vorjahr vom Zoll sichergestellt, gemäß der Information von René Matschke, dem Leiter des Zollfahndungsamts in Hamburg. Es wird somit mehr südamerikanisches Kokain in Europa angeboten denn je.[193] Damit man mal eine Idee bekommt wieviel Geld dabei im Spiel ist: das Nespresso-Werk im schweizerischen Rumont bekam laut dpa-Bericht vom 06.05.2022 zu den Kaffeebohnen als Gratis-Beigabe zu aller Erstaunen 500 Kilogramm Kokain mitgeliefert. Dies hatte einen Wert von knapp 50 Millionen Euro. Das Problem reicht in alle Schichten. Mir wurde der Fall eines Sozialhilfe beziehenden, an schwerer COPD leidenden Rentners bekannt, nach dessen plötzlichen Tod zu aller Überraschung größere Geld- und Kokainmengen zu Hause gefunden wurden.

Es gibt natürlich noch weitere Süchte zu nennen, wie die Spielsucht, welche die finanziellen Grundlagen vieler Personen und ihrer Familien ruiniert. Sie ist ebenso oft mit einem zur Deckung konstruierten, dissozialen Lügengebäude verbunden wie die Sexsucht und die Pornosucht. All diese sind meist mit mehr oder weniger ausgeprägten Persönlichkeitsstörungen in Verbindung zu bringen, insbesondere mit solchen vom Borderline-Typ. Professionelle Psychotherapien sind hier ebenso unerlässlich wie das Einbinden in Selbsthilfegruppen. Viele Süchte sind hierbei dazu angetan, das zwischenmenschliche Vertrauen so zu erschüttern, dass dieser Fakt oft mehr zerstörend wirkt als alles andere. Kaum eine Beziehung wird ständig wechselnde Partner aushalten, oder dass sich der Partner allein vor dem Bildschirm sexuell abreagiert in so vielen verschieden stimulierten, aber letztlich mechanischen Varianten, dass die eigentlich liebevolle Stimulation in Herz und Hirn, als armselig verkümmert erscheint. Das Ergebnis ist eine Impotenz im realen Leben.

---

192. Martin Lutz (2020) Mehr Drogentote: Lauterbach fordert Legalisierung von Cannabis und Kokain. In: *DIE WELT*. 20. September 2020. https://www.welt.de/politik/deutschland/article216113958/Mehr Drogen tote: Lauterbach fordert Legalisierung von Cannabis und Kokain; 06.12.2021.

193. DPA, Mehr Kokain als je zuvor in deutschen Häfen abgefangen. *Mainpost* 105:7, 07.05.2022.

Dann gibt es noch eine so „banale“ alltägliche Sucht, dass sie meist verkannt wird. Es handelt sich um den Privinismus. Rezeptfreie, chemiehaltige Nasensprays, die keinerlei ärztlicher Kontrolle unterliegen, werden aufgrund der Fernsehwerbung tonnenweise verkauft. Die, welche bei jeder kleinen Erkältung mit Schnupfen als endlos verwendbar, statt nur für ganz wenige Akuttage empfohlen werden, trocknen die Schleimhäute aus und führen dann selber zu verstopften Nasen und zu einer Abhängigkeit der Schleimhäute von diesen Substanzen. Ein finanzieller Erfolg für die herstellenden Pharmafirmen. Allemal besser und nebenwirkungsfrei wären hier Meerwasser-Nasensprays oder -spülungen.

Zusammenfassend könnte man meinen, dass die Lösung von Suchtproblemen nur darin gefunden werden kann, dem Menschen im gesellschaftlichen Alltag so positive und besonders faire Bedingungen anzubieten, dass er die Suche nach alternativen Entspannungen in eine andere Welt hinein nicht mehr nötig hat, oder sie zumindest als reifer Mensch kontrollieren kann.

5. „Bewegung ist Leben" oder lieber „Sport ist Mord"?

Sport ist Mord. Bekannt ist dieser Spruch, den Winston Churchill getätigt haben soll, der dicke Zigarren rauchend und übergewichtig immerhin 90 Jahre alt wurde. Ausnahmen bestätigen die Regel? Nein. – Natürlich spielen Genetik und Epigenetik ihre jeweiligen Rollen und es wird oft übersehen, dass Sir Churchill 1953 zum wiederholten Male einen Schlaganfall erlitt, weswegen er schon zwei Jahre später seine zweite Amtszeit als Premierminister beenden musste. Weitere 10 Jahre litt er dann noch unter den Krankheitsfolgen, bis er schließlich daran verstarb.

Der Mensch ist ein Lebewesen, welches seit Jahrmillionen auf Bewegung ausgerichtet ist. All unsere Vorfahren liefen täglich viele Kilometer erst auf der Jagd und bei Sammelarbeiten, dann bei der Feldarbeit und Viehzucht, zuletzt auf dem Weg zur Arbeitsstelle. Erst nach dem Ersten Weltkrieg breitete sich das Fahrrad mehr aus. Straßenbahn, S- und U-Bahn gab es in wenigen Großstädten, sowie Bahn und Bus, für die, die es sich leisten konnten. Die Wandervogelbewegung wäre ohne die Selbstverständlichkeit des Laufens nicht denkbar gewesen. Noch mein Vater lief vor dem Zweiten Weltkrieg wie selbstverständlich von Thüringen aus nach München.

Erst mit der Zunahme der sitzenden Arbeitstätigkeiten, der Abnahme von körperlicher Bewegung in der Freizeit und weiteren Umwälzungen, wie in der Ernährung und der Umwelt, kam es so zu einer Häufung von Faktoren, welche zu verschiedenen sogenannten Zivilisationskrankheiten führten.

Nur langsam setzte sich die Erkenntnis durch, dass Bewegung und sportliche Beschäftigung wichtige Faktoren für die Gesundheit oder Genesung sind. Die Auswirkungen sind so vielfältig, dass es schwer ist, sie alle zu erfassen. Schlagwortartig gibt es Effekte auf das komplette Immunsystem, Hormone und Enzyme, Stoffwechsel und Mineralhaushalt. Es betrifft somit eigentlich alle medizinischen Disziplinen – leider auch die Pathologie. 2019 wurde eine Studie[194] hochrangig veröffentlicht, wo 16 000 ältere Frauen aus den USA mit einem Durchschnittsalter von 72 Jahren zeigten, dass wenn sie täglich mindestens 4 400 Schritte gemacht hatten, sie nach vier Jahren ein geringeres Risiko zu sterben hatten als weniger aktive Studienteilnehmerinnen, die nur 2 700 Schritte zurückgelegt hatten. Dieser

194. I-Min Lee, MBBS; Eric J. Shiroma; Masamitsu Kamada; et al David R. Bassett; Charles E. Matthews; Julie E. Buring, (2019). Association of Step Volume and Intensity With All-Cause Mortality in Older Women. *JAMA Intern Med.* 2019; 179(8):1105–1112. Doi:10.1001/jamainternmed.2019.0899.

Vorteil konnte noch bis zu 7 500 Schritten gesteigert werden. Darüber hinaus zeigte sich keine Veränderung mehr. Aber wie jeder weiß, kann man die jeweilige Strecke gemütlich gehend oder joggend zurücklegen, was unterschiedliche Ergebnisse zeitigt. Ebenso müssten die Vorerkrankungen genauer berücksichtigt werden. Nur als ein Beispiel: ein etwa 170 cm großer Mensch legt mit langsamem Jogging (9 km/h) in 30 Minuten ca. 6 429 Schritte und ungefähr 4 500 Meter zurück. Rechnen Sie doch mal nach, was Sie so durchschnittlich laufen![195] Der Teufel steckt also auch hier im Detail, so dass wir uns weiter informieren müssen.

Schon 1976 gab es Veröffentlichungen, die den Trainingseffekt für Übungen belegten,[196, 197] und Greist[198] wird mit seinen Erfahrungen von 1979 in einer Kasuistik sehr anschaulich. Es ging um eine 28-jährige Studentin aus Wisconsin in Prüfungsvorbereitungen. Sie lebte alleine, ging kaum raus, klagte über die Einsamkeit sowie fehlende Partnerschaft und rauchte zum Trost in ihrer Depression 60 Zigaretten täglich. Auf die Lehrveranstaltungen konnte sie sich nicht mehr konzentrieren, und der Ambulanzarzt eröffnete ihr, dass sie auf der Depressionsskala 90 % der anderen Patienten in den Schatten stellte. Zwei Jahre verweigerte sie alle vorgeschlagenen Behandlungen, da sie doch nur deprimiert und nicht krank sei. Aber schließlich willigte sie ein, bei einer „Laufstudie“ mitzumachen, dreimal 20 bis 30 Minuten pro Woche. Ohne körperliches Training seit dem 14. Lebensjahr und mit 10 Kilo Übergewicht wollte sie dann doch wieder absagen. Noch zu gut erinnerte sie, dass bei der letzten Überredung zum Fahrradfahren, sie nach 10 Minuten geglaubt hatte, gleich tot umfallen zu müssen. Aber der nette Trainer erklärte ihr ganz genau, wie sie vorgehen sollte. Erst nur ganz kleine Schritte machen, mehr trippeln als rennen, ohne sich weit vorzubeugen oder die Knie höher anzuheben. Das Tempo sollte so sein, dass sie sich schon noch unterhalten konnte (Unterhalten ja, singen nein). Wenn sie außer Atem geriete, sollte sie langsamer werden und eher schnell gehen als zu rennen, so dass sie auf keinen Fall Schmerzen oder Erschöpfung empfinden würde. Von der Anfangsstrecke mit 1,5 Kilometern sollte sie so möglichst viel laufen können. Und sie schaffte schon am ersten Tag das Pensum zu ihrer Befriedigung. Dadurch angespornt machte sie weiter und konnte nach drei Wochen auf zwei, dann drei Kilometer sich steigern. Sie konnte beobachten, dass sie besser schlief, mehr Energie bekam und sich weniger selbst bemitleidete. Nach stetigem Fortschritt für fünf Wochen übertrieb sie es eines Tages und verstauchte sich den Knöchel. Das bedeu-

195. https://www.blitzrechner.de/schritte-meter-umrechnen/.

196. Kasch, F. (1976) The effects of exercise on the aging process. *The Physician and Sports Medicine*, 4.64–68.

197. Palone, A.M., R.R. Lewis *et al.* (1976). Results oft wo years of exercise training in middle-aged men. *The Physician and Sports Medicine*, 4.72–77. Beides zit. n. Servan-Schreiber (2006). s. o., S. 289.

198. Greist, J.H., M.H. Klein *et al.* (1979). Running as treatment for depression. *Comprehensive Psychiatry*, 20(1):41–54. – Alle drei obigen Quellen zit. n. Servan-Schreiber (2006). s. o., S. 289.

tete drei Wochen Laufpause. Schon nach ein paar Tagen merkte sie, dass sie das Joggen tatsächlich vermisste. Und etwas später bemerkte sie, dass sie wieder anfing düstere Gedanken zu entwickeln, sie wurde erneut depressiver. Aber nach Wiederaufnahme des Trainings verschwanden die Symptome wieder Stück für Stück, und sogar ihre üblichen Menstruationsbeschwerden schienen sich verringert zu haben gegen Ende der Studie, so dass sie auch danach das Laufen fortsetzte. Soweit zu dieser anschaulichen Fallgeschichte.

Mit der Zeit begann man, sich neben den sporttherapeutischen Aspekten, für die sich Wildor Hollmann (1925–2021) von der Deutschen Sporthochschule Köln nicht nur mit seiner „Trimm-Dich-Fit“-Bewegung sehr verdient machte („Durch ein geeignetes körperliches Training gelingt es 20 Jahre lang 40 Jahre alt zu bleiben“), in verschiedener Hinsicht mit der Bedeutung von leiborientierten Verfahren in der Psychotherapie auseinanderzusetzen.

Nach einer Erhebung von 1993 (Cierpka) nahmen damals die Teilnehmer der Lindauer Psychotherapiewochen schon seit ein paar Jahren vermehrt an körperorientierten Kursen teil. Eine Untersuchung von 1996 (Andritzky) an 314 befragten, mindestens teilweise psychotherapeutisch/psychiatrisch arbeitenden Kliniken erbrachte 127 verschiedene unkonventionelle Methodenbezeichnungen, im Mittel 4,0. Dabei bedeutete unkonventionell nicht unbedingt nur „nicht an den Universitäten gelehrt“ und „nach wissenschaftlichen Kriterien nicht messbar oder überprüfbar“, da z. B. auch die Psychoanalyse erst Gegenstand der beruflichen Weiterbildung ist und andererseits (Grawe) wissenschaftliche Studien nach den Kriterien der Objektivität und Messbarkeit gemäß der alten klassischen Physik Mangelware sind. Die zehn am häufigsten genannten Einzelmethoden waren: Musiktherapie (36,9 %), Imaginationsverfahren und katathymes Bilderleben (25,3 %), Tanztherapie (23,2 %), autogenes Training (22,6 %), Körpertherapie (21,7 %), Psychodrama (18,2 %), progressive Muskelrelaxation (14,7 %), Entspannungstherapie (11,2 %), Gestaltungstherapie (10,8 %), Hypno(se)therapie (10,5 %).

Zu den Körpertherapien ($\sum = 54{,}1$ %) kamen dann noch neben der Körpertherapie an weiteren Verfahren hinzu konzentrative Bewegungstherapie (9,6 %), Bewegungstherapie (9,2 %), Yoga (9,2 %), kommunikative Bewegungstherapie (6,1 %), taiji quan (5,7 %), qigong (4,5 %), Feldenkrais (3,5 %), sonstige (6,4 %). Zusätzlich subsumierte Andritzky unter Körperpsychotherapien ($\sum = 9{,}6$ %) Bioenergetik (5,4 %), Atemtherapie (3,8 %) und sonstige (1,3 %). Als Entspannungsverfahren, Meditation ($\sum = 40{,}1$ %) fanden sich neben dem AT, der progressiven Muskelentspannung und der Entspannungstherapie noch Meditation (9,6 %) und sonstige (3,8 %).

Unter Kunst- und Ausdruckstherapien ($\sum = 58$ %) rangierten auch die Kunsttherapie (8 %) und die Maltherapie (6,7 %).

Andritzky sieht die therapeutische Vielfalt als ein Spiegelbild gesellschaftlichen Werte- und Normenwandels und zitiert Fürstenau (1994, S. 49), der ohne spezielle Favorisierung die Vermittlung eines breiten Methodenrepertoires befürwortet, damit der Behandler „angemessene Settings und Methoden in Kooperation mit dem Patientensystem auswählt … ein differenzierter Methoden- und Interventionspool“. Höll und Meyer (1992) berichten von ca. 250 verschiedenen bewegungstherapeutischen Richtungen.

Stolze (1991, S. 8b) stellt als die bekanntesten und erprobtesten, leiborientierten Psychotherapieverfahren folgende heraus: Atemtherapie, Autogenes Training, Bioenergetik, Eutonie, Funktionelle Entspannung, Gestalttherapie, Gestaltungs- und Kunsttherapie, Hypnose, Integrative Bewegungstherapie, Konzentrative Bewegungstherapie, Musiktherapie, Progressive Relaxation, Psychodrama, Tanztherapie. Dabei fasst er den Rahmen des leib-orientierten sehr weit und schreibt aber auch, daß die Auffassungen auseinandergingen, ob ein Verfahren leiborientiert, bzw. Psychotherapie sei oder nicht. Seiner Meinung nach entscheide weitgehend die psychotherapeutische Kompetenz des Therapeuten, ob ein leiborientiertes Verfahren als Psychotherapie anzusehen sei.

Gemäß einer Studie von Deimel (1988) war für die befragten Patienten die Bewegungstherapie so wichtig, daß sie in der Rangfolge direkt nach dem ärztlichen Einzelgespräch und vor der Beschäftigungs- und Arbeitstherapie eingeordnet wurde.

Zum Thema Körpererleben als subjektiver Ausdruck von Leib und Seele gaben Brähler (1986) für psychosomatische und röhricht und Priebe (1998) für schizophrene Störungen Sammelbände heraus.

Diese kurz dargestellten Ergebnisse einiger Umfragen, Studien und Fachmeinungen zeigen die Relevanz dieses Themas.[199]

Beim Einbezug des Körpers in die Behandlung lassen die größeren drei Grundrichtungen unterschiedliche Körperbilder erkennen (Geuter, 1996). Die Arbeit mit dem energetisch-expressiven Körper wie in der Bioenergetik geht auf Wilhelm Reich zurück. Die Reformgymnastik, der Ausdruckstanz und die Arbeit mit dem sich erkundenden und bewegenden Körper wie in der konzentrativen Bewegungstherapie, wurden durch Elsa Gindler initiiert. Die dialogische Arbeit mit dem Körper in der therapeutischen Beziehung begann Sándor Ferenczi. Diesen „körperorientierten" Psychotherapien werden oft die „suggestiven und übenden" Verfahren gegenübergestellt (Uexküll, 1990). Zu letzteren zählen dann cum grano salis eher die autosuggestiven (Schultz), hypnotischen (klassische Hypnose, Hypnotherapie nach Erickson), entspannenden (Progressive Muskelrelaxation nach Jakobson), atemtherapeutischen (MIDdendorf, Glaser), imaginativen (Katathymes Bilderleben nach Leuner) und die meditativen Verfahren (qigong, Yoga, taiji quan)."[200]

Verschiedene Berichte und kasuistische Beobachtungen gibt es zum Einsatz von Aerobic-Übungen bei Gesunden wie auch im Rahmen verschiedener körperlicher Erkrankungen, sowie bei depressiven Störungen. Byrne und Byrne (1993) dokumentierten, daß körperliche Fitnessverbesserungen mit einer Verbesserung von Angst, Depression und emotionalem Befinden einhergingen. Dilorenzo (1999) sammelte Berichte von Autoren (Ossip-Klein u. a.), die über ein verbessertes Selbstbild, Selbstvertrauen, Leistungsvermögen, Schlafqualität und weniger Gefühle von Ärger, Zeitnot und Zeitdruck berichteten. An den bisherigen Studien bemängelte er, daß meist keine Kontrollgruppe bestand, bei einigen Studien die Ernsthaftigkeit der Übungen meßbar anhand physiologischer Parameter nicht kontrolliert wurde, welche außerdem oft nicht adäquat beschrieben wurden, und daß häufig keine Nachkontrollen erfolgten. Bei seiner eigenen Studie an gesunden Erwachsenen stellte er eine Verbesserung der Angstsymptome fest (STAI-State und -Trait), der depressiven Symptome (BDI), der Stimmung (POMS) und des Selbstkonzepts (TSCS-Total). Beim den auch hier verwandten STAI-Fragebögen ergaben sich bei ihm an konkreten Werten bei Übenden prä/post gegen Kontrolle prä/post:

199. Heise, Thomas (2009). *Qigong und Maltherapie. Komplementärtherapien Psychosekranker.* Berlin: VWB-Verlag. S.15f.

200. Heise (2009). S. 2.

STAI-State Ü (n=82): 33,04 (7,26) / 29,43 (7,12) K (n=29): 33,45 (8,27) / 33,48 (8,21)
STAI-Trait Ü : 36,59 (8,11) / 32,77 (7,66) K : 35,90 (7,10) / 35,87 (9,07)
Somit erreichte diese Studie signifikante Werte ($p < 0,05$) für die Übenden (prä/post), mit post/ Nachkontr. 3 Monate $p < 0,01$. Diese Studie wurde jedoch an Gesunden durchgeführt und Aerobic beinhaltet weder die imaginativ-meditativen Aspekte des qigong, noch dessen weiteren Hintergrund.

Eine weitere Studie (Broocks, 1998) verglich Aerobic-Übungen (n = 16) mit Clomipramin (n = 15) und Placebo (n = 15) bei Angststörungen unter Einsatz verschiedener Fragebögen. Im Vergleich mit der Placebogruppe führten Aerobic-Übungen und Clomipramin zu einer Abnahme der meisten Werte auf den gemessenen Effizienzskalen bezüglich Angst und Depression, die ab der 4. Woche sichtbar und nach der 10. Woche signifikant war. Bei einem direkten Vergleich erwies sich die medikamentöse Behandlung als früher und stärker wirksam gegenüber den Aerobic-Übungen.

Eine Untersuchung zum allgemeinen Gruppensport als therapeutisches Adjuvans bei Neurodermitis (Gall, 1997) (n = 23) brachte in einem 18monatigen Vergleichszeitraum gegenüber der Kontrollgruppe (n = 26) mit sonst gleicher Therapie primär ziemlich große psychometrische „Normabweichungen“. Diese betrafen die Skalen „Befindlichkeit“,„Depressivität“, „erhöhte Ängstlichkeit“ und „Stigmatisierung“. Signifikante Besserungstendenzen ergaben sich hinsichtlich subjektiver Befindlichkeit, Depressivität u. a. Nicht signifikant waren in der Sportgruppe dagegen die Skalen zur Angst (STAI), dem krankheitsbezogenen Problembewußtsein und Bewältigung/ Hilflosigkeit gegenüber Hautjucken.

Eine Metaanalyse (Petruzello et al., 1991), die 104 Studien mit 3 048 Probanden auswertete und Aerobic-Übungen mit Nicht-Aerobic Übungen verglich konnte die Angstreduktion (STAI) durch Aerobic bestätigen, unabhängig von Alter (im Durchschnitt 34,16 Jahre, zwischen 10,6 und 73,4) und Gesundheitszustand. Dabei war der Akutangst (state anxiety) reduzierende Effekt vergleichbar mit dem von anderen Verfahren wie Entspannungsübungen. Für die Reduktion der Dauerangst (trait anxiety) war eine Übungsphase von mindestens 10 Wochen nötig, bevor sich signifikante Erfolge zeigten. Die jeweilige Übungszeit mußte für beide Effekte vermutlich mindestens 21 Minuten betragen. Letzteres konnte jedoch wegen verschiedenen Variablen nicht definitiv geklärt werden. Dabei wurden jedoch bei der state-Untersuchung 173 Aerobic gegen 13 Nicht-Aerobic und beim trait 51 Aerobic gegen nur 2 Nicht-Aerobic Studien verglichen und bewertet! Bei der state-(trait)-Untersuchung waren 177 (46) gesunde Personen, 3 (4) aus der kardialen Rehabilitation, 4 (1) psychiatrische Patienten und 19 (11) mit hohen Angstanteilen sowie 2 (0) mit starker Adipositas.[201]

Yoga ist in den letzten Jahren an Beliebtheit gewachsen. Während es bei den sportlichen Methoden wie Jogging und Aerobic um ein Training der Ausdauer besonders zugunsten des skelettomuskulären, endokrinen und Herzlungensystems geht, gibt es bei den traditionellen Verfahren Indiens und Chinas noch weitere Aspekte, die der Tradition nach feinenergetischer Art sind und Bezüge des Prana oder Qi zu den Chakren oder Meridianen und Energiezentren dantian aufweisen.

201. Heise (2009). S.29f.

Aurobindo, ein großer moderner Philosoph und Weiser Indiens, hat den gesamten Lebenszyklus mit den möglichen größeren Stadien umfassend beschrieben. Wilber, Engler und Brown (1988, S. 20f.) kommentierten dies:

„1. Sensorimotorisch (physische, sensorische und lokomotorische Aspekte)
2. Vital-emotional-sexuell (‚Prana'; entspricht ungefähr der Libido oder Bioenergie)
3. Willens-Geist (einfaches vorstellendes und intentionales Denken)
4. Sinnen-Geist (Denkoperationen, vorgenommen an sensorischen und konkreten Objekten)
5. Vernunfts-Geist (Denkoperationen an abstrakten Objekten)
6. Höherer Geist (synthetisch-integrative Denkoperationen, ‚die Wahrheit als Ganzes sehen')
7. Erleuchteter Geist (transzendiert das Denken und ‚sieht die Wahrheit auf einen Blick'; über- bzw. außersinnliche oder innere Erleuchtung und Vision)
8. Intuitiver Geist (transzendent-archetypisches Bewußtsein; ‚subtile Kognition und Wahrnehmung')
9. Über-Geist (unbehindertes, grenzenlos-spirituelles Bewußtsein)
10. Super-Geist (absolute Identität mit dem kosmischen Bewußtsein oder Geist; dies ist eigentlich keine separate Ebene, sondern der ‚Grund' aller Ebenen)."[202]

Die ersten sechs Stadien ähneln einigen der von der üblichen Psychologie und Psychiatrie untersuchten Phänomenen. Über die Stadien, die darüber hinausgehen, wird klassischerweise, d.h. im Sinne der klassischen, mechanikorientierten Physik, noch kaum etwas erforscht oder gar gelehrt. An diesem Punkt hat, wie z.B. der Atomphysiker Hans Peter Dürr (1988) bemängelt, die moderne Physik noch fast keinen Einzug in andere Fächer gehalten und folglich noch keine Konsequenzen gezeitigt. Auf der einen Seite könnten hier die konventionellen und die meditativen Schulen noch voneinander lernen. Auf der anderen Seite warnt Engler aber auch (1988, S. 27): „Meditative Disziplinen bewirken eine Transzendierung des normalen Gefühls eines separaten Selbst, doch die entwicklungsmäßige Vorbedingung dafür sind eine starke, reife, gut differenzierte Psyche und eine gut integrierte Selbststruktur mit einem Gefühl für Kohärenz, Kontinuität und Identität."

Dies entspricht der Warnung vor den chinesischen qigong-Übungen in Stille, die ebenfalls nicht für alle Personengruppen geeignet sind. Selbst wenn es Gegenstandpunkte gibt, wie Hehr (1987, S. 97), der sagt „alle yogischen Übungen sind nur neurophysiologische Übungen und nichts anderes", so gilt es doch mit Scharfetter (1991) zu bedenken, daß spirituelle Disziplinen kein Ersatz für eine Therapie im heilenden Sinne sind. Von daher ist sicherlich auch nur ein Teil der yogischen Übungen von speziell ausgebildeten Therapeuten für Psychosen einsetzbar.

Eine Vergleichsuntersuchung (Engelman et al., 1982) einer Hatha Yoga-Anfängergruppe (33 Pers.), Teilnehmern einer Gruppentherapie (45 Pers.) und 42 Studenten als Kontrollgruppe zeigten in den ersten beiden Gruppen eine positive Veränderung in den Selbstbildskalen nach Secord & Jourard (1953) mit $p<.03$ für die Yoga- und $p<.01$ für die Gruppentherapie. Jedoch nur die Yogagruppe zeigte eine signifikante Verbesserung der Körperbildskala mit $p<.04$. Untersuchungen mit Yoga bei psychischen Erkrankungen wurden mir nicht bekannt.[203]

Bei dem Vergleich von Qigong-Therapie mit Maltherapie wurden die Stärken der jeweiligen Therapieform deutlich. Leiborientierte Verfahren werden in der Psychothera-

202. Wilber, K., Engler, J., Brown, D.P. (1988). *Psychologie der Befreiung.* München u.a.O.: Barth/Scherz. S.20f.

203. Heise (2009). S. 30f.

pie auch bei Psychosen langsam vermehrt additiv eingesetzt; kontrollierte Studien dazu sind noch selten. Qigong-Therapie aus der traditionellen chinesischen Medizin verbindet in ihren Übungen Bewegung, Aufmerksamkeit und Atmung und wird kasuistisch im euro-amerikanischen Kontext zunehmend verwandt. In einer ersten kontrollierten, randomisierten Studie wurde sie mit der Maltherapie in der komplementären Behandlung Psychosekranker verglichen. Benutzt wurden Übungen in Bewegung mit Selbstmassageanteilen, da spontane Übungen oder solche in Stille ggf. zu psychotischen Dekompensationen führen können.

Für je ein Kollektiv zu 16 Patienten (ICD 10: F 2, F 3) gab es qigong-Übungen bzw. Maltherapie, vom gleichen Therapeuten zweimal wöchentlich je eine Stunde unter Anleitung durchgeführt, insgesamt 16-mal mit zwei Nachuntersuchungen ein und vier Monate später. Es erfolgte eine testpsychologische wie auch eine kasuistische Auswertung.

Allgemein formuliert wurde deutlich, daß die qigong-Übungen auf verschiedene psychopathologische Symptome wie Akutangst und allgemeine Ängstlichkeit (STAI state und trait), allgemeine Beschwerden (B-L), depressive Verstimmung auch im Rahmen der postpsychotischen Remissionsphase mit Antriebsarmut, Psychotizismus (SCL-90-R), Zoenaesthesien (kasuistisch) etc. einen signifikant bis tendenziell positiven Einfluß in Ergänzung zur üblichen medikamentösen Therapie hatten. Außerdem besserte sich die Zufriedenheit mit dem gegenwärtigen Körperzustand mit nachlassender Anspannung und angenehmer Müdigkeit, Verbesserung von Genussfreude, Lustempfinden (FAW) sowie Leistungsschwierigkeiten (AT-EVA). Auch zeigte es sich, daß bei den Nachuntersuchungen dieser positive Effekt meist wieder zunehmend verschwand, da die wenigsten Patienten in der Lage waren eigenständig weiterzuüben.

Die hier untersuchten qigong-Übungen hatten einen positiven Effekt auf den Genesungsverlauf von psychotischen Patienten und es wurde mehr Lebensqualität erreicht. Dies konnten die Ergebnisse von Untersuchungen zu anderen körperorientierten Verfahren mehr als bestätigen.[204]

Es hat den Anschein, als ob die Patienten, wie in der kasuistischen Auswertung deutlich wurde, erst – womöglich durch Fragen darauf aufmerksam geworden – die veränderte Körperwahrnehmung (im negativen wie im positiven) und die bessere Körperfunktion zur Bewusstwerdung handfest erleben müssen. So verbalisierten sie im Dialog z. B. zu Beginn mehr Schulterverspannung und Schmerzen sowie nach den Übungen lockerere Schulter ohne Schmerzen. Auf diese Weise wird eine Umsetzung dieser neuen Erfahrungen in ein allgemein verändertes Körpererleben erleichtert. Dieses können sie dann wiederum bewusst wahrnehmen und auch verbalisieren. Daß diese Umsetzungen bei Psychosekranken besonders schwierig sind steht außer Frage. Es bestehen also im Ablauf zwei Ansätze zur Verbalisierung des bewusst Wahrgenommenen. Vermutlich greifen die bestehenden Fragebogen deswegen nicht ausreichend, weil sie in ihren Abfragen erst im späteren Ablauf (zu weit unten auf der folgenden Skizze) ansetzen und damit schon zuviel weiterentwickelte bzw. auch zu abstrakte Bewusstwerdung, von psychotherapeutisch erreichten Verbesserungen, mit

204. Heise (2009.

folgender Integration im Patienten voraussetzen. Aber diese Integration in das Körpererleben des Patienten muß nicht nur vorhanden sein, d.h. im Sinne von Neuroplastizität und Neuromodulität (Spitzer, 2000) sich über die TCM-spezifische Wirkung der qigong-Therapieübungen direkt (↓↓) im Menschen verändernd verbreitet und seinen heilenden Einfluß hinterlassen haben. Zusätzlich dazu wird nun – damit wir diese Veränderung auch testpsychologisch messen können - erwartet, dass es bewusst gemacht und dann noch verbalisiert wird (▼▼).

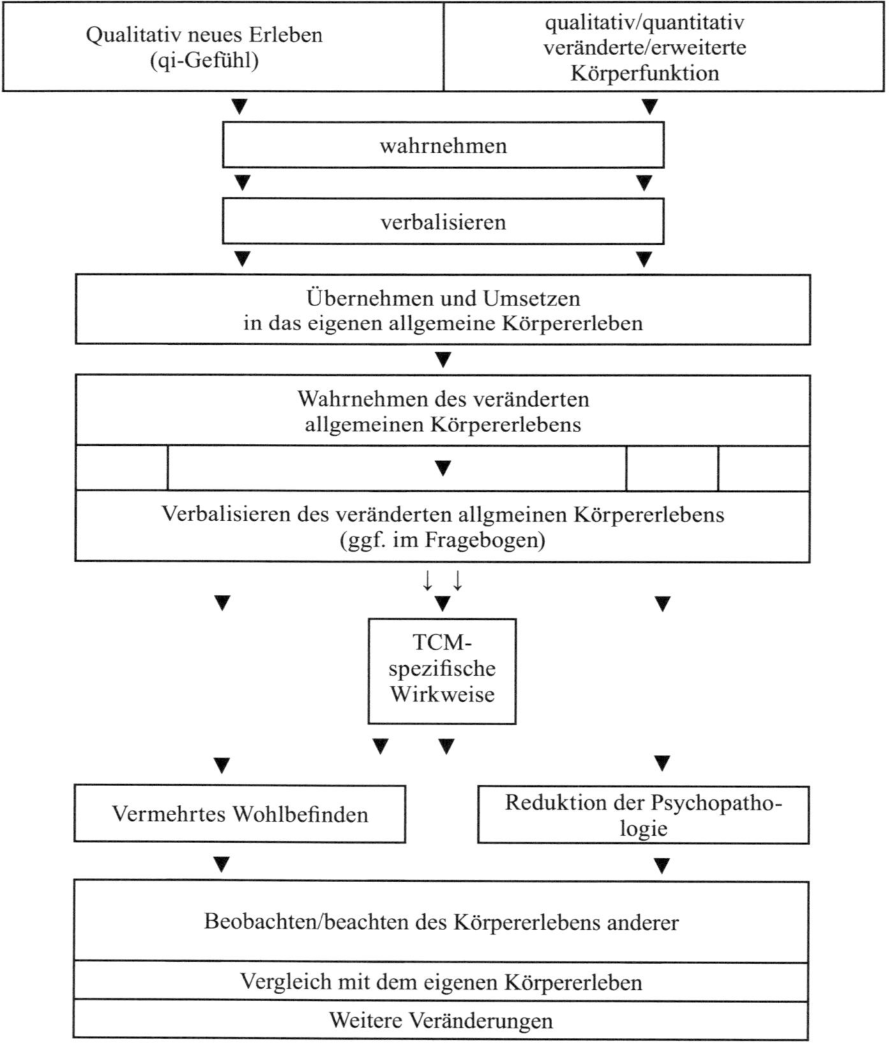

Körperliches und seelisches Erleben bei der *qigong*-Therapie"[205]

205. Heise (2009). S. 221f.

Einen weiteren Ansatz verfolgen neue Untersuchungen, welche die körperlichen Bewegungsübungen mit der Ernährung besonders hinsichtlich den Flavonoiden und dem Darm-Mikrobiom in Verbindung bringen zur Erhaltung oder Verbesserung der kognitiven Fähigkeiten.[206]

Der neueste Bericht der WHO geht davon aus, dass zwischen 2020 und 2030 fast 500 Millionen Menschen Herzkrankheiten, Fettleibigkeit, Diabetes, Depressionen und Demenz entwickeln dürften, aufgrund fehlender körperlicher Aktivität. Das Minimum der wöchentlich empfohlenen 150 Minuten für Erwachsene, um Krankheiten vorzubeugen, erreichten 27,5 Prozent der Weltbevölkerung nicht. Dabei sei in Ländern mit hohem Einkommen das Problem mit etwa 36,8 Prozent doppelt so groß, wie in solchen mit niedrigen Einkommen (16,2 Prozent). Während es in Finnland mit nur 16 Prozent der Frauen und 17 Prozent der Männer relativ gut laufe, biete Deutschland 44 Prozent der Frauen und 40 Prozent der Männer über 18 Jahren, die sich deutlich mehr bewegen müssten. Noch dramatischer seien unsere Jugendlichen dran mit 88 Prozent der Mädchen und 80 Prozent der Jungen. Indoor- und outdoor-Training ohne schicken Spezialdress mit einfachen Maßnahmen wie schnellem Gehen, Treppensteigen, Radfahren etc. würden schon hilfreich sein. Fiona Bull, in Genf Leiterin der WHO-Abteilung für körperliche Bewegung, berichtete, dass die Behandlung der 500 Millionen Menschen, die mangels Bewegung erkranken dürften, die Welt zusammen 27 Milliarden Dollar kosten würde, womit stattdessen 100 Millionen Ärztinnen und Ärzte ausgebildet werden könnten.[207]

Zusammenfassend lässt sich schlussfolgern, dass die Evolution vom homo currens, der täglich mehr als ein Dutzend Kilometer seit Jahrhunderttausenden zurücklegte, innerhalb von Jahrzehnten zum homo sedens, der egal wie und wo rumsitzt, nicht so schnell vollziehbar und folglich nicht ohne eine wesentliche Verschlechterung seines Gesundheitszustandes und einer verkürzten Lebensspanne vonstattengeht.

---

206. Carol L. Cheatham, David C. Nieman, Andrew P. Neilson & Mary Ann Lila: Enhancing the Cognitive Effects of Flavonoids With Physical Activity: Is There a Case for the Gut Microbiome? *Front. Neurosci.*, 22 February 2022 | https://doi.org/10.3389/fnins.2022.833202 18.06.2022.

207. https://www.gmx.ch/magazine/gesundheit/millionen-menschen-traege-who-zeugnis-deutschland-ungenuegend-37395430; 22.10.2022.

6. Unser blauer Planet – das Wasser und wir

Die Astronauten und Kosmonauten waren entzückt und tief bewegt beim Anblick unserer Erde als blauem Planeten. So fern, in all dieser kosmischen Schönheit, erscheinen die kleinlichen Streitereien der Menschen nur lächerlich und ihre mittlerweile mehr ökonomisch als politisch orientierten Tendenzen zur ungewollten, aber klar in Kauf genommenen Vernichtung dieses Globus für die nächsten Jahrzehntausende unglaublich dumm. – Keiner sagt er will es, aber alle machen es. Die Mächtigeren mehr, die anderen in ihrer lenkbaren und passiven Masse ähnlich. – Man fragt sich, wo bleibt der unfolgsame Aufschrei der Mündigkeit, aber ohne Aggression und Zerstörung mit einer deutlichen Schwerpunktverlagerung der menschlichen Gesellschaft zu einem gesünderen Leben in einer wieder gesundenden Natur?

Zurück zum Wasser, welches so viel Fläche und Wichtigkeit unseres Planeten und von uns in Anspruch nimmt. Das meiste davon ist Salzwasser und für alle Lebewesen an Land zum Trinken nicht geeignet. Diese Banalität konzentriert uns auf die wenigen verbleibenden Prozente. Wie sieht es mit deren Quantität und Qualität aus?

Zur Verödung und Verwüstung vieler Regionen, nicht nur durch Klimawandel, sondern durch Politik, die von Großkonzernen gesteuert wird, gegen die Aktivitäten der Kleinbauern, gib es unzählige Beweise, die oft genug auch schon vernichtet wurden. Zeugnisse und Reportagen, die schon manchen Idealisten das Leben kosteten, wie das von dem Schweizer Aktivisten Bruno Manser[208], der heldenhaft lokal und international bis hin zur UNO gegen die Abholzung des Regenwaldes in Indonesien mit und für die dortigen Ureinwohner kämpfte.

Hier soll mehr von der Wasserqualität die Rede sein. Wie kann man diese bestimmen, zusätzlich zur mechanisch-chemischen Schadstoffanalyse?

Es soll in dieser Stelle nicht eingegangen werden auf die Naturheilverfahren mit den zahlreichen bekannten Vertretern der Wassertherapien, beginnend mit Johann Siegmund Hahn Senior und Junior bis hin zu Pfarrer Sebastian Kneipp. Die neuzeitlichere Erforschung des Wassers fand notgedrungen häufig in Außenseiterbereichen statt. Die Folgen waren fehlende Verbreitung, stagnierende Fortschritte sowie unzureichende kontrollierte Wiederholung und Diskussion der Ergebnisse durch andere Forschergruppen. Sammeln wir also bona fide ein paar der interessanten Resultate, die es schon gibt. Viktor Schauberger (1885–1958) und

208. Film von Niklas Hilber & Sven Schelker (2020). *Bruno Manser. Die Stimme des Regenwaldes.* Ascot Elite DVD.

sein Sohn Walter gehören hierbei zu den Pionieren. Victor Schauberger[209] war verantwortlich für einen großen, fast unberührten Wald bei Linz. Aufgrund seiner besonderen Gabe der intuitiven Naturbeobachtung, entdeckte und hinterfragte er einige Abläufe und Prozesse, wie die besonderen Eigenschaften kalten Wassers noch in Quellnähe, sowie das bewegungslose Stehen von Forellen als auch ihr blitzschnelles gegen den Strom Schwimmen, dem er nachging. Er beobachtete, dass manche Stämme kurzfristig gegen den Strom schwammen. Die von ihm studierten und nachgebauten Bedingungen dieser Situation konnte er umsetzen in eine neuartige Form von Baumstammtransport, die jahrzehntelang in einigen Ländern genutzt wurde. In Österreich fand das ein Ende, als der zuständige Politiker ihn fragte, ob er ihm mehr bieten könne, als ein bestimmtes Wirtschaftsunternehmen. – Auf der Suche nach der Erklärung von einigen dieser merkwürdigen Phänomene kam er schließlich auch zu der Zusammenarbeit mit einem Hydrologen, der ihn nicht gleich als „Spinner" abstempelte. Aber Prof. Forcheimer war auch nicht in der Lage, das Erfahrene in wissenschaftlich ausreichende Theorien umzusetzen. Die besonderen Eigenschaften beim Zusammenkommen von Wasserstoff und Sauerstoff unter unterschiedlichen Temperaturen sowie in Verbindung mit Schwingungsformen ließen ihn verschiedene Geräte bauen, um das gesunde Quellwasser aus der Waldestiefe bei Mondlicht nachzuahmen. Hieraus konnte er auch ableiten, dass solchermaßen gesundes Wasser Krankheitserregern wenig Chancen lässt. Er vermutete, dass dies auch im Blut ähnlich sein könnte und dies wie das Wasser auch eine eigene treibende Kraft haben könne, so dass das Herz nicht nur pumpe, sondern auch gepumpt werde. Da solche altbackenen Vorstellungen aber nach dem Mittelalter nur noch belächelt worden waren und durch rein mechanistische Konzepte ersetzt wurden, fanden seine Ideen bisher keinen Widerhall in der Medizin. In der Umsetzung dieses Prinzips auf die Luft gelang es ihm tatsächlich, verschiedene Geräte zu entwickeln, darunter auch eine „Fliegende Untertasse", die zumindest ihre ersten Flugversuche ohne erkennbaren bekannten Antrieb erfolgreich hinter sich brachte. Schauberger hatte jedoch, durch sein ganzes Leben hindurch, auf der einen Seite mit der Anerkennung und auf der anderen Seite bei eingestelltem Erfolg, mit Neidern und solchen, die ihn ausnutzen wollten, zu kämpfen. Das trug nicht unwesentlich zu seinem verfrühten Tode bei. Immer auf der Suche nach Projektgeldern hatte er eine Einladung in die USA akzeptiert. Einem illegalen Knebelvertrag entkam er dort nur mit großer Mühe durch Flucht unter Zurücklassung seiner Habseligkeiten. Obwohl dabei viele Papiere und Geräte in den USA konfisziert wurden und damit verloren waren, setzte sein Sohn Walter die Forschungen nach besten Kräften weiter fort, wie beispielsweise in der biotechnischen Akademie der Pythagoras-Kepler-Schule in Bad Ischl.

209. Olof Alexandersson (1990). *Living Water. Viktor Schauberger and the Secrets of Natural Energy.* The Hollies: Gateway Books.

Der Tiroler Johann Grander[210] (1930–2012) kaufte 1989 ein stillgelegtes Bergwerk mit Quellen, deren Wasser die Grundlage seiner Forschung war, in Kombination mit Magnetmechanismen, einer „Wasserbatterie", nachdem er entdeckt hatte, dass sich hochfrequente Energien (ca. 100 000 Hertz) des Magnetgenerators bleibend auf das Wasser übertragen ließen. Nach Grander ist Süßwasser positiv und Salzwasser negativ geladen, so dass normalerweise beim Zusammenfluss große Energiemengen freigesetzt werden, die für das Wetter mitverantwortlich sind. Wenn nun die vom Flusswasser getragenen Informationen gestört sind, habe das einen negativen Einfluss auf das Wettergeschehen. Während des zunehmenden Mondes könne man eine starke Rechtsdrehung des Wassers und beim abnehmenden dann eine deutliche Linksdrehung feststellen, so dass es immer wieder zu einem Gleichgewicht komme. Während bei offenen Wasserleitungen wie den römischen Aquädukten oder offenen Kanälen die natürliche Wasserenergie noch eher bewahrt werden kann, ist das ganz anders in Rohrleitungen, so dass diese auch durch Ablagerungen zusintern. Selbst das mit üblichen Verfahren gereinigte Leitungswasser enthalte trotzdem noch den Schadstoffen wellenmäßig zuordenbare elektromagnetische Schwingungen, welche mit dem Grander-Verfahren positiv beeinflusst werden könnten. Eine mit Ammoniak überladene Gülle treibe die Regenwürmer in Todesnot an die Oberfläche, wo sie arbeitslos geworden, schon von vielen Vögeln erwartet würden. Mit der Güllebelebung nach Grander könne man dagegen eine umweltverträgliche Gülle erzeugen. Nachdem er mehrere Auszeichnungen erhalten hatte, wurde ihm am Ende seines Lebens von Politikern vorgeworfen, dass er seine bisher noch nicht erklärbaren Erkenntnisse wohl nicht im derzeit für unabdingbar erachteten Doppelblindversuch untersucht hatte und folglich nur parawissenschaftlich sei, wie so vieles, was sich dem Verständnis einseitig orientierter Menschen meist entzieht.

Der iranische Arzt F. Batmanghelidj[211] lenkte den Blick in ähnlicher Weise auf das Blutsystem wie Schauberger schließlich, als jener vom Wasserfluss darauf Rückschlüsse zog. Auch er meinte, dass die gegenwärtige Sicht des physiologischen Wasserhaushalts zu sehr die darin gelösten Mineralien und andere (Boten-)Stoffe betonte, statt die Eigenschaften des Wassers als solches weiter zu untersuchen. Durch fehlende Quantität an Wasser im Körper besonders mit zunehmendem Alter, nötig für die gute Funktion von Gehirn, Blut, Darm, Knochen, Knorpel und so weiter, kommen die eigentlichen Qualitäten des Wassers, welche dieses bietet, unzureichend zum Tragen. Und dies geschieht umso mehr, wenn das zugeführte Wasser halbkrankes Oberflächenwasser (eventuell mit Tee oder entwässerndem Kaffee) ist oder ein Softdrink mit oder ohne Saftanteil, im Gegensatz zu dem „gereiften" Quellwasser, welches alle Erdschichten durchlaufen

210. Hans Kronberger & Siegbert Lattacher (2000). *Auf der Spur des Wasserrätsels, von Viktor Schauberger bis Johann Grander.* Wien: Uranus.

211. Bernd Bruns (2006). *Achtung Wasser. Einblicke in die Seele des Wassers.* Rosenheim: EU-Umweltakademie.

hat. Dieses schwingt dann wie der Kammerton A mit einer Frequenz von 440 Schlägen pro Sekunde. Dermaßen voll energetisiert, kann es nämlich auf den Transportwegen des Blutes und des Darmes ähnlich wirken, wie Schauberger dies für seinen Holztransport nutzte. Ablagerungen in den Gefäßen wären so nicht möglich. Und all die durchgeführten Regulierungsbauten an Flüssen erwiesen sich als Verschwendung von Geld und letztlich Verlust von Ackerland, Naturlandschaft und Sicherheit mit der Folge eines steten Sinkens des Grundwasserspiegels.[212] Dabei könnten die Informationen im Wasser zusätzlich das Ihrige zu einer positiven Entwicklung beitragen. Paracelsus und Pfarrer Kneipp nutzten dies auch, wenn sie ein Meerwasserbad bei 37° C empfahlen, da dann aufgrund der Resonanzgesetze das Wasser mit dem Körper in eine gesundheitsfördernde Resonanz kommt.[213] Das regt den Stoffaustausch an, mit Entgiftung und Aufnahme von Mineralien, Spurenelementen und positiven Informationen. Letzterem werden wir nun etwas mehr nachgehen.

Der finanziell unabhängige Japaner Masaru Emoto[214] wählte einen ganz anderen Zugang. Von der Einzigartigkeit jedes Wassertropfens und jeder Schneeflocke überzeugt, gelang es ihm, dies in Form kristallisierter Wassertropfen unter dem Mikroskop sichtbar zu machen und 1994 zu veröffentlichen.

Zwischen den negativ geladenen Elektronen und dem positiv geladenen Atomkern des Wassermoleküls sei relativ gesehen sehr viel Platz, der mit Informationen gefüllt werden könne, so sieht es Emoto. Er machte zahlreiche Experimente zu dessen Erforschung. So konnte er nachweisen, dass negative Wörter, die über Nacht auf das Wasserröhrchen aufgeklebt wurden, aber nächsten Tag bei der Kristallisation zu Eis entweder keine oder sehr fehlerhafte Eiskristalle hervorbrachten. Bei positiven Wörtern waren sie dagegen hervorragend. Nach der Beschallung des Wassers mit der Musik der großen Klassiker wie Bach und Mozart fanden sich wunderschöne Kristalle, im Gegensatz zu der Musik von oft allzu schlichten und/oder narzisstischen FührerInnen der Hitlisten, aggressiven Rappersongs, Heavy Metal oder andererseits langen und/oder starken elektromagnetischen Einflüssen beispielsweise des Fernsehers. Ebenso zeigten sich die Einwirkungsergebnisse mit schönen Resultaten bei Seewasser oder Flusswasser für welches gebetet wurde, nachdem es vorher umweltmäßig sehr belastet war und kaum kristallisieren wollte.

Gekochter Reis, für dessen eine Portion ständig Dankesworte gesprochen wurden, hielt sich besser als solcher, der ständig beschimpft wurde. Wenn man sich nun überlegt, aus wieviel Wasser wir bestehen, könnte sich gut erklären, warum wir mit dem Partner,

212. Viktor Schauberger (2016/1933). *Unsere sinnlose Arbeit.* Bad Ischl: J. Schauberger Verlag. S. 18ff.

213. Bernd Bruns (2006). *Achtung Wasser. Einblicke in die Seele des Wassers.* Rosenheim: EU-Umweltakademie.

214. Masaru Emoto (2005). *The True Power of Water. Healing And Discovering Ourselves.* Hillsboro: Beyond words publishing.

den Kindern oder Freunden lieber nicht schimpfen sollten, sondern besser liebevolle, aufbauende Worte verwenden. Denn im Gegensatz zum Reis, haben wir ja nicht nur eine biologische Struktur zu bieten, sondern meistens doch etwas mehr.

Es würde also nahe liegen, dass wir unsere Quellwasserkaraffe mit den Worten „Liebe und Dankbarkeit" beschriften, um davon profitieren zu können. Nach EMOTOS Ergebnissen führt dies in Richtung einer vermehrten Absorption und Nutzung von Nährstoffen, gibt den Zellen mehr Sauerstoff, entgiftet den Körper besser und erlaubt eine bessere Zellreplikation. In verschiedenen Schulen der Psychotherapie oder Herangehensweisen soll man bei negativen Emotionen diese in Gedanken mittels der positiven Gegensätze ausgleichend bearbeiten. In der traditionellen chinesischen Medizin heißt es „yi dai qi", die Aufmerksamkeit trägt/lenkt die Lebensenergie qi. Hier hätten wir also eine, ins Stoffliche des Wassermoleküls hineinreichende, mögliche Teilerklärung.

Die chinesische Qigong-Therapie[215] beinhaltet auch bei der Ausübung des fa waiqi, dem Aussenden der Qi-Energie auf beispielsweise Blumengießwasser oder das eigene Essen und Trinken, was schon Jesus mit seiner Ausstrahlung segnete, die nachgewiesene Verbesserung durch dies nun besser energetisierte Produkt. In der VR China wurden zahlreiche Versuche unternommen, die beispielsweise ein besseres Wachstum von Pflanzen, das Reifen bis zum Reiskorntragen trotz Trockenheit, sowie das Verbessern einer Vielzahl von gesundheitlichen Problemen durch diese Behandlung unter Beweis stellte.

A. W. DÄNZER[216] dachte sich dann, dass Früchte und Gemüse ja auch einen wässrigen Saft beinhalten und erzeugte davon in einem standardisierten Verfahren Kristallisationsbilder, in denen er den Unterschied von Bio- zu Nichtbio-Lebensmitteln klar aufzeigen konnte.

All diese hier beschriebenen Effekte sind sehr viel schwerer oder nicht zu erreichen, wenn unser Trinkwasser eine schlechte Qualität hat. Mittlerweile müssen wir nicht nur das Blei aus alten Bleirohren in noch etwa fünf Millionen Haushalten, den Asbest aus den letzten Asbestzementleitungen der Wasserkraftwerke, das Blei und Cadmium aus den verzinkten Eisenrohrleitungen, Pestizide, Herbizide, Insektizide, biologische und chemische Düngemittel, sondern auch die ganzen Arzneimittelrückstände von den natürlich entsorgten Hormonen der Antibabypillen über Antibiotika bis zur oft toxischen Chemotherapie berücksichtigen. Während früher die als gesund geltenden Mineralwässer zur Hälfte die Grenzwerte von Nitrit, Nitrat, Natrium und Arsen überschritten, so fand man jetzt, dass gerade die recycelten Plastikflaschen, mehr noch als die Einmal-

215. HEISE, THOMAS (1999). *Qigong in der VR China: Entwicklung, Theorie und Praxis.* Berlin: VWB-Verlag.

216. A. W. DÄNZER (2018). *Die unsichtbare Kraft in Lebensmitteln. Bio und Nichtbio im Vergleich.* Mit Einblick in gentechnisch veränderte Nahrungsmittel. Kristallisationsbilder aus der Forschung vom LifevisionLab von Soyana. Schlieren-Zürich: Verlag Bewußtes Dasein.

flaschen der Mineralwässer, Plastik freisetzten, welches dann als Nanopartikel unseren Organismus belastet. Mehr als 2 000 km verbreiten sich diese. Eine Berechnung gibt als Beispiel an, dass bis zu 3 000 Tonnen davon jährlich in der Schweiz herunterschneien.[217] Von den bisher weltweit rund 8 300 000 000 Tonnen produzierten Plastik sind mittlerweile 60 Prozent im Abfall gelandet.[218] Und dieser kann immer kleiner werden, wenn er nicht schon direkt als Nanopartikel erzeugt wird und so in unserem Körper sein Unwesen treibt. Der größte Teil der Mikroplastikpartikel stammt aus der Müllverbrennung, aus dem Reifenabrieb aller Fahrzeuge sowie dem Abrieb des mit Plastik angereicherten Asphalts. Bessere Schornsteinfilter und eine Änderung der Asphaltmischung würden hier schon weiterhelfen. Die Konsumerzeitschrift *K-Tipp*[219] untersuchte in sechs Kantonen die Ackerböden. Die Werte schwankten zwischen 512 und extrem beunruhigenden 118 416 Mikroplastikpartikeln pro Kilo Erde. Laut dem Österreichischen Umweltbundesamt lag der dort gemessene Höchstwert bisher bei 18 760, was in der Schweiz in einem Fall knapp erreicht und in drei Fällen deutlich überschritten wurde. Überall fand sich Polyethylen (PE) und oft Polystyrol (PS) sowie Polyethylenterephthalat (PET). PE wie in Siloballen, Tunnelfolien und Vogelschutznetzen werden jährlich mit ca. 16 000 Tonnen eingesetzt, wovon etwa 160 Tonnen im Boden zurückbleiben. Diese ehrenvolle Untersuchung scheint europaweit noch keinesfalls Mode geworden zu sein. Aber trotzdem wollte das Bundesamt für Umwelt das machen, was es anscheinend am besten kann: abwarten. Abwarten, bis es definitive EU-Richtlinien gäbe, wenn man sich denn mal irgendwann zu weiteren Untersuchungen entschließen und Konsequenzen ziehen würde. Das Mikroplastik gemessen von *K-Tipp* mit 6 bis 100 Mikrometern gelangt mit dem Wasser zu den Pflanzenwurzeln und wird so aufgenommen und von uns konsumiert. Eine Untersuchung des italienischen Obsthandels und der Gemüsemärkte in Catania ergab positive Ergebnisse in allen 36 Proben, am meisten in Rüben sowie Äpfeln und am wenigsten im Salat.[220] In Südkorea konnte in vitro und in vivo, also im Labor wie im Leben nachgewiesen werden, wie gefährlich besonders die kleinsten Partikel mit zwei Mikrometern sind, welche sogar die Bluthirnschranke passieren und sich dann

---

217. In den Alpen schneit es Plastik – Sonnenseite – Ökologische Kommunikation mit Franz Alt. https://www.t1p.de/eg59; 23.04.2022.

218. Nanoplastik überall zu finden. In: *ÖkologiePolitik – Journal der Ökologisch-Demokratischen Partei.* 39:188, April 2022, S. 6. https://t1p.de/p01s 23.04.2022.

219. Andreas Schildknecht (2022). Plastikpartikel belasten Schweizer Ackerböden. *K-Tipp* 17.4-5, 19.10.2022.

220. Margherita Ferrante, Mohamed Banni, Claudia Favara, Ilenia Nicolosi, Antonio Cristaldi, Maria Fiore Pietro Zuccarello (2020). Micro- and nano-plastics in edible fruit and vegetables. The first diet risks assessment for the general population. *Environmental Research*, Vol. 187, 08–2020, https://doi.org/10.1016/j.envres.2020.109677.

in Gehirnzellen anreichern und Entzündungen hervorrufen können.[221] Bei 8 Millionen Tonnen jährlichem Plastik, welches unter dem Einfluss von UV-Strahlung wie auch den Meereswellen sich dort in Mikropartikel auflöst, ist konkrete Abhilfe wichtiger als über den Klimawandel zu philosophieren. Interessanterweise gelang es nun ebenso den Südkoreanern Nanofiltrationsmethoden zu entwickeln, welche hier von Nutzen sein können.[222] Der ökonomische Schaden für die Weltmeere liege bei 8 Billionen Dollar und so werteten der WWF mit Thava Palanisami von der australischen Universität Newcastle 50 Studien aus, um festzustellen, wieviel Mikroplastik wir tatsächlich schon verzehren. Und ist es nicht eine grauenvolle Vorstellung, dass jeder von uns seine Bankkarte (5 g) innerhalb einer Woche und immer wieder verspeist?[223]

Glasbehälter und neue Gesetze könnten vieles vermeiden. Und um wenigstens etwas mehr von all den genannten Stoffen aus dem Abwasser herauszubekommen, wäre eine vierte Reinigungsstufe notwendig, die ewig diskutiert und nie gemacht wird.

Zu dieser Luftverschmutzung kommt dann noch weiteres hinzu, wie der Feinstaub. Dazu wurde festgestellt, dass sich die Luftqualität in der EU zwar deutlich verbessert hätte, jedoch 2020 immer noch 240 000 Menschen vorzeitig wegen der Luftverschmutzung verstarben. 96 Prozent der Stadtbewohner seien Feinstaubwerten ausgesetzt, die über den Richtwerten der Weltgesundheitsorganisation (WHO) von fünf Mikrogramm per Kubikmeter lägen.[224] Und wenn das schon hier so ist, darf man gar nicht daran denken, wie es in den Industriezentren Norditaliens oder in den Weltmetropolen aussieht.

Es ist sicherlich gut, dass alle Haushalte Wasser sparen sollen. Aber gerade, weil es eigentlich der wichtigste Rohstoff ist, sollte die Industrie nicht unberücksichtigt bleiben. Alte Verträge, wo Wasser zu billig oder gar für umsonst weggegeben wird, ermuntern nicht gerade zum Sparen. Denkt man an den Klimawandel, sind das unhaltbare Zustände.

> Die Bundesregierung und ihre Vorgängerinnen haben es versäumt, Großkonsumenten wie RWE oder BASF zum Wassersparen zu verpflichten und ihren Verbrauch einzuschränken. Dabei nutzen nach CORRECTIV-Recherchen Kohle-Tagebaue, Chemiefirmen und die Nahrungsmittelindust-

---

221. Wookbong Kwon, Daehwan Kim, Hee-Yeon Kim, Sang Won Jeong, Se-Guen Lee, Hyun-Chul Kim, Young-Jae Lee, Mi Kyung Kwon, Jun-Seong Hwang, Jee Eun Han, Jin-Kyu Park, Sung-Jun Lee, Seong-Kyoon Choi, *Microglial phagocytosis of polystyrene microplastics results in immune alteration and apoptosis in vitro and in vivo, Science of The Total Environment.* https://doi.org/10.1016/j.scitotenv.2021.150817.

222. Byung-Geon Park, Cheoljae Lee, Young-Jun Kim, Jinhyoung Park, Hyeok Kim, Young Jung, Jong Soo Ko, Sang-Woo Kim, Ju-Hyuck Lee, Hanchul Cho, *„Toxic micro/nano particles removal in water via triboelectric nanogenerator“*, online published on 06.11,2022.

223. https://www.newcastle.edu.au/newsroom/featured/plastic-ingestion-by-people-could-be-equating-to-a-credit-card-a-week; 22.10.2022.

224. https://www.gmx.ch/magazine/wissen/natur-umwelt/trotz-besserer-luft-240000-vorzeitige-todesfaelle-eu-37503364; 25.11.2022.

rie insgesamt fast viermal so viel Fluss- und Grundwasser wie alle Bürgerinnen und Bürger zusammen – und können dies mit jahrzehntelangen Verträgen auch weiterhin tun.

Mit insgesamt rund 500 Millionen Kubikmetern Wasser pro Jahr gehören die Tagebaue von RWE zu den Spitzenreitern – sie verbrauchen so viel wie rund elf Millionen Bürgerinnen und Bürger.[225]

Bis zum geplanten Kohleausstieg im Jahr 2030 zahlt der Konzern nach eigenen Angaben höchstens fünf Cent für einen Kubikmeter, während wir knapp vier Euro dafür hinlegen müssen. Während RWE noch informiert, weigern sich fast alle anderen, wie beispielsweise die Mitteldeutsche Braunkohlengesellschaft mbH (Mibrag) in Sachsen-Anhalt, obwohl eine Anfrage nach dem Umweltinformationsgesetz (UIG) Auskunftsrechte für all jene Daten einräumt, welche die Umwelt und die Lebensgrundlagen betreffen.

Der Ludwigshafener Chemiekonzern BASF nutzt nach CORRECTIV-Recherchen mehr Wasser als jedes andere Unternehmen in Deutschland. Um ihre Lacke, Düngemittel und Kunststoffe herzustellen, müssen Rohstoffe erst erhitzt und schließlich mit Wasser abgekühlt werden. Laut Bundesumweltamt wird aber genau diese Industrie in den Hitzeperioden der Klimakrise noch mehr Wasser benötigen als bislang: „Der Bedarf an Kühlenergie für industrielle Prozesse und für Raumklimatisierung wird aufgrund steigender Temperaturen voraussichtlich zunehmen." Zugleich wird die Klimakrise die Temperaturen von Gewässern steigern und die Pegel sinken lassen und damit „die Nutzbarkeit von Kühlwasser aus Flüssen reduzieren". Kurz: Die größten Konsumenten könnten künftig noch mehr Wasser benötigen als bisher. Tatsächlich nutzt BASF deutlich mehr als die umstrittene Teslafabrik in Brandenburg: Rund 1,2 Milliarden Kubikmeter Wasser aus dem Rhein und 20 Millionen Kubikmeter Grundwasser fließen durch die Anlagen des Werks in Ludwigshafen. BASF dürfte theoretisch sogar noch mehr Wasser abpumpen: Seine Verträge billigen dem Unternehmen nach CORRECTIV-Informationen sogar 1,6 Milliarden Kubikmeter pro Jahr zu. Der Konzern verweist darauf, dass er einen Großteil des Wassers wieder zurückführe. Trotzdem fehlt das abgepumpte Wasser im Rhein – und damit auch den Bürgerinnen und Bürgern: Rund 30 Millionen Anwohner trinken sein aufbereitetes Wasser.[226]

Nach Angaben des rheinland-pfälzischen Umweltministeriums zahlte BASF 2020 rund neun Millionen Euro, somit weniger als 0,75 Cent pro Kubikmeter. Sein bayerischer Konkurrent Alzchem, der vor allem klimaschädlichen Stickstoffdünger für die konventionelle Landwirtschaft herstellt, zahlt hingegen offenbar nichts. Bisher konsumierten sie nur etwas mehr als 50 Prozent des genehmigten Volumens. Bei hohen Sommertemperaturen würde mehr Wasser aus den Flüssen benötigt, um dies erhitzt unterirdisch in Spalten zu pumpen, um die erforderlichen Rohstoffe zu erhalten. – Der zweitgrößte Chemiefabrikant Deutschlands, der Essener Evonik-Konzern, holt sich insgesamt 730

225. https://web.de/magazine/politik/grossindustrie-legt-land-trocken-groessten-wasserschlucker-deutschlands-37045660; 25.11.2022.

226. https://web.de/magazine/politik/grossindustrie-legt-land-trocken-groessten-wasserschlucker-deutschlands-37045660; 25.11.2022.

Millionen Kubikmeter aus Flüssen und Grundwasser, ohne zu sagen, wie viel Geld seine Zentrale in Marl dafür bezahlt. In Brandenburg gehört die Ölraffinerie PCK zu den größten Wassernutzern. Überall wo CORRECTIV bei Firmen aber auch Ämtern der verschiedenen Landesregierungen nachfragte, stieß man auf großen Widerstand.

> Auch Branchen, die auf den ersten Blick nicht als wasserintensiv gelten, pumpen enorme Mengen aus Flüssen und dem Grundwasser. Das zeigt ein Blick in den Hamburger Hafen und die dortigen Unternehmen. Etwa die dort angesiedelte Firma Ingredion, die sich selbst als „globalen Anbieter für Zutatenlösungen" bezeichnet. Sie stellt Dinge her, über die Verbraucher und Verbraucherinnen nur selten informiert werden: künstliche Zusätze, die das Brot knackiger machen, oder die teures Öl und Eier durch günstige Stärkemischungen ersetzen. Auch die britische Firma Ohly gehört mit ihrem Hamburger Standort zu den Top Ten der größten Wasserverbraucher. Sie ist ebenso ein Gigant der Industrienahrung: Ohly stellt zum Beispiel Hefeflocken her, die mit ihren rund ein Dutzend Geschmacksnoten von Honig bis Roastbeef der Fabriknahrung zu Geschmack verhelfen sollen.[227]

Gehen wir nun von unserem Süßwasser über zum Salzwasser. Und da stoßen wir doch schon unmittelbar auf das Problemfahrzeug. Über 90 Prozent des globalen Handels wird mit riesigen Containerschiffen bewerkstelligt, deren Schwefelgrenzmenge weltweit bei 0,5 Prozent liegt, im Gegensatz zu 0,001 Prozent im Kraftstoff Ihres Autos. Also um das 500-fache höher! Zudem ist Ruß nach CO2 der zweitstärkste Klimatreiber der Welt. Damit ist klar, es gibt bisher noch keine „umweltfreundlichen" Containerschiffe. Und wenn in einen einzigen Container rund 40 000 T-shirts passen und davon auf den größten Containertransportern ca. 25 000 Container Platz haben, so ergibt das laut Naturschutzbund Deutschland einen Transportkostenpreis von 2 Cent für das T-shirt aufgrund des billigen, aber sehr schmutzigen Schweröls für die Schiffe, was natürlich auch die Meere maximalst verunreinigt.[228] Dabei wäre eine Reduktion der Umweltbelastung um 98 Prozent kein Problem durch das Nutzen von besserem Treibstoff und wirkungsvollen Filtern, außer eben dass Reedereien wie MSC oder Maersk in gesetzeslosen Gewässern keine Unsummen mehr verdienen und die Konsumgesellschaft ihren Shoppingrausch und Modewechsel, sowie Abhängigkeiten von anderen Märkten etc. besser kontrollieren müsste.

Aber nicht nur die Menschen und andere Tiere, also die Fauna, ist auf gutes Wasser angewiesen, sondern auch die Flora, das unterschätzte Pflanzenreich. Hier sind Schwingungen im Spiel, die weit über unserem Hörvermögen liegen. Der englische Arzt Edward Bach wandte sich der heilenden Kraft der pflanzlichen Zellschwingungen zu und setzte sie praktisch um, in der nach Ihm benannten Bachblütentherapie. Dies wird wie

---

227. https://web.de/magazine/politik/grossindustrie-legt-land-trocken-groessten-wasserschlucker-deutschlands-37045660; 25.11.2022.

228. https://fridaysforfuture.at/blog/klimabilanz-containerschiffe-co2-schadstoffe-schweroel-347373; 25.11.2022.

auch die Homöopathie von vielen strenggläubigen Schulmedizinern und Naturwissenschaftlern, die weit mehr an der konservativen Vergangenheit festhalten als die Physiker, nicht verstanden. Aber wie schon Max Planck sagte, meine Gegner werde ich nicht überzeugen, sie werden aussterben.

Jacques Benveniste (1935–2004) gelang es 1987, in Paris den Nachweis für die Wirksamkeit hochverdünnter Mittel wie in der Homöopathie zu bringen. Damit belegte er, dass Wasser aufgenommene Informationen speichern konnte. Nicht nur seine Forschungsergebnisse wurden angegriffen, sondern auch hier wieder er als Person. Er starb 2004 kurz vor einem neuen Durchbruch stehend, zu dem ich ihn interviewen wollte. Die Homöopathie wird heute in verschiedenen Schulen gelehrt. Während die sogenannte klassische Homöopathie mehr auf den Errungenschaften Jahrzehnte nach dem Gründer Samuel Hahnemann fußt, insbesondere verbunden mit dem Namen des Amerikaners James T. Kent, so existiert neben der Schule des Gründers noch die ausgedehnte Weiterentwicklung auf dem indischen Subkontinent, wo die Homöopathie ganz offiziell anerkannt eine der drei praktizierten medizinischen Richtungen ist.

– Wie können wir die Homöopathie verstehen als einen Teil der modernen Energiemedizin, die James Oschman[229] nach seinem Verständnis versuchte zusammenzufassen? – Mit meinen einfachen Worten sind störende Einflüsse (Bakterien, Viren, Chemikalien, Elektrosmog etc.) auf den Menschen mit bestimmten Frequenzen verbunden. Die Homöopathie sucht nun Mittel mit den gleichen Frequenzen, die aber genau phasenverkehrt mit ihren Frequenzwellen eingesetzt werden. Das heißt, dass sich ein +1 und ein –1 genauso auslöschen, wie +2 und –2 und dadurch das krankmachende Agens neutralisiert wird. – Nun wieder zu Oschmann mit seiner spezifischeren Erklärung. Wir haben ständig mit Wellen zu tun. Über Auge und Ohr nehmen wir jeweils einen spezifischen Bereich wahr. Dabei ist die Amplitude, also die Höhe (Vertikale) einer Welle, einer der Maßstäbe für die Wellenstärke. Je höher sie ist, desto mehr Energie besitzt die Welle. So überträgt der Wurf eines großen Steins mehr Energie auf das Wasser als ein Kieselstein, der nur kleine Wellen erzeugt und ähnlich ist es mit elektromagnetischen Wellen. Bei gleicher Frequenz überträgt die mit der größeren Amplitude mehr Energie. Bei gleicher Amplitude überträgt die mit der höheren Frequenz mehr Energie, wie die Radiokurzwellen im Verhältnis zu den Langwellen. Schwingungen auch in verschiedenen Tonhöhen wirken über Entfernungen hinweg harmonisch aufgrund des Resonanzprinzips und liegen in Resonanz, wenn bei der Resonanzfrequenz die Eigenfrequenz des zweiten Körpers getroffen wird. Während dies bei einem einheitlichen Kristall schnell bestimmt werden kann, ist der „menschliche Kristall" viel zu heterogen, und außerdem ändert sich die Gesamtschwingung unseres menschlichen Organismus mittels seiner Lebenskraft ständig und lässt ein dynamisches Feld entstehen, welches mit unterschiedlicher

229. James L. Oschman (2009). *Energiemedizin. Konzepte und ihre wissenschaftliche Basis*. München: Urban & Fischer, Imprint von Elsevier.

Qualität und Stärke alle Seinsebenen durchdringt und erhält. Innen- und Außenwelt stehen dabei in einem hochkomplizierten, fließenden und flexiblen, energetischen Prozess mit Wechselwirkungen. Dabei kann jede Einzelkomponente bis hin zu den größeren Verbänden „– je nach Intensität, Resonanz, Harmonie oder Dissonanz eines krankmachenden oder heilenden Reizes – entweder gestärkt oder geschwächt werden. Deshalb ist es für den Praktiker der ‚Energiemedizin' so wichtig, diese Gesetzmäßigkeiten genau zu kennen und zu verstehen."[230] Der lebende Organismus reagiert auf jeden Reiz mit einer Frequenzänderung seines dynamischen Feldes, was sich unter normalen Umständen kaum bemerkbar macht. Ist der Reiz zu stark, um noch positiv zu sein, greift ein Abwehrmechanismus, um ihm entgegenzuwirken. Nach einer individuell verschiedenen Schwelle werden dann die Abwehraktionen auf einer oder mehreren Ebenen als Zeichen oder Symptome spürbar. Die Zeit des anfälligen Körpers davor heißt Latenzzeit, bei Infektionen auch Inkubationszeit, bis beispielsweise die Grippe nach kurzer Zeit oder der Krebs nach Jahren hervortritt. Aufgrund einer reaktiv stärkeren Resonanzfrequenzänderung des dynamischen Feldes, später als Biophotonenfeld noch von einer anderen Seite her näher beschrieben, entsteht eine verminderte Empfänglichkeit gegenüber gleichartigen Krankheitseinflüssen. Besitzt der Mensch eine starke Abwehr, stellt er sein Gleichgewicht wieder her und korrigiert den Schwingungszustand, der beispielsweise durch die Grippe und gegebenenfalls zusätzlich durch das Antibiotikum entstanden ist. Bei einer schwachen Abwehr jedoch, normalisiert sich die Eigenfrequenz nicht und wird durch das Antibiotikum zusätzlich beeinträchtigt. Die resultierende, veränderte Eigenfrequenz macht den Menschen empfänglich für weiteres Ungemach. Das bedeutet, die Ursachen von Komplikationen sind eigentlich nicht weitere Erreger, sondern die Abwehrschwäche. Statt Antibiotikagabe sollte also lieber das dynamische Feld gestärkt werden.

> Im Gegensatz hierzu (zur schulmedizinischen Behandlung) verschiebt ein heilender, der Resonanz des Patienten entsprechender Reiz den Frequenzbereich des Abwehrmechanismus in Richtung größerer Gesundheit.[231]

Fritz-Albert Popp machte in seinem Bericht an die Bundesregierung deutlich, dass die Grundlagen der Homöopathie mit ihren quantenphysikalischen Phasenübergangsphänomenen bei der herkömmlichen Pharmakologie oder Biochemie völlig verkehrt aufgehoben seien. Wo in den Hochverdünnungen kaum noch Moleküle der Ausgangssubstanz mehr nachweisbar sind, geht es um eine informationsmedizinische

230. Georgos Vithoulkas (1986). *Die wissenschaftliche Homöopathie. Theorie und Praxis naturgesetzlichen Heilens*. Göttingen: Burgdorf. S. 85.

231. Georgos Vithoulkas (1986). *Die wissenschaftliche Homöopathie. Theorie und Praxis naturgesetzlichen Heilens*. Göttingen: Burgdorf. S.90.

Einwirkung auf das elektromagnetische Biophotonenfeld[232] des Menschen. Dies passiert nach Gesetzen, die in der Nähe zur Quantenphysik zu suchen sind und nicht bei Newton, wo sich die Schulmedizin immer noch überwiegend aufhält. – Aber wenn wir uns die Realität unseres Regierungssystems mit dem ausgeprägten Lobbyismus anschauen – woanders würde man sagen, es wäre eine völlig korrupte Bananenrepublik (entschuldigt bitte Bananen, ich liebe euch) – dann kann man doch nur erwarten, dass entweder keiner aus dem bürokratischen Apparat die Tragweite eines eigentlich sofort zu fördernden neuen Forschungszweiges versteht, oder die langsam verstehenden Lobbyisten das Weihwasser für die Gesundung eines Gesundheitssystems riechen und wie der Teufel fürchten, denn es geht ja um ein Verdienen an der Krankheit und nicht um eine Gesundung des Menschen.

Aber zurück zum Wasser. Es wird nun angenommen, dass das Wasser, welches den großen Kreislauf mit Verdunstung, Niederschlag, Versickerung, Mineralienanreicherung und Quellbildung durchlaufen hat, so die besten Selbstheilungskräfte mobilisierte, die es uns dann zur Verfügung stellen kann. Mittlerweile versuchten einige dieses positiv energetisierte Wasser mit neuzeitlichen technischen Mitteln herzustellen. Dabei ist es wohl so, dass die sechseckige, also hexagonale Flüssigkristallform mit dreidimensionalem Gitter des Wassers physisch stabil sich in Clustern bewegt, worin es Stoffe und ihre Informationen lösen kann und am leichtesten durch Strahlungen wie Mikrowellen zerstört werden kann. Solch geschädigtes Wasser versucht sich mit Elektronenbrücken aus unserem Körper zu reparieren, statt uns zu regenerieren, was dann zu oxidativem Stress bei uns führt.[233] Bernd Bruns entwickelte ein Verfahren, um das Ergebnis dann in seiner Qualität zu überprüfen, indem er Tropfen mit einem Spezialmikroskop fotographierte. Hierbei konnte er ganz unterschiedliche Strukturen erkennen und klassifizieren, gemäß dem Energetisierungsgrad. Er erkannte, dass sich die gegebene Information im Wasser innerhalb von drei Tagen aufbaute und nach Entfernung des Impulsgebers nach sechs Tagen wieder abgebaut hatte. Auch komme das positiv energetisierte Wasser in kleinen Schüben, eben mit zusammenhängenden Clustern, aus der Leitung, als ob es sich in unregelmäßigen Pumpbewegungen durch die Rohre bewege.[234]

Ähnliches hatte schon Schauberger beschrieben. Wenn es positiv energetisiert ist, scheint also eine wasserimmanente Kraft das Wasser durch die Rohre und das Blut durch die Gefäße zu pumpen.

Da die Schwingungen des Menschen niedrigfrequent seien, müsste dies das Wasser ebenso sein, um in eine positive Resonanz treten zu können. Paul Nogier hatte festge-

232. Fritz-Albert Popp (1984). *Biologie des Lichts. Grundlagen der ultraschwachen Zellstrahlung.* Berlin & Hamburg: Paul Parey.

233. https://weltdergesundheit.tv/wasser-grundlage-allen-lebens-weltdergesundheit-tv; 02.05.2022.

234. Bernd Bruns (2006) *Achtung Wasser. Einblicke in die Seele des Wassers.* Rosenheim: EU-Umwelt-akademie.

stellt, dass viele medizinische Geräte zu hohe Schwingungsfrequenzen haben und so schädlich wirken können. Enza Ciccolo wollte diesen Schwingungsphänomenen weiter nachgehen und entdeckte, dass das Wasser des Wallfahrtortes Lourdes das gesamte Lichtspektrum enthielt und in Übereinstimmung mit Zellen und Gehirn eines gesunden Menschen war. Um ein beliebiges Wasser in diesen positiv energetisierten Zustand zu versetzen, reicht es nicht, negative Informationen einfach mit positiven überlagern zu wollen. Vielmehr muss eine abgestimmte, gegenläufige Interferenzwelle die negativen Informationen aufheben, so dass die positive Informationswelle wieder zum Tragen kommen kann. In ähnlicher Weise versuchte man schon mit Teilerfolgen am Flughafen dem Emissionslärm der Flugzeuge entgegenzuwirken. Bei dem Transformerprinzip geht es um eine Energiestärke im natürlichen Lichtspektrum zwischen 390 und 780 nm, mit dem Schwerpunkt im gesundheitsförderlichen rechtspolaren Bereich mit etwa 750 nm. Die Prinzipien dieser Technologie wurden von Winfried M. Dochow entwickelt. Im Haushalt sollen nicht nur die mit diesem Wasser zubereiteten Getränke wohlschmeckender und weicher sein, sondern auch für die maschinelle Verwendung gebe es nur Vorteile.[235]

Aber wie könnte das alles, was wir bisher hörten, in unser biologisches System eingreifen? Dieses System, welches wir in seiner mechanistischen Funktionsweise - analog zur Newtonschen Physik - mit der Anatomie, Histologie, Biochemie und (Neuro-) Physiologie weitreichend studierten und dennoch in seiner Wichtigkeit überschätzten? Wo sind sozusagen die Schnittstellen, um sich dann mit diesen Informationen in den uns bisher bekannten verschiedenen Zellsystemen des Körpers zu verwirklichen? Wir haben uns schon weiter vorgewagt, so wie Albert Einstein und Max Planck, als sie die Physik nach Newton mit ihren ergänzenden Ideen auf den mühsamen Weg der Vervollständigung brachten. Aber es bedarf weiterer Schritte. Die Forschungen von Fritz-Albert Popp (1944–2018) setzen hier an. Mit den von ihm nachgewiesenen Biophotonen könnten wir das Bindeglied gefunden haben. Während die Eigenstrahlung bei Selbstemission von der Zelle die Kohärenz kaum nachweisen lässt, ist dies anders bei der induzierten Emission. Und dafür, dass der Organismus von dieser Kohärenz heftig Gebrauch macht, gibt es zahlreiche Hinweise. Die kohärenten Zellstrahlungen bilden zusammen ein Biophotonenfeld, welches alle Lebensvorgänge steuert und in welches nicht nur der ganze Körper eingebettet ist, sondern welches ebenso mit dem kohärenten entsprechenden Strahlenfeld der gesamten Natur, terrestrischer wie kosmologischer Herkunft, in Interaktion steht.

> Dieses Feld ist ein holographisches Feld stehender Wellen, das in der Lage ist, mit Hilfe eines breiten Spektrums von Frequenzen oder Polarisationen und in engem Zusammenspiel mit allen materiellen Strukturen mit Lichtgeschwindigkeit Signale an jeden Ort des Körpers zu übermitteln

---

235. Bernd Bruns (2006). *Achtung Wasser. Einblicke in die Seele des Wassers.* Rosenheim: EU-Umweltakademie.

und da, wo es erforderlich ist, biochemische Prozesse zu aktivieren oder zu hemmen, Strukturen zu bilden usw.[236]

Während die Forschungsgruppen der einen Schule noch immer probieren die gefundenen Phänomene mit Chemolumineszenz im mechanistischen Weltbild Newtons zu erklären, wagen sich die Popp folgenden Wissenschaftler an Interpretationen mittels eines erweiterten Rahmens heran, welche wie die Quantenphysik zu einer Art Quantenmedizin führt. Aber auch hier sehen wir, dass die wirtschaftlichen Interessen der mechanistischen Systeme den entscheidenden Stellenwert bekommen, während die Idee der Grundlagenforschung in der Universität, als einem Ort einer neutralen und um Erkenntnis bemühten Wissenschaft, schon lange zugunsten einer industrieabhängigen Finanzierung aufgegeben wurde. Ausnahmen bestätigen hier leider nur die Regel. Die Wissenschaftler, welche in diese Richtung arbeiteten, taten dies oft entweder im Rahmen von Nebenerkenntnissen im Rahmen ihrer anderweitigen und offiziell anerkannten Forschung oder im außeruniversitären Rahmen. So zeigte beispielsweise der Chemie-Nobelpreisträger Ilya Prigogine, dass Energiezufuhr Molekülansammlungen von einem ungeordneten in einen kohärenten, geordneten Zustand bringen kann, welches sich dann wie ein Ganzes verhält, solange die Energiezufuhr anhält. Seine Theorie der dissipativen Strukturen konnte in vielen Bereichen angewandt werden, was sehr zu seiner Popularität beitrug.

Popps Biophotonenstrahlung konnte nach einer Arbeit des DNS-Forschers Francis Crick 1980 in Erweiterung durch Martin Rattemeyer weiter untersucht und bewiesen werden. So wird nun die DNS als wichtigste Quelle der Biophotonenstrahlung angenommen. Ke-Hsueh Li entwickelte dann im Rahmen der Lasertheorie auf spektroskopisch gesicherten Daten ein Model für den Mechanismus der Lichtspeicherung im DNS-Molekül, was die Abgabe von kohärentem Licht durch die DNS erklärt und warum so die von Popp vorausgesagten biologischen Funktionen erfüllt werden können. Hier kommt nun die Bildung von „Exciplexen" ins Spiel, wofür aber im Weiteren auf die entsprechende Sekundär- und Fachliteratur verwiesen werden muss.[237] Das derartig bewiesene Modell, dass biologische Moleküle Lasermaterie darstellen und die DNS mit ihrem zentralen aktiven Lichtspeicher zur Steuerung der Zellfunktionen beiträgt, hatte eine Vorgeschichte im Bioplasmakonzept von 1944 durch den Russen V. S. Grischenko, welches erst in den 60er Jahren durch Victor Inyushin und Wlodzimierz Sedlak weiter erforscht wurde. Wenn man das biologische Plasma als „kaltes Plasma" auffasst, mit einem hohen Grad an Strukturierung und geringer Entropie, kann man auch nach Inyushin den ganzen Körper als eine komplexe Struktur mit Regionen unterschiedlichster Organisationsgrade auffassen, wie ein Riesenkristall, wo die Akupunkturpunkte die

236. Marcus Bischof (2001). *Biophotonen. Das Licht in unseren Zellen*. Frankfurt/M.: Zweitausendeins. S. 28.

237. Marcus Bischof (2001). S. 187ff.

dazugehörigen Halbleitereigenschaften zeigen. Er gelangte zu der Überzeugung, dass im Bioplasma sowohl vom Organismus erzeugte, wie auch von außen kommende Infrarot- und Ultraviolett-Biophotonenstrahlung als angeregte Oszillationen langlebig gespeichert werden können. Sie bilden ein biologisches Feld mit einer stabilen, komplexen holographischen Wellenstruktur. Diese dynamische Frequenzstabilität der Biophotonenausstrahlung wiederum, kann man auch als Maß für die Gesundheit betrachten.

Ähnlich sieht die traditionelle chinesische Medizin ein Ausschwenken zu weit in ein Extrem entweder von Yin oder von Yang dies als einen zu korrigierenden Zustand. Ein kleines Kreisen und rasch wieder Einschwenken um ein Zentrum ist dagegen ein erwünschtes, gesundes Reagieren auf innere oder äußere Einflüsse.

Lebewesen pendeln also zwischen einer chaotischen (unterhalb der Laserschwelle, wo mehr Elektronen im Grundzustand sind) und einer kohärenten (oberhalb der Laserschwelle, wenn angeregte Elektronen überwiegen) Funktionsweise des Biophotonenfeldes hin und her und schalten je nach den Umständen oder eben Erfordernissen den einen oder den anderen ein, ohne Energieaufwand. Nach Hermann Haken handelt es sich bei diesem Phasenübergang um eine „dissipative Struktur" im Sinne von Prigogine. So kann die Durchlässigkeit des Gewebes für Biophotonen rasch und stark geändert werden, von Absorption, Abschwächen zu Durchlaufenlassen oder auch Verstärken. Wenn diese Wellenpakete mit den Photonen teilchenhafte, inkohärente Energie aufnehmen, ziehen sie sich zusammen und geben dabei kohärente Energie in Form von Wellen ab. Wenn sie umgekehrt mit den periodischen Wellen geordnete Energie aufnehmen, dann geben sie beim Ausdehnen Photonen ab. – Erwin Schrödinger und Fritz-Albert Popp sahen diesen, durch die kohärenten Zustände entstehenden „Ordnungssog", als grundlegend für das Leben an. Letzterer sah die Fähigkeit immer längere Wellenlängen integrieren zu können, in Zusammenhang mit der Entwicklung immer komplexerer Lebensformen.[238]

– So entsteht, durch die oben aufgezeigte Interaktion, eine ständige Rückkopplung, Dabei taucht die Frage auf, ob dies eine positive Rückkoppelung mit gleichphasiger Verstärkung des Ausgangssignals ist oder eine negative mit gegenphasiger Verringerung der Ausgangsleistung bei gleichzeitiger Stabilisierung des Signals. Dies gilt natürlich nur dann so, wenn die bisherigen Gesetze aus Elektrotechnik und Optik hier ebenso Anwendung finden können.

Aus meiner Sicht könnte es der ständige Wechsel zwischen Yin und Yang, also beiden Formen der Rückkopplung sein, welcher die Stabilität immer wieder herstellen will, nachdem von innen oder außen Einwirkungen (s. o.) aufgetreten sind, welche entsprechende Korrekturen erfordern. Je weniger es dabei zu quantitativ extremen Zuständen kommt, desto mehr wirkt sich das positiv auf die Qualität aus. – Nebenbei kann man dieses Prinzip ebenso auf die individuelle wie auch die Kultur- oder Staatspsychologie verwenden, wenn man den alten Wundt'schen Begriff der Völkerpsychologie vermeiden

238. Marcus Bischof (2001). S. 203ff.

will. Ein persönlicher zu chaotischer Lebensstil, eventuell gekoppelt mit einer diesbezüglichen Persönlichkeitsstörung, ist ebenso unvorteilhaft wie ein zwanghaft perfektionistischer. Zuviel staatliches Reglement, wie es in der EU seit Jahren im Kommen war und mit Corona dann den großen, angstbeflügelten Siegeszug antrat, ist genauso hinderlich wie ein Laissez-faire, wo jeder machen kann was er will und die offensichtliche Korruption unverhohlen sichtbar wird. – Aber zurück: Und diese Verbesserung der Qualität des Biophotonenfeldes bewirkt auch, dass eine größere Bandbreite an Wellen verarbeitet und genutzt werden kann, was eventuell auch zu einer Bewusstseinserweiterung beiträgt. Hier gibt es einerseits Verbindungen zum Qigong und meditativen Übungen sowie Zuständen, wie es an veränderten EEG-Mustern[239] gefunden werden konnte. Zu den alltagsüblichen Betawellen und entspannteren Alphawellen gesellten sich spezifische Thetawellen. Alle drei Wellentypen treten während der Arbeit von Heilern in beiden Hirnhälften symmetrisch auf und synchronisieren sich mit denen des Patienten.[240] Außerdem wurde nach Qigong-Übungen eine niedrigere Biophotonenausstrahlung an Akupunkturpunkten im Sinne einer höheren Kohärenz festgestellt.[241] Andererseits hat man solche Veränderungen auch bei telepathischen Verbindungen nachgewiesen. Wenn man so will, könnte man auch sagen, dass dadurch das „pulsierende Leben“ entsteht, welches sich so im mikroskopisch Energetischen zeigt mit dem möglichen Einschalten höherer Gehirnfunktionen, die an diese längeren Wellennutzungen gekoppelt sein könnten und sich dann auch im makroskopisch Energetischen offenbart, indem beispielsweise das Herz nicht nur pumpt, sondern eben auch gepumpt wird.

Nach Jack Sarfatti[242] bildet sich Materie dadurch, dass dem Substrat der chaotischen Nullpunktbewegung durch Information eine kohärente Ordnung aufgeprägt wird. Der überhaupt nicht leere „leere Raum“ des Kosmos ist selbst am absoluten Temperaturnullpunkt, wegen der Unschärferelation Heisenbergs, gefüllt mit einer Restschwingungsenergie. Diese wird durch Information, die eine Form des Bewusstseins ist, in der Geometrie der Raumzeit zu einer ganz einfachen kohärenten Organisation der ungeordneten Nullpunkt-Quantenfluktuation, also einem äußerst kurzlebigen Teilchen oder virtuellen Feld. Also nicht nur eine Instrumentensaite oder Luft kann schwingen, sondern auch das kosmische „Vakuum“, und so war tatsächlich nicht nur der biblische Weltanfang das Schwingende/Wort. Hier kommen wir dann im Kreis weiterdenkend wieder zu unserem anfänglichen Thema, dem Wasser. Auch hier kann infolge der Unschärferelation kein homöopathisches Mittel soweit verdünnt sein, dass es keine Information mehr beinhal-

239. Brown, Daniel P. (1988). Die Stadien der Meditation in kulturübergreifender Perspektive. In: Wilber, K., Engler, J., Brown, D. P. (Hg.), *Psychologie der Befreiung.* München u. a. O.: Barth/Scherz.

240. Jantsch, E. (1979). *Die Selbstorganisation des Universums.* S. 395f., zit. n. Bischof, M.

241. Lin, Y., Zhao, X.., Cao, J., Hu, Y., Zhao, Y. (1988). *Effects of taoist qigong on the photon emission from the body surface and cells.*

242. Sarfatti, Jack (1975). The physical roots of consciousness. In: Mishlove, J.: *Roots of consciousness.*

ten könnte. Und so ist auch bei einer unterschiedlichen Informationsgeschichte jedes Wasser- oder Eiskristall verschieden und kann aufgrund der Resonanzgesetze auf verschiedenen Ebenen beeinflusst werden.

Aber noch einmal zurück zu den neuen Vorstellungen, Beweisen und Hypothesen hinsichtlich der menschlichen Biologie. Sie setzen vor allem da an, wo die übersehenen oder vernachlässigten Probleme nicht lösbar scheinende Fragen aufwerfen. Im Sinne eines neurologischen Neglect-Syndroms, wie nach einem Schlaganfall, dies nicht wahrnehmen zu wollen, zeugt von keiner ausreichend wissenschaftlichen Einstellung, egal ob dies durch wirtschaftliche oder persönliche Gründe passiert. Wenn dann andere bei teils gewagten, da noch unbewiesenen Hypothesenbildungen persönlich oder beruflich angegriffen werden, ist dies traurig. Auf der Suche nach einer Lösung, wie der Bauplan des Lebens, den man zwischenzeitlich weitgehend als in der DNS fixiert gefunden zu haben glaubte, zeitlich in der Abfolge und gesamtheitlichen Abstimmung umgesetzt wird, entstand die grobe Idee eines sogenannten morphogenetischen Feldes. Unter diesem verstanden die Verwender dieses Begriffes von Hans Driesch über Alexander Gurwitsch bis zu Brian Goddwin und Rupert Sheldrake nicht immer das Gleiche. Die darin vermuteten Feldeigenschaften der Organismen würden sowohl die Reproduktion als auch die Regeneration erklären helfen.

Nun entwickelten Walter Nagl, Li und Popp das DNS-Exciplexmodell welches die ganze räumliche Struktur inklusive Überstrukturen der DNS einsetzt, also nicht nur die etwa 2 % Euchromatin der Matrize für die Proteinsynthese, und so vieles zufriedenstellender erklärt werden kann. Dieses 1983 vorgeschlagene Modell konnte Zelldifferenzierung und Wachstum verdeutlichen und wurde als erstes 1986 von dem polnischen Forscherehepaar Barbara und Stanislaw Chwirot und 1987 von Dennis Schamhart und Roeland van Wijk in Holland durch Experimente an pflanzlichen, respektive menschlichen Zellen bestätigt. Eine weitere Herausforderung ist die Tatsache, dass es biochemische Reaktionen im lebenden Organismus gibt, die millionenfach schneller ablaufen als im Reagenzglas.

Dies kann nur mit den speziellen Eigenschaften des Biophotonenfeldes zusammenhängen, die keine Zufälle zulassen. Auch biologische Rhythmen und Homöostase konnten so besser erklärt werden.[243]

Bischof schreibt nach einem Interview mit Karl Pribram über dessen Hypothese, dass Informationsspeicherung und -verarbeitung im Gehirn auf holographischen Prozessen beruht:

> Seine „holographische Gehirntheorie“ besagt, dass die im Gehirn gespeicherten Informationen nicht, wie man bisher angenommen hatte, lokalisiert in bestimmten Gehirnteilen, sondern auf das ganze Gehirn verteilt gespeichert werden und dass das Gehirn die in einem Photonenfeld

243. Marcus Bischof (2001). *Biophotonen. Das Licht in unseren Zellen.* Frankfurt/M.: Zweitausendeins. S. 253ff.

gespeicherten Informationen abliest, indem es durch das mathematische Verfahren der „Fourier-Transformation" die Frequenzen im Hologramm in Nervenimpulse umwandelt.[244]

Keith Floyd sieht dabei die Zirbeldrüse als den Mittelpunkt des holographischen Nervenenergiefeldes, welches hier als „Bildschirm" diene. Bewusstsein ergibt sich also als eine Wechselwirkung von Energiefeldern, die aber meiner Meinung nach nicht, wie Floyd meint, sich nur auf das Gehirn beziehen, sondern weitere Dimensionen einbezieht und sich über das Zirbeldrüsenzentrum im Körper nur verankert, jedoch von diesem unabhängig existiert. – Eine Durchtrennung des silbernen Fadens, welcher das Seelenenergiefeld mit dem Körper via Fontanelle/Kronenchakra/3. Auge/Zirbeldrüse verbindet, durch die germanischen Nornen oder die griechischen Moiren welche beide den „Schicksalsfaden spinnen" oder einfach dem Sensenmann mit seiner Sense, lässt den Körper zurücksinken und verfallen, während die befreite Seele in ihre wahre Heimat wieder zurückfliegen kann. – Bischof zitiert den Chaostheoretiker und Musiker Ralph Adam dann zum Thema Nervensystem, welches durch vielfach gekoppelte Oszillationen das Gewebe mit der höchsten Kohärenz sei, so dass:

> das Netzwerk der Neuronen in erster Linie als Lieferant von Stoffwechselenergie für die Aufrechterhaltung von biochemischen Oszillationen und als Koppelung zu anderen Vibratoren im Organismus dienen könnte, wie beispielsweise zu den Muskeln und zu den Sinnesorganen. (…) Ich schlage vor, dass Wahrnehmung ein Phänomen der Resonanz zwischen dem Gehirn und den externen Vibratoren ist.[245]

Der Insektenforscher Philip S. Callahan fand in seinen Forschungen klare Hinweise auf eine Antennenfunktion der Insektenfühler.[246, 247] Nach seinen Erkenntnissen ergänzen die Pheromone wie Sexualduftlockstoffe nur die Fühlerfunktion mit ihrer elektromagnetischen Laserkommunikation. Schon 1954 wies der deutsche Arzt und Physiker Joseph Wüst auf Wechselwirkungen zwischen der Duftaura und dem Photonenfeld des Menschen hin. Er sah die Aura als eine Kombination der ionisierten flüchtigen Substanzen mit den elektromagnetischen Feldern. Das chemische Feld mit seinen elektrisch geladenen Ionen scheint ihm dabei der Träger der eigentlichen Aura des Menschen zu sein, in welchem zusätzlich das elektrische und das mechanisch-akustische Feld mit eingewoben und so gegenüber der weiteren Umgebung abgegrenzt sei.[248]

244. Marcus Bischof (2001). *Biophotonen. Das Licht in unseren Zellen.* Frankfurt/M.: Zweitausendeins. S. 278.

245. Marcus Bischof (2001). *Biophotonen. Das Licht in unseren Zellen.* Frankfurt/M.: Zweitausendeins. S. 282.

246. Callahan, P. S. (1986). Insekten und und „die Schlacht der Strahlen". *Fusion* (dt. Ausgabe) 7.1:18–28.

247. Callahan, P. S. (1990) Nonlinear coherent radiation as an energy coupling mechanism in living systems. In: Mishra, R. K. (ed.), *Molecular and biological physics of living systems.* Dordrecht: Kluwer. S. 239–273.

248. Wüst. J. (1954). *Physikalische und chemische Grundlagen der menschlichen Aura.* S. 263.

Wie sieht es nun mit den praktischen Anwendungen aus all diesen neuen Erkenntnissen aus? Angefangen hatte die Biophotonenforschung in Zusammenhang mit der Krebsforschung, und diese spielte auch im weiteren Verlauf eine wichtige Rolle. Verschiedene Forschergruppen konnten zeigen, dass Krebs eine Entgleisung der Wachstumsregulation durch das Biophotonenfeld ist. Dabei weisen die Krebszellen nicht mehr die gesunde große Lichtspeicherfähigkeit auf, sondern haben diese sowie die Kohärenz eingebüßt und wurden chaotisch, wobei gleichzeitig die Biophotonenabstrahlung anstieg. Der Verlust der negativen Rückkoppelung zwischen Chaos und Ordnung resultiert in einer Regulationsunfähigkeit des Gesamtorganismus. Dies tritt dann an einer jeweils individuellen Schwachstelle symptomatisch durch die Entstehung eines Tumors in Erscheinung. Neben der lokalen Sanierung ist dann aber das Entscheidende die Regulationsfähigkeit des Organismus durch Steigerung des Kohärenzgrades wiederherzustellen. Hier greifen holistische Ansätze unter Einbeziehung aller Naturheilverfahren, um eine Umstimmung von Körper-Geist-Seele inklusive spiritueller Aspekte zu erreichen. Wichtig ist nun die Dosierung, da beispielsweise in der Misteltherapie nur bei niedrigen Konzentrationen (0,0005 ml) positive Effekte erreicht werden, im Gegensatz zu höheren Konzentrationen (0,05 ml).[249] Der Grad der Malignität und die Zelldichteabhängigkeit der Biophotonenausstrahlung lassen sich messen, und so kann eine ganz individuell abgestimmte Therapie gefunden werden, wie Popp es mit seinem patentierten Biophotonentest vorschlug.

Wenn von der Laserschwelle abweichende und damit kranke Oszillatoren ihre disharmonische Information auf andere Oszillatoren übertragen, so bleibt diese Erkrankungsursache in der jeweiligen Einheit, sei es nur die Zelle oder bis hin zum ganzen Organismus, gespeichert und Dysregulation resultiert. Zum Ausgleich der Fehlmodulation des Biophotonenfeldes gibt es die Möglichkeit, wie mit schulmedizinischen Medikamenten die störenden Oszillationen selektiv abzuschwächen, eventuell zu blockieren oder mit homöopathischen Mitteln möglichst gleiche, aber eben gegenphasige Schwingungen zu produzieren. Wenn die negativen Einflüsse auf diese Weise ausgelöscht sind, bleibt die eigene individuelle Schwingung ungestört zurück. Nun hat man weiterführend entdeckt, dass logischerweise auch andere, nämlich elektromagnetisch und elektrisch erzeugte Felder unsere bioelektrischen beeinflussen. Außerdem können sie auch die von den Substanzen ausgehenden Schwingungen oder Felder ersetzen. Das wurde nicht nur hypothetisiert, sondern in Experimenten aufgezeigt, bewiesen und dann praktisch umgesetzt. So haben beispielsweise Jean Monro und Cyril W. Smith untersucht, dass diese Felder eine positive, harmonisierende oder eine negative, störende Wirkung auf die körpereigenen Schwingungen haben und sogar spezifische Substanzen ersetzen

249. Marcus Bischof (2001). *Biophotonen. Das Licht in unseren Zellen.* Frankfurt/M.: Zweitausendeins. S.302ff.

können.[250, 251] Reinhard Voll entwickelte eine eigene Elektroakupunktur und konnte dabei in seiner Medikamententestung zeigen, dass eine Wasserampulle, die mit einer für die entsprechende Person allergenen Magnetfeldfrequenz bestrahlt wurde, dann Änderungen des Hautwiderstandes beim Patienten auslöste und die allergische Reaktion neutralisiert wurde.[252] Damit wären wir wieder bei der im Allgemeinen nicht ausreichend berücksichtigten Tatsache, dass Wasser, auch das in der Zelle, irgendeine Art von Gedächtnis hat, welche Schwingungen speichern kann. So kann man sich dann auch die Wirksamkeit von vielen anderen Therapien erklären, wie Musiktherapie, alle Verfahren, welche mit Bioresonanz in irgendeiner Weise arbeiten, wie die Mora-Therapie oder Raymedy[253], als auch Farbtherapie und Farblicht-Akupunktur, Yoga, Qigong, Meditation etc.

Auf den unter Umständen negativen elektromagnetischen Einfluss auf Pflanzen und Bäume wurde anderorts schon verwiesen. Aus dem Obigen ergibt sich logischerweise die Möglichkeit einer energetischen Lebensmittelanalyse, da ja alle Lebensmittel mehr oder weniger viel Wasser und kristalline Strukturen enthalten. Wilhelm Höfer[254] nennt seine diesbezügliche Methode spagyrische Kristallanalyse. Bischof[255] berichtet über Popps Methode nach einer einfachen Homogenisierung des Nahrungsmittels mittels Mixer dessen Lichtspektrum zu messen zur Darstellung des Nahrungsmittelwertes. Barbara Köhler konnte mit der Biophotonenanalyse im Blindtest signifikante Unterschiede in der Lichtspeicherfähigkeit von Freilandeiern im Gegensatz zu denen aus Legebatterien feststellen. Je länger die Hühner draußen waren, so referiert Bischof, desto deutlichere Unterschiede konnte Köhler feststellen. Auch bei der entsprechenden Blindproben-Untersuchung von verschiedenen Heilpflanzen, die biologisch oder konventionell gedüngt waren, zeigten sich Unterschiede, die aber erst in Bezug auf die Trocknungsmethode und Lagerungsdauer am deutlichsten wurden.[256] Eine weitere, durch das Regierungs-

250. Smith, C. W.; Choy, R.; Monro, J. A. (1985). *Zusammenhang zwischen elektromagnetischen Feldern, hohen Verdünnungen und extremen Empfindlichkeiten.* (engl. Vortragsmanuskript des ZDN-Kongresses in Essen, 18.–20.10.1985. Zit. n. Bischof.

251. Smith, C. W. *et al.* (1987). The emission of low intensity electromagnetic radiation from multiple allergy patients and other biological systems. In: Jezowska-Trzebiatowska, B. *et al.* (eds), *Photon emission from biological systems.* S. 110–126. Zit. n. Bischof.

252. Höllischer, E.; Mehlhardt, W. (1981). Untersuchungen zur Objektivierbarkeit des EAV-Medikamententests durch Messung der Emission von Biophotonen – eine vorläufige Mitteilung. *Ärztezeitschrift für Naturheilverfahren.* 22.6, Juni 1981. Zit. n. Bischof.

253. https://www.kompendium-gesundheit.com/das-i-health-system/; https://raymedy.com/; 04.05.2022.

254. Wilhelm Höfer (2018). *Phönix aus der Asche. Spagyrische Kristallanalyse von Wasser und Lebensmittelqualitäten.* Wasserstudio Bodensee.

255. Marcus Bischof (2001). *Biophotonen. Das Licht in unseren Zellen.* Frankfurt/M.: Zweitausendeins. S. 322ff.

256. Rudolf Teubner (1983). *Zur Qualitätsbestimmung von Nutzpflanzen, insbesondere Medicinalpflanzen, mit Hilfe der ultraschwachen Photonenemission.* Dissertation Universität Göttimgen.

präsidium Stuttgart beauftragte Studie konnte hier noch klarere Ergebnisse vorlegen.[257] Schlechter Standort, Überreife und lange Lagerung sind jedoch in jedem Fall bei den Pflanzen ausschlaggebender in negativer Hinsicht und die Ergebnisse ließen sich nicht mit dem biochemischen Modell begründen. Für seine wegweisenden Lebensmittelforschungen erhielt Popp 1987 den „Förderpreis Ökologischer Landbau". Beim Thema der Resonanzstimulation der Biophotonenfelder von Pflanzen beispielsweise mittels (Laser-)Licht, elektromagnetischen Feldern oder mit musikalischen Einlagen, wie sie schon die Römer in den Feldern erschallen ließen, konnten positive Ergebnisse bezüglich des Wachstums und der Qualität erzielt werden. Dass dies auch mittels Qi-Ausstrahlung auf Samen möglich ist, wurde in China zigfach unter Beweis gestellt.[258] Laserbehandlung von Samen waren bei den Polen Dobrowolski, Borkowski und Szymczyk erfolgreich, ebenso wie gepulste Belichtung mit einem schwachen Helium-Neon-Laser, was resistenter gegen Viren machte und Spurenelemente leichter assimilieren ließ.[259] Bischof berichtet noch von verschiedenen Versuchen, wie solchen mit erfolgreichen Elektrokulturen schon seit 1902 durch den Finnen Karl Friedrich Lemström und anderen. Dabei spiele die Richtung der Furchen oder Pflanzenreihen laut dem Kanadier Urban Pittmann ebenso eine Rolle wie bei den Australiern Paleg und Aspinall die Dauer des roten Laserlichts, welche bei nur 100 Sekunden Dauer zehnmal wirksamer war als bei einer längeren Zeit.

Zusammenfassend kann man nur wieder sagen, offensichtlich soll unsere Welt am industriechemischen Wesen genesen und nicht an einer biologisch energetisch gesunden und anderweitig durchaus machbaren und potenzierbaren sowie umfeldfreundlichen, nachhaltigen Landwirtschaft und Ernährung. Aber in jeder Hinsicht bleibt gutes Wasser für unseren Großteils aus Wasser bestehenden und sich damit auch immer wieder regenerierenden Körper, absolut essenziell.

257. Günter, Harald (1986). Bio-Nahrung auf dem Prüfstand. In: *Die Welt*. 04.12.1986.

258. Thomas Heise (1999). *Qigong in der VR China: Entwicklung, Theorie und Praxis*. Berlin; VWB-Verlag.

259. Dobrowolski, J. W.; Borkowski, J.; Szymczyk, S. (1987). Preliminary investigationof the influence of laser light on the bioluminescence of blood cells; Laser stimulationof cumulation of selenium in tomato fruit. In: Jezowska-Trzebiatowska, B. *et al.* (ed.), *Photon emission from biological systems*. S. 211–218. Zit. n. Bischof.

7. Wann und wo ist viel Chemie ein Zuviel?

Bei der Verschmutzung von Luft, Wasser und Boden stehen Chemikalien für den Allgemeinbürger im Vordergrund.

641 verschiedene Pflanzenschutzmittel waren 2010 bei uns zugelassen. Sie werden bei Anbau, Lagerung und Transport von Obst, Getreide und Gemüse eingesetzt. Eine Untersuchung in Kalifornien ergab, dass z. B. Menschen, die in der Nähe von Feldern arbeiteten, auf denen regelmäßig Ziram, Maneb und Paraquat eingesetzt wurde, dreimal häufiger an Morbus Parkinson erkrankten.[260] In Environmental Health Perspectives (EHP) bringen gleich mehrere Gruppen die pränatale Exposition mit Insektiziden aus der Gruppe der Organophosphate mit einer verminderten Intelligenz von Kindern im Grundschulalter in Verbindung.[261] Da diese plazentagängig sind, können sie auch im Mutterleib Gehirn und Nerven schädigen. Sie hemmen das Enzym Acetylcholinesterase und unterbrechen so die Signalübertragung der Nervenzellen. Durch den landwirtschaftlichen Einsatz wurde im Urin der werdenden Mütter in ländlichen Regionen 1999 regelmäßig Dialkylphosphate (DAP) als Abbauprodukt im Rahmen der CHAMACOS-Studie nahe San Francisco nachgewiesen. Der signifikante und für schulische Leistungen relevante niedrigere IQ-Wert konnte nicht auf Unterschiede in Erziehung, Familieneinkommen oder Exposition gegenüber anderen Umweltgiften zurückgeführt werden. Stephanie Engel von der University of North Carolina in Chapel Hill berichtete, dass ein Drittel aller US-Amerikaner Träger eines Genotyps ist, welches die Wirkung des Enzyms Paraoxonase 1 herabsetzt, das wiederum für den Abbau von Organophosphaten zuständig ist. Die Trägerinnen dieses Genotyps sind in diesem Fall die Betroffenen.[262]

Da das Gift auch in Mitteln gegen Ungeziefer in Altbauten eingesetzt wurde, waren auch Stadtbewohner geschädigt worden. Diese Nervengifte Chlorpyrifos und Diazinon wurden daher im Consumer-Bereich in den letzten Jahren in den USA verboten. In Südamerika sieht sich Bayer als Käufer von Monsanto nun mit sehr vielen Prozessen konfrontiert, da der hemmungslose Einsatz von Glyphosat wohl zu zahlreichen Krebsfällen führte.[263] Während

260. http://www.aerzteblatt.de/nachrichten/46050/, *European Journal of Epidemiology* (2011); doi: 10.1007/s10654-011-9574-5); 25.09.2022.

261. http://www.aerzteblatt.de/nachrichten/45568/, *EPH* 2011; doi: 10.1289/ehp.1003185.

262. *EHP* doi: 10.1289/ehp.1003183. 25.09.2022.

263. https://www.nzz.ch/wirtschaft/in-argentinien-spaltet-glyphosat-die-gemueter-ld.1374342?reduced=true; 25.09.2022.

in den USA schon drei Prozesse zu hohen Schadensersatzleistungen führten, ist es für die Betroffenen in Südamerika viel schwieriger Gerechtigkeit zu erlangen.[264]

Die Zulassung solcher Stoffe basiert meist auf Studien der Industrie, die bei einem Jahresumsatz von 25 Milliarden Euro in Deutschland ihre eigenen Interessen hat.[265] Außerdem sind kumulative Effekte durch Verzehr verschiedener Produkte, die sich alle noch innerhalb gesetzlicher Grenzen bewegen, kaum untersucht worden. Auch einige der 316 in der EU zugelassenen Lebensmittelzusatzstoffe sind nicht wirklich gesundheitsfördernd, wie der Süßstoff Aspartam (E951) – er soll Hirntumore auslösen – und der Geschmacksverstärker Glutamat – er soll Hirnschäden und Krebs verursachen sowie Parkinson auslösen laut US-Studienergebnissen.

Schon 2005 hatte sich die Bundesärztekammer dafür ausgesprochen, die neue Chemikalienverordnung („Reach" = Registrierung, Bewertung und Zulassung von Chemikalien) nicht zugunsten der Industrie zu stark zu verwässern.[266]

Obwohl diese seit Juni 2007 in Kraft sind, müssen erst bis 2018 stufenweise die rund 30 000 Chemikalien auf dem europäischen Markt registriert werden und bei Gefährdung ein Zulassungsverfahren durchlaufen. „Giftstoffe lauern praktisch überall in der Umwelt."[267]

Nachweismöglichkeiten gibt es entgegen landläufiger Meinung relativ einfach bis zu einer Konzentration von 1 Nanogramm (Milliardstel Gramm) pro Liter. Gómez[268] und Kollegen testeten ihre vollautomatische Methode an Wasserproben aus dem spanischen Fluss Henares und fanden mehr als 2 700 Verbindungen – darunter Inhaltsstoffe von Pflege- und Kosmetikprodukten sowie Pestizide, aber auch Kokain und Wirkstoffe von Medikamenten.

Es gibt Verbote in der EU. Selbst wenn jene und die Grenzwerte eingehalten werden sollten, so kommen über Importe, besonders aus Asien, wo z. B. in den Gerbereien weiterhin Gifte wie Chrom, Chlorgas und Azofarben verwandt werden, solche und andere noch gar nicht identifizierte Substanzen zu uns. Ihre Schädlichkeit muss erst noch verifiziert werden, bevor dann nach ihnen gefahndet werden kann. Das bedeutet, "Kinder sind mit Chemikalien belastet"[269] und immer wieder gefährlichen Weichmachern und DDT ausgesetzt. Das Umweltbundesamt (UBA) hat in seinen Kinder-Umwelt-Surveys

---

264. https://www.fr.de/meinung/bayer-glyphosat-folgen-12962447.html; 25.09.2022.
265. http://www.gmx.net/themen/gesundheit/ehec/207ocjs_p2-wie-giftig-ist-unser-essen#.A1000146; 29.06.2021.
266. Rie, Neue Zulassungsvorschriften in der EU. *DÄ* 104 (25): B1577; 22.06.2007.
267. Kbr, *DÄ* 107 (28–29): B1246; 19.07.2010.
268. María José Gómez Ramos und Amadeo R. Fernández-Alba, Instituto Madrileño de Estudios Avanzados – Agua, Madrid, und Departamento de Hidrogeología y Química Analítica, Universidad de Almería, Almería; u. a.: *Analytical Chemistry*, DOI /10.1021/ac102909g.
269. BH, *DÄ* 104 (36): B2102; 07.09.2007.

von 1 790 Kindern zwischen 3 und 14 Jahren die Metaboliten davon im Urin nachgewiesen. Auch wurde so festgestellt, dass Kinder aus niedrigen Schichten eher mit Passivrauch und Blei belastet sind, während bei sozial besser Gestellten hohe Konzentrationen von Organophosphat-Pflanzenschutzmitteln wohl aus belasteten Fruchtsäften ermittelt wurden. Acht Prozent der Kinder deuteten auf eine Zunahme der Schimmelpilzbelastung hin. Weitere immer wieder aktualisierte Informationen sind im Internet einsehbar.[270] Hormonell wirksame Chemikalien sind ein weiteres hochbrisantes Kapitel, welches seit 20 Jahren beobachtet wird, aber unverständlicherweise bisher nur in Kanada zu gesetzgeberischen Konsequenzen geführt hat, mit dem Verbot von Bisphenol A (BPA)[271] in Babyschnullern/-saugern. Nicht nur bei Mollusken, Fischen, Fröschen und Vögeln verweiblichen die männlichen Tiere sowie umgekehrt und Tumore entstehen. Ebenso beim Menschen wurde ein Rückgang der Fruchtbarkeit und eine Zunahme von Hoden-, Brust- und Prostatakrebs wissenschaftlich beobachtet, wie Dr. Hartmut Giese vom Bundesumweltministerium beim Verbraucherschutz-Forum für Risikobewertung (BfR) April 2010 in Berlin feststellte.[272] Auch die Hyperaktivitätssyndrome werden in diesem Rahmen diskutiert. Einheitliche Vorgehensweisen für den Nachweis von endokrinen Substanzeigenschaften im Bereich der Lebensmittelbedarfsgegenstände konnten bisher nicht realisiert werden. BPA sei unter der Schädlichkeitsgrenze. Endokrinschädliche Pflanzenschutzmittel seien ab Juni 2011 verboten, eine Regelung zur Überprüfung oder überhaupt ein Konzept dafür aber noch nicht vorhanden.

Wenn man bedenkt, dass es 51 Jahre währte, bis das so leicht krebserregende Asbest schließlich verboten wurde und FCKW nach 25 Jahren (mit heute noch in China nachgewiesenen Umweltsündern), so fragt man sich bei dem Thema der polyalkylierten Stoffverbindungen, wie in Teflon und Goretex, die bei Herstellung und Entsorgung extrem belastend sind, wie lange es hier dauern wird. Im Gegensatz zur Verharmlosung mancher Hersteller, kann schon eine normale Raclette-Party ausreichen, besonders wenn Teflon leicht angekratzt wurde beim Reinigen, giftige Dämpfe freizusetzen, welche sogar schon manchen Kleinpapageien im Haushalt das Leben kosteten.[273] Martin Scheringer von der ETH Zürich gibt Alarm bezüglich der perfluorierten Verbindungen (PFAS). Es sei dringend Zeit zum Handeln.

> Das Problem: PFAS wirken toxisch auf Leber und Niere, können die Entwicklung von Embryonen beeinträchtigen sowie die Immunreaktionen des Körpers hemmen, und sie sind teilweise auch

---

270. http://www.umweltbundesamt.de/gesundheit/publikationen/index.htm#kus.

271. Heribert Wefers und Patricia Cameron: Bisphenol A: Ein Kunststoffbestandteil beeinträchtigt unser Hormonsystem. *umwelt • medizin • gesellschaft* Nr. 2/2009, (Juni 2009), S. 152–162. 22. Jg. UMG Verlagsgesellschaft mbH.

272. Eva Richter-Kuhlmann: Endokrine Disruptoren. Geschickte Hormonimitatoren. *DÄ* 107(21):B930; 28.05.2010.

273. https://www.seilnacht.com/Lexikon/k_teflon.html; 16.10.2022.

> dafür bekannt, die Entwicklung von Tumoren zu fördern. Ausserdem sind die Verbindungen chemisch so stabil, dass sie in der Umwelt über Zeiträume von Jahrzehnten bis Jahrhunderten nicht nennenswert abgebaut werden. Es gibt keine andere Substanzgruppe von praktischer Bedeutung, welche eine so hohe chemische Stabilität besitzt wie die PFAS und zugleich in so grossen Mengen in Alltagsprodukten vorkommt und nach deren Gebrauch in die Umwelt gelangt. Durch den fortdauernden Einsatz von PFAS nimmt die Umweltbelastung kontinuierlich zu. Ein zweites grosses Problem der PFAS ist die grosse Anzahl dieser Substanzen und das mangelnde Wissen über viele von ihnen. 4000 verschiedene PFAS sind bekannt; mein ETH-Kollege Zhanyun Wang verfasste jüngst eine entsprechende Zusammenstellung für die OECD.[274] Die umweltchemische und toxikologische Forschung hat sich in den letzten 25 Jahren allerdings nur auf eine kleine Gruppe von etwa 25 PFAS konzentriert. Am bekanntesten davon sind die Perfluoroktansäure (PFOA) und die Perfluoroktansulfonsäure (PFOS). Diese Substanzen sind mittlerweile ausführlich untersucht worden, ihr Umweltverhalten und ihre Toxizität sind bekannt.[275]

Diese nun klar erkannte gewaltige und lawinenartige Gefährlichkeit dieser zu allermeist kritiklos erzeugten und verbreiteten Substanzen, führte 2018 zu der warnenden „Züricher Erklärung bezüglich der PFAS“[276], welche über 30 weltbekannte Wissenschaftler unterschrieben.

Bei Erwachsenen wäre oft ein „Biomonitoring zur Erfassung umwelt- und arbeitsbedingter Schadstoffbelastungen“[277] angesagt. Unter den Faktoren, welche die Empfindlichkeit gegenüber einem Schadstoff beeinflussen, werden hier aufgezählt:

1. Biologische (individuelle) Faktoren
- Genetische Faktoren (zum Beispiel Polymorphismen)
- Toxikokinetik
- Metabolismus und Elimination der Schadstoffe (Phase I und Phase II, Phase III)
- Geschlecht und Alter
- Raucherstatus/Alkoholmissbrauch
- Hormonelle Effekte
- Gesundheitliche Konstitution (und Krankheiten)

2. Umweltfaktoren
- Stress
- Ernährungssituation
- Klima

274. https://www.oecd.org/chemicalsafety/portal-perfluorinated-chemicals/; 16.10.2022.

275. https://www.safety-plus.ch/achtung-vor-pfaskeine-andere-substanzklasse-ist-so-giftig-stabil-und-wird-zugleich-so-haeufig-in-alltagsprodukten-eingesetzt-wie-perfluorierte-verbindungen-pfas-es-ist-dringend-zeit-zum-handeln/; 16.10.2022.

276. https://www.ipcp.ch/news/publication-of-the-zu%cc%88rich-statement-on-future-actions-on-per-and-polyfluoroalkyl-substances-pfass; 16.10.2022.

277. Lygia T. Buchnik & Xaver Baur, *DÄ* 106(6): 91–7; 06.02.2009.

Zwei Leserzuschriften zu diesem Artikel tragen noch wichtige Ideen bei. Wenn Emely F. Madden[278] von der amerikanischen Food and Drug Administration (FDA) zu dem Schluss kommt, dass hinsichtlich der Krebsentstehung die gemeinsame Wirkung verschiedener Metalle größer sein kann als die Summe ihrer Einzelwirkungen, warum könnte dann nicht auch, meint Jennrich[279], die Summationswirkung verschiedener Metalle, die alle im Normbereich liegen dennoch zur Krankheitsentstehung beitragen? Ich würde an dieser Stelle gerne auf die bisher inkonsequente und daher unbefriedigende Diskussion zum Sondermüll Amalgam/Quecksilber, die außer mittlerweile bei Schwangeren und Kindern weiterhin in der „Deponie Mensch" erlaubt ist, verweisen mögen. Nachdem dies wirtschaftlich bedeutende Thema, da diese Füllungen die Kassen kaum belasteten, Jahrzehnte immer wieder gegen den gesunden Menschenverstand diskutiert wurde, ändert sich das nun. Auseinandersetzungen werden sachlicher und etwas tiefer.[280] Außerdem kommt von Seiten der EU her Bewegung in die Sache. Dies kann man wie Natalie Grams erneut mit oberflächlich wissenschaftlicher Attitude angehen[281], oder sich eingehender mit dem Problem auseinandersetzen. Es geht hier jedoch nicht einmal um eine ernsthafte Neubewertung und naturheilkundliche Recherche, wo man gegebenenfalls alte Fehler eingestehen müsste, was juristische und finanzielle Folgen haben könnte, sondern um die zweite jetzt endlich akzeptierte Gefahrenquelle. Man anerkennt, wenn schon nicht in Deutschland, dann jedoch bei der EU, dass Verarbeitung und Entsorgung von Quecksilber Gefahren bergen, mit denen man die Umwelt nicht weiter belasten wolle.

Auch zum Titan[282] gibt es Kasuistiken, die eine gesundheitsbeeinträchtigende Wirkung als möglich erachten, wie ich auch schon selber durch den Tod einer Patientin infolge Unverträglichkeitsreaktion nach Titanhüftprothese erfahren musste, bis hin zu einem Krebsrisiko mit der Einstufung als „nicht sicher" durch die Europäische Behörde für Lebensmittelsicherheit im Mai 2021. Der Einsatz von Titanweiß/-dioxid in Tabletten,

---

278. Madden EF: The role of combined metal interactions in metal carcinogenesis: a review. *Rev Environ Health* 2003; 18(2):91–109.

279. Peter Jennrich: Summe aus vielen Faktoren. *DÄ* 106(30):507; 24.07.2009.
Peter Jennrich: Die medizinische Bedeutung chronischer Metallbelastungen – ein Überblick. *umwelt • medizin • gesellschaft* Nr. 3/2009, (September 2009) 22. Jahrgang, S. 256–260. UMG Verlagsgesellschaft mbH.

280. https://www.zentrum-der-gesundheit.de/bibliothek/umwelt/schaedliche-faktoren/amalgam; 29.06.2021.

281. https://www.spektrum.de/kolumne/grams-sprechstunde-amalgam-gegen-loechrige-argumente/1889170?utm_source=browser&utm_medium=push-notifications&utm_campaign=cleverpush-1624962327; 29.06.2021.

282. Frank Bartram: Titan als möglicher Verursacher lokaler und systemischer Gesundheitsstörungen – eine aktuelle praxisorientierte Zwischenbilanz. *umwelt · medizin · gesellschaft* Nr. 1/2009, (Februar 2009) 22. Jahrgang, S. 9–12. Verlag: UMG Verlagsgesellschaft mbH.

Kosmetika, Zahnpasta und Lebensmitteln (E171, TiO_2, CI77891) ist absolut entbehrlich und sollte bis zum Beweis des gesundheitlichen Nutzens nicht länger erfolgen. Er wurde Ende 2021 endlich beendet. Leider quälen uns nun noch die Lagerbestände. Behrens und Mester[283] weisen darauf hin, dass länger zurückliegende Expositionen aufgrund kurzer Halbwertszeiten der Stoffe nur schwer abgeschätzt werden können. Ganz neu ist der Einsatz von Nanosilber. Nach Quecksilber ist Silber das giftigste Metall für tierische und pflanzliche Wasserlebewesen. Die Eigenschaften von Silber und Nanosilber sind unterschiedlich. Letzteres hat eine sehr viel höhere Bioverfügbarkeit und kann über Mund, Haut und Lunge aufgenommen werden und danach als biozide und bakterizide Substanz praktisch in alle Organe transportiert werden und Zellmembranen durchdringen. Die damit für Mensch und Umwelt verbundenen Gefährdungen sind bisher kaum untersucht und bewertet worden.[284]

Ein Spezialfall in der Belastung ist das natürliche Radon. Aus dem Boden einströmend, ist „Radon in Innenräumen – ein in der umweltmedizinischen Diskussion unterschätzter Risikofaktor für Lungenkrebs“[285]. Dieses regionale Problem gilt es grob umrissen an einigen Stellen im Südschwarzwald/Bayerischen Wald/Harz, nördlich und südöstlich von München, im Fichtel- und Erzgebirge zu beachten. Der Untergrund, die Bausubstanz, Witterungsbedingungen und Druckverhältnisse, Luftaustausch und meist höhere Werte im Winterhalbjahr sind zu beachtende Charakteristika.

Ein weiterer Stoff, der in seiner Anwendung wie jedes Medikament, aber hier besonders kritisch überprüft werden muss, ist die Kategorie der Antibiotika. Das fängt mit so kleinen Details an, wie dass bisher in den meisten Zahnarztpraxen vor dem Ziehen eines Zahnes eine regelmäßige Antibiotika-Prophylaxe durchgeführt wurde. Die Idee dahinter war, bei der während des Eingriffs stattfindenden Einschwemmung von Bakterien in die Blutbahn eine eventuelle, später dadurch mögliche Herzentzündung zu vermeiden, die z. B. mit dem Entstehen von Herzklappenfehlern oder sogar mit dem Tode verbunden sein könnte. In England wurde darauf weitgehend verzichtet und eine Studie[286] zeigte, dass es nicht zu einem Anstieg von Endokarditis-Erkrankungen kam. Dadurch, dass das National Institute of Health and Clinical Excellence (NICE) im März 2008 die Kostenerstattung durch den staatlichen Gesundheitsdienst ablehnte (Patienten mit Herzproblemen oder anderen spezifischen Vorerkrankungen waren hier natürlich ausgenommen), ging die Antibiotikagabe um 78 Prozent zurück. Der Zahnmediziner Martin Thornhill von der Universität Sheffield konnte aber keine Abweichungen von dem langfristigen

283. Thomas Behrens, Birte Mester: Epidemiologischer Nutzen. *DÄ* 106(30):507; 24.07.2009.

284. Heribert Wefers, Patricia Cameron, Jurek Vengels: Nano-Silber: Ungeklärte Risiken für Umwelt und Gesundheit. *umwelt · medizin · gesellschaft* Nr. 4/2009, (Dezember 2009) 22. Jahrgang, S. 331–340, UMG Verlagsgesellschaft mbH.

285. Klaus Schmid, Torsten Kuwert, Hans Drexler. *DÄ*, 107(11): 181–6; 19.03.2010.

286. http://www.ärzteblatt.de/nachrichten/45725/; *BMJ* 2011; 342: d2392.

Trend in der Inzidenz der infektiösen Endokarditis erkennen, die langsam, aber stetig ansteigt. Auch das Erregerspektrum hätte sich nicht geändert.

Trotzdem sind immer mehr Antibiotika-resistente Bakterien ein weltweit wachsendes und sich verbreitendes Problem von fast exponentieller Geschwindigkeit, welches im Kapitel Globalisierung angesprochen wird.

Der große Forscher der Evidence-Based-Medicine, Peter Goetzsche, spitzt seine schließlich nach Jahrzehnten gewonnene Meinung so zu, dass er sagt, Mensch und Tier unterscheiden sich vor allem darin, dass Menschen Medikamente einnehmen wollen.[287] Wenn man dann also sicher ist, Medikamente verwenden zu wollen und auch weiß, welche zu nehmen sind, ist man noch nicht am Ziel. „Patienten sollten auf die Gefahren durch Plagiate angesprochen werden"[288], da jedes zehnte Medikament weltweit gefälscht sei. Diese ähnelten sich, „wie ein Ei dem anderen".[289] Als ein Beispiel wurden 19 Bestellungen per Internet getätigt, unter Vorlage eines gültigen Rezepts, und unter den 14 gelieferten Präparaten waren 6 Fälschungen, die der Laie nicht erkennen kann. Bei ihrer Analyse im Labor enthielten 4 davon keinen, 2 einen reduzierten Wirkstoff. Die WHO schätzt, dass im Internet sowie in Entwicklungsländern bis zur Hälfte gefälscht sind, da die Gewinnspanne so beträchtlich werden kann.

Ein weiterer Punkt zu den Medikamenten[290] betrifft deren Entsorgung – sowohl die von kleinen Resten in die Spüle, von ungenutzten oder abgelaufenen Medikamenten in den Müll, als auch die von genutzten nach der Verstoffwechslung und deren nicht verstoffwechselten Überschuss zusammen in die Toilette. Aber auch die Tiere bekommen Medikamente verabreicht. In Südasien verstarben vor einigen Jahren mehrere Millionen Greifvögel an dem Schmerzmittel Diclofenac. Was war passiert? Rindern wurde der Wirkstoff in großen Mengen mit dem Futter verabreicht, sicherlich nicht im Rahmen einer artgerechten Haltung. Geier fraßen deren Kadaver und das Diclofenac führte bei ihnen zum Nierenversagen und so zum Tod. So stehen einige Geierarten, die sogenannten Totengräber in der Tierwelt, in den betroffenen Ländern kurz vor der Ausrottung. Vorher war noch kein Fall dokumentiert worden, der so eindeutig eine ökologische Katastrophe auslöste.

Viele Medikamente werden so zusammengesetzt, dass sie möglichst lange in dieser Form im Körper ihre Arbeit verrichten, sprich wenig abgebaut werden. So verlassen z. B. 70 % des Diclofenac den Körper unverändert, d. h. von den jährlich konsumierten circa 90 Tonnen, finden sich 63 Tonnen im Urin und damit im Wasserkreislauf wieder. Keine der üblichen Kläranlagen bei fehlender vierter Klärstufe filtert Medikamente her-

287. Peter C. Goetzsche (2015/2022).*Tödliche Medizin und organisierte Kriminalität. Wie die Pharmaindustrie das Gesundheitswesen korrumpiert*. München: riva.

288. Regine Schulte-Strathaus. *DÄ*, 105(48): B2181f.; 28.11.2008.

289. Eva Richter-Kuhlmann. *DÄ* 105(25):B1179f.; 20.06.2008.

290. Marc Meissner: Natur als Medikamentendeponie. *DÄ* 105(24):B1143–4; 13.06.2008.

aus und der Kreislauf über das Oberflächenwasser bis ins Trinkwasser ist vorgezeichnet. Von Hormonen über Lipidsenker zu Antibiotika und Schmerzmitteln in allen Varianten bis hin zu giftigen Zytostatika, den Krebsmitteln und Röntgenkontrastmitteln – das alles können wir täglich in den deutschen Gewässern nachweisen, und damit schon mehr als 180 der 3 000 zugelassenen Wirkstoffe. In diesen Fällen sind es jetzt die Langzeitwirkungen von Minidosierungen auf den Menschen und mehr noch auf die verschiedensten Tierarten, über die fast nichts bekannt ist. Aber auch Fischnieren mögen kein Diclofenac, und die Antibabypillen setzen allen zu, bis dahin, dass weibliche Schnecken durch das Ethinylestradiol zusätzliche männliche Geschlechtsorgane ausbilden. Prof. Klaus Kümmerer vom Institut für Umweltmedizin und Krankenhaushygiene am Universitätsklinikum Freiburg und Leiter eines Projekts der Deutschen Bundesstiftung Umwelt (DBU) zu Arzneimittelrückständen in der Umwelt, ruft deshalb zu einer nachhaltigen Pharmazie auf. Stark belastete Abwässer sollten daher am kostengünstigsten und am effektivsten schon am Entstehungsort wie hinter Krankenhäusern und Altersheimen aufgefangen und mit speziellen Technologien wie zusätzlicher Nanofiltration, Ozonierung und dem Einsatz von Aktivkohle gereinigt werden. Andererseits könnte schon bei der Herstellung an eine zielgenauere Wirkung mit dann niedriger Dosierungsmöglichkeit als auch an die anschließende leichtere Entsorgung gedacht werden, was beides besonders auch ärmeren Ländern helfen würde. Im Vorreiterland Schweden gibt es hierfür schon Vergleichslisten zum Aussuchen des umweltfreundlicheren Präparates mit weniger Giftigkeit, geringerer Anreicherung in der Umwelt und schnellerem Abbau dort (Toxizität, Bioakkumulation, Persistence) bei gleicher Wirkung. Eine Übersetzung in andere Sprachen ist nicht geplant, da hier die europaweite Arzneimittelgesetzgebung sich mit dem staatlichen Apothekensystem in Schweden nicht zu einer Adaptation bewegen lässt.

Zusammenfassend lässt sich formulieren, dass der Wirtschaftszweig der Chemie mit all ihren Formen, es geschafft hat, den gesunden Menschenverstand auszutricksen, verführend mit Geld und Macht. Eine komplette Revision wäre vonnöten, um Notwendiges von Überflüssigem und gesundheitszerstörenden Faktoren zu trennen.

8. Störung durch DNA-Schäden

Wie wir schon festgestellt haben, werden in unserem Körper ständig Zellen erneuert, entweder als Regenerationen oder als Reparaturen. Das bedeutet, die alte DNA muss abgelesen und das Doppel in die neue Zelle eingebaut werden. Nun, haben Sie sich noch nie verlesen? Also – Ausschuss wird aussortiert und kommt in den Müll. Aber wenn er mal übersehen wird? Dann gibt es Stress in Form von Krankheit bis hin zu Krebs durch mutierte Zellen, die sich ganz egoistisch unverschämt einfach ohne die natürliche Hemmung weiter vermehren. Quasi Narzissten, wie es sie heute viele gibt, die nur an ihr eigenes Fortkommen denken. – Krebs gibt es so häufig noch nicht so lange – vielleicht seit der Narzissmus anfing so zuzunehmen? Der Narzissmus, der alles technisch und wirtschaftlich Machbare unkontrolliert zum Fortschritt erklärt? Die Politik, die alles in separatistische Ministerien aufspaltet, ohne die Zusammenhänge ihres Versagens genau hierbei zu erkennen? Wer weiß?

Solche Ablesefehler beginnen ganz einfach. Was Verkehrtes mit schädlicher Chemie gegessen, Bakterien, Viren, Pilze, spontan aktivierte negativ wirkende Gene, eine Störung des körpereigenen, bioelektromagnetischen Feldes, ein Alterungsprozess, oder eine gentechnisch verändernde Impfung. Ohh, schon ist es passiert. – All diese genannten Ursachen sind schwer ausfindig zu machen. Unsere moderne Medizin bekämpft immer die Krankheiten, so als ob man einen Krieg führt, mit Chemie, Gift, Stahl und Feuer. Aber spätestens seit den Viruserkrankungen, zuletzt mit Corona, sehen wir, dass wir mit dieser Denkart an die Grenzen gestoßen sind. Gegen die Symptome der Krankheit, wenn man sie erst mal hat, sind nur wenige Kräuter gewachsen. – Besser sieht es jedoch mit vorbeugenden Maßnahmen aus, notfalls mit Ursachenbekämpfung. Wenn wir uns, je nach individuellen Verhältnissen, in eine gute Ausgangslage versetzen, haben wir schon viel gewonnen, und unser Immunsystem ist viel besser in der Lage den Krankheitserreger mehr oder weniger rasch wieder loszuwerden. Das (!) ist die eigentliche Präventivmedizin, und nicht die natürlich auch nützlichen Vorsorgeuntersuchungen, welche die Krankenkassen gegen Brustkrebs und Darmkrebs anbieten. Aber dann befürchtet man ja schon, dass das Kind in den Brunnen gefallen ist und man den Sturz nur abfedern kann. Ist es nicht am besten, das Kind erfolgreich vor dem Brunnen zu warnen? Und so ist die wahre Präventivmedizin als elementarer Bestandteil in allen traditionellen Medizinsystemen verankert und hat der Menschheit seit 3 Millionen Jahren beim

Überleben geholfen. Und das geschah in einer meist sehr personalisierten Form.[291] Das chinesische Schriftzeichen für Medizin beinhaltet dies in verschiedener Hinsicht, und als ich dort in den 80er Jahren studierte, kannte niemand das Schriftzeichen für Prävention oder Rehabilitation, da dies alles im Bedeutungsfeld des Zeichens für Medizin inbegriffen war. Erst mit dem Einzug der besonders wirtschaftlich erfolgreichen Schulmedizin mit den Stärken in der Akut- und Intensivmedizin sowie den operativen Fächern, änderte sich das. – Jedoch schon am Zahnstein des Neandertalers konnte man analysieren, dass er die Kräutermedizin einsetzte, da die benutzten Pflanzen als Nahrung zu unangenehm im Geschmack gewesen wären.[292]

Aber noch einmal zurück. Die genannten, krankheitsauslösenden Faktoren sollten wir uns noch einmal näher anschauen, einen nach dem anderen. Beginnen wir mit einem der neuesten, der unser Leben in nur 30 Jahren völlig umgekrempelt hat, die Computerisierung und die „Mobilisierung" mit den Mobiles, auf Deutsch Handys, in der Schweiz Natels, le portable in Frankreich, wobei es eigentlich vom „Tragbaren" schon zum „Mitgetragen werden müssen" avanciert ist, mit jedem G-Punkt mehr. Mittlerweile bei 5 G-Punkten angelangt, ist das ganze damit von jeder Erotik weit entfernt. Der Neurowissenschaftler Manfred Spitzer beklagt in vielen seiner Bücher – siehe unten – immer wieder, dass die Gefahren für unsere Kinder, unsere Gesundheit, die Gesellschaft und Bildung völlig übersehen werden. Diese Fehleinschätzungen werden ähnlich fatal sein, wie das langsam immer wärmer werdende Wasser für den Frosch im Kochkessel oder die jeden Tag um die Hälfte wachsende, süße Seerose im Brunnen der chinesischen Dorfbewohner. In allen Fällen ist es dann plötzlich zu spät zum Reagieren.

DNA-Schäden durch Mutationen führen also bekanntermaßen zum Entstehen von Krebszellen. Aber warum gibt es Mutationen? – Dumme Frage, die gab es doch schon immer, oder? Natürlich, denken Sie. Also muss es auch den Krebs schon immer gegeben haben! … ? – Definitiv NEIN. Bis vor 5 000 Jahren konnte bei Hunderten von Skeletten kein sicherer Fall von Krebs, der sich ja sehr oft durch Knochenmetastasen bemerkbar macht, diagnostiziert werden. Aus der Zeit danach hat man wesentlich mehr Knochenfunde zur Verfügung. So

> fanden der Ägyptologe Ibrahem Badr und Gregory Thomas von der University of California in Irvine in Kairo nur einen einzigen Fall von Krebs. Da jedoch Arthritis und Osteoporose in antiken Gesellschaften schon häufig nachgewiesen wurden, obwohl die Menschen oft jünger starben, sehen

291. Thomas Heise *et al.* (2022). Person-centered Traditional Medicine. In: Juan E Mezzich, W James Appleyard, Paul Glare, Jon Snaedal, & C Ruth Wilson (Ed.), *Person Centered Medicine.* New York: Springer.

292. Thomas Heise (2. erweiterte Aufl. 2018). *Kulturen der Menschheit: Woher und wohin? Unsere Vergangenheit in transdisziplinärer Sicht,* Würzburg: K & N.

Forscher der Universität Manchester[293] nach der Untersuchung von mehreren hundert ägyptischen Mumien Krebs tatsächlich bis auf Ausnahmen eher als eine Erkrankung der Moderne an. Sie untersuchten auch im Team um Jacky Finch die älteste bekannte Prothese aus Holz und Leder von der Priestertochter Tabaketenmut. Sie besaß eine künstliche Zehe, die eine echte Gehhilfe darstellte und lebte zwischen 950 und 710 v. Chr. Als Grund für den Zehverlust wird Diabetes vermutet.[294]

Eine Untersuchung von 500 südwestdeutschen Schädeln aus Gräbern des frühen merowingischen Mittelalters brachte neben den prähistorisch nicht seltenen osteoblastischen, und fast immer gutartigen Tumoren nur einen osteolytischen, bösartigen Tumorfund wohl durch Brustkrebs. Eine Untersuchung von 3 967 zwischen dem 3. und 16. Jahrhundert in Ungarn Verstorbenen ergab 13 bösartige Knochentumore.[295] Weitere einzelne Fälle wurden andern Orts (s. o.) aufgeführt und bewertet.

Zusammenfassend zum Thema Krebs stellten Lieverse, Temple und Bazaliiskii fest, dass nach ihrer Meinung diese bösartigen Erkrankungen früher weniger diagnostiziert wurden aufgrund der schlechten Erhaltung der Skelette und fehlender Aufmerksamkeit. Das bleibt allerdings vorerst noch eine Hypothese, die es noch weiter zu untermauern gilt. Außerdem stellten sie sich hinter die Aussage von Paine und Boldsen[296], dass die Tendenz zur Langlebigkeit des Menschen im Laufe der Zeiten nicht zunahm, sondern nur von den „lokalen Umweltbedingungen" abhing. Wenn man noch das Wort „individuellere Lebensbedingungen" hinzufügt, bleibt dazu wohl nichts zu ergänzen.[297]

Summa summarum: Beweise für häufigere Krebserkrankungen vor dem17. Jahrhundert fehlen. Erst danach wurden Brustkrebsoperationen beschrieben sowie teils berufsspezifische Krebssorten wie 1775 der Hodenkrebs der Kaminkehrer, 1761 der Nasenkrebs bei Schnupftabakbenutzern und 1832 der Morbus Hodgkin.

Zusammenfassend stellt sich doch dem Analytiker die Frage, was hat sich geändert, dass nun plötzlich die Krebserkrankungen zunahmen. Da die Menschen sich im Verhältnis zu vorher nicht verändert hatten durch plötzliche größere evolutionäre Mutationen, muss es sich doch um äußere Faktoren handeln, die wir nicht so gut verkrafteten, wie wir dachten. Dieser Frage soll jetzt besonders im folgenden 9. wie auch im 11. Kapitel nachgegangen werden.

---

293. David, R. A. & M. R. Zimmermann (2010). Cancer: an old disease, a mew disease or something in between? *Nature Reviews Cancer*, Bd. 10, S. 728–733.

294. Heise, T. (2016). S. 243.

295. https://www.sciencenews.org/article/what-ancient-mummies-have-to-tell-us-about-perils-moder-life.

296. Paine RR, Boldsen J (2007). *Paleographic data and why understanding Holocene demography is essential to understanding human life history evolution in the Pleistocene. The evolution of human life history.* Santa Fe: School of American Research Advanced Seminar Series.

297. Heise, T. (2016). S. 243.

9. Elektromagnetische Forschungen[298] und das Leben

Erinnern wir uns an das „Milieu“, welches Louis Pasteur mit seinen letzten Atemzügen als wichtigsten, von ihm leider zeitlebens übersehenen Hintergrund der von ihm untersuchten Infektionserkrankungen, anerkannte. Woraus besteht dies Milieu und worauf begründet es sich? Hat es etwa jemand schon gesehen und geheimgehalten? –

Was für Dinge gibt es, von denen wir zwar wissen, welche selber oder deren Auswirkungen aber unsichtbar sind seit Urzeiten?

– Nun, die Sonnenflecken, die Sonnenwinde hervorrufen, welche die Erde immer wieder in unterschiedlicher Stärke erreichen, sind für uns unsichtbare Strahlungsquellen, ein Teilchenstrom aus Protonen und Elektronen. Erst jetzt befürchten wir, dass sie unsere Satelliten und Computer oder mehr grillen könnten. Wir kamen bisher mit ihnen gut genug klar, da der Van-Allen-Gürtel auch schon vor seiner Entdeckung uns alle abschirmte. Er bildet die Magnetosphäre, zwei Ringe energiereicher Teilchen, die durch das Erdmagnetfeld eingefangen, innerhalb einer Sekunde zwischen den Polen der Erde patrouillierend hin und her schwingen und uns so vor tödlich wirkenden Teilchen schützen. Dagegen sind die Gewitter von elektromagnetischen Feldschwankungen begleitet. Diese konnten wir schon immer nur an der Auswirkung mit Blitzen, Donner und eventuell dem Kippen der Milch erkennen.

– Und dann gibt es offensichtlich noch terrestrische Strahlung aus verschiedenen Tiefen und mineralischen und wasserhaltigen Schichten der Erde, die von einigen zu spüren, die Grundlage der wohl jahrtausendealten Geomantie bildet, nach der weltweit alle Heiligtümer, Tempel, alten Kirchen und Kathedralen errichtet wurden. Über die möglichen Gefahren des Radons schrieben wir an anderer Stelle.

– Außerdem haben wohl alle Lebewesen mehr oder weniger stark ausgeprägt einen erst jetzt entdeckten Magnetsinn[299], der ihnen schon immer half, sich auf den Wanderschaften im und am Magnetfeld zu orientieren. Nur so können auch die teils sehr ausgedehnten, prähistorischen Wanderungen unserer Vorfahren erklärt werden.

---

298. Cornelia Waldmann-Selsam (2008). *Wirkungen elektromagnetischer Felder auf Pflanzen. Beobachtungen und Studien aus 80 Jahren*. Internet-Publikation der Kompetenzinitiative e.V.
Alle folgenden hier in Klammern angegebenen Quellen bitte ich direkt bei der Autorin nachzuschlagen. Hier wird nur im Text namentlich auf die Urheber Bezug genommen: http://www.strahlung-gratis.de/Wirkung%20elektromagnetischer%20Felder%20auf%20Pflanzen.pdf#page=1&zoom=auto,-85,848.

299. Heise, T. (2016). S. 15.

– Aber nicht nur um uns herum, sondern viel mehr noch in uns, gibt es milliardenfach Energiefelder, die wir ständig erzeugen, mit jeder Zelle, jedem Gedanken, jeder Bewegung. All diese Schwingungen mit all ihren unterschiedlichen Vibrationsfrequenzen sind die Quelle unseres Lebens, in Harmonie wie in Disharmonie, in Gesundheit wie in Krankheit. In der Medizin nutzen und verstehen wir davon noch viel weniger, als Henry Ford heute am Tesla-Auto verstehen würde, obwohl beide (immer noch) vier Räder haben.

Und doch haben wir trotz fehlender detaillierter medizinischer Erforschung mittlerweile davon so viele künstliche – erst niedrig- und dann besonders hochfrequente – elektromagnetische Felder um uns aufgebaut. Diese wirken ständig und in immer größerem Maße auf uns und die gesamte Natur ein. Aus Gewohnheit realisieren wir diesen ungeheuren, nirgendwo genehmigten Feldversuch mit diesem künstlichen Elektromagnetismus schon gar nicht mehr. Künstliche Elektrizität, die es so eben in der Natur nicht gab, können wir daher mit unseren Sinnen nicht wahrnehmen. Umso einfacher ist es, diese Auswirkungen zu übersehen und die teils plötzlichen, teils langsamen Veränderungen, im Verlaufe dieses Feldversuches mit Beginn der Anwendung der Elektrizität, mittels anderweitiger Erklärungen zu deuten. Diese Erklärungen mögen vielleicht noch nicht einmal ganz verkehrt sein, aber eben unvollständig für ein Verstehen des Gesamtprozesses sind.

Arthur Firstenberg[300] ist in Kleinarbeit auch den Anfängen der Erforschung der Elektrizität nachgegangen, seitdem sich die neuen Erkenntnisse zu den Leidener Flaschen ab 1746 in eine wissensdürstige Welt zu verbreiten begannen. Pieter van Musschenbroek und andere warnten vor den teils unvorhersehbaren, sich klar in diversen gesundheitlichen Beeinträchtigungen äußernden Folgen dieser elektrischen Experimente. Darunter war auch der amerikanische Präsident Benjamin Franklin. Er hatte in London 1757 im höheren Alter erneut einen fünfmonatigen Rückfall, mit Sehstörungen, Schwindel, Tinnitus und Kopfschmerzen sowie Zittern. Das resultierte offensichtlich von seinen früheren, zahlreichen Experimenten und elektrischen Therapien, die dazu geführt hatten, dass man in den USA den Ausdruck „Franklinisierung" dafür benutzte. Der Begründer der Methodistenkirche, John Weslay, schrieb eine 1759 erschienene Abhandlung über diese „edelste Medizin" von 72 Seiten, mit dem Titel „… Electricity, made plain and lightful". Aber als ein zum Physikertum verführter, wohl von der Theologie nicht genügend ausgelasteter Abt, ein Abbé namens Jean-Antoine Nollet, als Massenkonsumverfahren mit Ketten von Dutzenden von Personen, welche elektrostatisch aufgeladen wurden, (alleine 240 Soldaten in Versailles in Gegenwart des Königs) eine Elektrisierung durchführte, ergab sich daraus in Frankreich eine „Elektromanie". D.h. im Rahmen dieses entstehenden Hypes wollte sich jeder elektrisieren lassen. In

300. Arthur Firstenberg (2021). *Die Welt unter Strom. Eine Geschichte der Elektrizität und ihrer übersehenen Gesundheitsgefahren*. Kandern: Narayana, Unimedica.

Deutschland experimentierten die Gebrüder Humboldt ebenso mit Elektrizität, wie der französische Arzt und Revolutionär Jean Paul Marat oder in Italien Alessandro Volta, und sie diskutierten über die selber erfahrenen, meist unerwünschten (Neben-)Wirkungen der Elektrizität. Die Schilderungen lesen sich ähnlich wie die von heutigen elektrosensiblen Patienten, die mangels besserer Ideen als psychosomatische Patienten, mit Burnout oder Angstattacken zum Psychiater kommen.

Jedoch wurde damals auch festgehalten, dass beispielsweise in London von etwa 9000 Patienten zwischen 1793 und 1819 ein Drittel durch Elektrotherapie geheilt und ein Drittel gebessert wurde. Auch wurde damals schon klar, dass jeder Mensch auf den Einsatz von Elektrizität anders reagierte, und man warnte davor, Schwangere und zarte Personen dieser auszusetzen.

In der ersten Hälfte des 19. Jahrhunderts stand dann mehr Anton Mesmer[301] mit seinem Einsatz der menschlichen und nicht der künstlichen elektrischen Energie im Vordergrund der europäischen und amerikanischen Geisteswelt und auch einiger medizinischer Zirkel. Darauf gehen wir später noch ein. Danach ging die weitere Erforschung der Elektrizität unaufhaltsam voran und überging mehr oder weniger ablehnend die Erfahrungen dieser beiden Vorläufer-Epochen, statt zu versuchen sie zu inkorporieren. Guillaume Benjamin Duchenne de Boulogne war nicht nur der erste bekannte Arzt, der einer lebenden Person eine Gewebeprobe zu diagnostischen Zwecken entnahm und nach dem die Duchenne-Muskeldystrophie benannt wurde. Er hätte sicherlich den Nobelpreis erhalten, aber Alfred Nobel war damals noch nicht so weit gekommen. Duchenne veröffentlichte auch die erste klinisch exakte Beschreibung der Kinderlähmung (Poliomyelitis). Außerdem jedoch war das Innenohr sein spezielles Steckenpferd in den 1850er Jahren. Und so entwickelte er zur Therapie von Gehörlosigkeit einen Apparat mit einer stimulierenden Elektrode für den Gehörgang mit jeweils fünf Sekunden langen Impulsen schwächster Stromstärke im Abstand einer halben Sekunde. Die Stromstärke wurde langsam erhöht, blieb aber immer unter dem Schmerzniveau. Er behandelte so die unterschiedlichsten Fälle von Taubheit meist mit Erfolg. Aber offensichtlich hatte 50 Jahre zuvor schon Johann Sprenger, ein Apotheker aus Jever, ähnliches erreicht, und einige Ärzte übernahmen seine Methode. Auch dieser hatte mit dem schwedischen Arzt Johann Lindhult nochmal 50 Jahre früher einen entsprechenden Vorläufer.

In der Natur kennen wir die Elektrizität beispielsweise als atmosphärische Elektrizität und in Verbindung mit den Sonnenflecken, wobei die Protuberanzen immer mal wieder die Erde in unterschiedlicher Stärke erreichen und beeinflussen. So rechnete man 2013 schon die Schäden an Satelliten und Computern aus, als dann der Sonnensturm aber nur die in diesem Moment der Sonne zugewandte Meeresseite traf und nicht die stärker bevölkerte Erdseite mit den Satelliten darüber. Damit blieb der befürchtete Ma-

301. Rudolf Tischner (1928). *Franz Anton Mesmer. Leben, Werk und Wirkungen.* München: Verlag der Münchner Drucke.

schinenschaden aus. Die Idee jedoch, dass mehr als nur elektrische Maschinen beeinflusst werden, ist quasi noch nicht vorhanden. Zurecht? – Angeblich soll man manches aus der Geschichte ableiten und lernen können. Also schauen wir mal.

Während des sogenannten Maunder-Minimums von 1645 bis 1715 waren praktisch keine Sonnenflecken zu sehen. Sir Edmund Halley konnte dann das erste Nordlicht seines Lebens auch erst 1716 im Alter von 60 Jahren beschreiben. Nachdem 1727 die Sonnenflecken erstmals die Marke von 100 überschritten hatten, brach ein Jahr später die erste Grippepandemie seit 150 Jahren los, die universeller, dauerhafter und heftiger war als jede andere in den bekannten Geschichtsaufzeichnungen. Sie hielt teilweise bis 1738 an, dem Höhepunkt des nächsten Sonnenzyklus. Es wurde berichtet, dass Pferde schon vor den Menschen an Katarrh litten, Vögel die kranken Menschen verließen, manche Menschen 60 Tage lang Fieber hatten und andere ohne Krankheitszeichen plötzlich verstarben. Schätzungen gehen von etwa zwei Millionen Toten weltweit bei dieser Influenza-Pandemie aus. Noch genauer wurde dann die Pandemie von 1889 beobachtet. Sie brach im Mai gleichzeitig an so weit verstreuten Orten wie Grönland, Usbekistan und Kanada aus. Da dies im Widerspruch zu den gängigen Theorien stand, akzeptierte man den Beginn erst mit September in Sibirien, von wo aus dann die Ausbreitung westwärts, von Mensch zu Mensch, erfolgt sein soll. Aber auch hier straft die Realität des damals noch zeitverschlingenden Reiseverkehrs mit Zug und Schiff die damals und noch heute dazugehörige Theorie Lügen. Zu schnell trat an verschiedenen Orten die Erkrankung auf und nicht wie in 90 Tagen um die Erde. Dr. Benjamin Lee[302] von der Landesgesundheitsbehörde in Pennsylvania berichtete, wie sich die Influenza fast wie eine Überschwemmung so rasch ausbreitete, dass er keine Ansteckung durch Menschen oder Dinge oder gar eine Inkubationszeit feststellen konnte. Charles Creighton[303] beschrieb 1894 15 verschiedene Fälle, in denen nach wochenlanger Schiffsfahrt ohne Kontaktmöglichkeit an Bord plötzlich die Influenza ausbrach. In einem Fall von 1857, der in das Kapitel zur Influenza von William Beveridge 1978 übernommen wurde, heißt es, dass in der Karibik auf dem englischen Kriegsschiff Arachne 114 Mann von 149 an Influenza erkrankten und sie später erfuhren, dass gleichzeitig auf der benachbarten Insel Kuba die Pandemie ausbrach. Es scheint also Anhaltspunkte dafür zu geben, dass atmosphärische Störungen Krankheiten verursachen, mit den verschiedensten Symptomen, wie gezeigt werden kann, von denen einige mit den Influenza-Viren assoziiert sind. 1889 hatten viele Erkrankte neurologische, kardiologische oder psychische und allgemeine Probleme bis hin zu Totgeburten, aber selten respiratorische Erkrankungen. Dasselbe

302. Lee, Benjamin (1891). An Analysis of the Statistics of Forty-One Thousand Five Hundred Cases of Epidemic Influenza. *Journal of the American Medical Association* 16(11):366–68. Zit. n. Firstenberg.

303. Creighton, Charles (1894). Influenza and Epidemic Agues. In: Creighton, *A History of Epidemics in Britain* (Cambridge University Press) vol. 2, pp. 300–433. Zit. n. Firstenberg.

berichtete Beveridge[304] 1978 in seinem Lehrbuch über die tödliche Pandemie von 1918, genannt Spanische Grippe, als die ersten Radiosender mit ihren leistungsstarken Sendemasten beispielsweise auf der Isle of Wight alle Bienenvölker sterben ließen, auch solche die man als Ersatz aus Frankreich dann dorthin umsiedelte. Während der Hongkong-Grippe von 1968, als die ersten Satelliten in die Magnetosphäre geschossen wurden und von dort zu senden begannen, erkrankte in 70 Prozent der Fälle nur eine Person aus dem Haushalt und in einem Fall erkrankten zwei Brüder, die sich ein Bett teilten, am gleichen Tag aber an unterschiedlichen Varianten. Tom Jefferson kam 2006 nach einer Analyse von 259 Impfstudien aus dem Zeitraum von 45 Jahren im *British Medical Journal* zu dem Schluss, dass die Influenza-Impfungen keinen wirklichen Einfluss auf die aufgezeichneten Fakten wie grippebedingte Krankheiten und Todesfälle, verlorene Arbeits- oder Schultage hatten.[305, 306] – Lieber Leser, bitte ersetzen sie jetzt keineswegs das Wort Influenza durch Corona, sonst werden Sie zum Querdenker. Heutzutage sind wir nicht mehr nur von den Sonnenflecken abhängig, sondern haben uns mit unserer Technik in der modernen Welt genügend Möglichkeiten geschaffen, atmosphärische Störungen zulasten unseres körpereigenen Biomagnetismus selber zu erzeugen.

Charles Dickens beschrieb, wie sich ab 1859 London veränderte und wie in kürzester Zeit es den Vertretern der London District Telegraph Company gelang, fast 3 500 Hausbesitzer zu gewinnen für das Auslegen von 450 Kilometer Kupferdraht. Nur 20 Jahre vorher hatte es den ersten magnetischen Telegraphen in London gegeben. 1850 wurden auf allen bewohnten Kontinenten Telegraphenleitungen verlegt und bis 1875 50 000 Kilometer Unterseekabel verlegt, wobei damals schon ein elektrisches Kupfernetz von 1,1 Millionen Kilometern, quasi den Globus fast 30 Mal umwickeln konnte. Parallel dazu wuchs eine zunehmende Zahl von Patienten heran mit Beschwerden, für welche der New Yorker Arzt George Miller Beard den Ausdruck „Neurasthenie" entwickelte, ohne eine Ursache zu erahnen. Er behandelte sogar mit Hypno- und Elektrotherapie. Sigmund Freuds Konzept der Angstneurose 1894 stufte die Neurasthenie grundsätzlich als Geisteskrankheit ein. Aber mit den ärztlichen Augen von heute merken wir, wie sinnvoll es ist, hier nicht einseitig zu denken und zeitgenössische Berichte von damals erneut anzusehen. So benannte Margaret Abigail Cleaves, die ehemalige Chefärztin des Pennsylvania State Lunatic Hospital, nach ihrem Umzug in die Großstadt und Eröffnung ihrer psychiatrischen Praxis mit Spezialisierung auf Elektrotherapie die 1894 bei sich

304. Beveridge, William Ian (1978). *Influenza: The Last Great Plague*. New York: Prodist. Zit. n. Firstenberg.

305. Jefferson, Tom (2006). Influenza Vaccination: Policy Versus Evidence. *British Medical Journal* 333: 912–15. Zit. n. Firstenberg.

306. Jefferson, Tom, C.D. Pietrantonj, M.G. Debalini, A. Rivetti, and V. Demicheli (2009). Relation of Study Quality, Concordance, Take Home Message, Funding, and Impact in Studies of Influenza Vaccines: Systematic Review. *British Medical Journal* 338: 354–58. Zit. n. Firstenberg.

mit 46 Jahren plötzlich einsetzende „Neurasthenie", auch Nervenschwäche genannt. Sie beschrieb detailliert ihre hohe Körperempfindlichkeit, wodurch sie keine Berührung ertragen konnte, die rezidivierenden Depressionen bis hin zu Suizidgedanken, die Kraftlosigkeit sogar beim Benutzen des Bestecks, dass sie ihr Gehirn nicht mehr richtig anwenden konnte, den Tinnitus bis hin zum einseitigen Hörverlust, die Verdauungsprobleme, Kopfschmerzen und Herzklopfen, Sonnenempfindlichkeit, Ischiasbeschwerden, Phosphorgeruch und -geschmack sowie das sichere Vorhersagen von Wetterveränderungen 24 bis 72 Stunden im Voraus. Trotzdem arbeitete sie weiter bis zum Tode 1917 und schrieb über die Anwendung von Licht in den verschiedensten Formen, benutzte Röntgenstrahlen und behandelte sogar Krebs mit Radium. – Vergessen sind heute der „Telegrafistenkrampf" der dann zur „telegrafische(n) Krankheit" aufgrund zusätzlicher Symptome erweitert wurde und der sofort mit dem Einsetzen dieser Technik begann, bis hin zu den Erkrankungen der Telefonisten, die noch 1956 von Louis Le Guillant und anderen beschrieben wurden mit ähnlichen Beschwerden, wie oben von Cleaves genannt. Während die „Neurasthenie" aus der westlichen Medizinliteratur mittlerweile verschwand, gibt es sie in ganz Asien immer noch. In Russland kam in den 1930er Jahren die „Radiowellenkrankheit" hinzu, während in China neben der westlichen Nomenklatur auch noch die der „Nervenschwäche" (shenjing shuairuo) weiter existiert. Es erscheint nur logisch, dass es von all den technischen, physikalischen und chemischen Details unserer „brave, new world" nicht nur Auswirkungen auf Seele und Psyche gibt, sondern eben auch auf die materiellen Grundlagen mit Neurophysiologie und Biochemie, aber auch die noch zu wenig erforschten feinsensiblen Aspekte. In Russland wurden diese von dem amerikanischen Arzt 1869 erstmals beschriebenen Symptome dann ab 1953 am Institut für Arbeitshygiene und Berufskrankheiten in Moskau intensiv beforscht. Das mündete in Tausende von Veröffentlichungen, und die Ergebnisse flossen in universitäre Lehrpläne ein sowie in medizinische Lehrbücher, die in der westlichen Welt keiner lesen konnte und wollte oder durfte. Die beschriebenen Auswirkungen der Mikrowellenstrahlung, in Russland Radiowellenkrankheit genannt, betrafen Herz, Nervensystem, Schilddrüse, Nebennieren und weitere Organe und zeigten sich mit zahlreichen Symptomen, von den Medizinern oft „unspezifisch" genannt, wie:

> Kopfschmerzen, Müdigkeit, Schwäche, Schwindel, Übelkeit, Schlafstörungen, Reizbarkeit, Gedächtnisverlust, emotionale Instabilität, Depressionen, Angstzustände, sexuelle Dysfunktion, Appetitstörungen, Bauchschmerzen und Verdauungsstörungen. Die Patienten haben ein sichtbares Zittern, kalte Hände und Füße, ein gerötetes Gesicht, hyperaktive Reflexe, übermäßige Schweißproduktion und brüchige Fingernägel. Blutuntersuchungen zeigen einen gestörten Kohlenhydratstoffwechsel sowie erhöhte Trigylcerid- und Cholesterinwerte. Herzsymptome sind auffällig. Dazu gehören Herzklopfen, Schweregefühl und stechende Schmerzen in der Brust sowie Atemnot nach Anstrengung. Der Blutdruck und die Pulsfrequenz werden unregelmäßig. Akute Exposition

> verursacht normalerweise einen schnellen Herzschlag und hohen Blutdruck, während chronische Exposition das Gegenteil verursacht."[307]

Viele sogenannte psychosomatische Patienten beklagen dies, die von den somatischen Praxen aus Hilfslosigkeit geschickt werden. Und erstaunlicherweise sieht es so aus, als ob seit 5G dies vermehrt, wenn auch oft noch unterschwellig, geklagt wird.

Da wir aber nicht die einzigen Lebewesen sind, die von diesen neuen Strahlen beeinflusst werden, sollten wir uns dazu mal Gedanken machen und die möglichen Auswirkungen auf die Tierwelt und Pflanzenwelt untersuchen. An dieser Stelle sei erst mal nur erwähnt, dass Haiangriffe an der US-amerikanischen Küste nördlich von Cape Hatteras, North Carolina, als absolut undenkbar galten. Doch am 1. Juli 1916 und dann direkt in Folge häufiger, ereignete sich genau das. Und niemand hatte es für möglich gehalten, dass ein Hai ein ganzes Bein komplett abtrennen konnte. Doch Charles Epting Vansant verstarb in den Armen seiner jungen Frau genau daran.[308] Was machte die Haie so verrückt, dass sie seitdem ihr Verhalten änderten, was uns die Filme über den Weißen Hai und mehr einbrachte? Was bringt Wale und Delphine zum Massenselbstmord? In dem Monat vor den Haiangriffen war außerdem in South Brooklyn eine Polio-Epidemie ausgebrochen. Wenn wir den Geheimnissen wirklich auf die Spur kommen wollen, müssen wir lernen, den Meta-Rahmen zu erweitern und klar über den Tellerrand zu sehen und neue Verbindungen zu knüpfen, und diese konsequent und kritisch untersuchen. Das ist kein Job, wie in der Pharmaindustrie nur nach möglichen Analogpräparaten nach Ablauf der Patentfrist zu schauen, sondern erfordert ein weit gebildetes, helles Köpfchen ohne merkantilistische Infektion.

1971 stellte Nikolay Tyagin in seinem Lehrbuch fest, dass von den Arbeitnehmern, die Radiowellen ausgesetzt waren, nur etwa 15 Prozent ein normales EKG hatten. Wenn wir das hören, können wir uns unschwer vorstellen, wie diese nicht genehmigten Freilandversuche mit den verschiedensten Wellenformen und Frequenzen mit ihren jeweiligen Konsequenzen für die Gesundheit von Menschen, Tier und Pflanzenwelt weiterging, – nämlich mit „ohne Rücksicht auf Verluste". Wo kein Kläger (mit so unspezifischen Symptomen), da kein Richter. Und es soll bis hin zu 5G, 6G, Corona-Virus und Nebenwirkungen der Corona-Impfungen, offensichtlich nur die Möglichkeit geben, sich daran zu gewöhnen, oder krank zu werden oder zu sterben.

Fassen wir mal kurz zusammen. 1728 kam es nach 150 Jahren Pause zu starker Sonnensturmaktivität, und gleichzeitig begann nach langer Pause eine weltweite Influenza-Epidemie, die bis zum nächsten Sonnenfleckenzyklusmaximum ein Jahrzehnt später anhielt und etwa zwei Millionen Tote weltweit forderte. 1889 begannen die Strahlungen der nun weltweit installierten Stromleitungen durch ihre Frequenzen und Oberwellen das Erdmagnetfeld zu prägen und gleichzeitig ereignete sich wieder eine Influenzapan-

307. Firstenberg (2021). S. 120.

308. Mark Honigsbaum (2022). *Das Jahrhundert der Pandemien*. München: Piper. S. 9ff.

demie. Der Beginn des Radiozeitalters 1918 veränderte mit zahlreichen leistungsstarken LF- und VLF-Frequenzen unsere Magnetosphäre am meisten, und gleichzeitig forderte die sogenannte Spanische Grippe 25–50 Millionen Todesopfer weltweit. Zum Vergleich: die Zahl der umstrittenen Corona-Toten bezüglich der Fragen, ob jemand mit Corona oder an Corona oder an den Impfnebenwirkungen gestorben sei, beläuft sich bis Ende 2021 auf 5–6 Millionen Tote weltweit. Die asiatische Grippepandemie von 1957 fällt zusammen mit dem Beginn der Radar-Ära mit dem Bau von Hunderten leistungsstarker Frühwarnsysteme besonders in Kanada, Alaska und den übrigen Vereinigten Staaten. Mikrowellenenergie in Höhe von Millionen von Watt wurde ständig in den Himmel geschickt, und ihre Niedrigfrequenzkomponenten verschmutzten entlang der Magnetfeldlinien dann auch die Südhalbkugel. Das Satellitenzeitalter ab 1968 bewirkte nach dem Erreichen der Magnetosphäre von den ersten Dutzenden Flugkörpern trotz geringer Sendeleistung sehr viel Veränderung, da diese sich ja schon in der Magnetosphäre befanden. Die Hongkong-Grippe verlief parallel zu diesem Start.

Es wäre also zu hinterfragen, warum es nach den alles umspannenden telegraphischen und elektrischen Leitungen mit Wechselstrom und 50-Hz-Netzspannung sowie dann Radio-, Radar-, Fernseh- und Mikrowellen, zuletzt 4G und 5G eine deutliche Veränderung des Krankheitsspektrums in Qualität und Quantität gab. Dies betraf besonders virale Erkrankungen und „nervöse" Erkrankungen mit einem plötzlichen Anstieg auch der Literatur zu diesem Thema vor allem in der Zeit von 1880 bis 1940, dann Diabetes, Herzerkrankungen und Krebs, obwohl schon zu Zeiten vor der Elektrifizierung viele Zigarren geraucht wurden. – Natürlich, ich höre Ihre Zwischenrufe: Man untersuchte früher weniger, stellte Todesursachen weniger präzise fest und vieles mehr. Stimmt alles. Aber reicht es wirklich aus, um die gewaltigen Unterschiede zu erklären? Der Mensch vor 200 Jahren wurde trotz Unfällen, Masern, Pest, Typhus und Cholera auch oft schon 70 Jahre alt und bekam keine der „Zivilisationskrankheiten", die wir mit diesem Wort einfach wegerklären, statt dies noch gründlicher zu hinterfragen als bisher. Sicherlich gibt es auch hier eine Art natürliche Selektion und Gewöhnungsmechanismen. Aber das hilft uns nicht, den in der Tiefe vibrierenden Geheimnissen des gesunden Lebens besser auf die Spur zu kommen. Denn eins ist klar: Im heiligen, doppelt blinden Versuch werden wir weiter dem jeweiligen, einseitigen Stand des Irrtums einer Wissenschaft von vorgestern hinterherrennen, statt auf neue kreative Wege einer fortschrittlicheren da vielseitigeren Wissenschaft zu stoßen, welche wir für die ebenso vielseitigen Probleme der Gegenwart und Zukunft dringend brauchen. Wir werden so bestenfalls die kleine Antwort auf die kleine beschränkte Frage bekommen, die wir an die Natur stellten, wie es schon Heisenberg sagte. Und ob wir diese dann auch noch richtig verstehen – kann man nur hoffen.

Wenden wir uns kurz erneut dem Thema Krebs zu. Die Untersuchungen von zig neolithischen Gräbern und Hunderten ägyptischer Mumien sowie mittelalterlicher Skelette zeigte so wenig Krebsfälle, dass man die etwa ein bis zwei Dutzend als absolute

Rarität einordnen konnte.[309] Aber als der spätere Nobelpreisträger Otto Warburg 1906 seinen ersten Doktortitel bekam, hatte sich die Krebsrate seit seiner Geburt schon verdoppelt, was ihn nun zum Medizinstudium trieb. 1923 entdeckte er, dass Krebszellen im Unterschied zu normalen Zellen eine hohe anaerobe Glykolyse aufrechterhalten – trotz verfügbarem Sauerstoff – und große Mengen an Milchsäure produzieren. Das wurde Warburg-Effekt genannt, und so entstand die Grundlage für die Stadienbestimmung des Krebses. Im PET-Scan, der Positronenemissionstomographie, sieht man, dass je bösartiger der Tumor ist, er umso mehr Glukose aufnimmt. Die ständig zunehmende Menge an chemischen und physikalischen Wirkstoffen löste eine Vielzahl von Krebsarten aus, und man dachte, dies geschehe dadurch, dass all diese jeweils der Zelle den Sauerstoff raubten. Deswegen warnte Warburg schon in den 50er Jahren vor dem Rauchen, der Luftverschmutzung, den Pestiziden, den Lebensmittelzusatzstoffen und lebte mit großem Umweltbewusstsein in seinem Bio-Garten. Da Krebszellen ohne Sauerstoff gedeihen, bietet ihnen dies im Anfangsstadium einen Überlebensvorteil. Da beispielsweise eine Kalorienreduktion den Stoffwechsel verlangsamt und somit weniger Sauerstoff verbraucht wird, verlängert dies ebenso wie das Fasten das Leben von Menschen und Tieren, während das Gegenteil das Leben eher verkürzt. Obwohl die inneren Organe nur 10 Prozent des Körpergewichts ausmachen, verbrauchen sie doch 70 Prozent der Ruheenergie. Wir wissen mittlerweile, dass elektromagnetische Felder quasi unsere Elektronentransportkette vergiften, indem sie die Elektronen in unseren Mitochondrien verlangsamen, und so wird Sauerstoff ohne Kalorien entzogen. So kann keine Zelle ihre Kapazität mehr voll ausschöpfen, und Krebs, Diabetes sowie Herzerkrankungen werden durch unsere künstlichen elektromagnetischen Felder gefördert. Sofern der Schaden jedoch nicht zu schwerwiegend ist, verlängert auch dieser künstlich reduzierte Stoffwechsel auf der anderen Seite das Leben. So ist es zu erklären, dass trotz mehr Krebserkrankungen die Menschen länger leben, aber eben mit schlechterer Qualität und gehäuften Arztbesuchen. Zahlreiche Untersuchungen an Menschen wie an Zootieren haben dies ebenso einwandfrei nachgewiesen, wie den Zusammenhang, dass Krebskranke eher auch Diabetes haben und umgekehrt. Firstenberg weist hier minutiös mit erschreckenden internationalen Statistiken und anerkannten Untersuchungen auf diese Ergebnisse hin. Als weiterer Faktor kommt etwas dazu, was also offensichtlich aufgrund der künstlich elektromagnetisch gestörten bioelektromagnetischen Zellfunktion nicht mehr nur eine Frage von zu viel und verkehrter Ernährung sowie zu wenig Bewegung ist.

> Dieselben medizinischen Zentren, in denen sowjetische Ärzte Patienten untersuchten, waren mit Laboren verbunden, in denen Wissenschaftler Tiere genau denselben Arten von Radiowellen aussetzten. Auch sie berichten von ernsthaft gestörten Kohlenhydratstoffwechseln. Sie entdeckten, dass die Aktivität der Enzyme in der Elektronentransportkette, einschließlich des letzten Enzyms der Cytochromoxidase, immer gehemmt ist. Das behindert die Oxidation von Zuckern, Fetten

309. Heise (2016).

> und Proteinen. Zum Ausgleich steigt der anaerobe (sauerstoffunabhängige) Stoffwechsel. Milchsäure baut sich im Gewebe auf und die energiereichen Glykogenspeicher der Leber werden geleert. Der Sauerstoffverbrauch nimmt ab. Die Blutzuckerkurve wird beeinflusst und der Nüchternglukosespiegel steigt an. Der Organismus lechzt nach Kohlenhydraten und die Zellen werden sauerstoffarm.[310] Diese Veränderungen erfolgen sehr schnell. Bereits 1962 setzte V. A. Syngayevskaya in Leningrad Kaninchen niedrigen Radiowellen aus und stellte fest, dass der Blutzucker der Tiere in weniger als einer Stunde um ein Drittel anstieg. Im Jahr 1982 berichtete der in Kiew beschäftigte Vasily Belokrinitskiy, dass die Zuckermenge im Urin im direkten Verhältnis zur Strahlendosis und zur Häufigkeit der Exposition des Tieres stand. Mikhail Navakatikian und Lyudmila Tomashevskaya berichteten 1994, dass der Insulinspiegel von Ratten um 15 Prozent abnahm, wenn sie einer gepulsten Strahlung mit einer Stärke von 100 Mikrowatt pro Quadratzentimeter nur für eine halbe Stunde ausgesetzt wurden. Bei Ratten die zwölf Stunden exponiert wurden, nahm er sogar um 50 Prozent ab. Diese Exposition ist vergleichbar mit der Strahlung, der eine Person ausgesetzt ist, die heute direkt vor einem drahtlosen Computer sitzt, aber erheblich geringer als die, die das Gehirn beim Verwenden eines Mobiltelefons empfängt.[311]

Finnische Forscher stellten 2011 einen behinderten Glukosestoffwechsel im Gehirn bei Gebrauch eines Mobiltelefons fest. In Kalifornien konnte nachgewiesen werden, dass eine Exposition von schwangeren Frauen gegenüber Magnetfeldern von mehr als 2,5 Milligaus dazu führte, dass die Fettleibigkeit ihrer Kinder im Teenageralter mehr als sechsmal so hoch war.

In den USA sind beispielsweise zwei Drittel aller Erwachsenen betroffen, d. h. 150 Millionen sind übergewichtig und 80 Millionen fettleibig (>13,5 kg Übergewicht), neben 12,5 Millionen Kindern. Die gleiche Anzahl schleppt als Adipositas Grad III mehr als 45 Kilo zuviel mit sich herum. Das hierfür Bedenkenswerte ist, dass außer den Menschen auch die Daten für 20 000 Tiere aus 24 Populationen von acht Arten, mit Labortieren, Haustieren und wilden Ratten sowohl in der Stadt als auch auf dem Land einen Anstieg des Durchschnittsgewichts im Laufe der Jahre zu verzeichnen hatten. Dies hat eine Zufallswahrscheinlichkeit von etwa zehn Milliarden zu eins. Die uns nahestehenden Schimpansen waren 2005 nach 20 Jahren 29 Mal so fettleibig, und sogar die Ratten auf dem Land hatten vier Jahrzehnte hintereinander jeweils um 15 Prozent mehr Adipositas bekommen. Dass dies wiederum für Diabetes einen großen Risikofaktor darstellt, ist weitgehend bekannt. Und auch hier aber gibt es den neuen Zusatzfaktor. 1997 stieg in den USA die Diabeteshäufigkeit innerhalb eines Jahres um 31 Prozent an. Und das war dann auch das Jahr, in dem digitale Mobiltelefone massenhaft die amerikanischen Städte fluteten und Mobilfunktürme wie Pilze aus dem Boden schossen. Mittlerweile ist die Situation so außer Kontrolle, dass über die Hälfte der US-amerikanischen Erwachsenen einen erhöhten Blutzuckerspiegel hatten. Und trotzdem wurde festgestellt, dass

310. Zahlreiche Quellennachweise, siehe bei Firstenberg.

311. Firstenberg, S. 150f.

bei einem aktiveren Lebensstil der durchschnittliche Lebensmittelkonsum zwischen 1970 und 1990 um 20 Prozent gesunken war, in diesem Fall jedoch in Großbritannien.

Die amerikanische Krankenkasse Blue Cross Blue Shield veröffentlichte am 24.04. 2019 einen besorgniserregenden Gesundheitsbericht über die sogenannten Millenials, die Generation die zwischen 1981 und 1996 geboren erstmalig mit Mobiltelephonen aufwuchs. Nicht nur, dass ihre Gesundheit ab dem 27. Lebensjahr stark abnahm, sondern es stieg auch zweistellig in nur drei Jahren die Prävalenz von acht der zehn häufigsten Erkrankungen. Dabei hat die schwere Depression um 31, Hyperaktivität um 29, Typ-2 Diabetes um 22, Hypertonie um 16, Psychosen um 15, hoher Cholesterinspiegel um 12, Morbus Crohn und Colitis ulcerosa um 10 sowie Substanzmissbrauch um 10 Prozent zugenommen. Während allgemein die Häufigkeit von Schlaganfällen gleichblieb oder zurückging, so stieg sie jedoch bei sehr jungen Erwachsenen erschreckend an, wie Studien aus Frankreich, Schweden und Finnland klar zeigen.

Nun zum Thema Herz. Firstenberg zitiert zahlreiche Studien und Forscher aus aller Welt, die insgesamt zu dem Schluss kommen, dass viele Ergebnisse aus unterschiedlichen Epochen und Gegenden zu verschiedenen Resultaten kommen. Diese machen aber dann Sinn, wenn man das Ausmaß des jeweiligen Aussetzens der elektrischen-elektromagnetischen Strahlung mit einbezieht. Der Epidemiologe Samuel Milham Jr konnte zeigen, dass Krebs, Diabetes und Herzerkrankungen in Gegenden ohne Stromversorgung trotz gleich hoher oder sogar höherer übriger Risikofaktoren vier- bis fünfmal niedriger waren. Milham und Firstenberg konnten auch für die Jahre 1931 und 1940 in den US-amerikanischen Bundesstaaten nachrechnen, dass das Ausmaß der ländlichen Herzerkrankungen direkt proportional zur Anzahl der Haushalte mit Strom war.[312] Ein einzigartiges Beispiel für den gleichen Zusammenhang liefert die jüngste Geschichte. Das Himalaya-Königreich Bhutan, mit 750 000 Einwohnern und etwas größer als die Niederlande, gründete erst 2002 ein Energieministerium mit einer Elektrizitätsbehörde. 10 Jahre später waren 84 Prozent der ländlichen Haushalte mit Strom versorgt.

Während sich die Lebensweise nicht schlagartig änderte, so tat dies jedoch der Gesundheitszustand der Bevölkerung. 2004 wurden 634 neue Fälle von Diabetes gemeldet, 2005 waren es 944, dann 1 470, 1 732, 2 541 mit 15 Toten. 2010 war Diabetes schon die achthäufigste Todesursache und es gab 91 Todesfälle. Die häufigste Todesursache waren Herzkranzgefäßerkrankungen, was ihnen weltweit Platz 18 einbrachte, und nur 66,5 Prozent der Bevölkerung hatten einen normalen Blutzuckerspiegel.[313] Die Menschen konnten sich in so kurzer Zeit nicht an die plötzlich entstandene Exposition gegenüber elektromagnetischen Feldern anpassen durch andere Essgewohnheiten sowie Lebensweisen und so eben langsamer erkranken und versterben. Dadurch konnte aber hier ein

312. Firstenberg (2021). S. 131ff.

313. Firstenberg (2021). S. 144f.

Prozess glasklar verdeutlicht werden, der sich woanders über Jahrzehnte hinzog und andere Erklärungen den wahren Hintergrund verschleiern ließ.

Ein weiteres interessantes Thema in diesem Zusammenhang ist der Tinnitus. Dies ist jedoch extrem komplex und das Gehör immer noch nicht ausreichend erforscht. Es sieht so aus, als ob wir noch ein entwicklungsgeschichtlich älteres, sakkuläres Gehör haben, zu dem dann die Cochlea dazukam, um luftübertragene Geräusche zu hören. Viele Menschen mit Tinnitus klagen über dies Geräusch im Ultraschallbereich von circa 20 kHz bis 225 kHz in ihrer höchsten wahrnehmbaren Tonlage bei normalem Hörtest. Es wurde von Henry Puharich und Joseph Lawrence nachgewiesen, dass elektromagnetische Energie bei Ultraschallfrequenzen hörbar ist, und zwar für Gehörlose (wohl sakkulär) und für Hörende (wohl sakkulär und cochleär). Der Arzt und Biochemiker Lionel Naftalin kam bei seinen jahrzehntelangen Studien zu dem Ergebnis, dass die bisherige Theorie zum Hören nicht stimmen könne, da der leiseste hörbare Ton mit einer Energie von weniger als 10^{-16} Watt einen Trommelfelldruck ausübe, der kaum größer sei als der von sich rein zufällig bewegenden Luftmolekülen. Ein wichtiges Forschungsthema, da alleine in den USA 80 Millionen Amerikaner mehr oder weniger unter Ohrenklingeln leiden.[314] Ob dies auch mit dem Hören des Nordlichts zu tun hat, ist noch unklar.[315]

Ebenso nimmt der Schaden an der Natur nachweislich zu. Mark Broomhall wohnt seit 40 Jahren auf dem Mount Nardi im australischen Nightcap-Nationalpark. Sein Bericht an die UNESCO 2017 über dies Weltnaturerbe dokumentiert den sofortigen Rückgang der Insektenpopulationen als 2002 dort die Antennen für 3G-Handys installiert wurden. Als das „verstärkte 3G" und Sender für 150 Fernsehkanäle 2009 hinzugefügt wurden, verließen 27 Vogelarten den Berg. Als 2013 mit G4 das noch getoppt wurde, wanderten weitere 49 Vogelarten, fast alle Fledermäuse, vier der häufigsten Zikaden, die meisten Bestände an Fröschen sowie Motten, Schmetterlingen und Ameisen aus oder starben. Wie Sie alle den Zeitungen entnehmen konnten, handelt es sich hierbei um ein weltweites, extrem beängstigendes Phänomen, das nur durch ein ebenso globales Phänomen erzeugt werden kann. Und dennoch setzen wir noch neben den großen nun zahlreiche, wenig ins Auge fallende, kleine, aber wesentlich strahlungsintensivere 5G-Antennen hinzu, was uns vom Mikrowellenregen in die -traufe kommen lässt.[316] Aber auch viele Tiere läßt man in guter Absicht direkt schädigend bestrahlen durch angehängte oder gechipte Funksender, um ihre Wanderbewegungen zu verfolgen. Strahlungsintensive Radargeräte, Funk- und Radiosender, welche nun mit US-amerikanischer Hilfe den Amazonas-Urwald auf der Suche nach Drogenschmugglern durchdringen, hinter-

314. Firstenberg (2021). S. 190ff.

315. https://gettotext.com/deutsch/manche-leute-horen-gerausche-wenn-sie-das-nordlicht-sehen-ein-experte-erklart-warum-das-moglich-ist/; 29.11.2021.

316. Firstenberg (2021).

lassen ihre zerstörerischen Schneisen bei Fauna und Flora, in ergänzender Weise zu den legalen und illegalen Holzfällern.

2017 hatten wir etwa 1 100 funktionierende Satelliten im Orbit und Ende 2019 schon doppelt so viele. Um das drahtlose Hochgeschwindigkeitsinternet auch in die letzten Ecken zu bringen, sind jeweils 500 bis 42 000 Satelliten von verschiedenen Unternehmen wie Google, Facebook, Amazon und besonders SpaceX von Elon Musk im Gespräch, und wirklich niemand von ihnen kümmert sich um irgendwelche Nebenwirkungen.

Der Einsatz von Brain Computer Interfaces (BCI)[317] für Verunfallte[318] oder Erkrankte ist sicherlich ein Segen für die Betroffenen, um den Alltag wieder besser bewältigen zu können und eventuelle Nebenwirkungen werden dabei gerne in Kauf genommen. Aber nachdem nun ein Makakenaffe ohne Joystick im Computer Pong spielen kann und die Firma Neuralink[319] von Elon Musk das menschliche Gehirn mit einem Chip beglücken will, damit er PC und Handy schneller nutzen kann, muss man sich auch hier fragen, ob die noch schnellere technische Weiterentwicklung des Menschen ihn nicht völlig der Möglichkeit einer ebenso schnellen ethischen und moralischen Weiterentwicklung beraubt, die beispielsweise den Einsatz von kriegerischer und anderer Gewalt minimieren würden. Denn auch der Einsatz von pharmatechnischen Mitteln gegen den aufgeklärten Willen der Beteiligten ist Gewalt. Oder der öffentliche Entzug von Eigentum, wie von Trudeau gegen die kanadischen Truckfahrer mit Kontosperrung, ist ebenso Gewalt wie es die komplette Digitalisierung und Kontrolle des Zahlungsverkehrs zulasten des freien Willens des Einzelnen wäre. Hier gilt es erneut aufmerksam die Details zu beobachten, wie bei allen möglichen Nebenwirkungen der modernen Technologien.

– Und immer wieder sollten wir nicht vergessen, dass die meisten von uns zahlreiche, kleinere oder größere Beschwerden haben, die früher nicht vorhanden waren und auf die wir doch gut und gerne verzichten könnten, besonders wenn absehbar ist, dass sie immer schlimmer werden. Sind wir mit unserem unkontrollierten Technowahn auf dem unaufhaltsamen Weg zum kollektiven, assistierten Mord und Selbstmord zum Vorteil weniger?

Das Leben und der Körper aller Lebewesen, pflanzlichen wie tierischen, sind in unsichtbare Felder eingebettet, die von der Erde und allen Lebewesen ausgehend, sich jeweils in ihrer ureigenen, naturspezifischen Art wechselseitig beeinflussen und durchdringen. EKG, EEG, EMG, NLG, Hautwiderstand … sind nur deren gängigste bisher bekannte Messungen. Raymedy und Bioresonanz nach Moro sind weitere objektive be-

---

317. Julia Rippstein (2021). „Es ist als wäre man in einer zähen Masse gefangen". *Schweizerische Ärztezeitung* 102(4):144–146.

318. Julia Rippstein (2021). Neurorestore: Kompetenzzentrum für Neurorehabilitation. Gelähmte können wieder gehen – von der Utopie zur Realität. *Schweizerische Ärztezeitung* 102(4):147–149.

319. https://www.spiegel.de/wissenschaft/mensch/elon-musks-unternehmen-neuralink-kuendigt-tests-mit-menschen-an-a-1fa13731-90c4-4697-bb60-596f26713834; 07.12.2022.

ziehungsweise subjektivere Verfeinerungen bis hin zu quantenmedizinischen Messungen wie EIS und anderen mehr, die leider von vielen genauso wenig verstanden werden wie Homöopathie und Spagyrik. Doppelblindversuche sind eben nur blind gegenüber den Feinheiten der lebendigen miteinander vernetzten Systeme, die sich nicht immer nur in so reduzierten Ansätzen, wie sie der beschränkten menschlichen Fragestellung bisher meist ausgesetzt sind, verstehen und interpretieren lassen. Aber in Wirklichkeit liegen hier die geheimen Schätze einer Medizin der Zukunft verborgen, die es zu verstehen und zu heben gilt. Auch als die Erde eine Scheibe sein sollte und das Zentrum des Universums, wurde das von einigen Vordenkern, oder eher Nachdenkern (?) in Frage gestellt. Zu zeitgebunden ist unsere Sicht der „Wissenschaft", wie sie es schon immer war und natürlich auch weiterhin sein wird. Giordano Bruno, Nikola Tesla und viele andere waren nicht nur ihrer Zeit voraus, sondern passten vor allen Dingen nicht in das System der jeweiligen Machthaber, die an einer gemeinnützigen Revolution zu ihren finanziellen und machtpolitischen Ungunsten kein Interesse hatten und entsprechend reagierten oder reagieren ließen. Dafür gab und gibt es zahlreiche Beispiele immer wieder. Verschiedene Lösungen zu Wasserstoff-getriebenen Autos[320] werden heute verschmäht, da die Investitionen in Richtung E-Autos mit Lithiumbatterien liefen, obwohl niemand weiß, wo so viel Lithium herkommen soll.

Sir Jagadish Chandra Bose (1858–1937) lokalisierte Anfang des 20. Jahrhunderts Nervenzellen von Pflanzen, wies deren Aktionspotenziale nach, entdeckte Pflanzensaft pumpende Zellen und baute zum Nachweis einen magnetischen Sphygmograf, der die Änderungen des Saftdrucks messen und die Pulsationen 100 000 Mal vergrößern konnte.[321] Er falsifizierte das Pfügers Gesetz und bewies, dass die Anode den Nerv stimulierte, während er bei der Kathode kaum reagierte. Bose fand heraus, dass je nach Stärke des Stroms bei Pflanzen und Tieren Wirkungen entstehen, die einander entgegengesetzt sein können. Seine Experimente ergaben, dass bei Pflanzen schon ein Mikroampere und bei Tieren ein Drittel davon reichten, um die Nervenimpulse um circa 20 Prozent zu beschleunigen oder zu verlangsamen. Wenn sie unter einer Heizdecke schlafen, strömt etwa solch eine Stromstärke durch ihren Körper. Der Strom eines Handytelefonats ist deutlich stärker. Vernon Blackman aus England, stellte fest, dass weniger als ein Tausendstel Ampere pro 4 000 m² Ackerfläche die Erträge mehrerer Pflanzenarten um 20 Prozent steigen ließ. Damit würden 100 Billionstel Ampere durch jede Pflanze fließen und somit tausendmal weniger, als nach Bose für Stimulation oder Abschwächung der Nerven notwendig waren. Da die Feldergebnisse inkonstant waren, forschte er weiter und stellte fest, dass für eine maximale Wachstumssteigerung eine Stromstärke von nur 50 Pikoampere bei nur einer Stunde täglich ausreichte. Lawrence Murr und Kollegen fanden an der Pennsylvania State University dann 1966 heraus, dass jede Stromstär-

320. *H²-Auto mit Methanol*. https://www.youtube.com/watch?v=G3iKJ4IMick; 08.11.2021.

321. Patrick Geddes (1930). *Leben und Werk von J. C. Bose*. Erlenbach-Zürich & Leipzig: Rotapfel.

ke von mehr als einem Milliardstel Ampere das Pflanzenwachstum stimulieren würde. Als Bose 1927 200 Meter von einer Pflanze eine Empfangsantenne für 30 MHz aufstellte, beschrieb er, dass sich die Wachstumsrate binnen Sekunden änderte mit einer Beschleunigung durch schwachen Reiz und Verzögerung durch einen mittelstarken. Er erkannte, dass das Wahrnehmungsvermögen von Pflanzen unvorstellbar größer war als das menschliche und sie auf verschiedenen Strahlen des riesigen Ätherspektrums reagierten.[322]

Wenn man sich diese Ergebnisse durch den Kopf gehen lässt und offen genug ist, kommt man doch zwangsläufig zu informations- und quantenmedizinischen Überlegungen, die sich mit der Wirkweise der Homöopathie ebenso beschäftigen, wie mit der von Yoga, Qigong, Taiji Quan, Touch for Health, Reiki und anderen traditionellen Medizintherapien. Auch der Unterschied von analytisch getrennten pflanzlichen Wirkstoffen oder synthetisch hergestellten gegenüber der natürlich gegebenen, wirkenden Zusammensetzung in der Pflanze, wirft hier erste Fragen auf, was später nochmal aufgegriffen wird.

Trotz des Klassikers „Das geheime Leben der Pflanzen" von Peter Tompkins und Christopher Bird schon 1973, wird die Frage nach der Wirkung elektrischer, magnetischer und elektromagnetischer Felder auf Pflanzen gern als ebenso neu wie spekulativ abgetan. Für den fachlich tiefer Interessierten nun ein paar Details wörtlich wiedergegeben, die danach zusammengefasst werden.

> Dr. Bortels, Institut für Bakteriologie und Serologie der biologischen Bundesanstalt für Land- und Forstwirtschaft, Braunschweig-Gliesmarode, machte schon ab 1930 eine Vielzahl mikrobiologischer Reihenversuche, die eine Vermehrung der Mikroorganismen bei Witterungsumschwung von Tiefdruck- zum Hochdruckwetter nachwiesen. Der Erreger des bakteriellen Pflanzenkrebses (Pseudomonas tumefaciens) bildete deutlichere Bakteriensterne, ein für den Kartoffelanbau gefährlicher Pilz (Phytophthora infestans) ließ mehr infektionstüchtige Zoosporen ausschwärmen. Da die Versuchsbedingungen Einflüsse wie Feuchte, Wärme, Licht, Luft und Luftdruck ausgeschlossen hatten, vermutete Bortels atmosphärische Strahlung als Ursache der beobachteten Wirkungen. Er erkannte auch wetterabhängige Veränderungen des Zustandes des Agargels und verschiedener Fällungsreaktionen im Reagenzglas. Und er vermutete bereits, dass die wechselnde atmosphärische Strahlung „vielleicht einen bisher übersehenen Motor des Lebens darstellt" (10).
>
> Ludwig und von Ries, Laboratorium Engeriedspital Bern, beobachteten 1932 eine hochgradige Hemmung im Keimen und Wachsen von Bohnen durch Hochfrequenzbestrahlung im bipolaren Feld (4).
>
> Erst um die Mitte des Jahrhunderts konnte jedoch messtechnisch nachgewiesen werden, dass es neben dem Licht auch Ultrakurzwellen geringer Intensität als natürliche Strahlung gibt, welche die Erde durch ein 2. Fenster in der Atmosphäre erreichen.
>
> Als die künstlich erzeugte UKW-Strahlung durch Verwendung in Technik und Rundfunk zunahm und nach Zeit und Ort in wechselnder Stärke in der Umgebung der Lebewesen vorhanden

322. Zit. n. Arthur Firstenberg (2021). S. 47ff.

war, untersuchten Botaniker der Universität Freiburg 1949 die biologische Wirkung von Meterwellen (Wellenlänge 1,5 m) auf das Teilungswachstum und auf die Meiosis von Pflanzen.

Die Untersuchungen des Teilungswachstums der Pferdebohne von Brauer und Kiepenheuer zeigten, dass extrem schwache Feldstärken die Teilungsfrequenz signifikant erhöhen und begünstigen, höhere Feldstärken sie umgekehrt senken und hemmen. Eine Erwärmung lag dabei nicht vor, so dass eine athermische zellphysiologische Wirkung bei schwächsten Strahlungsintensitäten gefunden worden war (7,8).

Hartes Untersuchungen der Wirkung auf die Meiosis ergaben, dass die Meterwellen lambda = 1,5 m (f = 200 MHz) bereits bei der geringen Feldstärke von 1,5 Volt/m und einer kurzen Bestrahlungsdauer von 15 Minuten einen starken mutationsauslösenden Impuls setzen. (Bei 200 MHz beträgt der ICNIRP-Grenzwert für Dauerexposition 27,5 V/m). Harte gibt an: „Im Ganzen wurden in 220 analysierbaren Zellen 29 sichere Chromosomenmutationen gefunden." Zusammenfassend folgert sie: Die Feststellung der mutagenen Wirkung von UKW ist für die Mutationsforschung von besonderer theoretischer Bedeutung, weil sie eine Strahlung darstellen, deren Wirkung wegen ihrer geringen Quantenenergie nur schwer durch die Treffereignisse erklärt werden kann. Der mutagenen Wirkung der UKW kommt weiterhin eine erhebliche Bedeutung dadurch zu, dass diese Strahlung in der Natur zeitweise in Stärken vorkommt, bei denen die Auslösung von Mutationen erwartet werden muss.

Die praktische Bedeutung der Untersuchungen liegt darin, dass bei der stark erweiterten Anwendung von UKW für Rundfunk- und Fernsehsendungen damit zu rechnen ist, dass in der Umgebung der Sendeanlagen die Pflanzen starken Schädigungen ausgesetzt sind, für deren tatsächliches Vorkommen bereits Beobachtungen über die sogenannten UKW-Schneisen in Wäldern in der Nähe von Richtstrahlantennen und über das Eingehen der Pflanzen in der Nähe von Fernsehsendern vorliegen (9).

In der Folgezeit spielte die Erforschung elektrophysiologischer Vorgänge in Pflanzen eine immer größere Rolle. Der Begründer der Elektrophysiologie Osterhout konnte nachweisen, dass der Verlust der selektiven Permeabilität von Zellmembranen zu einer erhöhten elektrischen Leitfähigkeit des pflanzlichen Gewebes führt. Damit konnte über elektrophysiologische Messungen auf den Gesundheitszustand von Pflanzen geschlossen werden (2).

Wilhelmi, Bundesforschungsanstalt für Forst- und Holzwirtschaft, erkannte 1962 einen höheren Radialzuwachs an Gewittertagen. Die Veröffentlichung fasst zusammen: „Anhand von Messungen, die mit einem Mikrodendrometer an Douglasien 1962 durchgeführt wurden, konnte festgestellt werden, dass der Wachstumsrhythmus durch Gewitter beeinflusst wird" (13, 15).

Dr. H. Brezowsky, Medizin-Meteorologische Beratungsstelle des Deutschen Wetterdienstes in Bad Tölz, fand in drei großen Versuchsreihen (1961, 1962, 1963) mit Samenkeimung verschiedener Oenotheren einen Zusammenhang der Keimprozente mit den Wetterphasen und ihren spezifischen luftelektrischen Einflüssen (17).

In den 70iger Jahren wurde eine Beeinflussung des Baumwachstums durch Hochfrequenz-Immissionen in Canada beobachtet (19).

Aber leider führten beunruhigende Beobachtungen nur zu beginnenden Verharmlosungen.

Als 1981 innerhalb kurzer Zeit schwere Waldschäden, vor allem in Kammlagen, oft weit entfernt von Schadstoffquellen auftraten und Tanne, Fichte, Kiefer und Buche gleichzeitig betroffen waren, suchten neben Forstbotanikern auch Ingenieure mit Erfahrungen und Kenntnissen in Elektro- und Nachrichtentechnik, Elektrophysiologie und Ferromagnetismus nach der Ursache.

Dipl.-Ing. H. Hommel, Fraunhofer Institut ICT, Pfinztal, veröffentlichte 1986 Feldstärken-Messungen in Höhenlagen (Hagenschieß bei Pforzheim, Mautzenberg/Bernstein bei Raststatt) und führte darüber hinaus Messungen der Leitfähigkeit an Tannennadeln durch. Aus den festgestellten Veränderungen der Leitfähigkeit in Abhängigkeit von Frequenz, Feldstärke und Jahreszeit zog er Rückschlüsse auf das elektrische Geschehen an den Membranen.

Auf dem Symposium des Umweltbundesamtes Neue Ursachen-Hypothesen 1985 forderte er eindringlich Messungen der Feldstärkeverteilung in Schadgebieten, Untersuchung des Jahresgangs der Leitfähigkeit an Nadelbäumen und die Erforschung der Auswirkungen der Hochfrequenzimmissionen auf den Pflanzenstoffwechsel. Aus vorliegenden Forschungen und eigenen Beobachtungen folgerte er:

Im Rätselwettstreit um den oder die dominierenden Stressfaktoren, die für das Waldsterben verantwortlich zu machen sind, blieb bisher der Einfluss elektromagnetischer Wellen auf die Pflanze weitgehend unbeachtet. Dabei ist eine Beeinflussung elektronischer Geräte (Mess- und Steuergeräte, Rechner etc.) durch elektromagnetische Strahlung lange bekannt und wird im Zusammenhang mit der Gefährdung von Menschen im Nahbereich von Sendern (Rundfunksender, Radaranlagen und dgl.) schon seit dem Zweiten Weltkrieg untersucht und diskutiert unter dem Schlagwort „EMV“: Elektromagnetische Verträglichkeit. Nur die Einwirkungsmöglichkeiten auf Pflanzen wurden bisher fast völlig ignoriert (25–28).

Dipl.-Forstwirt Claus E. E. Schulte-Uebbing, München, veröffentlichte anlässlich des obigen Symposiums des Umweltbundesamtes seine pathophysiologischen Arbeitshypothesen zum Waldsterben: Stress- und Resistenzmangel-Syndrom durch technische Mikrowellen? (20).

Im Mai 1984 hatte er geschädigte Fichten am Wendelstein mit einem engmaschigen Drahtgeflecht abgeschirmt. Innerhalb von 6 bis 8 Wochen setzte eine Erholung bei 11 der 15 Fichten ein. Er berichtete über ähnliche Beobachtungen und analoge Versuche auch aus dem Raum Bayreuth. Er empfahl die einfachen Versuche mit Faraday´schem Käfig auf größeren Versuchsflächen zu wiederholen, um die Indizien der Schädigung weiter abzuklären (24).

Dipl. hort. Dr. phil. nat. Aloys Bernatzky, Landschaftsarchitekt, Fachmann für Baum- und Naturschutz, Pionier der Stadtökologie, beobachtete und dokumentierte senderseitig auftretende Kronenschäden, Störungen des Wuchses von Nadelbäumen oberhalb des Dachfirstes und das Nebeneinander von hochfrequenzexponierten geschädigten und abgeschirmten gesunden Bäumen. Er veröffentlichte 1986 die folgende Graphik (23, 29):

Prof. Dr. W. Koch, Lehrstuhlinhaber für Forstbotanik an der LMU München, führte auf der Suche nach den Ursachen des Waldsterbens von 1985–1988 ein Langzeitexperiment durch. In der Zusammenfassung seiner Veröffentlichung Der Reinluft/Standortluft-Vergleich an Fichte (1989) stellte er fest:

Es wird über die Arbeit und erste Ergebnisse an der Versuchsstation „Aschenbrennermarter“ im Vorderen Bayerischen Wald berichtet. Dort ist die Frage zu prüfen, ob gasförmige Luftschadstoffe in der Lage sind, das Laub von Waldbäumen unmittelbar zu schädigen. Zu diesem Zweck werden nun im dritten Jahr ununterbrochen je ein Zweig einer erwachsenen 36 m hohen Fichte mit Reinluft bzw. der unveränderten Standortluft begast und eine Reihe wichtiger Größen des Gasstoffwechsels und der Zuwachsleistung neben den Umweltparametern fortlaufend erfasst. Die bisherigen Ergebnisse weisen darauf hin, dass mit Ausnahme der Wintermonate in der Vegetationszeit keinerlei Beeinträchtigungen auftreten. Die Verluste im Winter sind so gering, dass sie im Gesamthaushalt des Baumes nicht ins Gewicht fallen (36).

Aus seinen Beobachtungen schloss er, dass andere Mechanismen der Schädigung im Spiel sein müssten. Eine mögliche Ursache für Schäden an Nadelhölzern sah sein Forscherteam in der EMF-bedingten Fehlsteuerung der Spaltöffnung an den Nadeln, über die Nadelbäume ihren Wasserhaushalt steuern (37).

Der Bundespostminister bat mit Schreiben vom 30.03.87 um Forschungsarbeiten zum Thema: „Wie beeinflussen Leistung, Frequenz, Modulationsart und Pulsrate modulierter Mikrowellenfelder bestrahltes Gewebe und pflanzliche Zellen?"

Dr.-Ing. W. Volkrodt, Elektrotechniker, Physiker und vielseitiger Erfinder, erforschte und dokumentierte die Waldschäden an vielen Standorten von Richtfunk-, Radar-, Rundfunk- und Fernsehsendern. Sein Poster auf dem Internationalen Kongress Waldschadensforschung 1989 in Friedrichshafen zeigte die verheerenden Folgen an Ochsenkopf und Schneeberg (Fichtelgebirge), Würmberg (Harz) und Wasserkuppe (Rhön) und das dichte Netz der Richtfunkstrecken in Bayern. Erfahrungen in der Anwendung ferromagnetischer Werkstoffe und die Leitung von Elektronik- und Funkentstörlabors führten ihn zur Beschäftigung mit der Hochfrequenztechnik. Er vermutete, dass die Mitwirkung von Eisenmolekülen im Chlorophyll die Wandlung von Hochfrequenzenergie in chemische Energie ermöglicht: „Die Elektronenspins von Eisenmolekülen besitzen die außergewöhnliche Fähigkeit zur Absorption von Hochfrequenzenergie durch Ferroresonanz aus der radiofrequenten Strahlung des Universums im Wellenbereich von etwa 3 bis 30 cm. Volkrodt beschäftigte sich auch bereits mit den Auswirkungen elektromagnetischer Felder auf das Wassermolekül (30, 33, 41).[323]

K. Ermer und Dipl.-Ing. F. Mayerhofer dokumentierten im Raum Bayreuth Waldschäden auf Richtfunkstrecken und an den Sendern Ochsenkopf, Oschenberg und Tannfeld. Sie führten zahlreiche Experimente mit geschädigten Bäumen durch. In Zusammenarbeit mit dem Gymnasium Bayreuth hat Ermer 1989 eine Videodokumentation erstellt, in welcher u. a. die Gesundung von Bäumen durch Abschirmung bzw. Erdung vorgestellt wird (22, 34).

Am 19.07.93 führte Dipl.-Ing. F. Mayerhofer mit der Selbsthilfegruppe Elektrosmog, Bayreuth, eine Informationsfahrt mit dem Thema Neuartige Waldschadensursachen durch elektromagnetische Wellen? durch. In einer Pressemitteilung heißt es:

Der zuständige Fachingenieur der Telekom, Bayreuth, G. Knobloch, hat in einer Presseinformation vom 03.12.91 ein Forschungsprojekt vorgeschlagen, um die elektromagnetische Beeinflussung von Bäumen festzustellen. Am besten geeignet wären langjährige Vergleichsversuche belasteter und unbelasteter Baumgruppen bei verschiedenen Feldstärken.

Die Bestandsaufnahme der Immissionen im Bereich von Baum- und Waldschäden, und zwar in der aktuellen Belastungshöhe (Mindestvergleichshöhe 9 m) ist längst überfällig, auch wenn die Wirkungsmechanismen der Schädigung noch nicht im Einzelnen bekannt sind.

Unverständlicherweise wurde bisher das bereits 1990 konzipierte Forschungsvorhaben des Bundesamts für Strahlenschutz in Salzgitter nicht angegangen. Es sollte sich mit der Energieab-

323. An anderer Stelle merkte Volkrodt an, dass Nadeln und Blattrippen von Bäumen Resonanzabsorber wie Antennen sind. „Es ist möglich, dass Mikrowellenenergie in elektrischen Strom umgewandelt wird. Die Elektronen migrieren als Ionenbindungen von den Blättern in den Stamm und dann durch die Wurzeln in den Boden. Hier kommt es zu einer Art elektrolytischer Ablagerung, bei der unter anderem Aluminium löslich wird und so den Boden allgemein säuert, ähnlich wie bei saurem Regen." Zitiert n. Firstenberg (2021). S. 242.

sorption biologischer Systeme im Frequenzbereich von 10 MHz bis 3 GHz, mit Zellmembraneffekten und Änderungen des Zellwachstums befassen (44, 45).

Doch die Unterrichtsblätter für Funktechniker von 1989 würdigen die Interaktion von Bäumen und Strahlen nur als Störfaktor: Durch vereinzelte Bäume wie ganze Wälder würden unerwünschte Dämpfungen der Richtfunksignale hervorgerufen, die durch Erhöhungen der Leistung ausgeglichen werden müssten. Und die Strahlenschutzkommission dementiert in einer Stellungnahme vom 27.09.1990 überhaupt bestehende Zusammenhänge – ohne die dokumentierten Waldschäden an Senderstandorten untersucht zu haben: „Richtfunk- und Radarwellen rufen keine Waldschäden hervor." (38)

Ab 1992 wurde das Mobilfunk- und Richtfunknetz weiter ausgebaut.

Jüngere Forschungen

Eine Vielzahl jüngerer Beobachtungen und Forschungen zeigt, wie schlecht begründet und fahrlässig alle Entwarnungen und die bewussten Verzichte auf weitere Forschungen waren.

Ab 1990 untersucht Muraji (Japan) die Wachstumsrate der ersten Wurzeln bei Zea mays-Sämlingen in gepulsten Magnetfeldern (1 Hz, 5 Hz, 10 Hz, 20 Hz, 40 Hz, bis zu 320 Hz). Bis 160 Hz wird ein Anstieg der Wachstumsrate mit einem Maximum bei 10 Hz (ratio = 1,23) festgestellt. In Magnetfeldern, die im Bereich zwischen 240 Hz und 320 Hz gepulst sind, wird eine Reduktion (bis 0,8) der Wachstumsrate gemessen (52).

Dr. H. Röhle, Lehrstuhl Waldwachstumskunde der LMU München in Freising, kann während einer experimentellen Langzeitbehandlung mit saurer Beregnung (Höglwaldprojekt) von 1983 bis 1992 keinen negativen Einfluss auf den Zuwachs bei Fichten feststellen. „Entgegen gängiger Lehrbuchmeinung führte die saure Beregnung nicht zu einer Minderung der Wuchsleistung." Auch konnten keine Schäden, wie sie dem „sauren Regen" angelastet wurden, erzeugt werden (46).

Im Jahr 1996 weisen Balodis et al. nach, dass das Wachstum der Kiefern seit der Inbetriebnahme des Skrunda-Senders im Jahr 1970 gehemmt ist: An 29 Stellen wird das Wachstum der Bäume retrospektiv für den Zeitraum von 1959 bis 1988 anhand der Jahresringe analysiert. Es wird eine statistisch signifikante ($p < 0.01$) negative Korrelation zwischen dem jährlichen Wachstum und der Intensität des gemessenen elektrischen Feldes gefunden. An allen exponierten Stellen ist das Wachstum der Kiefern vermindert. Diese Wachstumsverminderung beginnt nach 1970 – fällt also mit dem Betriebsbeginn der Skrunda Radar-Station zusammen – und wird während der ganzen nachfolgenden Studienperiode beobachtet. Zahlreiche andere Umweltfaktoren und anthropogene Einflüsse werden berücksichtigt, aber keine signifikanten Effekte auf das Baumwachstum beobachtet (48, 50). Selga et al. finden um den Skrunda Radarsender strahlungsbedingte Zellfunktionsstörungen und unspezifische Stressreaktionen, die u. a. zu beschleunigter Harz-Produktion und beschleunigter Alterung der Kiefernbäume führen (49). Schmutz et al. untersuchen 4-jährige Fichten und 3-jährige Buchen während eines Zeitraumes von 3,5 Jahren bei einer Exposition mit f = 2450 MHz (ungepulst) und einer Leistungsflussdichte zwischen 0,007 W/m² und 300 W/m². Sie erkennen in diesem Zeitraum keine sichtbaren Schäden, keine Auswirkung auf die Kronentransparenz und keine Auswirkungen auf die Funktionsfähigkeit des Photosynthese-Apparates – trotz teilweise signifikant unterschiedlicher Chlorophyllkonzentration. Doch die Konzentration von Calcium und Schwefel in den Buchen ist in den ersten beiden Jahren mit zunehmender Leistungsflussdichte signifikant erniedrigt:

„However, the foliar concentrations of calcium and sulfur in beech were significantly reduced with the increasing PFD (Power Flux Density) in years 1 and 2 (Fig. 4). In the group with the highest PFD (group 1; 100–300 W/m²) the mean calcium concentration were reduced by 23 % (year 1) and 33 % (year 2) relative to group 4 (0,007 W/m²).“

Im dritten Jahr ist die Calcium-Konzentration im Vergleich der Expositions-Gruppen zwar nicht signifikant verschieden, hat aber absolut gegenüber den Vorjahren weiter abgenommen. Die Schwefelkonzentration hat in allen drei Jahren mit zunehmender Leistungsflussdichte abgenommen. Schmutz folgerte aus den Ergebnissen. dass eine Risikobewertung erst nach weiteren Forschungen möglich sei:

„Further studies of MW (microwave) and RW (radiofrequency electromagnetic fields) effects on calcium metabolism in plants are therefore required... A comprehensive risk assessment for MW and RW on the vegetation has to wait until further basic research has been done on the biological effects of these waves on plants" (51).

In Michigan (USA) wird bei einer Untersuchung herausgefunden, dass bestimmte Frequenzen das Wachstum (Länge oder Dicke) einzelner Arten forcieren können. Bei Dauerexpositionen werden bei Buchen Elektrolytverschiebungen festgestellt (47).

Lerchl et al. (Universitäten Wuppertal und Karlsruhe) untersuchen insgesamt 451 einjährige Keimlinge dreier Koniferen-Arten. Im Zeitraum von Oktober 1999 bis Mai 2000 (222 Tage) werden die Pflanzen mit f = 383 MHz (gepulst) befeldet (entsprechend dem TETRA-Signal). Dabei werden bei Pinus pumila Wachstumsbeschleunigungen, aber auch Erniedrigungen des Chlorophyll-Anteils (Chl a/b) beobachtet. Bei allen drei Koniferen-Arten ist die Anzahl toter Pflanzen unter den exponierten Gruppen signifikant erhöht: „The numbers of dead plants at the end of the experiment was increased in all three species.“

Tabelle 3:
Anteile toter Pflanzen nach 222-tägiger Exposition.
°, $p < 0.05$ Species

	Control	Exposed
Pinus pumila	6,0 %	20,4 %
Abies alba	17,9 %	38,4 %
Abies grandis	6,7 %	16,3 %

Mitte 2018 konnte Waldmann-Selsam mit neuen Beweisen zu ihren erschreckenden Forschungsergebnissen aufwarten.[324]

Zusammenfassend lässt sich klar sagen, dass strahlungsbedingte Zellfunktionsstörungen und unspezifische Stressreaktionen, die u. a. zu beschleunigter Harz-Produktion und schnellerer Alterung der Kiefernbäume führen, gefunden wurden. Bei allen drei untersuchten Koniferen-Arten war die Anzahl toter Pflanzen unter den strahlenexponierten Gruppen signifikant erhöht. Dagegen führte saurer Regen in entsprechenden

324. https://kompetenzinitiative.com/wissenschaft/neue-baum-dokus-zu-bamberg-und-ganz-bayern/.

Experimenten nicht zu solchen gravierenden Schäden. 4-jährige Fichten und 3-jährige Buchen zeigten teilweise signifikant unterschiedliche Chlorophyllkonzentrationen und in den Buchen in den ersten beiden Jahren eine zunehmend signifikant erniedrigte Leistungsflussdichte von Calcium und Schwefel.

Es wurde vermutet, dass die Mitwirkung von Eisenmolekülen im Chlorophyll die Wandlung von Hochfrequenzenergie in chemische Energie ermöglicht, was eine größere Katastrophe wäre, als Sie jetzt vielleicht denken. Dafür gibt es zwei Gründe, die auf der einen Seite niemandem richtig bewusst und zum anderen gerade erst weitergehend erforscht wurden.

Richard Martin Willstädter entdeckte, dass das Chlorophyll der Pflanzen und Bäume eine dem Häm, unserem roten Blutpigment, welches den Sauerstoff transportiert, ähnliche Struktur hat. Die beiden unterscheiden sich fast nur in ihrem Zentralatom: Häm hat einen Porphyrinring mit einem zentralen Eisenatom zur Sauerstoffbindung, während beim Chlorophyll hier ein Magnesiumion sitzt, welches die Fähigkeit hat, für die Pflanze das Sonnenlicht zu absorbieren. Das heißt, die rote Farbe des Blutes und die grüne der Pflanzen sind erstaunlich nahe verwandt. Willstädter erhielt für diese Entdeckung schon 1915 den Nobelpreis.

Seit geraumer Zeit beschäftigen sich immer wieder „exotische" Wissenschaftler, ausgehend von der Frage, wie sich Zugvögel orientieren, damit, ob noch mehr Tiere einen „Magnetsinn" haben. Darüber wurde anderweitig schon resümiert,[325] was hier nicht wiederholt werden soll. Denn nun ist der renommierte Forscher Joseph Kirschvink[326] dabei, hier ein noch ein weiteres Kapitel aufzuschlagen, in dem er das Tier im Menschen unter die Lupe nimmt. Als Ergebnis kann man zusammenfassend vorauseilen: Es ist sicherlich nur noch eine Frage der Zeit, bis dass dies schon von mir früher schon vermutete Ergebnis in allen Einzelheiten bewiesen vorliegt. Die Menschen haben sich also bei ihren historischen und prähistorischen Wanderungen dieses Magnetsinns bedient und haben ihn heute zumindest teilweise auch noch. Somit kann dieser durch die lokalen, wie distalen Umweltbedingungen gestört werden, was dann für eine entsprechende Verwirrung sorgt. Der Mensch kann nicht wie die Vögel dadurch vom Himmel fallen und wie Meeresbewohner die Richtung verlieren und auf dem Strand qualvoll verenden. Aber Störungen aller Art sind leider trotzdem ausmalbar und sicher auch bald damit zu beweisen. Wie wenig wir bisher wissen, aber gleichwohl mit der Sicherheit von selbstmörderischen Lemmingen bei Bevölkerungsüberproduktion vorgehen, in un-

325. Heise (2016).

326. Connie X. Wang, Isaac A. Hilburn, Daw-An Wu, Yuki Mizuhara, Christopher P. Cousté, Jacob N. H. Abrahams, Sam E. Bernstein, Ayumu Matani, Shinsuke Shimojo & Joseph L. Kirschvink (2019) Transduction of the Geomagnetic Field as Evidenced from alpha-Band Activity in the Human Brain. *eNeuro* 18 March 2019, 6 (2) ENEURO.0483-18.2019; DOI: https://doi.org/10.1523/ENEURO.0483-18.2019.

serem stetigen Bemühen um wirtschaftliche Ausbeutung unseres Nächsten, mit unserer Anwendung alles technisch Möglichen ohne Rücksicht auf Verluste, zeigen noch weitere Details der Forschung aus scheinbar abwegigen Bereichen. Es wäre schön, wenn wir mal wieder mit Sokrates sagen könnten „ich weiß, dass ich nichts weiß" und erkenne Dich selbst erst einmal („gnothi seauton").

Im Schlamm eines Sees in den USA lebt ein Bakterium, das Gestein atmet, und zwar mit Hilfe präzise ausgerichteter Elektronenspins. Der Mikroorganismus Shewanella oneidensis gewinnt Energie, indem er Elektronen auf Minerale außerhalb der Zelle überträgt „ also sie quasi „nackt" aus der Zelle hinausschafft. Dieser Elektronenstrom ist spinpolarisiert, berichtet nun eine Arbeitsgruppe um Ron Naaman vom Weizmann-Institut für Wissenschaften in Rehovot – die Drehachse fast aller Elektronen zeigt in die gleiche Richtung.

Das Bakterium leitet die Elektronen aus seiner Atmung mit Hilfe eines Cytochrom-Proteins, in dem zehn von Ringen umschlossene Eisenatome einen leitfähigen Tunnel durch die undurchlässige Zellmembran bilden. Nach dem Durchqueren eines Tunnels haben nahezu alle Elektronen den gleichen Spin, berichtet das Team im „Journal of the American Chemical Society". Insbesondere hänge die Richtung des Spins von der Händigkeit des Cytochroms ab. Das Resultat zeige, dass biologische Moleküle womöglich als Basis für Spintronik dienen können, eine bisher weitgehend hypothetische Computertechnik auf der Basis von Spins und Magnetfeldern.

Elektronen spielen nicht nur in der Elektronik, sondern auch in der Biologie eine ganz entscheidende Rolle. Alle Lebewesen gewinnen ihre Energie dadurch, dass sie Elektronen aus energiereichen Stoffen in energieärmere Verbindungen fließen lassen – und mit der Differenz ihre eigenen chemischen Reaktionen antreiben. Besonders ist bei Shewanella oneidensis[327] nur, dass der Empfänger der Elektronen außerhalb der Zelle sitzt. Deswegen braucht der Mikroorganismus einen Draht aus zehn hintereinander angeordneten Häm-Einheiten – ein ringförmiges Molekül aus Kohlenstoff und Stickstoff, in dessen Zentrum ein Eisenatom sitzt. Auch bei Menschen kommt Häm in roten Blutzellen vor, es bindet im Hämoglobin Sauerstoff.

Im Bakterium dagegen fließen zwischen den aufgereihten Eisenatomen die Elektronen von innen nach außen. Genauer gesagt, springen sie. Mit welcher Wahrscheinlichkeit sie zum nächsten Eisenatom springen, bestimmt anscheinend die „Händigkeit" des gesamten Cytochrom-Proteins. Für diesen als chiralitätsinduzierte Spinselektivität (CISS) bezeichneten Effekt gibt es bisher keine wirklich zufrieden stellende theoretische Erklärung – er verwandelt den Nanodraht des Bakteriums effektiv in eine Art spintronischen Gleichrichter. Unklar ist, ob der Effekt für das Bakterium irgendeine Bedeutung hat oder ob es nur eine zufällige Nebenwirkung des Mechanismus ist.[328]

An dieser Stelle soll auch noch auf die Porphyrine eingegangen werden, diese lichtempfindlichen Pigmente, welche in den Wechselbeziehungen zwischen den Organismen ebenso eine wichtige Rolle spielen wie im direkten Stoffwechsel von Pflanzen und Tieren. Bei den Pflanzen ist es an das Chlorophyll bildende Magnesium gebunden und

327. Suryakant Mishra, Sahand Pirbadian, Amit Kumar Mondal, Mohamed Y. El-Naggar, Ron Naaman (2019). Spin-Dependent Electron Transport through Bacterial Cell Surface Multiheme Electron Conduits. *J. Am. Chem. Soc.* 2019, 141, 49, 19198–19202.

328. https://www.spektrum.de/news/bakterien-steuern-elektronenspins/1711584.

wir sehen es im grünen Pflanzenblut. Beim Menschenblut stellen Porphyrine und ihre Vorläufer mit weiteren Enzymen das Häm her, welches ganz ähnlich strukturiert statt des Magnesiums ein Eisenatom hat, um das rote, sauerstofftransportierende Hämoglobin zu bilden. Gibt es aufgrund von Umweltverschmutzung ein Problem in dieser das Häm herstellenden Enzymkette, so lagern sich Porphyrin und anderes mehr in der Haut, aber auch im ganzen Körper ab. Bei der bekannten Porphyrie wird ein leicht rötlicher Urin ausgeschieden, der nicht jedem auffällt. Das Vollbild der Erkrankung ist genetisch bedingt und sehr selten. Aber wenn nur ein Teil der Enzymschritte behindert ist, resultieren vielfältige, schwer morphologisch zu fassende Symptome, welche die Patienten entweder in die Psychiatrie bringen oder als multiple chemische Empfindlichkeit (MCS) abstempeln. William E. Morton stellte nun diese Zusammenhänge fest und geht davon aus, dass 5 bis 10 Prozent der Weltbevölkerung an einer elektrischen und chemischen Sensibilität leiden, welche sich so äußert. Henry Peters entdeckte, dass diese Erkrankung mit einer vermehrten Zink-Ausscheidung einhergeht und durch eine Infusionstherapie mit Chelatbildnern wie EDTA, welche Überflüssiges bindet und der Ausscheidung zuführt, geheilt werden können. Interessant ist auch, dass der ungarische Nobelpreisträger Albert Szent-Györgyi, Entdecker des Vitamin C 1929 und zahlreicher Schritte in der Zellatmung, später als Krebs-Zyklus bekannt, annahm, dass Tausende von Molekülen verschiedene Systeme mit unterschiedlichen Energieniveaus bilden, deren Elektrone mobil interagieren und Energie und Informationen über weite Strecken übertragen, in ähnlicher Weise, wie Physiker Flüssigkeitskristalle und Halbleiter sehen.[329] Und darauf, dass auch in uns Flüssigkeitskristalle am Arbeiten sind, wurde schon hingewiesen.

Zusammenfassend müssen wir konstatieren, dass wir es noch nicht verstanden haben zu sehen, wie viele verschiedene Symptome der Umwelt, der Natur und unseres Körpers ursächlich zusammenhängen. Geprägt durch einseitige wirtschaftliche Interessen lassen wir zu, dass wir immer wieder nur bei Einzelsymptomen irritiert festgehalten werden, statt der gemeinsamen Ursache auf den Grund gehen zu dürfen und von der Wurzel nach oben die verschiedenen Ausformungen und Auswirkungen erkennen und auf den Grund gehen zu dürfen. Denn letzteres würde unweigerlich zu einer wirtschaftlichen und gesellschaftlichen Umorientierung führen, die nicht im Interesse der bisherigen Global Player und Gewinner liegt.

329. Firstenberg (2021). S. 91ff.

10. Die Herzratenvariabilität (HRV) und andere Erkenntnisse

Ein Zweig, der zwischen Psychosomatik, Neurophysiologie und Kardiologie angesiedelt ist und hier genannt werden muss, ist die Messung der sogenannten Herzratenvariabilität (Heart Rate Variability HRV). Diese lässt einige Aussagen zu, die sonst nicht zu bekommen sind. Außerdem gibt es neben dieser erweiterten Diagnose eben auch ein Übungsprogramm mittels Biofeedback dazu, was den Patienten nicht im Regen stehen lässt. In diesem Kapitel werden für den tiefer interessierten Leser einige Fachkenntnisse dargestellt, um das Ganze besser einordnen zu können, da es selbst sehr vielen Ärzten noch nicht so geläufig ist, wie es dies verdienen würde. Und dies, obwohl sich auch renommierte Psychiater, wie Angelos Halaris[330] intensiv damit auseinandersetzten. Also klären wir auf. Hierbei geht es darum, dass eine gesonderte, quantitative Bestimmung des aktivierenden Sympathikus- (Low Frequency Power = LF) sowie des beruhigenden Parasympathikus-Anteils (High Frequency Power = HF) möglich ist. Aus der alters- und geschlechtskorrelierten Zuordnung sowie dem Einbeziehen von Puls- und Atemfrequenz mit Rhythmisierungsgrad beziehungsweise der Kohärenz zwischen beiden wird das gegenwärtige Zustandsbild und der Erfolg der persönlichen Copingstrategien und somit die Umgangsmöglichkeit mit Stress über diesen Teil des Zustandsbildes zur Herzgesundheit ersichtlich. Grob gesagt gilt, je höher die HRV, desto flexibler kann der Mensch reagieren und nach der Anspannung auch wieder gut in die Erholungsphase zurückkehren. Da für die korrekte Messung Extrasystolen herausgefiltert werden müssen, ergeben sich naturgemäß Einschränkungen, insbesondere bei kontinuierlichem Vorhofflimmern und Herzschrittmachern. Das Wichtigste ist jedoch, dass man nicht nur feststellen kann, wie belastet und chaotisch unser Herzsystem besonders durch Dauerstress körperlicher, psychischer oder umweltmäßiger Natur wird, sondern dass man nach spezifischen Trainingsmaßnahmen dann die Verbesserung der Herzkohärenz freudig überprüfen kann. – In der Jugend sorgt im Allgemeinen eine relativ tiefere Atmung, die nicht zu schnell geht, für eine entsprechende Entspannung des Herzens mit verlangsamtem Pulsschlag beim Ausatmen dafür, dass das Herz sich in der Phase des Ausatmens erholen kann. Daher Drücken die Experten beim Schießsport direkt nach dem Ausatmen ab. Dauerstress lässt diesen Reflex der erholsamen Parasympathikus-Phase beim Ausatmen zunehmend verschwinden und das Herz schlägt dann bald so schnell wie in der sympathischen Phase des Einatmens.

330. Angelos Halaris (2018). Psychocardiology: Understanding the Heart-Brain Connection. *Psychiatric Times*, Sept. 2018. UBM.

Also: langsamer und tiefer ein- und ausatmen! Das kann jeder für sich immer wieder üben und feststellen, dass es nicht so einfach ist, wie es aussieht.

Die wissenschaftliche Erforschung der HRV hat gerade in den letzten Jahren schon einige Erkenntnisse zu Tage gebracht. So schränkt wohl eine depressive Erkrankung die HRV ein.[331] Auch in der traditionellen chinesischen Medizin kennt man den Zusammenhang von Lunge und Depression. Eine Gruppe von 53 gesunden Studenten wurde in eine etwas depressivere und in eine nicht depressive Gruppe unterteilt. Die depressivere Gruppe zeigte während der Stressbelastung (freie Rede vor Publikum) eine signifikant größere Einschränkung der HF-HRV und während parasympathischer Stimulation (Vagusstimulation durch Kältereiz im Gesicht) war der Anstieg der HF-HRV signifikant geringer. Dieser Effekt war bei Frauen deutlicher als bei Männern.[332] Bei depressiven Herzinfarktpatienten waren die vier geprüften HRV-Parameter (logarithmische Werte von ULF-, VLF-, LF-, HF-Power) signifikant niedriger, und zwar gleichermaßen bei minor oder major depression.[333] Der Schweregrad der Depression spielte also kaum eine Rolle. Daher müsste man an dieser Stelle natürlich weiterdenken. Was unterscheidet den Lebensstil eines „depressiven" Menschen von seinem Mitmenschen, der somit auf den wohl gleichen Stress nicht so reagiert und folglich die gesündere Herzreaktion aufweist. Darauf könnte auch eine griechische Studie verweisen, die unter einem Fettsenker aus der Statin-Gruppe eine bessere HRV konstatierte, aber keinen unmittelbaren Zusammenhang feststellen konnte.[334] Wahrscheinlich hatten also diese Patienten auch ihren Lebensstil verbessert, was hier der HRV half.

Eine Auswertung von 9 Studien zu Schwangeren ergab, dass körperliche Aktivität mehr der HRV des Ungeborenen nutze als jener der Mutter.[335]

Die Umweltverschmutzung als ein Stressfaktor ist schon untersucht worden in den USA und zeigte, dass wenn Menschen Luftpartikel mit einem Durchmesser von 2,5 Mikrometern (oder weniger) vier Stunden lang einatmen, sich die HRV verschlechtert. Diese nahm bei jedem Anstieg der Luftpartikelmenge von 1 mg pro Quadratmeter um

331. Mück-Weymann, M. *et al.*: Depression modulates autonomic cardiac control: a physiological pathway linking depression and mortality? *German J. Psychiatry* 2002 (5) 67–69, http://www.gjpsy.uni-goettingen.de/gjp-article-mueck-weymann.pdf.

332. Hughes JW, Stoney CM (Ohio State University, Columbus 43210-1222, USA): *Psychosom Med* 2000 Nov–Dec;62(6):796–803.

333. R. M. Carney et al.: Depression, heart rate variability, and acute myocardial infarction. *Circulation* 2001 (104): 2024–2028.

334. Pehlivanidis, A. N. *et al.*: Heart rate variability after long-term treatment with atorvastatin in hypercholesterolaemic patients with or without coronary artery disease. *Atherosclerosis* 2001 (157): 463–469.

335. Dietz, Pavel; Watson, Estelle D; Sattler, Matteo C; Ruf, Wolfgang; Titze, Sylvia; van Poppel, Mireille (2016). The influence of physical activity during pregnancy on maternal, fetal or infant heart rate variability: a systematic review. [Review]. *BMC Pregnancy & Childbirth*. 16(1):326.

jeweils 2,66 Prozent ab und die Herzfrequenz stieg um 1,02 Prozent an. Auch ließen sich kurzfristige von längerfristigen Effekten unterscheiden. Unklar war, ob dies durch einen direkten stressvermittelten Einfluss auf das autonome Nervensystem oder indirekt mittels Freisetzung von Cytokinen geschah.[336]

Reduzierter Schlaf – mehr zum Thema Schlaf im Kapitel 14 – ist natürlich ebenso Stress, und so verwundert es nicht, dass in einer Studie bei leichtem bis mittelgradigen Schlaf-Apnoe-Syndrom der Anteil der HF-Power (als Maß des Vagustonus) bei den Patienten nur 10 Prozent der Total Power betrug, während der gleiche Wert bei den gesunden Personen mit 17 Prozent signifikant höher ausfiel.[337] Bei Mädchen mit Anorexie verbesserte sich im Lauf einer stationären Behandlung nicht nur signifikant das Körpergewicht (hier: von 79,3 auf 87,8 Prozent des individuellen Idealgewichtes, sondern tendenziell erhöhte sich auch die Herzvariabilität.[338] Eine weitere Studie ergab, dass eine verringerte Körperaktivität die Herzfrequenz (HR) steigen und die HRV sinken lässt. Außerdem fand man für das chronic fatigue syndrome (CFS), dass dort durchgängig die HR höher und die HRV erniedrigt waren, das heißt auch im Schlaf der Sympathikus nicht zur Ruhe kam.[339] Bekamen CFS-Patienten (hier 28 Frauen im Schnitt 50 Jahre alt) in einer Gruppe HRV-Biofeedback und in einer anderen stattdessen körperlichen Übung, so zeigten sich für beide Gruppen hinsichtlich des CFSs positive, aber unterschiedliche Effekte. Das HRV-Biofeedback war zusätzlich noch antidepressiv und psychisch stabilisierend wirksam, und die körperlichen Übungen verbesserten die physische Situation.[340] – Emotionen haben nur dann einen Einfluss auf die HRV, wenn sie heftiger Natur sind.[341] HF-HRV erwies sich als guter Indikator der für Alkoholiker

336. MAGARI, S. R. *et al.*: Association of heart rate variability with occupational and environmental exposure to particulate air pollution. *Circulation* 2001 (104): 986–991.

337. HILTON, M. F. *et al.*: The sleep apnoea syndrome depresses waking vagal tone independent of sympathetic activation. *Eur. Respir. J.* 2001 (17): 1258–1266.

338. HUMMEL, P. *et al.*: *Herzratenvariabilität bei anorektischen Jugendlichen.* Vorgestellt auf den 3. Mitteldeutschen Psychiatrietagen in Magdeburg, 16.–17.03.2001, und auf 7. Weltkongress für Biologische Psychiatrie in Berlin, 1. bis 6.07.2001.

339. BONEVA RS, DECKER MJ, MALONEY EM, LIN JM, JONES JF, HELGASON HG, HEIM CM, RYE DB, REEVES WC (2007). Higher heart rate and reduced heart rate variability persist during sleep in chronic fatigue syndrome: a population-based study. *Auton Neurosci.* 2007 Dec 30; 137(1–2): 94–101. Epub 2007 Sep 12.

340. WINDTHORST, PETRA; MAZURAK, NAZAR; KUSKE, MARVIN; HIPP, ARNO; GIEL, KATRIN E; ENCK, PAUL; NIES, ANDREAS; ZIPFEL, STEPHAN; TEUFEL, MARTIN (2017). Heart rate variability biofeedback therapy and graded exercise training in management of chronic fatigue syndrome: An exploratory pilot study. *Journal of Psychosomatic Research.* 93:6–13.

341. CHOI, KWANG-HO; KIM, JUNBEOM; KWON, O SANG; KIM, MIN JI; RYU, YEON HEE; PARK, JI-EUN (2017). Is heart rate variability (HRV) an adequate tool for evaluating human emotions? – A focus on the use of the International Affective Picture System (IAPS). *Psychiatry Research.* 251:192–196.

so schwierigen Affektregulation und steht in Beziehung zum Suchtdruck, auch nach Langzeitabstinenz.[342] Auch bei der Panikstörung ist Affektregulation wichtig, und ein entsprechendes Training zeigte dann auch einen positiven Effekt auf die HRV durch Reduzierung des sympathischen LF Anteils.[343] Es gibt erste Hinweise darauf, dass man eventuell die HRV-Diagnose benutzen könnte, um einen akuten Schub bei bipolaren Patienten vorauszusagen.[344] Depressive Patienten mit nächtlich erhöhtem Puls und erniedrigter HRV bei stabiler KHK zeigten einen schlechteren Behandlungserfolg der Depression und eine erhöhte Mortalität.[345] – HF-HRV wurde bei 213 Studienteilnehmern untersucht, zusätzlich zur Cortisol-Sensitivität im Kontext einer Stressaufgabe. Es zeigte sich, dass feindlich eingestellte Personen über die Zeit eher einen Cortisol Anstieg zu verzeichnen hatten bei einer stressinduzierten hohen HF-HRV. Das erhöht bei dieser Gruppe die Gefahr von Entzündungen und metabolischen Störungen.[346] – Übergewichtige Schizophrenie-Patienten machten zweimal pro Woche für zwei Monate 50 Minuten Aerobic Übungen. Während sie in der Nachkontrolle vier Wochen später die Gewichtsreduktion von 2,3 kg gehalten hatten, waren die verbesserten LF und HF HRV-Werte wieder auf die Ausgangslage zurückgekommen.[347] Auch bei Brustkrebspatientinnen war die HRV-Verbesserung nach dem Absetzen des Trainings nach 6 Wochen wieder auf den Ausgangswert zurückgekehrt.[348] – Eine Gruppe von 54 Patienten (40 f, 31 m) mit

---

342. Claisse, Caroline; Cottencin, Olivier; Ott, Laurent; Berna, Guillaume; Danel, Thierry; Nandrino, Jean-Louis (2017). Heart rate variability changes and emotion regulation abilities in short- and long-term abstinent alcoholic individuals. *Drug & Alcohol Dependence*. 175:237–245.

343. Wang SM; Lee HK; Kweon YS; Lee CT; Chae JH; Kim JJ; Lee KU (2016). Effect of emotion regulation training in patients with panic disorder: Evidenced by heart rate variability measures. *General Hospital Psychiatry*. 40:68–73.

344. Gentili, Claudio; Valenza, Gaetano; Nardelli, Mimma; Lanata, Antonio; Bertschy, Gilles; Weiner, Luisa; Mauri, Mauro; Scilingo, Enzo Pasquale; Pietrini, Pietro (2017). Longitudinal monitoring of heartbeat dynamics predicts mood changes in bipolar patients: A pilot study. *Journal of Affective Disorders*. 209:30–38.

345. Carney, Robert M; Freedland, Kenneth E; Steinmeyer, Brian C; Rubin, Eugene H; Stein, Phyllis K; Rich, Michael W. (2016). Nighttime heart rate predicts response to depression treatment in patients with coronary heart disease. *Journal of Affective Disorders*. 200:165–71.

346. Murdock, Kyle W; LeRoy, Angie S; Fagundes, Christopher P. (2017). Trait hostility and cortisol sensitivity following a stressor: The moderating role of stress-induced heart rate variability. *Psychoneuroendocrinology*. 75:222–227.

347. Hsu, Chung-Chih; Liang, Chih-Sung; Tai, Yueh-Ming; Cheng, Shu-Li (2016). Incongruent changes in heart rate variability and body weight after discontinuing aerobic exercise in patients with schizophrenia. *International Journal of Psychophysiology*. 109:132–137.

348. Dias Reis, Andrea; Silva Garcia, Joao B; Rodrigues Diniz, Renata; Silva-Filho, Antonio C; Dias, Carlos J; Leite, Richard D; Mostarda, Cristiano (2017). Effect of exercise training and detraining in autonomic modulation and cardiorespiratory fitness in breast cancer survivors. *Journal of Sports Medicine & Physical Fitness*. 57(7–8):1062–1068.

einem klinischen Burnout zeigte bei allen HRV-Messungen außer beim LF/HF Quotient niedrigere und damit schlechtere Werte als zwei Gruppen mit entweder einem nicht-klinischen Burnout oder gesunden Teilnehmern.[349] – Für das Metabolische Syndrom (MeS) fand man, dass sich als Risikofaktoren erniedrigte HRV, erhöhter Depressionswert und erhöhte CRP-Werte im Blut als Entzündungszeichen unabhängig wie auch additiv bewerten lassen.[350] Aus einer großen Kohortenstudie ergab sich der klare Zusammenhang zwischen erhöhtem Puls, erniedrigter HRV und erhöhten Entzündungswerten im Blut.[351] Eine weitere Langzeitstudie bestätigte die Hypothese, dass Adipositas die HRV senkt, aufgrund von entzündlichen Prozessen.[352] Nach einem körperlichen Training für adipöse Kinder zeigte sich eine Verbesserung der HRV.[353] In Finnland wurde eine große Studie mit 16 275 Personen (6 863 m, 9 412 f) im Alter zwischen 18–65 Jahren und mit einem BMI von 18.5–40.0 kg/m(2) durchgeführt. Sie wurden in vier Aktivitätsgruppen unterteilt, von keinen physischen Übungen, zu wenig, mittel (150–300 min./Wo.) bis zu viel. Die letzte Gruppe zeigte bei der HRV weniger Stress und eine bessere Stressbalance. Ein höherer BMI war assoziiert mit höherem Stress-Index, niedrigerer Stressbalance und Stresserholung. Alle Ergebnisse waren geschlechtsunspezifisch.[354]

Hier muss auch an eine Studie gedacht werden, die zeigte, dass der Verlust der Kontrolle über das Essen bei Depressiven für einen Teil der ungünstigen HRV-Reaktion

349. Lennartsson, Anna-Karin; Jonsdottir, Ingibjorg; Sjors, Anna (2016). Low heart rate variability in patients with clinical burnout. *International Journal of Psychophysiology*. 110:171–178.

350. Chen, Yu-Ju; Lin, Chin-Ling; Li, Chi-Rong; Huang, Shih-Ming; Chan, James Yi-Hsin; Fang, Wen-Hui; Chen, Wei-Liang (2016). Associations among integrated psychoneuroimmunological factors and metabolic syndrome. *Psychoneuroendocrinology*. 74:342–349.

351. Aeschbacher, Stefanie; Schoen, Tobias; Dorig, Laura; Kreuzmann, Rahel; Neuhauser, Charlotte; Schmidt-Trucksass, Arno; Probst-Hensch, Nicole M; Risch, Martin; Risch, Lorenz; Conen, David (2017). Heart rate, heart rate variability and inflammatory biomarkers among young and healthy adults. *Annals of Medicine*. 49(1):32–41.

352. Adam, Martin; Imboden, Medea; Schaffner, Emmanuel; Boes, Eva; Kronenberg, Florian; Pons, Marco; Bettschart, Robert; Barthelemy, Jean-Claude; Schindler, Christian; Probst-Hensch, Nicole (2017). The adverse impact of obesity on heart rate variability is modified by a NFE2L2 gene variant: The SAPALDIA cohort. *International Journal of Cardiology*. 228:341–346.

353. Farinatti, Paulo; Neto, Silvio Rodrigues; Dias, Ingrid; Cunha, Felipe A; Bouskela, Eliete; Kraemer-Aguiar, Luiz G. (2016) Short-Term Resistance Training Attenuates Cardiac Autonomic Dysfunction in Obese Adolescents. *Pediatric Exercise Science*. 28(3):374–80.

Fohr, T; Tolvanen, A; Myllymaki, T; Jarvela-Reijonen, E; Peuhkuri, K; Rantala, S; Kolehmainen, M; Korpela, R; Lappalainen, R; Ermes, M; Puttonen, S; Rusko, H; Kujala, U M (2017). Physical activity, heart rate variability-based stress and recovery, and subjective stress during a 9-month study period. *Scandinavian Journal of Medicine & Science in Sports*. 27(6):612–621.

354. Fohr, Tiina; Pietila, Julia; Helander, Elina; Myllymaki, Tero; Lindholm, Harri; Rusko, Heikki; Kujala, Urho M. (2016). Physical activity, body mass index and heart rate variability-based stress and recovery in 16 275 Finnish employees: a cross-sectional study. *BMC Public Health*. 16:701.

verantwortlich zu sein scheint.[355] Eine Gruppe von 221 Personen, dabei 185 Frauen, machte über 9 Monate körperliche Übungen, was kontrolliert mit HRV und einem Gesundheitsfragebogen dazu führte, dass sie ihre Stressreaktionen verbessern konnten und diesen subjektiv auch weniger empfanden.[356] Kürzere Schlafdauer (<6 h) bei schlechterer Qualität war ebenso verbunden mit einer schlechteren HRV (und erhöhter Speichelamylase).[357] 59 Reinigungskräfte erhielten zweimal pro Woche für 30 Minuten innerhalb von vier Monaten Aerobic-Unterricht. Dies verbesserte ihre HRV-Tageswerte aber verschlechterte die nächtlichen Werte aus bisher ungeklärten Gründen.[358] Der Einfluss einer 24-Stunden-Schicht wurde nach der Arbeit in der Ersten Hilfe danach für 96 Stunden untersucht. Die HRV verbesserte sich erst am 2. Ruhetag nach der Schicht.[359] Es werden wohl wenige Arbeitgeber existieren, die Interesse an diesen Daten haben oder bereit wären, sich danach zu richten.

Nicht nur das Alter, sondern auch die Ethnizität hat einen Einfluss auf die HRV. So wurden 57 Afroamerikaner mit 78 kaukasischen Amerikanern verglichen. Sogar nach Kontrolle bezüglich Geschlechts, BMI und Blutdruck ergab sich eine Signifikanz dergestalt, dass junge Afroamerikaner ein HRV-Muster zeigten, wie bei älteren kaukasischen Amerikanern. Daraus folgerte man, dass das autonome Nervensystem, repräsentiert durch das HRV, von jungen Afroamerikanern vorzeitige Alterungszeichen aufweise.[360] So eine Aussage bedarf natürlich noch detaillierter Abklärungen und weiterer Untersuchungen. An der Columbia Universität in New York wurden 757 Personen im Alter von 33 bis 47 Jahren untersucht. Die jüngere Gruppe hatte ein höheres Niveau bei der HF power, LF power und Standardabweichung (SD) aber keine Unterschiede im LF/

355. Young, Hayley A; Cousins, Alecia L; Watkins, Heather T; Benton, David (2017). Is the link between depressed mood and heart rate variability explained by disinhibited eating and diet?. *Biological Psychology*. 123:94–102.

356. Fohr, T; Tolvanen, A; Myllymaki, T; Jarvela-Reijonen, E; Peuhkuri, K; Rantala, S; Kolehmainen, M; Korpela, R; Lappalainen, R; Ermes, M; Puttonen, S; Rusko, H; Kujala, U M (2017). Physical activity, heart rate variability-based stress and recovery, and subjective stress during a 9-month study period. *Scandinavian Journal of Medicine & Science in Sports*. 27(6):612–621.

357. Castro-Diehl, Cecilia; Diez Roux, Ana V; Redline, Susan; Seeman, Teresa; McKinley, Paula; Sloan, Richard; Shea, Steven (2016). Sleep Duration and Quality in Relation to Autonomic Nervous System Measures: The Multi-Ethnic Study of Atherosclerosis (MESA). *Sleep*. 39(11):1927–1940.

358. Hallman, David M; Holtermann, Andreas; Sogaard, Karen; Krustrup, Peter; Kristiansen, Jesper; Korshoj, Mette (2017). Effect of an aerobic exercise intervention on cardiac autonomic regulation: A worksite RCT among cleaners. *Physiology & Behavior*. 169:90–97.

359. Lyytikainen, Katariina; Toivonen, Leena; Hynynen, Esa; Lindholm, Harri; Kyrolainen, Heikki (2017) Recovery of rescuers from a 24-h shift and its association with aerobic fitness. *International Journal of Occupational Medicine & Environmental Health*. 30(3):433–444.

360. Choi JB, Hong S, Nelesen R, Bardwell WA, Natarajan L, Schubert C, Dimsdale JE (2006). Age and ethnicity differences in short-term heart-rate variability. *Psychosom Med*. 2006 May-Jun;68(3):421–6.

HF-Verhältnis. Während in der HF-power kein Unterschied bestand, waren die Niveaus von LF power, SD und LF/HF bei Schwarzen erniedrigt. Frauen hatten ein niedrigeres Niveau von LF power, SD und LH/FH als Männer, aber nicht bezüglich HF power. Global betrachtet hätten die „Weißen“ eine höhere HRV als die „Schwarzen“.[361] Ein weiterer Vergleich von 427 euro- und 308 afroamerikanischen Zwillingen ergab unter Stress keinen signifikanten Unterschied der beiden Gruppen bezüglich der HF power.[362]

Eine norwegische Studie aus dem subsaharischen Afrika unter 120 afrikanischen Frauen und 156 Männern von der HR, HR unter vertiefter Atmung, HR-Antwort im Stehen und begleitenden Blutdruckuntersuchungen zeigte Unterschiede zu Kaukasiern:

> …we defined the following cut-off values: resting HR (bpm) >or= 89 for men and >or= 97 for women; HR (bpm) in response to deep breathing <or= 13, <or= 11, <or= 9, <or= 8, and <or= 7 for age groups 20–29, 30–39, 40–49, 50–59, and 60+ years, respectively; HR (bpm) in response to standing <or= 14 for 20–29 years, and <or= 11 for 30+ years; postural decreases in SBP >or= 17 mmHg for all age groups; and postural decreases in DBP (mmHg) >or= 2 for men and >or= 5 for women.“[363]

Es erscheint fraglich, ob man wirklich alle subsaharischen Ethnien, die nicht nur genetisch sehr differieren, über einen Kamm scheren kann, wenn man bedenkt, wie unterschiedlich schon die verschiedenen Stämme innerhalb der Pygmäen, Buschmänner, Äthiopier und beispielsweise der vielen Völker aus dem Kongo sind. – Eine weitere Untersuchung ergab, dass diese Unterschiede auch schon in 15-Jährigen nachweisbar seien. Jedoch war die Aussage das Gegenteil von der weiter oben: Afroamerikaner hätten eine größere HRV als kaukasoide Amerikaner.[364] In Widerspruch erneut dazu steht dann die Studie[365], die bei 75 gesunden 15-Jährigen ergab, dass die 14 afroamerikanischen darunter, ebenso wie die 49 Mädchen, eine niedrigere 24-h HRV hatten.

---

361. Sloan RP, Huang MH, McCreath H, Sidney S, Liu K, Dale Williams O, Seeman T (2008). Cardiac autonomic control and the effects of age, race, and sex: the CARDIA study. *Auton Neurosci.* 2008 May 30;139(1–2):78–85. Epub 2008 Mar 4.

362. Ding X, Su S, Li Z, Riese H, Thayer JF, Treiber F, Snieder H, Wang X (2009). Genetic influences on heart rate variability at rest and during stress. *Psychophysiology.* 2009 May;46(3):458–65. Epub 2009 Feb 17.

363. Torsvik M, Häggblom A, Eide GE, Schmutzhard E, Vetvik K, Winkler AS (2008). Cardiovascular autonomic function tests in an African population. *BMC Endocr Disord.* 2008 Dec 30;8:19.

364. Wang X, Thayer JF, Treiber F, Snieder H (2005). Ethnic differences and heritability of heart rate variability in African- and European American youth. *Am J Cardiol.* 2005 Oct 15;96(8):1166–72. Epub 2005 Aug 31.

365. Faulkner, Melissa Spezia; Hathaway, Donna; Tolley, Betsy (2003). Cardiovascular autonomic function in healthy adolescents. [Erratum appears in Heart Lung. 2003 Mar–Apr;32(2):139] *Heart & Lung.* 32(1):10–22.

Ein Vergleich von 92 kaukasisch-europäischen Kinder mit 63 südasiatischen Kindern (8+/-1 J.) ergab signifikante Unterschiede.[366] Selbst, wenn man bei den südasiatischen Kindern den höheren Körperfettanteil und Ruhepuls, die eingeschränktere körperliche Aktivität, den geringeren Energieverbrauch – was bei den Mädchen noch ausgeprägter war – abrechnete, ergab sich eine niedrigere und damit ungünstigere HRV für die südasiatischen Kinder. Bei einer Untersuchung[367] von 84 südasiatischen mit 83 europäischen Männern im Alter von 45 bis 85 Jahren (jeweils die Hälfte mit koronarer Herzkrankheit = KHK) zeigte sich bei ersteren ein signifikant erhöhter Ruhepuls von 64,1 im Gegensatz zu 59,1 bei Letzteren. HRV und Baroreflex-Sensibilität (BRS) waren gleich. Dennoch besteht die Möglichkeit, dass sich der erhöhte Ruhepuls auf die bekanntermaßen erhöhten Raten an KHK und Diabetes in Südasien negativ auswirkt beziehungsweise zusammen mit dem Diabetes zu deren Entstehung beiträgt. Das wurde dann noch einmal genauer unter die Lupe genommen. 149 Europäer und 151 Inder (66 % Männer 35–75 Jahre alt und 34 % Frauen zwischen 55 und 75) zeigten, dass letztere mit erhöhtem HbA1c von 6,5 im Gegensatz zu 5,9 auch eine etwas erniedrigte HRV und BRS hatten. Die bereinigten Werte weisen darauf hin, dass bei einer erhöhten Hyperglykaemie – da der Blutzucker die Gefäßwände angreift und zu Verkalkungen führen kann – eine schlechtere autonome kardiale Funktion entsteht und beide zusammen eben in einem höheren KHK-Risiko resultieren.[368]

Medikamente haben unterschiedliche Einflüsse. So verringerten Amitriptylin und Clozapin die HRV, während Fluoxetin und Hypericum Extrakt (Johanniskraut) diese nicht beeinflussten bei HRV-Messungen von je 20 Personen.[369] Pregabalin soll die HRV sogar verbessern. Die HRV kann mittels eines Biofeedbacks geübt und verbessert werden. Auch andere Therapien haben einen positiven Einfluss auf die HRV. So verbesserte sie sich unter chiropraktischer Behandlung[370] oder regelmäßigem Aerobic Training

366. Eyre, Emma L J; Fisher, James P; Smith, Elaine C; Wagenmakers, Anton J M; Matyka, Krystyna A. (2013) Ethnicity and long-term heart rate variability in children. Archives of Disease in Childhood. 98(4):292–8.

367. Bathula, Rajaram; Francis, Darrel P; Hughes, Alun; Chaturvedi, Nish (2008). Ethnic differences in heart rate: can these be explained by conventional cardiovascular risk factors? *Clinical Autonomic Research.* 18(2):90–5.

368. Bathula, R; Hughes, A D; Panerai, R; Potter, J; Thom, S A McG; Francis, D P; Shore, A C; Kooner, J; Chaturvedi, N (2010). Indian Asians have poorer cardiovascular autonomic function than Europeans: this is due to greater hyperglycaemia and may contribute to their greater risk of heart disease. *Diabetologia.* 53(10):2120–8.

369. Mück-Weymann, M. *et al.*: *Comparative biomonitoring of autonomic functions in patients treated with various psychotropic drugs.* Vorgestellt auf dem 12. Internationalen Symposium Autonomes Nervensystem.

370. Zhang J, Dean D, Nosco D, Strathopulos D, Floros M. *Effect of chiropractic care on heart rate variability and pain in a multisite clinical study.* PMID: 16690380 [PubMed – indexed for MEDLINE].

nach drei Monaten.[371] Ein zweistündiges „Baden“ in dem Wald eines taiwanesischen Naturreservats beeinflusste die HRV von 128 meist 60-Jährigen nicht signifikant. – Da braucht es schon etwas mehr „Anstrengung“, also langfristigeres Engagement. – Sie waren jedoch weniger ängstlich, und sowohl der Puls wie auch der Blutdruck waren danach niedriger als zuvor.[372] – Auch ein einmaliges körperliches Training brachte keine Unterschiede.[373] – Das Berühren von totem Holz mit der Handinnenfläche wurde verglichen mit dem von Marmor, Ziegel und rostfreiem Stahl. Nur bei dem Eichenholz nahm die oxy-Hb Konzentration im präfrontalen Kortex ab und HF HRV nahm zu als ein Zeichen von vermehrter Parasympathikus-Aktivität.[374] Eine ergänzende Untersuchung verglich die unterschiedlichen Oberflächenbehandlungen von Holz und zeigte, dass das spiegelglatt lackierte am schlechtesten abschnitt.[375]

Es konnte herausgefunden werden, dass bei Stress in Form von Wettbewerbsbedingungen unter jungen Menschen der systolische Blutdruck natürlich höher geht, aber bei den Gewinnern vom Beginn bis zur Aufgabenerfüllung die HRV stärker abnahm und sich danach auch gut wieder erholte, also zunahm.[376] Achtsamkeitsübungen verbesserten die HRV und halfen bei der Erholung von Kopfschmerzpatienten nach einem Stressereignis.[377] Eine Yoga-Studie mit 30 gesunden Freiwilligen (Alter 28,3 +/-8,4 Jahre; 23 M, 7 F) brachte eine signifikante Reduktion der sympathischen LF-HRV und Erhöhung der parasympathischen HF-HRV sowie eine nicht ganz signifikante Reduktion

371. Hottenrott K, Hoos O, Esperer HD (2006). Heart rate variability and physical exercise. *Current status. Herz.* 2006 Sep;31(6):544–52.

372. Yu, Chia-Pin; Lin, Chia-Min; Tsai, Ming-Jer; Tsai, Yu-Chieh; Chen, Chun-Yu (2017). Effects of Short Forest Bathing Program on Autonomic Nervous System Activity and Mood States in Middle-Aged and Elderly Individuals. *International Journal of Environmental Research & Public Health* [Electronic Resource]. 14(8).

373. de Oliveira, Leticia Santana; Moreira, Patricia S; Antonio, Ana M; Cardoso, Marco A; de Abreu, Luiz Carlos; Navega, Marcelo T; Raimundo, Rodrigo D; Valenti, Vitor E (2015). Acute effects of flexible pole exercise on heart rate dynamics. *Revista Portuguesa de Cardiologia.* 34(1):35–42.

374. Ikei, Harumi; Song, Chorong; Miyazaki, Yoshifumi (2017). Physiological Effects of Touching Wood. *International Journal of Environmental Research & Public Health* [Electronic Resource]. 14(7), 2017 Jul 18.

375. Ikei, Harumi; Song, Chorong; Miyazaki, Yoshifumi (2017). Physiological Effects of Touching Coated Wood. *International Journal of Environmental Research & Public Health* [Electronic Resource]. 14(7), 2017 Jul 13.

376. Abad-Tortosa, Diana; Alacreu-Crespo, Adrian; Costa, Raquel; Salvador, Alicia; Serrano, Miguel Angel (2017). Sex differences in autonomic response and situational appraisal of a competitive situation in young adults. *Biological Psychology.* 126:61–70.

377. Azam, Muhammad Abid; Katz, Joel; Mohabir, Vina; Ritvo, Paul (2016). Individuals with tension and migraine headaches exhibit increased heart rate variability during post-stress mindfulness meditation practice but a decrease during a post-stress control condition – A randomized, controlled experiment. *International Journal of Psychophysiology.* 110:66–74.

des Hautwiderstandes.[378] 1 200 männliche Freiwillige, aufgeteilt in vier Altersgruppen von 20 bis 65, wurden verglichen bei Yoga-Übungen, Laufübungen oder einer mehr sitzenden Lebensweise. Man sah, dass sich HRV bei den Läufern und Yogaübenden bis zu den 45-Jährigen verbesserte und bei Yoga auch noch für die 46 bis 55-Jährigen.[379] Eine dreizentrische Studie mit 335 peri- oder postmenopausalen Frauen mit vasomotorischen Problemen welche für 12 Wochen einer Yoga oder einer Aerobic-Gruppe zugeteilt wurden, ergab jedoch keine Unterschiede bezüglich des HRV und keine Verbesserungen gegen die Kontrollgruppe.[380] Es entstand die Frage nach zusätzlichen Wirkfaktoren bei Yoga für andere positive Forschungsresultate, wie dies für Qigong auch schon aufgeworfen wurde.[381] Allerdings gab es keine Angabe zur ethnischen Herkunft und weiteren gesundheitlichen Verfassung der Probandinnen, und daher ist die Aussagekraft unsicher. 26 depressive Patientinnen übten Yoga für 12 Wochen jeweils 2 x 60 Minuten pro Woche. Randomisiert zugeteilt zeigte die Yoga-Gruppe im Verhältnis zur Kontrollgruppe eine Verbesserung ihrer Depressivität auf der Beck-Skala sowie bei der HRV.[382] 82 Patienten zwischen 20 und 45, darunter 32 Männer, mit LWS-Schmerzen bei strukturellen Schäden, wurden zwei Gruppen zurandomisiert. Davon erhielt die eine Yoga-Therapie für drei Monate und zeigte danach eine Verbesserung der HRV mit reduzierter LF- und erhöhter HF-HRV.[383] 2015 erschien eine Metaanalyse zu 14 untersuchten, randomisierten Yoga-Studien, denen allen bis auf zwei so große Mängel bescheinigt wurden, dass mit diesen Untersuchungen nichts zu beweisen sei.[384] Aber natürlich sind alle hier aufge-

378. Bhaskar, Lakshmi; Kharya, Chhaya; Deepak, KK; Kochupillai, Vinod (2017). Assessment of Cardiac Autonomic Tone Following Long Sudarshan Kriya Yoga in Art of Living Practitioners. *Journal of Alternative & Complementary Medicine*. 23(9):705–712.

379. Peter, Rosemary; Sood, Sushma; Dhawan, Ashwani (2015). Spectral Parameters of HRV In Yoga Practitioners, Athletes And Sedentary Males. *Indian Journal of Physiology & Pharmacology*. 59(4):380–7.

380. Jones, Salene M W; Guthrie, Katherine A; Reed, Susan D; Landis, Carol A; Sternfeld, Barbara; LaCroix, Andrea Z; Dunn, Andrea; Burr, Robert L; Newton, Katherine M (2017). A yoga & exercise randomized controlled trial for vasomotor symptoms: Effects on heart rate variability. *Complementary Therapies in Medicine*. 26:66–71.

381. Heise, Thomas (2009). *Qigong und Maltherapie: Komplementärtherapien Psychosekranker*. Berlin: VWB-Verlag.

382. Chu, I-Hua; Wu, Wen-Lan; Lin, I-Mei; Chang, Yu-Kai; Lin, Yuh-Jen; Yang, Pin-Chen (2017). Effects of Yoga on Heart Rate Variability and Depressive Symptoms in Women: A Randomized Controlled Trial. *Journal of Alternative & Complementary Medicine*. 23(4):310–316.

383. Telles, Shirley; Sharma, Sachin Kumar; Gupta, Ram Kumar; Bhardwaj, Abhishek Kumar; Balkrishna, Acharya (2016). Heart rate variability in chronic low back pain patients randomized to yoga or standard care. *BMC Complementary & Alternative Medicine*. 16(1):279.

384. Posadzki, Paul; Kuzdzal, Adrian; Lee, Myeong Soo; Ernst, Edzard (2015). Yoga for Heart Rate Variability: A Systematic Review and Meta-analysis of Randomized Clinical Trials. [Review]. *Applied Psychophysiology & Biofeedback*. 40(3):239–49.

führten Ergebnisse aus der Zeit danach, weswegen sie sicherlich keinerlei Mängel mehr aufweisen. Jedoch sind die, bei den Investigatoren der Metaanalyse zugrunde gelegten Cochrane-Kriterien für Studien, nicht die einzigen sinnvollen Richtlinien, obwohl alle anderen Vorstellungen, in den offiziell höher gewerteten Journals kaum Zugang finden. Daher also hier noch ein weiteres interessantes Ergebnis. 30 gesunde männliche Freiwillige von 29 Jahren (+/- 5 J.) übten vier traditionell überlieferte mentale Zustände, die teils schon untersucht aber nicht gemessen wurden. 5 Minuten vorher, während der 20 Minuten und 5 Minuten danach wurde jeder der vier Zustände an vier separaten Tagen gemessen. Die „mental states" waren „random thinking (cancalata), nonmeditative focusing (ekagrata), meditative focusing (dharana), and effortless meditation (dhyana)". Die meisten Veränderungen sah man im Stadium der anstrengungslosen, freischwebenden Meditation (dhyana) mit Reduktion von Atem- und Herzfrequenz sowie LF-HRV und einer Zunahme von HF-HRV sowie Hautwiderstand. Letzteres wurde auch beim meditativen Fokussieren (dharana) beobachtet.[385]

Qigong-Therapie wurde bisher nur in der Form des ausgestrahlten Qi auf die Probanden untersucht. Da führte es zu einer Verbesserung der HRV.[386, 387] Der positive Effekt von Musiktherapie auf die HRV konnte nachgewiesen werden.[388] Auch das Hören von Mozarts Musik soll positiven Effekt auf den Parasympathikus als auch auf epileptische Anfälle haben.[389] Aber am schnellsten und einfachsten durchführbar zur Stimulation des Vagus-Nervus und damit des entspannenden Parasympathikus sind sicherlich das Waschen des Gesichts mit kaltem Wasser sowie das mehrfache langsame und sehr tiefe Luftholen und Ausatmen, welches gleichzeitig durch das Ausleiten von CO_2 einer Übersäuerung entgegenwirkt.

Eine Langzeituntersuchung der HRV über einen Monat bei 10 Probanden ergab eine deutliche Beeinflußung durch die geomagnetischen Veränderungen.

---

385. Telles, Shirley; Raghavendra, Bhat Ramachandra; Naveen, Kalkuni Visweswaraiah; Manjunath, Nandi Krishnamurthy; Kumar, Sanjay; Subramanya, Pailoor (2013). Changes in autonomic variables following two meditative states described in yoga texts. *Journal of Alternative & Complementary Medicine.* 19(1):35–42.

386. Lee, Myeong Soo; Kim, Mo Kyung; Lee, Yong-Heum (2005). Effects of Qi-therapy (external Qigong) on cardiac autonomic tone: a randomized placebo controlled study. *International Journal of Neuroscience.* 115(9):1345–50.

387. Lee, Myeong Soo; Rim, Young Hoon; Jeong, Dong-Myong; Kim, Mo Kyung; Joo, Min Cheol; Shin, Sun Ho (2005). Nonlinear analysis of heart rate variability during Qi therapy (external Qigong). *American Journal of Chinese Medicine.* 33(4):579–88.

388. Warth, Marco; Kessler, Jens; Hillecke, Thomas K; Bardenheuer, Hubert J (2016). Trajectories of Terminally Ill Patients' Cardiovascular Response to Receptive Music Therapy in Palliative Care. *Journal of Pain & Symptom Management.* 52(2):196–204.

389. Yuen, Alan W C; Sander, Josemir W (2017) Can natural ways to stimulate the vagus nerve improve seizure control?. [Review] *Epilepsy & Behavior.* 67:105–110.

> There were significant correlations between the group's HRV and solar wind speed, Kp, Ap, solar radio flux, cosmic ray counts, Schumann resonance power, and the total variations in the magnetic field. In addition, the time series data were time synchronized and normalized, after which all circadian rhythms were removed. It was found that the participants' HRV rhythms synchronized across the 31-day period at a period of approximately 2.5 days, even though all participants were in separate locations. Overall, this suggests that daily autonomic nervous system activity not only responds to changes in solar and geomagnetic activity, but is synchronized with the time-varying magnetic fields associated with geomagnetic field-line resonances and Schumann resonances.[390]

Eine weitere Studie will sogar eine Korrelation zwischen einer besseren HRV in Ruhe und der Vergrößerung eines bestimmten Hirnabschnitts festgestellt haben.

> The amount of resting HRV was positively correlated with the cortical thickness of an area within the right anterior midcingulate cortex (aMCC).[391]

Die starke Beeinflußung der Tierwelt durch den Geomagnetimus wurde schon anderorts dargelegt.[392]

Neben der HRV-Messung, gibt es noch weitere in den Naturheilverfahren angewandte Methoden. Die Bioresonanz-Therapie ist hierbei sicherlich eine der bekannteren.

Die Sowjets entwickelten schon seit den 1980er Jahren in der Wissenschaftlerstadt neben dem Weltraumbahnhof Baiconur ein Diagnose- und Therapiesystem, welches zum Einsatz für die Kosmonauten bestimmt war. Man verband die moderne Messung des Hautwiderstands an den Endpunkten der Akupunkturmeridiane mit den Erkenntnissen der traditionellen chinesischen Medizin. Wladimir A. Zagriadskii und Valery Polyakov waren hier federführend in einem großen Team von Wissenschaftlern. Letzterer umkreiste vom 8. Januar 1994 bis zum 22. März 1995 ganze 438 Tage in der Raumstation Mir die Erde. Als er nach seiner Rückkehr ohne fremde Hilfe dem Raumschiff entstieg, stand er zur allgemeinen Überraschung aller Zuschauer sicher auf seinen eigenen Beinen. Dies hatte er erreicht durch Einsatz des damals erstmals im Raumschiff Mir erprobten Prognoz-Gerätes.[393] Während bei der Bioresonanz-Therapie die persönlichen Fähigkeiten des Therapeuten eine wichtige Rolle spielen, ist der Einsatz des Prognoz-Gerätes und aller späteren Folgemodelle wie beispielsweise Raymedy[394], weiterent-

390. McCraty, Rollin; Atkinson, Mike; Stolc, Viktor; Alabdulgader, Abdullah A; Vainoras, Alfonsas; Ragulskis, Minvydas (2017). Synchronization of Human Autonomic Nervous System Rhythms with Geomagnetic Activity in Human Subjects. *International Journal of Environmental Research & Public Health* [Electronic Resource]. 14(7), 2017 Jul 13.

391. Winkelmann, Tobias; Thayer, Julian F; Pohlack, Sebastian; Nees, Frauke; Grimm, Oliver; Flor, Herta (2017). Postexercise heart rate variability following treadmill and cycle exercise: a comparison study. *Clinical Physiology & Functional Imaging.* 37(3):322–327.

392. Heise, Thomas (2016). *Kulturen der Menschheit: Woher und wohin?* S. 20ff.

393. https://media.zwp-online.info/archiv/pub/sim/ij/2003/ij0803/ij0803_46_48_cimbal.pdf; 14.06.2021.

394. https://raymedy.com/en/; 14.06.2021.

wickelt von Mauk den Boer, ein standardisiertes Messen[395] mit folgendem Algorhythmus im Therapieprogramm, woran man sich besonders als Anfänger problemlos halten sollte.

Zusammenfassend kann man sagen, es gibt tatsächlich vernachlässigte Bereiche in der Medizin, die bei konsequenter weiterer Beforschung uns nicht nur mehr Einsichten, sondern auch praktische Hilfen geben können.

395. Colbert Agatha P, Hammerschlag Richard, Aickin Mikel, McNames James (2004). Reliability of the Prognos electrodermal device for measurements of electrical skin resistance at acupuncture points. *J Altern Complement Med.* Aug, 2004; 10(4): 610–6.

11. Strahlende Zukunft: Tschernobyl, Fukushima, Mobilfunk usw.

Die Menschheit hat das natürlich vorkommende Wellenspektrum um einiges bereichert, beziehungsweise im Alltag sowie in spezifischen Situationen intensiviert. Selbst wenn man sich das nur in einer kurzen Demo anschaut, ist man unangenehm ambivalent berührt.[396] Umso mehr, wenn man sich die persönliche Situation im Moment vorführen kann. Davon scheint nicht alles zu unserem Frommen zu sein. Aufgrund der – vorsichtig ausgedrückt – unterschiedlichen Interessenslage, verharmlost oder negiert das Lager der Produzenten und Verkäufer sämtliche Gefährdungen, teils mit fast schon krimineller Akribie und Systematik, während die Gruppe, der am gesunden Leben Interessierten, eine moralisch einwandfreie Aufklärung mit allen Pros und Contras einfordert und dabei in fast schon diktatorischer Manier propagandistisch mit Querdenkern und Terroristen in einen Topf geworfen und disqualifiziert wird. Einige der bekanntesten Positionen sollen hier zur Diskussion gestellt werden. Natürlich ist nicht jeder im gleichen Umfang von den Risiken betroffen. Dabei kann man sich oft selbst genauer informieren, beispielsweise, wo in der Nähe Sendemasten[397] Sie mit ihren konzentrierten Strahlen beglücken. Zum Messen des e-smog im Niedrig- wie im Hochfrequenzbereich gibt es mehrere Angebote.[398]

Aber nun geht es um den Alltag als Patient. Gefahren werden oft erst mit der Zeit zunehmend erkannt und verstanden. Während Wilhelm Conrad Röntgen die nach ihm benannten Strahlen schon 1895 in Würzburg entdeckte, diese später oft als Party Gag dienten, wurde ich ebendort zur Messung meiner Fußgröße im Schuhladen noch bis Ende der 60-er Jahre durchleuchtet. Übrigens verzichtete Röntgen – derzeit leider unvorstellbar – auf eine Patentierung, zum Allgemeinwohl der schnelleren Verbreitung. Sogar heute wird beispielsweise die diagnostische Strahlenbelastung noch „von vielen Ärzten unterschätzt".[399] Eine Umfrage der Ruhr-Universität-Bochum ergab, dass nur ein Drittel der befragten, akut damit arbeitenden Ärzte (Nicht-Radiologen) wusste, dass eine Computertomographie (CT) des Brustraums mit 1 bis 10 mSv etwa 100 Mal mehr Dosis abgibt als die diesbezügliche konventionelle Röntgenaufnahme mit 0,01–0,1 mSv. Als natürliche Strahlenbelastung rechnet man etwa

396. https://itunes.apple.com/us/app/architecture-of-radio/id1035160239?ls=1&mt=8.

397. https://emf3.bundesnetzagentur.de/karte/Default.aspx.

398. https://www.kopp-verlag.de/a/elektrosmog-tester-cm-sinus.

399. Kbr/Rub, *DÄ* 104 (30):B1899; 27.07.2007.

2,1 mSv pro Jahr. Ein Säuglings-CT schlägt sogar mit 10–100 mSv zubuche, was noch weniger wussten. Eine bessere Unterrichtung wurde hier vorgeschlagen. Damit scheidet also die kritiklose Verwendung im präventiven Rahmen für sogenannte „Manager-Check-Ups" aus. Dass Deutschland im Vergleich der CT-Dosis pro Einwohner mit Japan (2,3 mSv), den USA (1,6 mSv), Belgien (0,9 mSv) noch hinter Luxemburg (0,84 mSv) mit 0,73 mSv liegt, sollte dabei keine Rolle spielen.[400] Es entsteht durch diese Strahlenbelastung wohl ein zusätzliches Mortalitätsrisiko von 1,5 bis 2 % aufgrund von ausgelösten Krebserkrankungen. Mittels einer neuen Software[401] soll es jetzt möglich geworden sein, je nach Untersuchungsart die Strahlendosis um 30–70 % zu verringern, ohne dass die CT-Bildqualität sich verschlechtert, erklärte Ulrich Mödder, Direktor des Instituts für Diagnostische Radiologie[402] am Universitätsklinikum Düsseldorf.

Bei der „epidemiologischen Studie zu Kinderkrebs in der Umgebung von Kernkraftwerken" (KiKK-Studie) durch die Mitglieder des Expertengremiums heißt es „Zusammenhang mit Strahlung denkbar".[403] Die Leitung der Untersuchung am Deutschen Kinderkrebsregister hält dagegen. Die Hauptkritik entzündete sich einerseits daran, dass bei letzterer Untersuchung unseriös tendenziell nur im 5 km statt im 50 km-Radius untersucht wurde, mit dann deutlich anderen und eben 3–9 Mal negativeren Ergebnissen. Andererseits werde der europa- und verfassungsrechtlich gebotene Grundsatz der Risikovorsorge nicht umgesetzt. Ein Medikament mit solchen Nebenwirkungen würde sofort vom Markt genommen werden, wie Angelika Claussen, die Vorsitzende der atomkritischen Ärzteorganisation IPPNW, es auch hierfür einforderte.

Peter Kaatsch et al.[404] kommentierten die KiKK-Studie und schrieben

> Aufgrund der vorliegenden Informationen zu Strahleninformationen deutscher Leistungsreaktoren im Normalbetrieb erscheint ein direkter Zusammenhang mit der Strahlung jedoch auf Basis des bisherigen Wissens über Strahlenwirkungen unplausibel.

Dann berichtete er, dass sich bei seiner Studie zwar für die 5 km-Region bezüglich der genauen Wohnadresse (wo die Kinder zumindest nachts schlafen und so die meiste Zeit verbringen) ein auffälliges Ergebnis zeigte, aber bei gröberer Abstandsbestimmung über den Ortsmittelpunkt sei es nur noch erhöht, aber statistisch nicht mehr signifikant?!?

Liest man daraufhin das Ergebnis der prospektiven epidemiologischen Untersuchung „Kind und Kernkraftwerk" bezüglich der Fehlbildungen bei Kindern „Keine Gefahr in

400. Ferid Shannoun *et al.*: Strahlenschutz in der diagnostischen Radiologie. *DÄ* 105 (3): 41–6; 18.01.2008.

401. www.bwplusroentgen.de.

402. EB: Senkung der Strahlenbelastung. *DÄ* 105(40):B1816; 03.10.2008.

403. ER, *DÄ* 105(1–2): B6; 07.01.2008.

404. Leukämie bei unter 5-jährigen Kindern in der Umgebung deutscher Kernkraftwerke. *DÄ* 105(42): 725–32; 17.10.2008.

zehn Kilometern Umkreis“[405], so stutzt man doch sehr. Warum wurde nicht wieder die 5 km-Region gewählt? Die Vergleichsgruppen kommen undeutlich formuliert „aus den Regionen“ um Kaiserslautern noch in der 50 km-Radiuszone von beiden Kernkraftwerken gleichzeitig, während Pirmasens sich am Rande einer 50 km Radiuszone bewegt und nur Zweibrücken klar außerhalb liegt. Wenn man eine wirklich saubere Vergleichsstudie machen will, dann sieht das für mich anders aus. Interessenskonflikte wurden in dem Artikel nicht angesprochen, es hieß nur im letzten Satz, dass die Finanzierung nach dem Zuschlag für ein Ausschreibungsprojekt vom Bundesamt für Strahlenschutz erfolgte.

Bei so vielen Unklarheiten ist sicherlich das „Plädoyer für sachliche Argumentation“ von Rolf-Dietmar Neth[406] richtig und wichtig. Sein Vergleich von akuter myeloischer Leukämie (AML) zu akuter lymphatischer Leukämie (ALL) in Hiroshima/Nagasaki bei 0–19-Jährigen mit 42 / 14 gegen die umgekehrte Situation beim AKW Krümmel mit 2 / 14, spreche eher gegen eine radioaktive Ursache. Ebenso gut der Hinweis, dass in seiner Klinik in den vergangenen 15 Jahren nur ein Kind mit ALL verstarb, während 13 in Vollremission als geheilt gelten und auch zwei Kinder mit AML leben. Dennoch müssen, da Kinder eben noch viel sensibler und leichter zu schädigen sind als Erwachsene, bei einer besseren Aufarbeitung viele Dinge mit auf den Tisch – vorausgesetzt man will es wirklich wissen. Dazu gehören die Diskussion der bisherigen Studiendesigns und anderer offener Fragen sowohl formalistischer (wer hat mit welcher Ausbildung bisher was beurteilt und welche Fachgebiete bräuchte man eigentlich alle zusammen bei unabhängiger und internationaler, multizentrischer Recherche) wie auch inhaltlicher (Summationseffekte durch verschiedene Strahlungsquellen wie Wasser-Verbreitungswege, Luft-übliche Windrichtung, Boden und Nahrung mit eventuellen Infektionen, die Informationspolitik zu diesen Sicherheitsproblemen, welche Abstands- oder Belastungszonen rechnet man alle durch etc.).

Ein ähnlich konfliktträchtiges und wirtschaftlich genauso wichtiges Gebiet sind Sendeanlagen, die nicht nur Träger von Herzschrittmachern und Hörgeräten beeinflussen. In beiden Fällen geht es um viel Geld und Macht.

Geneviève Laffont[407] stellte 2010 einen informativen und aufklärerischen Bericht zusammen, über die Gefahren der Wellen, die uns durchdringen. Zellinformationen werden durch biochemische, physikalische und elektrophysiologische Prozesse ausgetauscht und weitervermittelt, und unser Mikrokosmos, den jeder schon mal über das EKG bezüglich den Herzströmen hat messen lassen, steht selbstverständlich auch im Austausch mit dem umgebenden Makrokosmos. Das heißt, dass sowohl äußere natür-

405. Renate Leinmüller, *DÄ* 107 (31–32):B1335; 09.08.2010.

406. *DÄ* 106(39):B1282; 24.07.2009.

407. Geneviève Laffont (2010), *Ces ondes qui nous transpercent. Les dangers des ondes électromagnétiques*. Gémenos: Encre.

liche wie auch künstliche, elektrische/elektromagnetische Felder unsere körpereigenen Felder beeinflussen. Welche Effekte dies im Makrobereich oder im mikrozellulären Bereich besonders für die Langzeitexposition hat, ist für die ganzen verschiedenen Frequenzen nicht ausreichend geklärt, obwohl es ursprünglich als neue Waffe[408] bei den US-Amerikanern erprobt wurde, um feindliche Truppen zu verwirren und kampfunfähiger zu machen. Da mittlerweile auch fast keine strahlungsfreien bewohnten Gegenden mehr existieren, gibt es zu der globalisiert beglückten Menschheit als Versuchsgruppe auch kaum noch die Möglichkeit einer größeren, nicht exponierten Kontrollgruppe. Außerdem haben sich auch die jeweils favorisierten Frequenzen öfters geändert, so dass das Sammeln an Erfahrungen wieder von vorne begann. Es hat den Anschein, als ob durch die Zwangsimpfung für Corona unabhängig von Antikörpertiter, Gefährdung oder freien Willen zur körperlichen Unversehrtheit, etwas Ähnliches bewirkt werden soll, damit Wirkungen und Nebenwirkungen der beiden Gruppen nicht mehr verglichen werden können.

Je näher man an der elektrischen Quelle ist, je stärker das elektrische Feld und je höher die Spannung ist, desto wirksamer ist der Effekt. So kann man unter manchen Hochspannungsleitungen eine Neonröhre in der bloßen Hand zum Leuchten bringen. Noch gefährlicher jedoch sind die elektromagnetischen Felder, die von elektrischen Motoren, Transformatoren, Radioweckern, Mobiltelefonen, Computern, den Mikrowellenherden, Haarföngeräten, Rasierapparaten, Fernsehern und mehr ausgehen. So wurde In der Schweiz im Februar 2000 per Gesetz in sensiblen Lokalitäten die maximale Grenze auf 1 μT festgelegt. Bei LAFFONT sind viele Studien aus den früheren Jahren angeführt zu den verschiedensten gesundheitsschädigenden Einflüssen. Sie schließt ab mit Empfehlungen, wie man sich etwas schützen kann: Möglichst kein Handygespräch im Auto, Zug, Aufzug oder bei schlechtem Empfang, da dann ein Strahlungsmaximum entsteht. Möglichst wenig Ortswechsel beim Handygespräch. Festnetz oder Kopfhörer vorziehen. PCs und Rooter am Abend runterfahren. Die Hände öfters am Tag unter Wasser halten. Elektrostatische Energie durch Duschen beseitigen. Keine synthetische Kleidung tragen. Das Zimmer auch im Winter lüften, um magnetisierte Luft hereinzulassen. Elektrische Heizung vermeiden, da sie die Ionisation stört. Ein Ionisator kann die Effekte eines Faraday'schen Käfigs durch Stahlbeton ausgleichen. Magnetische Felder des Nachbarn, wie sein TV-Gerät an der angrenzenden Wand, bringen eine unfreundliche Teilhabe. Keine elektrischen Kabel oder Geräte am Kopfende des Betts. Alle Leitungen und Schalter sollten geerdet sein.

408. https://5gunplugged.com/3-5g-mikrowellen-sind-eine-technologie-die-im-militaer-als-waffe-eingesetzt-wird/.

Studien aus den USA scheinen hier klar die Interessen der Politik und Wirtschaft widerzuspiegeln.[409] Frentzel-Beyme verweist außerdem auf Studien, die den Zusammenhang zwischen Depressionen und Suiziden[410] mit magnetischer Feldeinwirkung signifikant erkennen lassen. Andreas D. Kappos[411] von der Bundesärztekammer macht deutlich, dass es aus ärztlicher Sicht darum geht, auch Patienten mit Elektrosensibilität gerecht zu werden, deren Existenz nicht wegzudiskutieren sei. Eine Kompetenzinitiative veröffentlichte jetzt ein Buch mit Sammelbeiträgen von bekannten Experten zu diesem Thema.[412] Die Zeitschrift *„umwelt-medizin-gesellschaft"* widmete ein ganzes Heft dem Mobilfunk. Peter Hensinger schrieb bezüglich der schon erkannten Risiken, dass die Mediziner in der Verantwortung seien und gemäß Mario Babilon und Mitarbeiter sei die bisherige Mobilfunk-Politik in gesundheitlicher Hinsicht völlig gescheitert.[413]

Am 13.11.2000 wurde es öffentlich, dass Radio Vatikan mit seinen Sendeanlagen die Emissionswerte um ein Vielfaches überschritten hatte. Dies war erst aufgefallen, als die 1 bis 14-jährigen Kinder ,welche in einem Radius von 6 bis 12 Kilometer entfernt lebten, achtmal so häufig an Leukämie, Lymphom oder Myelom erkrankten und Erwachsene siebenmal so häufig, als weiter entfernt wohnende.[414, 415] 2005 zog das Geschehen dann weitere Kreise, als sich zahlreiche Gläubige aus Polen in einem offenen Brief an den Papst wandten und um Hilfe gegen die kommenden Strahlenschäden durch die neu aufgestellten Mobilfunkmasten in polnischen Kirchen baten.[416] Selbst die Katholische In-

---

409. Frentzel-Beyme: Athermische Wirkungen elektromagnetischer Felder und Strahlungen auf die menschliche Gesundheit – eine Zusammenstellung relevanter Studien. In: *umwelt · medizin · gesellschaft* Nr. 3/2009, (September 2009) 22. Jahrgang, S. 210–218, Verlag: UMG Verlagsgesellschaft mbH.

410. Verkasalo P, Poole C, Kabvet R, Funch DP *et al.* (1993). Depressive symptoms and headaches in relation to proximity of residence to an alternating-current transmission line right-of-way. *Amer J Epidemiol* 137: 318–330.

Verkasalo P, Kaprio J, Varionen J *et al.* (1997). Magnetic fields of transmission lines and depression. *Am J Epidemiol* 146: 1037–1045.

411. Andreas D. Kappos: Technikfolgenabschätzung – *Theorie und Praxis* Nr. 3, 17. Jg., Dezember 2008, S. 30–36.

412. Kompetenzinitiative zum Schutz von Mensch, Umwelt und Demokratie e. V. (Hg.). *Elektrohypersensibilität Risiko für Individuum und Gesellschaft.* 30.08.2018. 120 S. Bestellnr.: 711, ISBN-13: 978-3-9812598-9-6

413. *umwelt-medizin-gesellschaft.* „Ignoranz in der Medizin. Die Notwendigkeit der klinischen Umweltmedizin" Oldenburg: Forum Medizin Verlagsgesellschaft mbH. 31.03.2018. ISSN 1437-2606.

414. https://www.faz.net/aktuell/gesellschaft/gesundheit/elektrosmog-zehn-tage-haft-fuer-kardinal-tucci-1233950.html; 10.10.2021.

415. Arthur Firstenberg, S. 160.

416. http://www.iddd.de/umtsno/papde.htm, 10.10.2021.

ternationale Presseagentur (kipa), musste am 10.06.2011[417] berichten, dass sie schließlich nach einem Jahrzehnt harten Kampfes um juristische Wortklaubereien trotz aller Beziehungen keinen Freispruch für die beiden Hauptverantwortlichen, den Kardinal Roberto Tucci und Pasquale Borgomeo, vor dem obersten italienischen Gericht erreicht hatten.

In Deutschland wurden erneut im Auftrag des Bundesamts für Strahlenschutz durch die Uni Mainz Untersuchungen durchgeführt. Dies geschah im Gegensatz zu fast allen Vorstudien jetzt mit direkter Berechnung und Überprüfung der Feldstärken im Umkreis der 16 leistungsstarken Mittelwellensendern und acht UKW/TV-Sendern.[418] Die dort zwischen 1984 und 2003 an Leukämie erkrankten 1 959 Kinder bis zu 14 Jahren im Umkreis von 2 km wurden mit 5 848 gesunden Kindern im Umkreis von 10 bis 15 km verglichen.[419] Es seien keinerlei Hinweise auf ein erhöhtes Leukämierisiko gefunden worden, und zwar sowohl für die Zeit vor der großflächigen Einführung des Mobilfunks von 1983–1991, als auch für danach von 1992–2002. „Das Fehlen eines bekannten biologischen Wirkmechanismus spreche zusätzlich gegen eine Ursache-Wirkung-Beziehung zwischen hochfrequenter elektromagnetischer Strahlung und dem Leukämierisiko." Soll das die Interpretation von „was ich nicht weiß, macht mich nicht heiß" sein?

Nach der Reuters-Nachrichtenmeldung vom 01.06.2011 hatten 31 Fachleute aus 14 Ländern eine Woche in Lyon „nahezu sämtliche verfügbaren wissenschaftlichen Belege" ausgewertet zum Thema hochfrequente elektromagnetische Strahlung, wie sie von Handys, Rundfunk und Radar benutzt wird. Nach Meinung der 1965 gegründeten IARC, dem Krebsforschungsinstitut der Weltgesundheitsorganisation WHO, kann ein Krebsrisiko demnach nicht mehr ausgeschlossen werden. Zur Hilfestellung für Regierungen und Behörden wird in fünf Kategorien eingeteilt: „krebserregend" (1), „wahrscheinlich krebserregend" (2A), „möglicherweise krebserregend" (2B), „nicht klassifizierbar" (3) und „wahrscheinlich nicht krebserregend" (4).

Da es begrenzte Hinweise auf ein erhöhtes Auftreten von Hirntumoren (Gliome) gebe, habe man sich zur Einstufung als möglicherweise krebserregend („possibly carcinogenic") entschlossen. „Die Mechanismen bleiben eine offene Frage." Die persönliche Strahlungsexposition könne mittels Freisprecheinrichtungen oder schnurgebundenen Festnetztelefonen minimiert werden. Vor neun Jahren hatte die IARC niederfrequente elektrische und magnetische Felder, wie sie etwa bei Hochspannungsleitungen vorkommen, in die gleiche Kategorie eingestuft.

Eine prospektive Kohortenstudie[420] aus den USA ergab, dass Kinder dreimal häufiger an Asthma erkranken, wenn ihre Mutter während der Schwangerschaft erhöhten

417. https://www.kath.ch/newsd/radio-vatikan-keine-ueberhoehte-strahlenbelastung-durch-antennen/; 10.10.2021.

418. EB: Kein Leukämierisiko für Kinder um Sendeanlagen. *DÄ* 105 (43): B1922; 24.10.2008.

419. http://aje.oxfordjournals.org/content/168/10/1169.abstract.

420. Archives of Pediatrics and Adolescent Medicine (2011; doi:10.1001/archpediatrics.2011.135).

elektromagnetischen Feldern ausgesetzt war.[421] Dabei war die Assoziation dosisabhängig. Pro 1 Milligauss „Elektrosmog“ in der Umgebung stieg das Asthmarisiko der Kinder um 15 Prozent (Hazard Ratio 1,15; 95-Prozent-Konfidenzintervall 1,04–1,27). Kinder von Schwangeren mit der – allerdings seltenen – höchsten Exposition erkrankten 3,5-fach häufiger (Hazard Ratio 3,52; 1,68–7,35) und bei mittlerer Exposition war das Risiko immer noch 74 % höher. Die Diagnose Asthma wird in den USA mittlerweile bei 13 % aller Minderjährigen gestellt, wie De-Kun Li vom Forschungszentrum der Krankenkasse Kaiser Permanente in Oakland berichteten. Ende der 90er Jahre hatten die Forscher 969 Schwangere mit einem mobilen Feldstärkenmessgerät ausgerüstet, welches alle 10 Sekunden die Stärke des elektromagnetischen Feldes, welches durch Stromleitungen, elektrische Geräte und schnurlose Telefone sowie Handys bestimmt wird, speicherte. Gemessen wurde jeweils ein Tag im ersten und zweiten Trimenon. Es zeigte sich, dass Schwangere mit der höchsten Exposition tatsächlich signifikant häufiger eine Fehlgeburt erlitten.[422]

Das oberste römische Gericht gab der Klage eines Managers Recht, der eine Invalidenrente nach einem Trigeminustumor wegen stundenlangen, beruflichen Telefonierens mit dem Handy benötigte.[423]

Das Problem derzeit ist nicht das Fehlen von Forschungsergebnissen, sondern deren Widerspruch zu einem gesunden Leben. Oder sollte man besser sagen, der Notwendigkeit, die durch Lobbyisten einseitig manipulierte politische Grundhaltung der Verantwortlichen zu verändern. Die Angst vor Übernahme von Verantwortung beim Beamtenmikado und die Angst vor dem Verlust von vielen Arbeitsplätzen sind völlig irreal. Mut gehört zu einem gesunden Leben dazu, und neue oder erkannte Probleme führten immer zu innovativen Umstrukturierungen, die den Motor jeder Gesellschaft bildeten und weiterhin bilden werden, sofern die betroffene Gesellschaft sich noch eine positive Zukunft ausrechnet. Ein künstlich gehaltener Status Quo in einer Sackgasse führt zu einem viel größeren Arbeitsplatzverlust. Denn eine tödliche Starre im System kann nur noch durch Gewalt aufgebrochen werden, um die notwendige Lebendigkeit durch Bewegung wieder zurückzugewinnen. Diese ganz allgemeingültige Regel gilt auch in unserem Fall und findet sich wiederholt als Ergebnis in diesem Buch. Im Internet[424] findet sich eine rege Aktivität, die von der echten und berechtigten Sorge der Aktivisten kündet. Dass alle Lebewesen der Erde sich in dessen elektromagnetischen Erdfeld bewegen und dass dies Konsequenzen[425] hat, wurde viel zu lange von den Wis-

421. http://www.aerzteblatt.de/nachrichten/46836.

422. *Epidemiology* 2002; 13: 9–20.

423. https://www.pravda-tv.com/2012/10/sieg-vor-gericht-handy-ist-fur-tumor-verantwortlich/; 23.02.20.

424. https://www.diagnose-funk.org/publikationen/artikel/detail&newsid=1328.

425. Thomas Heise (2. erweiterte Aufl. 2018). *Kulturen der Menschheit: Woher und wohin? Unsere Vergangenheit in transdisziplinärer Sicht.*

senschaften vernachlässigt. Wer sich damit beschäftigte wurde zum Außenseiter und konnte seine wissenschaftliche Karriere vergessen. Die Scientific Community ist da äußerst intolerant, um ihren klassischen Kanon und dessen „ewige Gesetze“ zu verteidigen, egal ob es sich um Kopernikus und Galilei oder heutige Vertreter handelt. Mittlerweile kann es aufgrund der zahlreichen Forschungsergebnisse nicht mehr verleugnet werden. Verschiedene Autoren fassten diese zusammen, wie beispielsweise Popp und der Biowissenschaftler Ulrich Warnke. Letzterer kommentierte u. a. die 2013 erschienene Bienenstudie der FU-Berlin[426], wo klar wurde, dass Bienen einerseits elektrische Felder fühlen können und andererseits durch den Elektrosmog manifest gestört und krank gemacht werden. Diese Erklärung für das große derzeitige Insektensterben ist leider aus wirtschaftlichen Gründen immer noch abgelehnt. Es besteht die Gefahr des Supergaus, wenn die Natur weiter so zerstört wird. Denn wir können es ebenso als sicher annehmen, dass nicht nur die Fauna, sondern auch die Flora davon in Mitleidenschaft gezogen wird. Cornelia Waldmann-Selsam[427] stellt die Forschungslage der letzten 80 Jahre dar, für die Erforschung elektrischer, magnetischer und elektromagnetischer Wirkungen auf die Pflanzenwelt, welche seit fast drei Jahrzehnten blockiert wird. Wir bieten der gesamten Natur in so kurzer Zeit Veränderungen, wie sie früher nur durch Meteoreinschläge oder Explosionen von Supervulkanen erfolgten. Deren Konsequenzen mit dem Aussterben der Dinosaurier, der meisten Megatiere und den verschiedenen bottlenecks mit dem Fast-Aussterben von verschiedenen Homininen sind bekannt und wurden ausführlich dargestellt.[428] Wir dürfen jetzt als Reaktion der Natur nicht weniger Gravierendes erwarten, wenn wir unsere Haltung und Zielrichtung nicht rasch und stark revidieren. Die Dringlichkeit steht dem Klimagipfel überhaupt nicht nach. Und dies insbesondere, da Corona zeigte, zu welchen plötzlichen Verhaltensänderungen wir weltweit in der Lage sind und dass wir hierbei sehr viel bewegen und positiv beeinflussen können, was beim Klima nur teilweise möglich ist und offensichtlich noch schwerer fällt.

Igor Yakymenko[429] und seine Kollegen vom „Kiewer Institut für experimentelle Pathologie, Onkologie und Radiobiologie“ sehen es als bewiesen an, dass Mobilfunkstrahlung zu schädigenden Oxidationsprozessen in Zellen durch die Überproduktion von freien Radikalen führt. 2014 berichten sie, dass von 80 begutachteten Studien 92,5 % (= 76 Studien) diesen Schädigungsmechanismus nachweisen.

Mit den neuen Planungen geht es in noch höhere und potenzierte Dimensionen derselben Sackgasse.

---

426. https://www.diagnose-funk.org/publikationen/artikel/detail&newsid=1328.

427. https://www.diagnose-funk.org/publikationen/artikel/detail&newsid=1328.

428. Thomas Heise (2. erweiterte Aufl. 2018). *Kulturen der Menschheit: Woher und wohin? Unsere Vergangenheit in transdisziplinärer Sicht.*

429. Editorial „Mikrowellenstrahlung niedriger Intensität: ein neues Oxidationsmittel für lebende Zellen“ in der Fachzeitschrift *Oxidants and Antioxidants in Medical Science*, Juli 2015.

Der britische Physiker, Humanphysiologe und Mikrowellenwaffenexperte Barrie Trower[430] warnt, dass die 5G Wellenform eine große Ähnlichkeit mit der militärischen Strahlenwaffe Active Denial System (ADS) habe, welche auch für die Kontrolle größerer Menschenmengen eingesetzt werde, um sie so militärisch außer Gefecht zu setzen. Aufgrund ihrer mathematischen Komplexität müsse mit zahlreichen biologischen Effekten gerechnet werden. Insbesondere seien die Stabilität der Blut-Hirn-Schranke, der Glukose-Metabolismus im Gehirn und der Schlafrhythmus durch Beeinträchtigung der Melatoninproduktion gefährdet, neben weiteren der bisher bekannten 4 500 biologischen Strukturen, die auf elektromagnetische Frequenzen reagierten – also wohl alle. Es bestehe eine zunehmende Gefahr für die Neugeborenen der nächsten Generationen wie auch die Möglichkeit der Mutierung von Bakterien zu schädlichen „Super-Bakterien".[431] Wie bekannt wurde in den Nachrichten[432], benutzten die russischen Mikrowellenexperten die Angestellten der US-amerikanischen Botschaft in Moskau als Versuchskaninchen, mit der Folge eines sehr hohen Prozentsatzes an Erkrankungen bis hin zu Krebs.

Was der direkte Mikrowellen-Beschuss für Erwachsene ist, könnte schon der Dauereinsatz von WLAN, PC-Arbeit und Handys in den unkritisch fortschrittsgläubigen Schulen für Knochen, Immunsystem, Eierstöcken mit Keimbahn usw. unserer Kinder und Jugendlichen bedeuten.[433] Kinder sollten miteinander reden, statt sich SMS zu schicken und bei Notwendigkeit mit dem Festnetz telefonieren. Kabel statt WLAN wäre überall eine sicherere Alternative.

Der Neurowissenschaftler und Psychiater Manfred Spitzer[434] beschäftigte sich wissenschaftlich und publizistisch zusammenfassend intensiv mit den Gefahren der Handy-Technologie auf verschiedenen Ebenen. Pointiert geht er von früheren Forschungsergebnissen aus, wenn er resümierend schreibt,

> dass Fernsehen dick, dumm und aggressiv macht, wird zwar heute oft bestritten, ist jedoch nach dem Stand der wissenschaftlichen Forschung etwa ebenso klar und eindeutig nachgewiesen, wie der Zusammenhang zwischen Rauchen und Lungenkrebs.[435]

Dass die Dosis das Gift mache,

---

430. Klaus Scheidsteger (2019). Der Militärexperte Barrie Trower über Mikrowellen und 5G. Besuch bei einem Whistleblower. In: *Raum & Zeit* 37.218:44–49.

431. www.youtube.com/watch?v=MnArQm2Bxo4.

432. www.zeit.de/1976/09/mysterioesewelleninderusbotschaft.

433. „The truth about mobile phone and wireless radiation" – Dr Devra Davis. https://www.youtube.com/watch?v=BwyDCHf5iCY.

434. Spitzer, Manfred (2018). *Die Smartphone Epidemie. Gefahren für Gesundheit, Bildung und Gesellschaft*. Stuttgart: Klett-Cotta.

435. Spitzer (2018). S. 19. Die diesbezüglich folgenden Quellen sind zitiert nach Spitzer, wo auch noch weitere Verweise zu finden sind.

wurde immer deutlicher, ebenso die langfristigen ungünstigen Auswirkungen digitaler Informationstechnik auf den Menschen: Haltungsschäden und Übergewicht, Depressionen und Ängste, vermehrte Ablenkung und vermindertes Lernen. Durch den Umgang mit Bildschirmen und digitaler Informationstechnik lernt man weder Handschrift noch Rechtschreibung, Kopfrechnen oder Kartenlesen, etwas wollen und in die Tat umsetzen oder sich in andere einzufühlen und die Dinge aus deren Sicht zu betrachten. Besonders wichtig ist die schon lange vorhandene Erkenntnis, dass das in Kindheit und Jugend erreichte Bildungsniveau eines Menschen den größten Schutzfaktor vor Demenz im Alter darstellt. Und wenn das so ist, dann braucht man die Ergebnisse von Langzeitstudien nicht abzuwarten, die es frühestens in etwa 50 Jahren geben kann, um sich entsprechende Sorgen zu machen.[436]

Zwei Investoren (Jana Partners LLC, California State Teachers Retirement System Calstrs), die über zwei Milliarden US-Dollar Apple-Aktien halten, ermahnten Apple dringend, neue Programme zu entwickeln, damit Eltern die Smartphone-Nutzung ihrer Kinder besser überwachen könnten, und den Einfluss auf die seelische Gesundheit bei übermäßiger Nutzung zu erforschen.[437] Die beliebte Nutzung des Smartphone in der Stunde vor dem Schlafengehen verschiebt die Schlafenszeit, verhindert das gewünschte Beruhigen und die Freisetzung des nötigen Schlafhormons Melatonin durch das blaue Licht der Bildschirme. Störungen des Schlafs sowie die Erregung bei stärkerer Tagesnutzung bringt eine zunehmende Erhöhung des Blutdrucks und die Gefahr von Stoffwechselstörungen mit Übergewicht und Diabetes Typ II. Mit jeder Stunde Mediennutzung von Mädchen und jungen Frauen stieg die Häufigkeit von Depressionen und Suiziden bis zur Verdoppelung.[438] Der Suchtcharakter und sogar schon die Anwesenheit der Smartphones an Schulen verminderten die Schulleistungen signifikant, wie PISA-Studien zeigten. Die zuvor beneidete Führungsposition von Finnland war nach einem starken Ausbau der Digitalisierung an den Schulen ebenso verschwunden wie in Australien. Ein Handy-Verbot ließ Testergebnisse ansteigen. Und ein körperliches Jogging ließ stressbedingt abgestorbene Gehirnzellen nachwachsen. Beides hätte man am besten miteinander verbinden sollen, doch es handelt sich um zwei voneinander unabhängige Ergebnisse.

Spitzer beschrieb, dass nicht nur das mittlerweile leider sehr reduzierte Leseverhalten Jugendlicher kurzsichtig machen kann, sondern noch viel mehr die Handynutzung. Der Augapfel reife speziell im zweiten Altersjahrzehnt auf die notwendige und optimale Größe für eine gute Sehleistung heran. Fordert der Jugendliche in dieser Zeit durch Aufenthalt im Freien und besonders der Natur seine Sehschärfe für die Ferne

436. Spitzer (2018). S. 20.

437. Benoit D. iPhones and Children Are a Toxic Pair, Say Two Big Apple Investors. *Wall Street Journal*, 07.01.2018.

438. Twenge JM, Joiner TE, Rogers ML, Martin GN (2018). Increases in depressive symptoms, suicide-related outcomes, and suicide rates among U.S adolescents after 2010 and links to increased new media screen time. *Clinical Psychological Science*, 6:3–17.

nicht ausreichend, werden die Wachstumshormone so ausgeschüttet, dass das Optimum den Augapfel auf ein Sehen nur im Nahbereich hin ausformt. Das Auge wird zu lang und die Schulkurzsichtigkeit ist entstanden. Dies betrifft im Land der Handys schon 95 % der südkoreanischen Jugendlichen und in China 80 % so vieler jungen Menschen, während in Europa bisher „erst" 30 % erreicht wurden. Hier wie bei anderen Faktoren sind in dieser Entwicklungszeit noch die erziehungsberechtigten Eltern in Verantwortung zu nehmen und entsprechend aufzuklären, neben den Schulen und anderen Ausbildungseinrichtungen. Ansonsten werde 2050 die Hälfte der Weltbevölkerung von Kurzsichtigkeit betroffen sein, mit geschätzten jährlichen Krankheitskosten[439] von 3 500 Milliarden US-Dollar. – Daneben gibt es psychische Faktoren. Verschiedene Studien zeigen zusammengefasst, dass die Menschen in Erwartung eines Handyklingelns wie auch beim Läuten, sich in zu vielen Tätigkeiten unterbrechen lassen, selbst auf Kosten einer Reduktion von positiven Emotionen, wie bei einem zärtlichen oder freundschaftlichen Beisammensein oder einer Entspannungsmassage. Konzentrations- und Lernleistungen nahmen signifikant ab, nur durch die alleinige Anwesenheit des Handys im Raum, egal ob für Studenten oder Topmanager. Obwohl es klar gemessen werden konnte, waren die Testteilnehmer sich nicht bewusst, dass Leisestellen, Ausstellen oder Weglegen besonders für die Leistung des Arbeitsgedächtnisses nichts half, solange das Gerät im Raum verblieb. Etwas verbesserte es sich jedoch schon für die fluide Intelligenz, wenn das Handy in eine Tasche platziert wurde.[440] Gegen diese Verminderung der geistigen Leistungsfähigkeit[441] müssen klar definierte Schutzzeiten und -räume geschaffen werden. – Erstaunliche, globale Auswirkungen konnten dem auch schon zugeordnet werden. Diese betraf Intelligenz-Untersuchungen mittels IQ-Test über ein Jahrhundert hinweg in zahlreichen Ländern. Man setzte das Ergebnis in Relation zur Entwicklung der Körpergröße und den Umweltfaktoren einer besseren Ernährung, wie auch besserer Ausbildung. Selbst wenn 74 Genloci von der Genetik identifiziert werden konnten, so waren diese doch nur für 20 % des Ergebnisses verantwortlich.[442] Die Anzahl der Jahre, die ein Mensch in Bildungseinrichtungen verbrachte, stellte sich als entscheidend heraus. Und hier konnte man einen sogenannten positiven Flynn-Effekt beobachten, der anzeigte, dass die Menschen seit Beginn der Messungen bis zur Mitte der neunziger

439. Zheng YF, Pan CW, Chay J, Wong TY, Finkelstein E, Saw SM (2013). The economic cost of myopia in adults aged over 40 years in Singapore. *Invest Ophthalmol Vis Sci*, 54:7532–7537.

440. Ward AF, Duke K, Gneezy A, Bos MW (2017). Brain-Drain. The mere presence of one's own smartphone reduces available cognitive capacity. *Journal oft he Association for Consumer Research. (JACR)*, 2:140–154.

441. Thornton B, Faires A, Robbins M, Rollins E (2014). The mere presence of a cell phone may be distracting: Implications for attention and task performance. *Social psychology*, 45:479–488.

442. Okbay A *et al.* (2016). LifeLines Cohort Study. Genomewide association study identifies 74 loci associated with educational attainment. *Nature* 533:539–542.

Jahre jährlich eine Zunahme des IQ zu verzeichnen hatten, der dann seit 1999 rückläufig war als negativer FLYNN-Effekt. Diese Umkehr betrifft die hochentwickelten Länder. Für die weniger entwickelten gilt nach FLYNN wie zuvor überall, dass

> … mehr und bessere Beschulung, kognitiv stärker herausfordernde Arbeitsplätze und eine bessere Gesundheit (…) verursachten große Steigerungen des IQ über mehrere Generationen hinweg.[443]

Als eine Ursache der Effektumkehr wurde diskutiert, dass je gebildeter Menschen sind, sie umso weniger Kinder bekommen. Studien aus Island ergaben aber, dass diese These erst nach Jahrhunderten eine relevante Wirkung zeigen würde. SHAYER und GINSBERG testeten 11 bis 12-jährige Kinder mit einem Test, der auf Piagets Konzepte der Entwicklung vom konkreten zum abstrakten Denken zurückgeht und mit physikalischen Begriffen wie Volumenkonstanz und spezifischen Gewicht in Verbindung bringt. Die Abnahme der Fähigkeiten seit den 1970er Jahren kommentieren sie so:

> Über die Gründe für den Rückgang, über den in diesem Artikel berichtet wird, kann man nur spekulieren. Die passive Belastung durch viele Stunden Fernsehen pro Woche hat seit den 1960er Jahren zugenommen. Computerspiele und virtuelle Realität haben vielleicht das verdrängt, was früher für Jungen die stundenlange Beschäftigung oder das Spielen draußen mit Freunden mit Dingen, Werkzeugen und Mechanismen verschiedenster Art gewesen ist.[444]

SPITZER rechnet nach, was für wirtschaftliche Auswirkungen diese Abnahme von 1,5 IQ-Punkten pro Jahrzehnt ergeben, die zehntausendfach in 13 entwickelten Ländern gemessen wurde. Ein IQ-Punkt bringe jährlich 400 Euro und für die Bevölkerung von Europa, den USA und Japan mit etwa einer Milliarde ergebe dies folglich einen Schaden von 400 Milliarden Euro pro Jahr, ohne die Auswirkungen der schlechteren Bildung auf den Gesundheitszustand. Es ist also definitiv Zeit, die Qualität und Quantität von Bildungsprozessen nicht ständig wechselnden Ministern, Lobbyisten oder Pädagogentrends zu überlassen. So soll laut SPITZER sogar der Zürcher Pädagogik-Professor Jürgen Oelkers die neue Form der kommerziellen Kindheit unumkehrbar finden. Kinder sollten nicht mehr erzogen, sondern unterhalten werden, meint er. Da wäre dann beispielsweise Pokémon Go zu nennen, worunter es zu schweren Unfällen kam und schon lange nicht zu der angeblich sehr gesteigerten körperlichen Aktivität, die nie die von der WHO empfohlenen täglichen 10 000 Schritte erreichte. In den USA, wo die Daten dem gehören, der sie einsammelt, waren die Folgen noch schlimmer als hierzulande mit den Verbraucherschutzrechten. Spiele bringen in der Regel keine neuen Freundschaften, sondern führen bei Jugendlichen, die aufgrund des noch nicht ausgereiften Gehirns oft

443. FLYNN JR, SHAYER M (2018). IQ decline and Piaget: Does the rot start at the top? *Intelligence* 66:112–121. Zitiert n. SPITZER (2018). S. 311.

444. SHAYER M, GINSBURG D, COE R (2007). Thirty years on – a large anti-Flynn effect? The Piagetian test Volume & Heaviness norms 1975–2003. *British Journal of Educational Psychology* 77:25–41. Zitiert n. SPITZER (2018). S. 319f.

noch kein ausreichendes Kontrollvermögen haben, durch die Realitätsflucht zur sozialen Inkompetenz und Verarmung, Einsamkeit und Lebensunzufriedenheit. Nun beißt sich damit die Katze in den Schwanz. Denn als Vermeidungsstrategie führt der Weg direkt in die Spielsucht. Je mehr Smartphone-Gebrauch, desto schlechter der schulische Erfolg. Man muss sich nicht schon als Kind an eine Erwachsenenwelt mit Alkohol noch mit Smartphones und Internet gewöhnen. Ein noch nicht ausgereiftes Gehirn braucht erzieherische Kontrolle, um nicht zum „Smombie", dem Smartphone-Zombie zu werden. Denn wie gesagt – Bildung, Willensbildung und Empathie sind die Grundsäulen der Erziehung und damit unserer demokratischen Gesellschaft. Man sollte auch nicht vergessen, dass beispielsweise Sundar Pichai, der aus Indien stammende CEO von Google, dort ohne Telefon und Computer aufwuchs.

Die Pandemie-Zeit hat die Mediennutzung noch mal deutlich nach oben getrieben, wie die DAK-Studie „Gaming, Social-Media & Corona" zeigte. Von September 2019 bis April 2020 stieg die mittlere Nutzungsdauer sozialer Medien werktags von 116 auf 193 Stunden und bei den digitalen Spielen von 80 auf 139 Stunden. Dabei führten bei Ersteren die Mädchen mit 205 gegenüber den Jungen mit 182 Stunden und umgekehrt bei Letzteren die Jungen mit 161 gegenüber 110 Stunden bei den Mädchen. Ob dies zu mehr Medien- und Internetsucht geführt hat, wird sich erst innerhalb der nächsten Jahre herausstellen. Ein Fallbericht des Suchtberaters Niels Pruin gibt die Pubertätszeit als kritische Phase an, wo die wohlmeinenden Eltern oft zögern, die Computerzeit ihres Kindes zu kontrollieren. Je mehr die Eltern arbeiten oder gar alleinerziehend sind, um so gefährlicher ist die Situation und die Gefahr, dass der emotionale und informelle Austausch mit dem Kind dann nicht mehr ausreicht, um zu erkennen, wie es um das Medienverhalten steht.[445]

Spitzer beschreibt nochmal pointiert weitere Aussichten.

> Der Chef des Branchenverbandes Bitkom, Bernhard Rohleder, äußerste sich begeistert darüber, dass die Schulen „endlich in die digitale Welt überführt werden". Es sei höchste Zeit für eine flächendeckende digitale Versorgung der Schulen. Hier geht es darum Profit dadurch zu machen, dass man der Bildung und der Gesundheit junger Menschen schadet. Die IT-Lobby verhält sich mithin nicht anders als die Tabak-Lobby (die über einen Zeitraum von ca. 50 Jahren allein in Deutschland für jährlich 140 000 Tote gesorgt hat) oder die Lobby der Nahrungsmittelindustrie (deren an Kinder gerichtete Werbung für ungesunde Nahrungsmittel in Deutschland langfristig jährlich 15 Milliarden Euro Gesundheitskosten und zehn- bis zwanzigtausend Tote verursacht). Gegenüber den großen IT-Firmen (diese sind die reichsten der Welt!) verfügen Tabak- und Nahrungsmittelindustrie über vergleichsweise deutlich weniger Mittel. Der gesellschaftliche Gesamtschaden durch die Informationstechnik dürfte aber deutlich höher sein, nimmt man die in diesem Buch dargestellten gesundheitlichen Schäden einmal zusammen. – Verschiedene Pädagogenverbände und Gewerkschaften fordern seit Jahren den Internetführerschein in der Grundschule. Dies ist ebenso wenig sinnvoll wie der Erwerb des Führerscheins in der Grundschule sinnvoll wäre. Internet und

445. Sophia Huber (2021). Krieg in zwei Welten. *Mainpost*, 18.06.2021, 137:8.

> Smartphone bedeuten den Zugang zum mittlerweile größten Rotlichtbezirk und Tatort der Welt, von den vielen halbkriminellen Abzockern einmal gar nicht zu reden. Den Führerschein erwirbt man frühestens mit 17, weil die aktive Teilnahme am Straßenverkehr ein Minimum an Kritikfähigkeit, Selbstbeherrschung und moralischer Integrität voraussetzt. Mit dem Internetführerschein ist das nicht anders.[446]

Man könnte hier auch ins Spiel bringen, dass Jugendliche, die in der Lage sind, das noch nicht ausgereifte Frontalhirn mit Selbstbeherrschung soweit auf eine spätere und bessere Wunscherfüllung hin zu konditionieren, auch erfolgreicher sein könnten, analog zum bekannten Marshmellow-Test. Dieses Experiment zu Impulskontrolle und Belohnungsaufschub von Walter Mischel wurde in den 1960er Jahren durchgeführt und in Daniel Golemans Buch *EQ. Emotionale Intelligenz* beschrieben. Vierjährige Kinder bekamen hier ein Marshmallow vorgesetzt und wurden dann im Zimmer alleingelassen vor die Wahl gestellt, es entweder sofort zu essen oder noch ein zweites zu bekommen, wenn sie einige Minuten warten würden, ohne das erste Marshmallow zu essen. In einer späteren Studie konnte Mischel zeigen, dass die Kinder mit der Fähigkeit zu Impulskontrolle und Belohnungsaufschub mehr akademischen Erfolg und eine Reihe positiver Persönlichkeitseigenschaften aufzuzeigen hatten.[447] Wenn mancher meinen sollte, dass es nicht passend wäre, hier Vierjährige mit ins Spiel zu bringen, so irrt er sich. In der Schweiz, wo alles etwas langsamer geht und das Grenzensetzen offensichtlich noch etwas schwerer fällt, ist das Problem noch drastischer als oben aufgeführt. Man hatte sich zuerst auf die Grundschulen konzentriert und dort jährlich circa 160 Elternabende durchgeführt, bis alles umorganisiert werden musste. Es stellte sich nämlich heraus, dass sogar schon die Kindergärten zum Brennpunkt geworden waren. Denn dort gab es schon Dreijährige, die von YouTube und Netflix abhängig waren, und wo die Eltern in der Deutschschweiz von Joachim Zahn, dem Projektleiter beim Verein Zischtig.ch, beraten werden mussten. Was früher Kassetten und Gameboys waren, ist jetzt die Sucht nach Tablets und Smartphone. Manche Kinder sind so YouTube- und handysüchtig, dass sie das Essen verweigern, wenn ihren Wünschen nicht Folge geleistet wird. Daher fragen die Eltern: Wie lange darf ich mein Kind hungern lassen? Der Kinderkanal auf diesen Videoplattformen ist das Problem. Der Elternnotruf klingelt, weil das Kind um sich schlägt, tobt und schreit, wenn es auf Bilderentzug gesetzt wird, so dass die Kindergärtnerin Ursina Zindel, Präsidentin des Verbands Kindergarten Zürich, ein eindeutiges Suchtpotenzial sieht.[448]

446. Spitzer (2018/2019). S. 132f.

447. Walter Mischel: *The Marshmallow Test: Mastering Self-Control*, Little Brown, New York 2014. Deutsch: *Der Marshmallow-Test: Willensstärke, Belohnungsaufschub und die Entwicklung der Persönlichkeit*, Siedler Verlag, München 2015.

448. https://www.tagesanzeiger.ch/sonntagszeitung/standard/Schon-Dreijaehrige-sind-handy suechtig/story/13412745?utm_source=emarsys&utm_medium=email&utm_campaign=ta_

Das zeigt, dass neben dem Handy mit den Social Media sowie Games, YouTube eine immer größere Rolle in allen Altersklassen spielt. Seit 2016 gibt es hier ein machine-learning, wo die Auswahl möglicher Kandidaten für ein Video zusammengeführt wird mit der Bewertung von Nutzern aufgrund ihres Internet-Verhaltens, resultierend in einem Ranking. Da extremere Nachrichten wie schon in der altbekannten Sensationspresse mehr Leute und längere Zeit festhalten, werden solche durch die Maschine als Geschäftsmodell automatisch ausgewählt und empfohlen. Die so entstehende inhaltliche Radikalisierung lässt die Gewinnkassen aus der personalisierten Werbung klingeln.[449] Weltweit verzehnfachte sich seit 2012 die mit YouTube verbrachte Zeit, während gleichzeitig eine eigentliche gesunde Neugier pervertiert, und missbraucht wird mit Skandalen, Fake News, Lügen und anderen Fehlinformationen. In verschiedenen Studien konnten die Beeinflussungsmöglichkeiten bis hin zu den Wahlmanipulationen nachgewiesen werden. Negative Gerüchte und anderes ließen so die von der Mehrheit gewollte Politik eines Al Gore zugunsten der Wahl von Bush untergehen, produzierten den Brexit, ließen Milos Zeman in Tschechien Staatspräsident werden und viele an der Präsidentschaftswahl in Polen verzweifeln, ganz abgesehen von den russischen Skandalen um Trump.

Als ein neues positives Einsatzgebiet des Smartphones wird die Gesundheitsversorgung mit der Telemedizin angeführt. Dies scheint in einigen Bereichen jedoch noch eher ein Wunschdenken zu sein. Mehr als 1 700 Apps zum Diabetes gebe es, laut Spitzer, und erste randomisierte, kontrollierte Studien zu diesen waren enttäuschend.[450] Noch schlechter sehe es bei den über 1 500 Apps zur Depression aus, denn die beinhalten neben den bekannten zusätzlichen Risiken und Nebenwirkungen. Einerseits ist die Datensicherheit in 95 %[451] der untersuchten 24 405 Mobile Health Apps nicht gewährleistet. Andererseits ergaben mehrere Studien einen hochsignifikanten Zusammenhang zwischen Handynutzung, Depression und Angst. Letzteres besonders bei Mädchen/Frauen und in der Form von fomo = fear of missing out, der Angst was zu verpassen, was zu sozialen Nachteilen führen könnte. Bei einer Studie aus dem Libanon sah man den mittleren Nutzungsbeginn bei 15 Jahren und 49 % waren täglich 5 und mehr Stunden mit dem Gerät beschäftigt, was bei 26,5 % zu Ängsten und bei 21,8 % zu Depressionen

---

dermorgen_2020-02-23&sc_src=email_3445982&&sc_lid=159819678&sc_uid=DCk1VXLUds&sc_llid=90710&sc_customer=ea7b0599-5b7a-4f01-98f7-7b34d5012037&sc_eh=8c19da222e29de4f1; 23.02.2020, 16.20.

449. Matz SC, Kosinski M, Nave G, Stillwell DJ (2017). Psychological targeting as an effective approach to digital mass persuasion. *PNAS* 114:12714–12719.

450. Goyal S, Nunn CA, Rotondi M, Couperthwaite AB, Reiser S, Simone A, Katzman DK, Cafazzo JA, Palmert MR (2017). A mobile App for the self-management of Type 1 Diabetes among adolescents: A randomized controlled trial. *JMIR Mhealth Uhealth*; 5: e82.

451. Dehling T, Gao F, Schneider S, Sunyaev A (2015). Exploring the far side of mobile health: Information security and privacy of mobile health Apps on iOS and Android. *JMIR Mhealth Uhealth*; 3(1):e8.

geführt hatte. Je mehr Nutzung desto kränker, war die klare Lehre. Die Handys wurden eher von Typ-A-Persönlichkeiten mit mehr Aggressivität, Kompetivität, Zynismus, Wut und fehlendem Vertrauen benutzt. Während sich in den USA bei 15- bis 19-jährigen Mädchen von 2007 bis 2015 die Selbstmordrate verdoppelte, waren es bei den Jungen nur 31 % mehr. Ein Zusammenhang von mehr als drei Stunden Gebrauch von Smartphone und Facebook bzw. WhatsApp mit erhöhter Suizidalität konnte hergestellt werden.[452] Verbrechen vor laufender Video- oder Handykamera nehmen zu. Die zugenommene Digitalisierung bewirkte außerdem eine zunehmende Singularisierung mehr der jungen als der älteren Menschen. Das bewirkte mehr Unzufriedenheit, Einsamkeit und Depression. Und das Single-Dasein ist weder für den Einzelnen noch für die Gesellschaft gut. Dies geht einher mit einer Abnahme der Empathie und einer Zunahme der narzisstischen Selbstverliebtheit bei mehr fehlender Toleranz und Kompromissfähigkeit als auch Verschwinden des Respekts vor Älteren, sowie ordnenden und helfenden Kräften wie Polizei, Feuerwehr, Ärzten und Sanitätern. Die zugenommene Fokussierung auf das einzigartige Selbst spiegelt sich seit 1960 im Sprachgebrauch der US-amerikanischen Bücher wider. Die „Generation (Look At) Me", verwöhnt von den Eltern, manchmal leistungsfern, oft ohne geschwisterliche Auseinandersetzungen und Hilfestellungen, verwendet mehr individualistische Wörter. Im Rahmen eines kulturellen Wertewandels gibt es mehr Oberflächlichkeit und materielle Orientierung („Geiz ist geil") in der Konsumgesellschaft fern dem Naturerleben, weniger Allgemeinbildung („habe ja das Internet") und soziale Erfahrungen, Kollegialität und Hilfsbereitschaft. Stattdessen breiten sich Gaffertum und Behinderung bei Unglücken aus, mit dem Handyfilmen von schrecklichen Ereignissen für die sensationslüsterne Internet-Community, statt zu helfen, Solidarität mit Schwächeren verringert sich, Mobbing und in Folge Burnout nehmen allerorten und in allen Lebensbereichen zu. Daran kann man sehen, wie eng die technischen Erkenntnisse und Neuerungen ihren Einfluss auf unser Alltagsleben und damit die Gesellschaft ausüben und wie wichtig es ist, ihnen nachzugehen und all diese Querverbindungen zu bedenken.

Neben der Gewalt ist auch die Pornographie im Internet und auf den Handys von Jugendlichen ein stark im Zunehmen begriffenes Thema. So stieg laut polizeilicher Kriminalstatistik die Anzahl der minderjährigen Tatverdächtigen im Bereich Kinderpornographie von 1 373 im Jahr 2018 auf 4 139 nur ein Jahr später und 2020 auf 7 643. Jugendliche Täter stoßen hier auf jugendliche Opfer, die hier massiv verletzt werden, mit der Verbreitung von bearbeiteten pornographischen Bildern und Gewaltdarstellungen im Chat.[453] Hier ist ein Defizit in der Aufklärung hinsichtlich der möglichen Straffälligkeit wohl offensichtlich.

452. Spitzer (2018). S. 153–161.

453. Claudia Kneifel (2021). Gewalt und Pornos auf Schüler Handys. *Mainpost*, 14.05.2021, 109:7.

Und es muss nochmal hinsichtlich der Prävention gesagt werden, dass das noch nicht ausgereifte Frontalhirn[454] Jugendlicher Emotionen weniger kontrollieren kann und auch ein geringeres Durchhaltevermögen aufweist („Räum dein Zimmer auf, hast du alles für die Schule eingepackt, hast du für die Prüfung übermorgen schon genug gelernt, lass dich nicht überreden zum – Rauchen/Trinken/Kiffen/Gamen/ –), mit geringerer Fähigkeit zur Selbststrukturierung. Deswegen wissen die Jugendlichen nicht grundsätzlich schon selber, was besser für sie sei, und darum ist die Erziehung ein unverzichtbarer Bestandteil und liegt in der Verantwortung der Eltern.

Allerdings müssen wir bei den modernen technischen Medien mit all ihren Möglichkeiten keinesfalls nur an die Kinder denken. Die Welt der Erwachsenen wird hier von einem großen Schatten überzogen, der die ganze Gesellschaft betrifft und meist sehr unterschätzt wird. Eine ZDFinfo-Doku hat sich verdienstvollerweise dem angenommen. „Geheime Mächte regieren die Welt" heißt es da. Von Cyberwar, Organisierter Kriminalität bis Propagandaschlachten werden Entwicklungen und Strukturen aufgezeigt, die es selten bis in die Nachrichten schaffen.[455] Dies ist gegliedert in fünf Themenbereiche. „Es ist ein Krieg, den es offiziell gar nicht gibt: Im Schattenkrieg werden Konflikte ausgetragen, in denen Söldner, Hacker und Drohnen an die Stelle regulärer Armeen treten."[456] „Die öffentliche Meinung wird immer mehr polarisiert, gesteuert von Staaten und Konzernen – unter der Oberfläche des Sichtbaren. Ist diese gefährliche Entwicklung noch zu stoppen?"[457] „Mit illegalen Geschäften wird viel Geld verdient, Organisierte Kriminalität beeinflusst Politik und Wirtschaft, auch der Terror profitiert. Kann dieses globale Netzwerk zerstört werden?"[458] „Sie beeinflussen Regierungen und spionieren Länder aus, scheinbar ohne sich dabei an Gesetze halten zu müssen – und sind dabei fast unsichtbar. Werden Geheimdienste die neuen Supermächte?"[459] „Vier Megakonzerne wachsen scheinbar grenzenlos und werden immer mächtiger. Sie sind im Fokus der Öffentlichkeit – doch stehen sie auch über dem Gesetz?"[460] Dies sind täglich in den

454. Manfred Spitzer (2005). *Frontalhirn ... >> an Mandelkern.* Stuttgart, New York: Schattauer.

455. https://www.zdf.de/dokumentation/zdfinfo-doku/schattenwelten-geheime-maechte-regieren-die-welt-100.html; 29.05.2022.

456. https://www.zdf.de/dokumentation/zdfinfo-doku/schattenwelten-auf-den-schlachtfeldern-der-zukunft-100.html; 29.05.2022.

457. https://www.zdf.de/dokumentation/zdfinfo-doku/schattenwelten-der-kampf-um-die-wahrheit-100.html; 29.05.2022.

458. https://www.zdf.de/dokumentation/zdfinfo-doku/schattenwelten-das-globale-gangster-netzwerk-100.html; 29.05.2022.

459. https://www.zdf.de/dokumentation/zdfinfo-doku/schattenwelten-die-neue-macht-der-geheimdienste-100.html; 29.05.2022.

460. https://www.zdf.de/dokumentation/zdfinfo-doku/schattenwelten-der-aufstieg-der-mega-konzerne-100.html; 29.05.2022.

Nachrichten verschiedener Herkunft und Kanäle sowie im Internet zu erlebende soziale Brennpunkte und Risiken für eine gesündere Gesellschaft. Leider unterliegt die Moral meist, und neben der psychischen und geistigen Gesundheit nimmt dann besonders die spirituelle Seite Schaden. Daher sollen diese Gefahren wenigstens kurz erwähnt werden, mit Verweis auf die entsprechenden Videofilme, welche noch bis zum 12.05.2024 einsehbar sein werden.

Aber auch noch mal neben der psychischen zur technischen Seite der Internet-Gesundheit. Die US-Radioonkologen Shearwood McClelland und Jerry J. Jaboin von der Oregon Health and Science University in Portland/Oregon fragen: „Die Strahlungssicherheit von 5G Wi-Fi: Beruhigend oder russisch Roulette?" Die schnellere, fünfte Generation (5G) Wi-Fi in Mobiltelefonen sei zu wenig erforscht hinsichtlich des deutlichen Anstiegs der Exposition von Lebewesen durch hochfrequente elektromagnetische Felder im Bereich von 1 900–2 100 MHz bei 4G, bei bis zu 3 500 MHz geschätzter mittlerer Bandbreite von 5G.

Obwohl Studien an menschlichen Lymphozyten nach einer kurzzeitigen (30-minütigen) 900 MHz-Befeldung bisher keine Auswirkungen auf die DNA-Integrität zeigen, haben Tierversuche gezeigt, dass eine langfristige Exposition bei 900–1 800 MHz der zweiten Generation Mobilfunkstrahlung (48 min/Tag für 30–180 Tage) Hippocampus-Schäden bewirkt. Eine kürzlich durchgeführte Untersuchung von humanen Neuroblastom-Zellen hat auch eine erhöhte Empfindlichkeit zu oxidativem Stress gezeigt bei nur 10-minütiger Exposition bei 1 800 MHz, mit einer gleichzeitigen Erhöhung der Reaktivität Sauerstoffspezies durch eine 30- und 60-minütige Exposition).[461, 462]

Aufgrund der anzunehmenden Verdoppelung der Dosis der Exposition durch 5G hat ein weltweites Konsortium von Ärzten und Wissenschaftlern aus Sorge um die Sicherheit allen Lebens ein Moratorium für die Einführung von 5G empfohlen, bis zu weiteren Sicherheitsuntersuchungen.

Aufgrund der Wichtigkeit dieses Apells, möchte ich ihn hier im Wortlaut wiedergeben:[463]

> 5G wird die Exposition gegenüber elektromagnetischen Feldern im Hochfrequenzbereich (HF-EMF) stark erhöhen, indem es zu GSM, UMTS, LTE, WLAN, usw. hinzukommt, die bereits für die Telekommunikation genutzt werden. Es ist erwiesen, dass HF-EMF für Menschen und die Umwelt schädlich sind. 5G führt zu einer massiven Zunahme der Zwangsexposition durch kabellose Kommunikation. Die 5G-Technik funktioniert nur über kurze Entfernungen. Durch festes Material werden die Signale nur schlecht übertragen. Viele neuen Antennen werden benötigt, und

461. https://mdsafetech.org/wp-content/uploads/2018/07/mcclelland-open-letter-5g-2018.pdf; 25.09.2022.
462. https://urs-raschle.ch/wp-content/uploads/2018/07/McClelland_The-Radiation-Safety-of-5G_2018.pdf; 25.09.2022.
463. Der 5G-Appell, inzwischen unterzeichnet von mehr als 200 Wissenschaftlern, kann hier heruntergeladen werden: https://www.diagnose-funk.org/publikationen/artikel/detail?newsid=1220.

die vollständige Einführung wird in städtischen Gebieten zu Antennen im Abstand von 10 bis 12 Häusern führen. Daher wird die Zwangsexposition stark erhöht.

Mit „der immer umfangreicheren Nutzung kabelloser Techniken" kann niemand einer Exposition aus dem Weg gehen. Neben der erhöhten Anzahl von 5G-Basisstationen (selbst innerhalb von Häusern, Läden und Krankenhäusern) werden nämlich laut Schätzungen „10 bis 20 Milliarden Drahtlosanschlüsse" (von Kühlschränken, Waschmaschinen, Überwachungskameras, selbstfahrenden Autos und Bussen, usw.) Teil des Internets der Dinge sein. All dies zusammen kann zu einer exponentiellen Zunahme der gesamten langfristigen Exposition aller EU-Bürger gegenüber hochfrequenten elektromagnetischen Feldern (HF-EMF) führen. Schädliche Auswirkungen von HF-EMF sind bereits bewiesen. Über 230 Wissenschaftler aus mehr als 40 Ländern haben ihre „ernsthafte Besorgnis" hinsichtlich der allgegenwärtigen und zunehmenden Exposition gegenüber elektromagnetischen Feldern durch elektrische und kabellose Geräte geäußert, schon vor dem zusätzlichen Ausbau von 5G. Sie beziehen sich auf die Tatsache, dass „zahlreiche aktuelle wissenschaftliche Veröffentlichungen gezeigt haben, dass sich elektromagnetische Felder auf lebende Organismen auswirken, bereits bei Intensitäten, die weit unterhalb der meisten internationalen und nationalen Grenzwerte liegen". Zu den Auswirkungen gehören ein erhöhtes Krebsrisiko, Zellstress, eine Zunahme schädlicher freier Radikaler, Genschäden, strukturelle und funktionelle Veränderungen im Fortpflanzungssystem, Lern- und Gedächtnisdefizite, neurologische Störungen sowie negative Auswirkungen auf das allgemeine Wohlbefinden bei Menschen. Schädigungen betreffen bei weitem nicht nur den Menschen. Es gibt nämlich zunehmende Hinweise auf schädliche Auswirkungen bei Pflanzen und Tieren.

Nachdem der Appell der Wissenschaftler im Jahr 2015 verfasst wurde, wurden durch zusätzliche Forschung ernsthafte gesundheitliche Risiken durch HF-EMF von kabelloser Technik bestätigt. Die (25-Millionen-US-Dollar teure) Studie des US-amerikanischen National Toxicology Program (NTP), die größte der Welt, zeigt eine statistisch deutliche Zunahme beim Auftreten von Gehirn- und Herzkrebs in Tieren, die elektromagnetischen Feldern unterhalb der ICNIRP-Grenzwerte ausgesetzt waren (ICNIRP, International Commission on Non-Ionizing Radiation Protection = Internationale Kommission zum Schutz vor nicht-ionisierender Strahlung). Diese Grenzwerte gelten in den meisten Ländern. Diese Ergebnisse untermauern die Ergebnisse in epidemiologischen Studien am Menschen zu hochfrequenter Strahlung und dem Hirntumorrisiko. Eine große Anzahl fachlich überprüfter wissenschaftlicher Berichte zeigen Schädigungen der menschlichen Gesundheit durch elektromagnetische Felder auf. Die Internationale Agentur für Krebsforschung (IARC), die Krebsforschungsagentur der Weltgesundheitsorganisation (WHO), kam im Jahr 2011 zum Ergebnis, dass elektromagnetische Felder der Frequenzen von 30 KHz bis 300 GHz möglicherweise krebserregend für Menschen sind (Gruppe 2B). Neue Studien, wie die oben erwähnte Studie des NTP, sowie mehrere epidemiologische Untersuchungen, wie die aktuellsten Studien zur Handynutzung und Hirnkrebsrisiken bestätigen jedoch, dass hochfrequente Strahlung krebserregend für Menschen ist.

Die EUROPAEM EMF Leitlinie 2016 sagt aus, dass „es starke Hinweise gibt, dass eine langfristige Exposition gegenüber bestimmten EMFs ein Risikofaktor bei Krankheiten, wie bestimmten Krebsarten, Alzheimer sowie männlicher Unfruchtbarkeit ist. … Häufige Symptome von EHS (elektromagnetischer Hypersensibilität) sind unter anderem Kopfschmerzen, Konzentrationsstörungen, Schlafstörungen, Depression, fehlende Energie, Erschöpfung und grippeartige Symptome".

Ein zunehmender Teil der Bevölkerung Europas ist von Krankheitssymptomen betroffen, die in der wissenschaftlichen Literatur seit vielen Jahren mit der Exposition gegenüber elektromagnetischen Feldern durch kabellose Techniken in Verbindung gebracht wurden. Die internationale Wissenschaftliche Erklärung zu EHS & multipler Chemikaliensensibilität (MCS), Brüssel 2015, sagt Folgendes aus: „Angesichts unserer aktuellen wissenschaftlichen Erkenntnis unterstreichen wir, dass alle nationalen und internationalen Gremien und Organisationen ... EHS und MCS als tatsächliche Erkrankungen im medizinischen Sinn anerkennen müssen. Ihnen kommen die Rolle von Wächterkrankheiten zu. In den kommenden Jahren könnte es zu weitreichenden Problemen bei der öffentlichen Gesundheit kommen. Dies gilt für alle Länder, in denen die auf elektromagnetischen Feldern beruhenden kabellosen Techniken sowie vermarktete chemische Substanzen uneingeschränkt verwendet werden. ... Tatenlosigkeit führt zu Kosten für die Gesellschaft und ist keine Option mehr. ... Wir erkennen diese schwerwiegende Gefahr für die öffentliche Gesundheit einstimmig an. ... Um dieser weltweiten Pandemie in angemessener Weise zu begegnen, müssen weitreichende primäre Verhütungsmaßnahmen ergriffen und ihnen Vorrang eingeräumt werden."

Vorsorgemaßnahmen

Das Vorsorgeprinzip (UNESCO) wurde 2005 von der EU übernommen: „Wenn menschliche Aktivitäten zu moralisch nicht hinnehmbarem Schaden führen können, der wissenschaftlich plausibel, aber unsicher ist, müssen Maßnahmen ergriffen werden, um diesen Schaden zu vermeiden oder zu verringern." – Die Resolution 1815 (Europarat, 2011): „Alle zumutbaren Maßnahmen (sind zu) ergreifen, um die Exposition gegenüber elektromagnetischen Feldern zu verringern, insbesondere gegenüber hochfrequenten Wellen von Mobiltelefonen und insbesondere die Exposition von Kindern und jungen Menschen, bei denen das Risiko von Gehirntumoren am größten zu sein scheint. ... Die Versammlung empfiehlt dringend, dass das ALARA-Prinzip (ALARA; as low as reasonably achievable = so gering, wie vernünftigerweise erreichbar) angewendet wird. Dabei müssen sowohl die sogenannten thermischen Wirkungen als auch die athermischen (nicht-thermischen) oder biologischen Wirkungen elektromagnetischer Emissionen oder Strahlung berücksichtigt werden." Außerdem müssen (Punkt 8,5) „die Standards und die Qualität der Risikobewertung verbessert werden".

Der Nürnberger Kodex (1949) gilt für alle Experimente an Menschen. Er umfasst daher den Ausbau von 5G mit neuer, stärkerer Exposition gegenüber HF-EMF. Für sämtliche derartige Versuche gilt: „Der Versuch ist so zu planen und auf Ergebnissen von Tierversuchen und naturkundlichem Wissen über die Krankheit oder das Forschungsproblem aufzubauen, dass die zu erwartenden Ergebnisse die Durchführung des Versuchs rechtfertigen werden. ... Kein Versuch darf durchgeführt werden, wenn von vornherein angenommen werden kann, dass er zum Tod oder einem dauernden Schaden führen wird." (Nürnberger Kodex, Punkte 3–5). Bereits veröffentlichte wissenschaftliche Studien zeigen, dass „von vornherein angenommen werden kann", dass es reale Gesundheitsrisiken gibt.

Die Europäische Umweltagentur (EUA) warnt vor „Strahlungsrisiken durch Alltagsgeräte", obwohl die Strahlung unterhalb der Grenzwerte der WHO/ICNIRP liegt. Die EUA kommt auch zu der Schlussfolgerung: „Es gibt viele Beispiele, in denen das Vorsorgeprinzip in der Vergangenheit nicht angewendet wurde und wo es zu schweren und oft irreversiblen Schäden bei der Gesundheit und der Umwelt kam. ... Schädliche Expositionen können verbreitet sein, bevor es sowohl zu ‚überzeugenden' Beweisen von Schäden durch langfristige Exposition kommt, als auch einem biologischen Verständnis [Mechanismus] davon, wie dieser Schaden verursacht wird."

„Sicherheitsrichtlinien“ schützen die Industrie – nicht die Gesundheit

Die aktuellen ICNIRP-„Sicherheitsrichtlinien“ sind veraltet. Sämtliche belegten Schäden, die oben erwähnt werden, treten auf, obwohl sich die Strahlung unterhalb der „Sicherheitsrichtlinien“ der ICNIRP befindet. Deshalb sind neue Sicherheitsstandards erforderlich.

Der Grund für die irreführenden Richtlinien liegt am Interessenkonflikt der ICNIRP-Mitglieder, aufgrund ihrer Beziehungen zu Telekommunikations- oder Stromunternehmen. Dieser untergräbt die Unparteilichkeit, die die Festlegung von öffentlichen Expositionsstandards gegenüber nicht-ionisierender Strahlung leiten sollte. … Um Krebsrisiken zu bewerten, ist es notwendig, Wissenschaftler mit Fachkompetenz in der Medizin, insbesondere der Onkologie, einzubeziehen.“ Die aktuellen Richtlinien der ICNIRP/WHO für elektromagnetische Felder beruhen auf der überholten Hypothese, dass „die kritische Wirkung der Exposition gegenüber HF-EMF, die für die menschliche Gesundheit und Sicherheit relevant ist, in der Erwärmung des exponierten Gewebes liegt.“ Wissenschaftler haben jedoch bewiesen, dass viele verschiedenen Arten von Krankheiten und Schädigungen verursacht wurden, ohne dass eine Erwärmung stattfindet („nicht-thermische Wirkungen“), bei Strahlungsintensitäten, die weit unterhalb der ICNIRP-Grenzwerte liegen.

Wir legen der EU Folgendes eindringlich nahe:

1) Alle zumutbaren Maßnahmen zu ergreifen, um die Ausbreitung der hochfrequenten elektromagnetischen Felder (HF-EMF) von 5G zu stoppen, bis unabhängige Wissenschaftler sicherstellen können, dass für EU-Bürger 5G und die gesamten Strahlungsintensitäten, die durch HF-EMF (5G zusammen mit GSM, UMTS, LTE und WLAN) nicht schädlich sind, insbesondere für Säuglinge, Kinder und schwangere Frauen sowie für die Umwelt.

2) Zu empfehlen, dass alle EU-Länder, insbesondere ihre Strahlenschutzbehörden, die Resolution 1815 erfüllen und ihre Bürger, einschließlich Lehrern und Ärzten, über Gesundheitsrisiken durch HF-EMF-Strahlung aufklären sowie darüber, wie und warum kabellose Kommunikation zu vermeiden ist, insbesondere in/an/nahe z. B. Zentren für die Tagesbetreuung, Schulen, Wohnungen, Arbeitsplätzen, Krankenhäusern und Altenpflegeeinrichtungen.

3) Sofort, ohne Einflussnahme der Industrie, eine EU-Arbeitsgruppe unabhängiger, tatsächlich unparteiischer Wissenschaftler zu EMF und Gesundheit ohne Interessenkonflikte zu ernennen,[1] um die Gesundheitsrisiken zu bewerten und:

a) Über neue, sichere „Grenzwerte für die maximale Gesamtexposition“ für die gesamte kabellose Kommunikation innerhalb der EU zu entscheiden.

b) Die gesamte und kumulative Exposition, von der EU-Bürger betroffen sind, zu erforschen.

c) Regeln zu verfassen, die innerhalb der EU vorgeschrieben/durchgesetzt werden, die festlegen, wie zu verhindern ist, dass die neuen „Grenzwerte für die maximale Gesamtexposition“ in der EU überschritten. Dies gilt im Hinblick auf alle Arten elektromagnetischer Felder, um die Bürger zu schützen, insbesondere Säuglinge, Kinder und schwangere Frauen.

4) Zu verhindern, dass die Drahtloskommunikations-/Telekommunikationsbranche über ihre Lobbyorganisationen EU-Beamte dazu überredet, Entscheidungen zur weiteren Verbreitung der hochfrequenten Strahlung, einschließlich 5G, in Europa zu treffen.

5) Kabelgebundene digitale Telekommunikation zu bevorzugen und auszubauen.

Wir erwarten von Ihnen bis spätestens 31. Oktober 2017 eine Antwort an die beiden zuerst erwähnten Unterzeichner zu den Maßnahmen, die Sie treffen werden, um die Einwohner der EU vor hochfrequenten elektromagnetischen Feldern und insbesondere der Strahlung von 5G zu schützen. Dieser Appell und Ihre Reaktion wird öffentlich verfügbar sein.

1) Vermeiden Sie ähnliche Fehler, wie die der Kommission (2008/721/EC), als sie von der Industrie unterstützte Mitglieder für das SCENIHR ernannte, und der EU einen irreführenden Bericht über die Gesundheitsrisiken der EU unterbreitete, der der Telekommunikationsindustrie einen Freibrief zur Bestrahlung der Bevölkerung gab. Der Text wird jetzt von Strahlenschutzbehörden in der EU zitiert.

Hochachtungsvoll unterbreitet

Rainer Nyberg, EdD, Professor Emeritus (Åbo Akademi), Vasa, Finland

Lennart Hardell, MD, PhD, Professor (assoc) Department of Oncology, Faculty of Medicine and Health, University Hospital, Örebro, Sweden

Die Liste der Unterzeichner finden Sie im PDF.“[464]

Soweit zu diesem doch recht verzweifelt klingenden Aufruf namhafter Wissenschaftler, die ernsthaft davor warnen, mal wieder die Profitgier vor das Wohlergehen und die Gesundheit der ganzen Erdbevölkerung zu stellen. Leider konnte ich keine Antwort darauf ausfindig machen.

Es gibt verschiedene moderne Technologien, die oft unabhängig voneinander entstanden in privater Forschung, da die industrielle, aber auch die universitäre und offizielle Forschung nichts untersuchen kann, wo nichts sein darf. Diese entwickelten Produkte auf unterschiedlichen Grundlagen, die für sich in Anspruch nehmen, die möglichen Gefährdungen zu reduzieren. So heißt es beispielsweise, Peter C. Dartsch konnte mit aktuellen tierversuchsfreien wissenschaftlichen Methoden zeigen, dass hochfrequente Strahlung zu einem deutlichen Zellvitalitätsverlust führt und die Memon-Technologie reduziere die zellbiologisch wirksamen Belastungen der Hochfrequenz messbar und wirkungsvoll.[465] Bechmann führte zwischen 2011 und 2013 mit Unterstützung der Entwickler der Firma memon bionic instruments GmbH Projekte durch zum wissenschaftlichen Verständnis der Memon-Technologie, die veröffentlicht wurden. Der erste Band gibt einen gerafften Überblick über die Wirkungsweise und die Wirkungspfade von Memongeräten. Der zweite Band enthält die zusammenfassende Darstellung, Analyse und Einschätzung der wissenschaftlichen Qualität und Aussagekraft der wichtigsten bis 2012 vorliegenden prä-wissenschaftlichen und wissenschaftlichen Untersuchungen zum Wirkungsverhalten von memonizern. Der dritte Band zeigt einen möglichen Weg auf, das Funktionieren und Wirken von memonizern mithilfe von Rückgriffen auf konven-

464. https://www.diagnose-funk.org/publikationen/artikel/detail?newsid=1220; 25.09.2022.

465. Arnim Bechmann (2014). *Metastudie: Wissenschaftlichkeits-Check zur Wirkungsweise der Memon-Technologie*. Kindle Edition. Verlag EDITION ZUKUNFT KG.

tionelles und unkonventionelles physikalisches Wissen – zumindest ansatzweise – zu erklären.[466]

Ein weiterer Schutzchip arbeitet mit einer dünnen Schicht aus feinstem Silikatgranulat von bis zu 50 µA, das mittels eines speziellen Lasers mit Biophotonenenergie aufgeladen wird. Dies überlagere die schädlichen Frequenzen und aktiviere dabei den Zellschutz, bevor die schädliche Handystrahlung negativ auf die Zelle einwirken könne.[467, 468]

Andere Erklärungen gehen davon aus, dass die negativen Wirkungen des esmog auf die Millionen von Magnetit-Kristallen vornehmlich im Gehirn[469] durch ihre Produkte abgemildert werden. Hier spielt die Zirbeldrüse[470] im Gehirn eine immer noch unterschätzte und zu wenig erforschte Rolle. Manche Chips können Gutachten der Internationalen Gesellschaft für Elektrosmog-Forschung Ltd (IGEF) vorlegen.[471]

Offensichtlich einen völlig verschiedenen Weg ging der Österreicher Franz Gabriel (1930–2009).

> Im Juli 2013 hat die Gabriel-Tech GmbH mit Sitz in Kelkheim (Taunus), Deutschland, ihre Gabriel Technology Platform™ in den USA als Patent angemeldet. Gegenstand des Patentes ist zum einen der mehrstufige Herstellungsprozess in Form einer spezifischen, signaturerzeugten Strukturmodifikation von dielektrischen Trägermaterialien. Zum anderen umfasst das Patent auch die selbstaktivierende Erzeugung von molekular modulierten Wirbelfeldern sowie die spezifische Einflussnahme auf interferenzerzeugende Gradienten in den elektrischen, magnetischen und elektromagnetischen Feldern der Umgebung als feldkatalysierende Interaktion von dielektrischem Wirbelfeld und Leistungspotentialwirbel. Weiterhin ist auch die exakt definierte und synchron mehrdimensional gemessene Leistungsbeschreibung solcher Feldverwirbelungen in µW/m² mit einbezogen. Die Interaktion und Leistungsbeschreibung wirken rückwirkend als Qualitätssicherung in den Herstellungsprozess ein und sichern die Erfolgsrate der Feldkatalyse von verwirbelten, gestörten Feldumgebungen.[472]

Sogar die sonst im Allgemeinen etwas gehobenere Presse bekleckerte sich 2004 in ihren Recherchen bei diesem Thema nicht gerade mit Ruhm. Mit Polemik auf den

---

466. https://www.amazon.de/gp/product/B00RKQ4C5Q/ref=as_li_tl?ie=UTF8&camp=1638&creative=6742&creativeASIN=B00RKQ4C5Q&linkCode=as2&tag=ncdtc-2.

467. https://www.meinschutzchip.de.

468. www.akury.ch.

469. Joseph L. Kirschvink, Atsuko Kobayashi-Kirschvink, Juan C. Diaz-Ricci, and Steven J. Kirschvink (1992). Magnetite in Human Tissues: A Mechanism for the Biological Effects of Weak ELF Magnetic Fields. *Bioelectromagnetics Supplement* 1 :101–113.

470. *Dr. nauk* Dr. med. Enrico Edinger. https://www.youtube.com/watch?v=IkXQXyeYUlQ; 08.09.2020.

471. http://www.electroclean.de/chip-gutachten/.

472. https://www.gabriel-technology.com/gabriel-forschung/forschung/forschungshistorie/.

Schluss zu kommen, es sei nur Humbug fürs Handy, ist doch eine zu billige Meinungsmache.[473] In ähnlich einseitig kritischer Weise äußerte man sich auch noch 2012.[474]

Ein Spezialfall der Umweltverschmutzung ist die Radioaktivität. Es gibt die natürliche Strahlungsgefahr durch Radon in Gebäuden über strahlungsintensivem Untergrund. Andererseits findet Radon auch wieder in medizinischen Naturbädern Anwendung. Ganz andere Gefährdungsmöglichkeiten finden wir bekanntermaßen beim artifiziellen Einsatz der Radioaktivität. Wir unterscheiden hier zwischen dem therapeutischen Einsatz in der Medizin meist zur Krebsbekämpfung, der ungewollten ständig etwas erhöhten Umgebungsstrahlung bei Atomkraftwerken, die kontrovers diskutiert wird, als auch dem sich ständig vermehrenden Atommüll und die Problemfälle beim Freisetzen von mehr Radioaktivität bei Kernreaktorunfällen.

Wer in Tschernobyl eine Strahlendosis zwischen 6,5 und 16 Sievert abbekommen hatte, überlebte nach Angaben der UN-Kommission den nächsten Monat nicht. Wer mehr als 4,2 Sievert erhielt, starb innerhalb von acht Wochen. Weder Knochenmarktransplantationen noch die Injektion embryonaler Leberzellen halfen.

Die derzeit in Japan nach Tschernobyl zum zweiten Mal aktueller werdende Frage nach der Behandlung der Strahlenkrankheit und dem Umgang mit der ausgetretenen Radioaktivität im Alltag bringt zwei gegensätzliche Seiten in die Diskussion.

Die einen schwören auf Jodtabletten zum Schutz vor Einlagerung von durch Luft und Nahrung aufgenommenem, radioaktiven Jod in der Schilddrüse, welches trotz raschem Abklingen der Radioaktivität bei über 4 000 Kindern in Tschernobyl als Spätfolge Schilddrüsenkrebs zeitigte, sowie Angst, Depressionen und medizinisch schwer erklärbare Symptome wie ein permanentes Krankheitsgefühl. Als zweites empfehlen sie „Preußischblau“ welches seit 1706 auch als „Berliner Blau“ bekannt ist und im menschlichen Körper Cäsium-137 sowie Thallium bindet, was sich sonst besonders in den Knochen ablagert. So kann die biologische Halbwertszeit von 110 Tagen reduziert werden und innerhalb von 40 Tagen ist schon die Hälfte ausgeschieden. Bei sofortiger Einnahme würden sogar 75 % des zugeführten Cäsiums direkt wieder ausgeschieden, mit entsprechend weniger Strahlendosis, Schäden und Folgekrankheiten. Als drittes, wird das mithilfe von gentechnisch veränderten Bakterien erzeugte CBLB 502 diskutiert und schon weiterentwickelt, welches eine akute Salmonelleninfektion vortäuscht und rechtzeitig vorher injiziert, so im Körper erhebliche Reserven mobilisiert.[475] Besonders das Militär in den USA ist an der Prävention der akuten Strahlenkrankheit auf diese Weise

473. Stefan Schmitt (2004). Technik: Humbug fürs Handy. Mit obskurer Technik gegen den Elektrosmog versuchen Scharlatane Geld zu machen. *DIE ZEIT* 04.03.2004 Nr.11.

474. Sebastian Herrmann (2008). Fragwürdige Produkte zum Schutz gegen Strahlung. Wie sich mit der Angst vor Elektrosmog Geld verdienen lässt. *SZ* vom 11.02.2012.

475. Volker Stollorz: Letzte Hoffnung vor dem Strahlentod. *Frankfurter Allgemeine Sonntagszeitung*, 24.04.2011, 16:59.

interessiert und Versuche mit Affen in China sollen jetzt in den USA wiederholt werden und es sollen mehr Testversuche an gesunden Freiwilligen unternommen werden, wo bisher nur kurzzeitige grippeähnliche Symptome beobachtet worden sein sollen.

Die andere Gruppe jedoch meint, dass die Forschung bisher viel zu wenig Erfahrung mit diesen Erkrankungen hat und insbesondere Spätschäden, die sich auch indirekt auf anderen Ebenen bemerkbar machen, naturgemäß nicht bekannt sein können. Das geht von direkten Zellschäden über indirekte mittels freier Radikale bis zu Erbgutschädigungen mit Brüchen in der DNA-Kette oder Veränderungen des Codes. Diese Mutationen sind natürlich nicht nur durch Radioaktivität, sondern auch durch andere besondere physikalische und chemische Einwirkungen möglich, wie Hitze, Druck, elektromagnetische und andere Schwingungen. Glücklicherweise behebt das körpereigene Reparatursystem jeden Tag unzählige Schädigungen. Aber wenn zu viele Probleme zusammentreffen, könnte es zur Überlastung führen mit der Konsequenz von Erkrankungen. Im Falle von Mutationen können diese sich bei Teilungen auf die Nachfolgegeneration übertragen, wobei Krebs eine mögliche Spätfolge ist. Aber wer denkt, dass dies Problem nach Hiroshima und Nagasaki jetzt auf Tschernobyl und Fukushima beschränkt sei, der irrt. Zum einen gibt es zahlreiche Orte auf der Erde, wo Atomversuche durchgeführt und Menschen gefährdet wurden, wie das Bikini Atoll, wo z. B. japanische Fischer betroffen waren und bis heute darunter leiden. Es sei daran erinnert, dass es auch Albert Schweitzer zu verdanken ist, dass man dazu überging die Atomversuche unterirdisch stattfinden zu lassen und damit eine deutlich messbare Abnahme der Gefährdung für Mensch und Natur erreichen konnte. Zum anderen gab es im Nahen und Mittleren Osten den Einsatz von Uranium-Munition, der für die Beteiligten auf beiden Seiten bittere Folgen zeitigte. Alleine im Januar 2012 betrug die Zahl der schwer missgebildeten Neugeborenen (ohne Gehirn, ohne Augen, ohne Gliedmaßen, mit offenen Eingeweiden) im Hospital des irakischen Falludscha 672, die vielen Totgeborenen gar nicht gezählt. Während viele Eltern an eine Strafe Gottes glaubten, ließ die Chefärztin die Haare Betroffener in London untersuchen und fand große Mengen von Uran mit einer Lebensdauer von 4,5 Milliarden Jahren sowie Quecksilber. Die Forderung des IPPNW an die Waffenarsenale der USA, Großbritanniens, Russlands, Frankreichs, der Türkei, Pakistans und Israels auf die dort gelagerten Uranwaffen zu verzichten, verhallte bisher ungehört.[476]

Das Hauptproblem ist und bleibt eine Belastung der Erde und ihrer Bewohner mit den radioaktiven Folgen unserer heutigen technischen Insuffizienz auf Zehntausende von Jahren hinaus, d. h. bis in eine unvorstellbare Zeit hinein, deren Bewohner unsere dann ausgegrabenen Überreste vielleicht als Neo-Neandertaler bezeichnen werden.

476. http://www.ipsnews.net/2012/04/those-laboratory-mice-were-children/.

Sollten Sie sich nach dieser schweren Kost zu unserer Umwelt immunologisch etwas aufbauend entspannen wollen, so wäre beispielsweise die Musik dieser Fußnote eine Möglichkeit.[477]

Zusammenfassend sehen wir, dass die modernsten und sehr Besorgnis erregenden wissenschaftlichen Erkenntnisse von weltweit anerkannten Wissenschaftlern von den Politikern und der Industrie nicht ernst genommen werden. Zu sehr ist die Mentalität der Politiker durch Machterhalt und die der Industrie von reinen Verkaufskonzepten um jeden Preis geprägt. Da die Schädigungen aber nicht nur addiert, sondern exponentiell vermehrt werden, haben wir auch exponentiell weniger Zeit, gravierende Schäden für uns und die gesamte Natur zu vermeiden.

477. https://www.youtube.com/watch?v=Z0-jTY6qWWA.

12. Missverstandene Bakterien, Viren und Co.?

Lange genug war jeder Mediziner überzeugt, dass der Magen, wenn nicht steril durch die körpereigene Salzsäure, so doch zu 100 % keimfrei sei. Was für eine Überraschung war es auch für mich, als ich 1987 nach zwei Jahren aus China zurückkehrte und hörte, dass es ein Wesen namens Helicobacter pylori gab, welches sich bei vielen unserer Zeitgenossen im Verdauungstrakt seine Zeit vertrieb. Wenn einmal die Schranken gefallen sind …, man hätte es wissen müssen. Aber festgefahrenes Denken ist eben genau so: immer mit dem Kopf gegen dieselbe Wand, bis es so schmerzt, dass man sie dann doch zur Kenntnis nimmt, die Sackgasse akzeptiert, zurückgeht und einen neuen Weg sucht.

Es dauerte bis 2006 als es plötzlich vorsichtig in einer Überschrift hieß „Hinweis auf weitere exotische Bakterien"[478]. Elisabeth Bik und Mitarbeiter der Stanford Universität[479] hatten an 23 Freiwilligen Magenbiopsien durchgeführt. Anhand von Genspuren konnten sie einerseits Helicobacter bei 19 von ihnen nachweisen, wobei konventionelle Testung dies nur bei 12 von ihnen voraussagen konnte. Andererseits aber endeckten sie nicht weniger als 128 verschiedene Bakterienarten. Die Erregerfamilien gehören zu den Caulobacter, Actinobacillus, Corynebacterium, Rothia, Gemella, Leptotrichia, Porphyromonas, Capnocytophaga, TM7, Flexistipes und Deinococcus radiodurans. Nur 43 der 128 identifizierten sind aus der Mundflora bekannt. Die anderen wurden noch nie im Menschen nachgewiesen, und einige wichen in ihren Genen um mehr als 5 % von allen bekannten Mikroben ab. Deinococcus radiodurans gedeiht in extremer Umgebung, darunter in radioaktivem Abfall, wie der Name verrät. Er findet sich jedoch auch in den Faeces einiger Tiere. Und alle Probanden galten als körperlich gesund.

Auf der Suche nach weiteren untersuchenswerten, bisher ebenso als sakrosankt gesehenen Körperflüssigkeiten, nahmen sich nun zwei Forscherteams aus Stanford mit DiGiulio, Relman, Bik und Romero[480] die Fruchtblasenflüssigkeit von 166 Frauen vor, die wegen vorzeitiger Wehen ins Krankenhaus kamen. 113 von ihnen hatten dann tatsächlich eine Frühgeburt. Nach herkömmlichen Laborkulturen waren 10 % der Frauen, nach der neuen Methode

---

478. Rüdiger Meyer, *DÄ* 103(3): B73; 20.01.2006.

479. *Proceedings of the National Academy of Sciences* 10.1073/*pnas*. 0506655103.

480. Stanford University Medical Center (2008, August 26). Infections Linked To Premature Births More Common Than Thought, Study Finds. *ScienceDaily*. Retrieved August 26, 2011, from http://www.science daily.com /releases/2008/08/080825203922.htm.

15% infiziert. 11 Infektionen nach altherkömmlicher Untersuchung durch Pilze oder Bakterien konnten festgestellt, gegenüber 25 durch die Polymerase-Ketten-Reaktion (polymerase chain reaction = PCR), wobei 17 Bakterien und ein Pilz identifiziert wurden, sowie eine weitere bisher unbekannte Spezies. Außerdem gelang es, bei den 27% positiven Frauen, die vor der 25. Schwangerschaftswoche gebaren, nur mit PCR positive Befundungen erzielen, während Laborkulturen falsch negative Ergebnisse brachten. Da bisher nur ca. 30% dieser Frühchen überleben, könnte man so vielleicht neue Behandlungswege finden, mittels präziser und noch frühzeitigerer Diagnose der Infektion. Man müsste hier natürlich noch dagegenhalten, wie es im Controlscreening einer gesunden Gruppe mit den Befunden aussieht und ob eventuell noch andere Faktoren an den Frühgeburten beteiligt sind.

2007 startete die amerikanische Gesundheitsbehörde National Institute of Health (NIH) ein Projekt zur Quantifizierung und Identifizierung unserer „bakteriellen Haustiere", das Human Microbiome Project (HMP).[481] Die Ergebnisse der Zusammenarbeit von mehr als 80 Forschungseinrichtungen nach 5 Jahren erschienen jetzt in mehreren Studien, davon zwei im Wissenschaftsmagazin *Nature*.[482] Wir beherbergen etwa eine Billion (=1 000 000 000 000) Lebewesen in einem Gramm Darminhalt, und auf unserer etwa zwei Quadratmeter großen Haut leben so viele Mikroben wie Menschen auf der Erde. 242 gesunden Erwachsenen wurden innerhalb von 2 Jahren bis zu viermal Proben aus der Nase, dem Mundrachenraum, aus dem Stuhl, von der Haut und aus der Vagina entnommen. Acht Millionen Gene, die in ein Protein übersetzt werden können, wurden bei den Bakterien gefunden, während der Mensch nur über 22 000 solcher Protein codierenden Gene verfügt. Am Anfang und am Ende des Verdauungstraktes gab es die meisten Mikroben und in der Vagina die wenigsten, wobei sich dort eine Korrelation zwischen Ethnizität und Vaginal-pH herausstellte. Obwohl das Mikrobiom aller Menschen ähnlich funktioniert, kann es doch völlig konträre Zusammensetzung in der Größenordnung von eins zu zehntausend bei zwei verschiedenen, gesunden Menschen geben. Das heißt, die Bakterien, die jeder trägt, können sehr verschieden sein, jedoch ihre Funktionen sind sehr ähnlich. Diese vor kurzem begonnene und jetzt schon intensivierte Mikrobiom-Forschung wird auf der einen Seite schon professionell[483] als Hilfe für jeden angeboten und auf der anderen Seite argwöhnisch beäugt. Die konservative Deutsche Gesellschaft für Gastroenterologie, Verdauungs- und Stoffwechselkrankheiten (DGVS) rät grundsätzlich davon ab, Stuhltests zur Untersuchung des Mikrobioms zu nutzen, da

481. http://www.spiegel.de/wissenschaft/medizin/mikrobiom-ueber-10-000-bakterien-am-menschen-gezaehlt-a-838739.html.

482. http://www.nature.com/nature/journal/v486/n7402/full/nature11234.html.

483. https://biomes.world/blog/hightech-fuer-den-darm-positives-erstes-jahr-fuer-dna-basierte-darmflora-analyse-intest-pro/; 26.01.2020.

noch zu viele Fragen wissenschaftlich ungelöst seien.[484] Sie verweist darauf, was auch bei den Anbietern klar gesagt wird: Medikamente, spezifische Nahrungsgewohnheiten oder deren Veränderungen beispielsweise bei Reisen bringen natürlich unterschiedliche Ergebnisse. Diese Antwort der wissenschaftlichen Gesellschaft zählt wohl kaum zum gastroenterologischen Fach- sondern eher zum Allgemeinwissen. Sicherlich gilt es die gewonnenen Resultate im ärztlichen und persönlichen Gesamtkontext zu sehen und nicht im Detail überzubewerten. Aber dennoch lassen sich schon beim derzeitigen Wissensstand positive Konsequenzen für die Gesundheit daraus ableiten. Insofern widerspricht beispielsweise auch der Molekularpsychiater und Leiter der psychiatrischen Forschungsabteilung des Freiburger (Fribourg/Schweiz) Netzwerks für Psychische Gesundheit, Gregor Hasler, den Gastroenterologen, und ist wegweisender, wenn er schreibt, dass er schon

> über viele Jahre die Ernährung (s)einer Patienten mittels Esstagebüchern erfasst und schrittweise verändert (habe). Zuvor litten sie unter Essstörungen, Übergewicht, Depressionen, Suchterkrankungen, Psychosen, Stress-, Angst- und bipolaren Störungen. Die Verbesserung des Essrhythmus, des Nahrungsspektrums und der Nahrungsmenge haben, dabei maßgeblich zu einem positiven Therapie-Resultat beigetragen. Die körperliche Fitness kehrte zurück, psychische Probleme traten in den Hintergrund, und das Leben eröffnete plötzlich neue, ungeahnte Möglichkeiten. – Unsere Gesundheit liegt viel mehr in unseren Händen, als wir es uns je vorgestellt haben.[485]

Bei einer Analyse der Atemluft von 792 Probanden konnten vier Gruppen unterschieden werden. Neben normaler Atemluft zeigten einige einen hohen Anteil an Methan oder Wasserstoff oder beidem. Dabei fiel besonders bei der letzten Gruppe auf, dass sie ein deutlich erhöhtes Gewicht mit einem hohen Körperfettanteil hatte. Dies wird unter anderen auf das Bakterium Methanobrevibacter smithii zurückgeführt, welches Methan im Darm produziert.[486]

Aber nicht nur nach Bakterien und Pilzen, sondern auch nach Viren kann man gezielt auf die Suche gehen, um einen besseren Überblick über die Grenzen unseres Wissens und unserer bisherigen Erfahrungen zu gewinnen. So fand eine internationale Forschergruppe unter Führung des Virologen Christian Drosten, damals seriös an der Bonner Universität, in einer Testung auf 3 Kontinenten von 9278 Tieren, darunter 86 Fledermaus- und 33 Nagerarten, die aufgrund ihres engen Kontaktverhaltens eine große Vielfalt an zirkulierenden Viren aufweisen, mehr als 60 neue Paramyxovirusarten. Es zeigte sich, dass die in den Fledermäusen und Nagern vorkommenden Paramyxoviren ein Re-

484. https://www.dccv.de/aktuelles/nachricht/news/detail/News/teuer-und-sinnlos-dgvs-raet-von-stuhltests-zur-analyse-des-darm-mikrobioms-ab/; 26.01.2020.

485. Gregor Hasler (2019). *Die Darm-Hirn-Connection. Revolutionäres Wissen für unsere psychische und körperliche Gesundheit.* Stuttgart: Schattauer. S. VIIf.

486. Ruchi Mathur *et al.* (2013). Methane and Hydrogen positivity on Breath Test is associated with Greater Body Mass Index and Body Fat. *Journal of Clinical Endocrinology & Metabolism.*

servoir bilden und nach Impfkampagnen sich von dort wieder auf den Menschen und andere Säugetiere ausbreiten können. Diese große Virusfamilie verursacht je nach Spezialisierung einfache Erkältungskrankheiten und manche Lungenentzündungen oder Masern, Mumps und Gehirnhautentzündungen. Sie sind auch verantwortlich für Hundestaupe und Rinderpest. Die genetischen Analysen ließen einen Stammbaum erstellen, der erkennen ließ, dass die Urahnen der heutigen Paramyxoviren fast alle in Fledermäusen existierten. Man fand, dass die in Asien und Australien Hirnhautentzündung erzeugenden Hendra- und Nipahviren ursprünglich aus Afrika stammen. Das Mumpsvirus konnte direkt bei den Fledermäusen nachgewiesen werden und es gab auch einen Beleg, dass Fledermausviren direkt auf den Menschen übergehen können. Da man natürlich diese Tierarten weder ausrotten kann noch dies ökologisch sinnvoll wäre, können jetzt neue Ideen entwickelt werden, die Afrika als Ausgangspunkt mit einbeziehen.[487] Also schauen wir uns die Spezies Mensch noch mal genauer an.

Kontextologisch betrachtet wird jedem wahrscheinlich rasch klar, dass wir weder gegen jedes neu bekanntwerdende Bakterium und seine lebendigen Reaktionen in Form von Resistenzentwicklung noch gegen jedes der vielfältigen Viren noch gegen jede der genetisch verschiedenen Krebsformen einzeln vorgehen und hardlinermäßig „kämpfen“ können und sollten. Ein solches Vorgehen wie bisher kann in Zukunft nur Einzelfällen vorbehalten bleiben. Das Paradigma einer Zukunftsmedizin kann nicht mehr Gewalt und Krieg gegen etwas sein nach dem Motto, das rotten wir mit Stahl und Strahl und Chemikalien aus. Diese Idee entstammt einem vergangenen Jahrtausend. Stattdessen muss ein Gedanke der weichen Kooperation auf ähnlicher Ebene Platz greifen, so dass ein systemisches Vorgehen die Grundlagen positiv verändert und die körperlich-geistig-seelische-spirituelle-soziale Gesundheit der Menschheit in einer wieder gesundenden Umwelt als erweitertes „mens sana in corpore et mundo sano“ in einem eine Wandlung und so Stabilisierung erfährt. Wir haben nach Wegen zu suchen, die nicht nur im „Kleinklein“ an einem Ort nach dem anderen wirken – da kämen wir vor Arbeit gar nicht mehr hinterher, und genauso einen überarbeiteten Eindruck macht unsere Medizin heute noch. Stattdessen brauchen wir übergeordnet beeinflussende Faktoren sowie Methoden und das offensichtlich mindestens in der Therapie und möglichst auch in der Diagnostik. Das ist der Grund, weswegen die eher systemischen Herangehensweisen der Naturheilverfahren und traditioneller Medizinsysteme uns hier weiterbringen können. Aber da es diese schon lange gibt und sie bisher die Welt auch nicht alleine retten konnten und da die Entwicklung der modernen Medizin nötig wurde, müssen wir folglich aus kontextologischer Sicht nach einem erweiterten und übergeordneten Rahmen Ausschau halten. Die heutige, insbesondere medizinische Wissenschaft strebt danach, alles in der Tradition von Newton und Descartes zu beweisen, was vorher nur überlieferungsmäßig

487. Christian Drosten *et al.*: Bats host major mammalian paramyxoviruses. *Nature Communications*. DOI: 10.1038/ncomms1796.

geglaubt oder aus der Erfahrung heraus gehandhabt wurde. Das hat uns auf der einen Seite vieles klarer gemacht und uns weit vorangebracht. Es versetzte uns in die Lage, vieles besser zu verstehen, manche althergebrachten Irrtümer zu vermeiden und einige Zusammenhänge aufzuzeigen. Nachdem wir so einen erkenntnistheoretischen Sprung machen konnten, stecken wir aber wieder fest und müssen den nächsten Sprung wagen. Dafür gilt es selbstkritisch und nicht selbstgefällig zu sehen, wo wir auf unserem Entwicklungsweg insbesondere der letzten zwei Jahrhunderte das Kind mit dem Bade ausgeschüttet haben. Was haben wir übersehen und wo wurden wir zu einseitig im Konzept und folglich auch in der täglichen, zunehmend wirtschaftsorientierten Forschung. Könnte letzteres zum Beispiel schon ein Punkt mit sein, der uns zu sehr einschränkt? Immer mehr Konsum sollte den Wohlstand sichern und immer mehr Pharmaka den Gewinn und die Gesundheit. Es haben sich wohl doch mindestens zwei Denkfehler eingeschlichen. Das „immer mehr – keine Grenzen für das Wachstum"-Prinzip ist tot, und andererseits sind Gesundheit und Gewinn offensichtlich nicht so einfach zusammenzubringen aufgrund eines Interessenkonflikts. So wurde Antibiotikaforschung so lange von den Pharmafirmen betrieben, wie Aussicht auf sehr hohen Gewinn bestand. Da sich derzeit die Relation von Investition und Gewinn nicht zuletzt durch Einführung der Generika und zunehmender Komplizierung aufgrund der Resistenzentwicklungen deutlich verändert hat, müssten nun non-profit-Unternehmen einspringen – die aber auch an den Universitäten kaum noch vorhanden sind – oder es gibt eben keine neuen Antibiotika mehr.

So werden Bakterien, welche gegen alle Antibiotika resistent sind, weltweit zum Problem. Alleine in der EU gibt es jährlich 25 000 Tote bei 400 000 Erkrankten, wobei hier die meisten Infektionen wohl in den Krankenhäusern erworben werden. Eines der neuesten gefährlichen Bakterien ist das mit dem Neu-Delhi-Metallo-Beta-Laktamase (NDM-1) genannten Resistenzgen. Dieses springt bei 30 Grad Celsius besonders gut von einem Bakterium zum nächsten, und da z. B. in Indien 7 Monate lang solche Temperaturen auch außerhalb des Monsuns herrschen und zusätzlich die Fluten die Bakterien gut verbreiten können, ist die Lage hier besonders riskant. Das Team um Timothy Walsh von der Cardiff University stellte im „*The Lancet Infectious Diseases*" die schon weite Verbreitung der neu gefundenen resistenten Bakterien in öffentlichen Wasserstellen im Zentrum von Neu-Delhi fest. Die WHO warnte sogar vor einem „post-antibiotischem" Zeitalter, in dem die alten Gefahren der Lepra, Syphilis und jetzt schon bemerkbar der Tuberkulose wiederkehren bzw. wiederkehren könnten. In vielen Ländern werden Antibiotika ohne Rezept verkauft und/oder fälschlicherweise gegen Viren angewandt, oder zu fortschrittliche Antibiotika für einfache Erkrankungen unnötigerweise und dann noch oft zu kurz eingesetzt und so Resistenzentwicklungen gefördert. Außerdem verwenden Landwirte sie oft prophylaktisch für ihre Tiere, wie Fische, Hühner und Kühe.

Hinzu kommt, dass antibiotikaresistente Bakterien im Vogeldarm bis in die Arktis getragen werden können. Während der Expedition „Beringia 2005" zu den arktischen

Nordküsten wurden 97 Vögel direkt untersucht, und es fanden sich in acht Fällen unter den E. Coli Darmbakterien mindestens eine Resistenz und bei vier Fällen fünf oder mehr Resistenzen gegen die 17 getesteten Antibiotika.[488]

Bakterien bilden viel komplexere Gemeinschaften als bisher angenommen. Eine Kolonie der normalen Darmbakterien Escherichia-Coli wurde von Wissenschaftlern mit dem Antibiotikum Norfloxacin konfrontiert.[489] Es zeigte sich, dass die Dosis, die die einzelnen Bakterien tolerierten, sehr unterschiedlich war. Die Menge an Antibiotikum, die gebraucht wurde, um die Bakterien in der Gruppe abzutöten, war deutlich größer als die für isolierte Keime. Man fand heraus, dass nämlich nur einzelne Bakterien der Kolonie eine Resistenz gegenüber dem Antibiotikum entwickelten, und indem sie den Botenstoff Indol an die Umgebung abgaben, den anderen Bakterien der Kolonie halfen. Indol aktiviert dann zwei Abwehrmechanismen in den Mikroben: Eine molekulare Pumpe, die das Antibiotikum aus der Zelle heraus transportiert sowie ein allgemeines Verteidigungssystem gegen den Stress. Durch diese Teamarbeit wird also die Kolonie als Ganzes widerstandsfähiger, als es ihre einzelnen Mitglieder wären. Jetzt gibt es im Anschluss an diese Funde Überlegungen, ob ein Blockieren der Indolwirkung möglicherweise die Wirkung antimikrobieller Medikamente steigern könnte.

Ändern sich Umweltbedingungen zu schnell, kann dies oft zum Aussterben einer Art führen. Die Erzeugung verschiedener Nachkommen, die jeweils unter unterschiedlichen Umweltbedingungen überleben können, wäre für diesen Fall eine erfolgreiche Strategie dagegen. Die Bakterienart Pseudomonas fluorescens wurde in einem Experiment mit rasch wechselnden Umweltbedingungen konfrontiert, und man beobachtete erstmals die Entwicklung einer solchen Strategie unter Laborbedingungen.[490] Ein Bakterienstamm wurde ausgesetzt. Dieser entwickelte die Fähigkeit, auch ohne zusätzliche Mutationen unterschiedliche Nachkommen hervorzubringen, von denen ein Teil eine geringere Überlebenschance hatte, aber wobei der Erhalt des Bakterienstammes als Ganzes gesichert wurde.

2007 wurde ein neuer hochvirulenter Clostridium difficile-Stamm vorgestellt, der die Übertragbarkeit der assoziierten Diarrhoe[491], Morbidität und Letalität deutlich gesteigert hat. Zum Nachweis sind molekulare Methoden erforderlich, die in Deutschland noch nicht sehr verbreitet sind. Aus Ägypten und danach anderen Ländern Afrikas scheint ein Salmonellenstamm (Serotyp Kentucky) zu kommen, der – gegen Ciproflo-

488. B. Olsen u. a., *Emerging Infectious Diseases*, Vol 14 (1). Quelle: *Der Falke – Journal für Vogelbeobachter* 1/2009; 56. Jahrgang, Januar 2009, S. 2; AULA-Verlag Wiebelsheim.

489. Henry H. Lee, Michael N. Molla, Charles R. Cantor & James J. Collins: Bacterial charity work leads to population-wide resistance. *Nature* 467, 82–85 (2 September 2010) | doi:10.1038/nature09354.

490. Hubertus J. E. Beaumont, Jenna Gallie, Christian Kost, Gayle C. Ferguson, Paul B. Rainey: Experimental evolution of bet-hedging. *NATURE*. DOI: 10.1038/nature08504.

491. Thomas Schneider *et al.*: Clostridium-difficile- assoziierte Diarrhö. *DÄ* 104(22):B1403–9; 01.06.2007.

xacin resistent – sich in den letzten Jahren in Europa und Nordamerika ausbreitet.[492] Chinolone sind in der Geflügelhaltung in großem Maßstab eingesetzt worden, so dass hier die Salmonellen wohl diese Resistenzeigenschaften entwickelten.

Die weltweite Zunahme der Methicillin-resistenten Staphylococcus aureus Bakterien (MRSA) zeigt in den EU-Staaten jährlich drei Millionen erkrankende Patienten mit 50 000 bis 100 000 Todesfällen. Die Niederlande und Dänemark, also Länder mit landesweit koordinierten Tätigkeiten in die außerdem nicht nur die stationär im Krankenhaus erworbenen, sondern auch die ambulant erworbenen Keime miteinfließen, haben eine seit Jahren konstant niedrige Rate von unter einem Prozent.

> In Deutschland infizieren sich jährlich circa 16 000 Menschen mit MRSA (MRSA-KISS [Krankenhaus-Infektions-Surveillance-Systems]), ein bis zwei von 100 Patienten, die stationär aufgenommen werden, sind vermutlich bereits vor der Klinikaufnahme mit MRSA infiziert. Einem aktuellen Bericht der Deutschen Gesellschaft für Krankenhaushygiene und der Allianz Versicherung zufolge sind zehn bis zwölf Prozent der S.-aureus-Isolate mehrfachresistent. In den Krankenhäusern schwankt der Anteil der MRSA-Infektionen erheblich und liegt einer Studie der Paul-Ehrlich-Gesellschaft zufolge im Durchschnitt bei 22 Prozent.[493]

Ein vorstationäres Screening aller chirurgischen Patienten zahlt sich präventiv gegen die Ausbreitung, aber auch finanziell aus, wie Diller u. a. sowie Vriens u. a. zeigen konnten. Das Universitätsklinikum Greifswald entschied, bei nur einem Risikofaktor schon das Screening durchzuführen und den Patienten isoliert zu halten, bis zum raschest möglichen Vorliegen des Befundes nach 2 Stunden und das Behandlungsteam in das Screening mit einzubeziehen. So konnte die MRSA-Infektionsrate um mehr als 50 % in den Risikobereichen gesenkt werden. Außerdem wurde dort die Umsetzung einer rationalen Antibiotikastrategie einheitlich geregelt. – Wenn man z. B. sieht, dass der Einsatz von Antibiotika bei jedem zweiten Kind mit Atemwegserkrankungen in Australien bei 14 % zu Penicillin-resistenten Pneumokokken in der Nase führte, ist das international gesehen dringend notwendig.[494] – Die ambulante Problematik mit der hohen MRSA-Prävalenz in der Bevölkerung ist damit nicht gelöst. Nach der Vorstellung von Bartels u. a. (s. u.) sollte dies mit einer „topisch antibiotisch und antiseptischen Sanierung" „mithilfe der Bildung regionaler Netzwerke" auch grenzenübergreifend, da in Südeuropa noch stärker verbreitet, angegangen werden. Auf Initiative des Bundesgesundheitsministeriums wurde in den Folgemonaten die Deutsche Antibiotika-Resistenz-Strategie[495]

---

492. *Spiegel online*, 04.08.2011: Resistente Salmonellen bereiten Forschern Sorge. http://www.aerzteblatt.de/nachrichten/46865/,

493. Claus Bartels, Ralf Ewert, Ivo Steinmetz, Axel Kramer: Frühes Screening senkt die Zahl der Infektionen. *DÄ* 105(13):B590–1; 28.03.2008.

494. http://www.aerzteblatt.de/v4/news/news.asp?id=7771&src=&swid=.

495. Anita Barger, Lars Schade, Gerard Krause, Michael H. Kramer: Antibiotikaresistenzen. Erkennen, bewerten und bekämpfen. *DÄ* 105(49):B2237–40; 05.12.2008.

erarbeitet, der das Bundeskabinett im November 2008 zustimmte. 10 Ziele und 42 Aktionen sollten im humanmedizinischen Bereich in den folgenden 5 Jahren umgesetzt werden in vier Handlungsfeldern: 1. Ausbau der Überwachungssysteme zu Antibiotikaverbrauch und -resistenz, 2. Stärkung der Verhütungs- und Bekämpfungsmaßnahmen zur Reduzierung von Antibiotikaresistenzen, 3. Förderung der Zusammenarbeit und 4. Forschung und Evaluierung.

Nachdem die Resistenzbeurteilung von Infektionserregern für Antibiotika[496] innerhalb Deutschlands wie Europas so unterschiedlich gehandhabt wurde, dass keine Vergleichbarkeit erzielt werden konnte, hat nun eine Arbeitsgruppe für Europa einheitliche Grenzwerte zur Beurteilung von Werten der minimalen Hemmkonzentration (MHK) für wichtige Antibiotika[497] vorgelegt. Bei der Untersuchung zur Überlebensfähigkeit fanden Kris Owens[498] und Kollegen 2005 heraus, dass MRSA mit zwei Wochen am schnellsten auf der Bettwäsche im Krankenhaus abstarb, während er sich auf künstlichen Fingernägeln aus Acryl und Tastaturabdeckungen bis zu zwei Monaten hielt.

Studien u. a. von Michael Brown von der University of Bath[499] aus dem Jahr 2006 zeigten, dass sich der MRSA-Keim in Amöben einschleusen, dort vermehren, an Hartnäckigkeit gewinnen und sich so noch besser ausbreiten und länger halten könne. Aber obwohl MRSA seit 40 Jahren bekannt ist, scheint er sich aufgrund seines hochgezüchteten Resistenzapparates offenbar bevorzugt in der Krankenhausumwelt gegen die Konkurrenz durchsetzen zu können und spielt in der Allgemeinbevölkerung keine so große Rolle. Nach Mark Spigelman[500] vom Centre for Infectious Diseases and International Health, University College London, müssten die Krankenhäuser zur antibiotikafreien Zone werden, in welcher der Überlebensvorteil von MRSA dann verschwinden würde. Antibiotika sollten auf speziell isolierte Klinken beschränkt bleiben und vor einer Operation sollte die Haut lieber mit einer Lösung aus ungefährlichen Mikroben behandelt werden, statt die normale mikrobielle Flora auf der Haut zu vernichten.

Ein anderer Ansatz aus Jena unter dem Infektiologen Mathias Pletz meint, ein infektiologischer Konsildienst im Krankenhaus, der rund um die Uhr über Erreger- und Resistenzstatistiken und Verordnungsstrategien Hilfe gibt, wäre eine Lösung, neben ihrer Forschung auf dem Gebiet der β-Laktamasen mit erweitertem Spektrum (ESBL). Diese

---

496. Arne Rodloff *et al.*: Sensibel, intermediär und resistent – Wirkintensität von Antibiotika. *DÄ* 105(39):657–62; 26.09.2008.

497. www.escmid.org/sites/index_f.aspx?par=2.4.

498. Kris L. Owens, J. P. Magnuson und P. S. Hochmuth, Ecolab, Inc., St. Paul, Minnesota. Präsentation auf dem 105th General Meeting of the American Society for Microbiology, Atlanta, #L-001.

499. Sharon A. Huws und Michael R. W. Brown, Department of Pharmacy and Pharmacology, University of Bath; *et al.*: *Environmental Microbiology*, DOI 10.1111/j.1462-2920.2006.00991.x.

500. *Annals of The Royal College of Surgeons of England*, Vol. 87(5), pp 452–3, DOI 10.1308/003588405X60650.

Enzyme, die mittlerweile von vielen Bakterien produziert werden, können gleich ganze Gruppen von Antibiotika ausschalten.

Schon Anfang 2008 berichtete die Weltgesundheitsorganisation (WHO)[501] über die mit 5 % unerwartet deutliche Zunahme medikamentenresistenter Tuberkulosefälle unter den 9 Millionen jährlichen Neuerkrankungen. Multi-drug-resistant tuberculosis (MDR-TB) bedeutet Resistenzen gegen mindestens Isoniazid und Rifampicin, die beiden derzeit potentesten Tuberkulostatika. 2006 wurde die Steigerung beschrieben mit der extensively drug-resistant tuberculosis (XDR-TB) mit zusätzlichen Resistenzen gegen mindestens einem der Fluorchinolone und einem der drei injizierbaren Zweitrangtuberkulotika Amikacin, Kanamycin und Capreomycin. Diese Form ist mittlerweile in über 45 Ländern prävalent[502] und entstand in erster Linie als Folge von Behandlungsfehlern. Obwohl in Deutschland die Tuberkuloseerkrankungen derzeit rückläufig sind, steuern wir global auf eine Katastrophe zu, die sich auch in Europa bemerkbar machen wird, da fast die Hälfte der Tuberkulose-Patienten nicht hier geboren ist.

Ein neuer Gonokokken-Stamm, der gegen alle Cephalosporine, das erste Mittel der Wahl bei der Geschlechtskrankheit Tripper, resistent ist, wurde in Japan entdeckt.[503] Da 50 % der betroffenen Frauen zu Beginn keine Symptome zeigen, ist die Ausbreitung besonders schwierig zu bremsen.

Den zunehmenden Resistenzen unter den Antibiotika steht gegenüber, dass es „zu wenig echte Innovationen“[504] unter den Antiinfektiva gibt. Im Jahr 2008 wurde in den USA von der FDA kein einziges zugelassen. Manfred Schubert-Zsilavecz, der Präsident der Deutschen Pharmazeutischen Gesellschaft betonte, dass im letzten Jahrzehnt mit Linezolid nur ein echt innovatives Antibiotikum auf den Markt kam, man jedoch dringend neue Wirkstoffe gegen Tuberkulose, Malaria, Shigellen, Haemophilus influenzae, Moraxella catarrhalis und Ciprofloxacin-resistente Erreger der Harnwegsinfekte brauche. Im letzteren Falle solle man nach ausbleibender Besserung am 3. Tag schon auf Cephalosporine wechseln. Insgesamt dürfe man die Neuentwicklung von Antibiotika wegen fraglicher wirtschaftlicher Perspektiven nicht der Pharmaindustrie überlassen und brauche daher mehr Forschungsgelder.

Immer noch zu wenig bekannt ist, dass die Chlamydien[505], eine Bakterienart, zu den (nur) sexuell am häufigsten übertragenen Infektionen gehört und die meisten Menschen

---

501. World Health Organization: *Anti-tuberculosis drug resistance in the world.* Report No.4, 2008. WHO/HTM/TB/2008.394.

502. Robert Loddenkemper, Barbara Hauer: Resistente Tuberkulose. Große Herausforderung durch eine Weltepidemie. *DÄ* 107(1–2):10–19; 07.01.2010.

503. http://www.aerzteblatt.de/nachrichten/46569/.

504. Roland Fath. *DÄ* 106(34–35):B1420; 24.08.2009.

505. Beschluss des Gemeinsamen Bundesausschuss über … Screening auf genitale Chlamydia-trachomatis-Infektionen bei Frauen. *DÄ* 105(8):B376–7; 22.02.2008.

davon nichts merken. Die Folgen sind jedoch für die circa 4 % bis 10 % betroffenen jungen Frauen zu 40 % eine Infektion der Gebärmutter und Eileiter, was zu dauerhaften Schäden, eventuell Unfruchtbarkeit führen kann. Dabei wird der jährliche Test bis zum 25. Lebensjahr von der Krankenkasse in Deutschland bezahlt, und die Therapie ist eine einfache Antibiotikatherapie. Schutz bieten davor genauso wie bei HIV nur Kondome.

Jetzt könnte man auf den Gedanken kommen, dass wir doch heute arm dran sind und dass es früher viel weniger komplizierte Keime gab, als die, mit denen wir es jetzt mal um mal aufnehmen müssen.

Das ist aber offensichtlich so nicht ganz richtig. Schon im späten Pleistozän, also zu Mammuts-Zeiten, gab es Bakterien, die Erbanlagen hatten, welche sie gegen Penicillin, Tetracyclin und Glykopeptid-Antibiotika feiten. Gerry Wright von der McMaster-Universität in West Hamilton und sein Team fanden diese Bakterien in durchgefrorenen Bohrkernen aus Erdschichten dieser Zeitepoche.[506] Sogar den Renner Vancomycin konnten diese Bakterien entschärfen, wie er im Fachblatt *Nature* berichten konnte. „Antibiotika gehören zur natürlichen Ökologie des Planeten", sagt Wright. „Wenn wir glauben, wir könnten ein Medikament entwickeln, gegen dass es keine Resistenz geben kann, dann betrügen wir uns selbst." Die Wirklichkeit ist, dass Mikroorganismen bereits einen Weg gefunden hatten, diesen Mitteln aus dem Weg zu gehen, noch bevor der Mensch überhaupt gelernt hatte, sie zu benutzen. Dazu gehört auch, dass Antibiotika sehr viel komplizierter sind als gedacht, dass sie z. B. in geringer Dosis als vielseitige Botenstoffe fungieren können, die Genschalter umlegen, den Stoffwechsel von Mikroben beeinflussen und ihr Wachstum steuern. Ebenso vielfältig sind die Mechanismen, mit denen sich die Mikroben zur Wehr setzen, wobei ihnen ihre natürlichen Resistenz-Gene helfen. Eine Testung von 500 verschiedenen, im Boden lebenden Bakterien auf ein Spektrum von 21 Antibiotika ergab, dass sie im Durchschnitt gegen sieben bis acht Medikamente resistent waren. Eine weitere Untersuchung verglich Bodenproben von 1940 bis 2008 aus fünf Standorten in den Niederlanden und fand, dass in 78 % die 18 beobachteten Resistenzgene mit der Zeit häufiger wurden. Vor allem seit den 70er Jahren nahmen sie bis zum Faktor 15 zu.[507] Bodendüngung mit Gülle von Schweinen, die oft in größerem Stil Antibiotika erhalten, ist daran nicht unbeteiligt.[508] Es grenzt also eher fast an ein Wunder, dass in der Medizin trotz dieser uralten Selbstschutzmechanismen der Bakterien viele Antibiotika noch wirken.

506. Schon vor 30 000 Jahren waren Bakterien resistent. *Tagesspiegel*, Sept. 2011.

507. Charles W. Knapp, Jan Dolfing und David W. Graham, School of Civil Engineering and Geosciences, Newcastle University, Newcastle upon Tyne, und Phillip A. I. Ehlert, Alterra, Wageningen University and Research Centre: *Environmental Science and Technology*, DOI 10.1021/es901221x.

508. Holger Heuer und Kornelia Smalla, Institut für Pflanzenvirologie, Mikrobiologie und biologische Sicherheit, Biologische Bundesanstalt für Land- und Forstwirtschaft, Braunschweig: *Environmental Microbiology*, Vol. 9(3), pp 657–66, DOI 10.1111/j.1462-2920.2006.01185.x.

Überprüfenswert scheint auch die Indikation zum Antibiotikaeinsatz bei Schwerstverletzten zu sein. In ihrem Blutplasma konnte eine mehr als eintausend Mal höhere Konzentration mitochondrialer DNA nachgewiesen werden als bei Kontrollpersonen. Die Mitochondrien sind ja eigentlich vor Urzeiten von unseren höheren Zellen inkorporierte Bakterien, die wohl dann, durch die Katastrophe in die Blutbahn gelangt, für die Entzündungsprozesse verantwortlich sind. Mangels externer Krankheitserreger, wären hier also Antibiotika nicht sinnvoll, obwohl der massive Gewebeuntergang eine ähnlich aussehende, systemweite Entzündung hervorrief.[509]

Eine Aktivierung des Immunsystems, wie sie im Einsatz gegen radioaktive Verstrahlung auch wieder untersucht wurde (s. anderen Orts), erforschte ein internationales Forscherteam bei der Konfrontation des Organismus über einen Nasenspray mit einem Protein aus der Schwimmgeißel von Salmonellen in der Abwehr einer Pneumokokken-Erkrankung. Mehr als 75 Prozent der Mäuse überlebten mithilfe der Flagellin-Aktivierung des Immunsystems, während alle anderen Mäuse innerhalb weniger Tage starben. Die Verabreichung 24 Stunden nach den Bakterien war noch ähnlich günstig.[510]

Aber mit den Bakterien nicht genug, es gibt ja noch die Viren, die derzeit hoch im Kurs sind. Diese parasitären Touristen reisen trotz erhöhter Flugpreise kostenlos und schnell z. B. als „Influenzapandemie – in vier Tagen um die Welt“[511]. Jeder Dritte könnte im Ernstfall erkranken. So ist man bei den Katastrophenmeldungen der letzten Jahre wirklich versucht zu sagen „Schweinegrippe, Vogelgrippe – oder was auch immer kommen mag“.[512] Das nächste Kapitel haben wir ja schon mit den Corona-Viren erlebt und können sicher sein, dass es dabei nicht bleibt. Es war an der Zeit, dass in einer nationalen Forschungsplattform für Zoonosen[513] die Human- und Veterinärmediziner gemeinsam forschen, um ein besseres Verständnis des Übergangs der Erreger vom Tier auf den Menschen und der Anpassungsvorgänge im neuen Wirt zu erhalten.

Das war eventuell auch die Absicht der USA mit ihren strengeren Gesetzen, als sie laut Trump die Viren aus dem kalifornischen Labor nach Wuhan gaben, wie er einmal im Fernsehen erwähnte.

---

509. Qin Zhang, Mustafa Raoof und Carl J. Hauser, Department of Surgery, Division of Trauma, Beth Israel Deaconess Medical Center und Harvard Medical School, Boston, u. a.: *Nature*, Vol. 464, 4. März 2010, pp104–8, DOI 10.1038/nature08780.

510. Natalia Muñoz und José A. Chabalgoity, Departamento de Biotecnología, Instituto de Higiene, Universidad de la República, Montevideo; Laurye Van Maele und Jean-Claude Sirard, Centre d'Infection et d'Immunité de Lille, Institut Pasteur de Lille, INSERM und Université Lille Nord de France u. a.: *Infection and Immunity*, Vol. 78(10), pp4226–33, DOI 10.1128/IAI.00224-10.

511. Eva Richter-Kuhlmann. *DÄ* 106(18):B742–4; 01.05.2009.

512. Eva Richter-Kuhlmann. *DÄ* 106(45):B1911–2; 06.11.2009.

513. www.zoonosen.net.

Interessant ist in diesem Zusammenhang, dass es schon 2009 der Arbeitsgruppe um Klaus Überla von der Ruhr-Universität Bochum und der Rockefeller University New York/USA gelungen war, eine erfolgreichere Kombivakzine aus einem Protein- und einem genbasierten Impfstoff herzustellen.[514] Diese schütze wohl besonders Schleimhäute, und ob sich so z. B. eine HIV-Infektion beim Menschen verhindern lasse, müsse in weiteren Studien untersucht werden. In diesem Zusammenhang wurde bekannt, dass offensichtlich in Afrika, wo das Stillen für die Säuglinge einen wichtigen Schutz vor den Haupttodesursachen wie Durchfall, Lungenentzündung und Sepsis darstellt, viele HIV-infizierte Mütter ihre Babys über die Muttermilch nicht anstecken. Untersuchungen an Mäusen haben gezeigt, dass es offensichtlich Substanzen in der Milch gibt, die gegen eine Infektion mit HI-Viren schützen. Aber noch ist unklar um welchen Mechanismus es sich handelt und warum er manchmal wirkt und manchmal aber nicht.[515] Solange diese Frage nicht gelöst ist, stehen die HIV-infizierten Mütter vor einem schrecklichen Dilemma.

Mittlerweile gelang es, das inaktivierte HI-Virus als Träger für Informationen zu benutzen, die in den Körper eingeschleust werden sollten. Dies ist bisher nun erstmals in Liverpool angewandt worden, um wegen einer seltenen, genetisch bedingten, tödlichen Erkrankung (Sanfilippo-Syndrom) nach Auslöschung des eigenen Immunsystems, dieses mit der veränderten Erbinformation wieder zu implementieren.[516]

Zum Epstein-Barr-Virus (EBV)[517] hat man jetzt entdeckt, wie sich diese vermehren und so, nach dem Ruhezustand unter bestimmten Umständen aktiv geworden, das Tumorwachstum auslösen können. Etwa 70 verschiedene Gene sind in der Ruhephase abgeschaltet. Das EBV infiziert die B-Zellen des Immunsystems, schleust sein Erbgut in deren Kern ein, verwandelt lediglich ein paar Gene von der Zelle in Proteine und wartet quasi schlafend ab, bis seine Zeit – z. B. bei einer Immunschwäche – gekommen ist. Dann erfolgt die starke Vermehrung und/oder das Tumorwachstum. Inzwischen scheint es auch Hinweise für eine Beteiligung an der Entstehung von Multipler Sklerose (MS) zu geben.

Die Richtlinien zu den empfohlenen Schutzimpfungen inklusive der gegen Humane Papillomviren HPV[518], werden immer wieder auf den neuesten Stand gebracht, so z. B.

514. EB: Kombivakzine verbessern Immunantwort gegen Viren. *DÄ* 107(8):B272; 26.02.2010.

515. Muttermilch enthält Hemmstoffe gegen HI-Viren. *Spiegel-online*, 15.06.2012.

516. https://www.3sat.de/wissen/wissenschaftsdoku/210429-sendung-wido-102.html.

517. EB: Wie sich Epstein-Barr-Viren vermehren. *DÄ* 107(4):B104; 29.01.2010.

518. Vera Zylka-Menhorn, Rüdiger Meyer: Humane Papillomviren. In Deutschland wird spät geimpft. *DÄ* 106(36):B1474; 04.09.2009.

2008.[519] Zum Thema „Impfsicherheit heute“[520] wurden die gängigsten Bedenken meist technischer Natur entsprechend beantwortet. Aber trotzdem macht es den Eindruck, als ob die wirtschaftliche Seite die Forschung zu sehr einseitig beeinflusst, oder unliebsame Ergebnisse unterdrückt. Die beiden Filme VAXXED und sein Nachfolgefilm, blieben letztlich unbeantwortet. Auch die verschiedenen Vakzinfindungsansätze für das Corona-Virus sind so heterogen und unübersichtlich, dass sich selbst Fachleute in ihren Aussagen hierzu oft widersprechen, was die Schwierigkeit dieses neuen Gebietes erkennen lässt.

Zu einer bisher für unmöglich gehaltenen Übertragung von Adenoviren durch Affen auf den Menschen kam es in einem US-Labor.[521] Die Erkrankung verlief für die Laborarbeiterin und ihre infizierte Familie sehr milde, während einige Affen an Pneumonie verstarben. Aufgrund des Klimawandels ist zu erwarten, dass sich die Malaria übertragende Anopheles-Mücke, die das Dengue-Virus übertragende Tigermücke und die das Chikungunya-Virus übertragende Aedes-Mücke in Europa – letztere schon nördlich der Alpen – weiter ausbreiten. Auf 600 bis 1 000 erhöhte, (bisher nur) importierte Malaria-Fälle jährlich gibt es schon seit einigen Jahren. Da aber erkrankte Menschen hier schneller behandelt werden und daher nicht als Erregerreservoir für andere, sich dann an diesen infizierenden Mücken dienen können, ist zu hoffen, dass die Situation in Europa weiterhin so bleibt wie sie ist. In Brasilien konnte gezeigt werden, dass mit dem Abholzen des Regenwalds (z. B. um 4 %) nicht nur unzählige Tier- und Pflanzenarten verschwinden, sondern dass sich auch ein Überlebensvorteil für die Stechmücke Anopheles darlingi (dann um 50 %) bietet, die Hauptüberträger der Malaria im Amazonasbecken ist.[522] Dem könnte man nach den Ergebnissen einer internationalen Forschergruppe in Kenia u. U. mit dem Nilbuntbarsch entgegenwirken. Annabel Howard vom International Centre for Insect Physiology and Ecology in Nairobi und ihre Kollegen setzten ihn in Fischteichen aus und fanden, dass sie die verschiedenen Mückenlarvengattungen um 75–95 % reduzierten.[523] Außerdem ergab sich so eine neue Protein- und Einkommensquelle für die Bevölkerung. Dass es auch andersherum gehen kann, hatte sich in den westafrikanischen Ländern Burkina Faso, Benin und Nigeria gezeigt. Das

519. Beschluss des Gemeinsamen Bundesausschusses über eine Richtlinie über Schutzimpfungen nach § 20 d Abs. 1 des SGB V. *DÄ* 105(1–2):B37–48; 07.01.2008.

520. Burkhard Schneeweiss, Michael Pfleiderer, Brigitte Keller-Stanislawski. *DÄ* 105(34–35):590–5, 25.08.2008. DOI: 10.3238/arztebl.2008.0590.

521. http://www.aerzteblatt.de/nachrichten/46648/, *PLoS Pathogens* (2011; 7: e1002155).

522. Sarah Olson und Jonathan Patz, Center for Sustainability and the Global Environment und Department of Population Health Sciences, University of Wisconsin, Madison: *Emerging Infectious Diseases*, 16. Juni 2010.

523. Annabel F. V. Howard und Francois X. Omlin, Human Health Department, International Centre of Insect Physiology and Ecology (ICIPE), Nairobi, Kenia, und Guofa Zhou, Program in Public Health, College of Health Sciences, University of California, Irvine: *BMC Public Health*.

Sammeln und Konsumieren von zu vielen Tigerfröschen ergibt weniger Kaulquappen, und da diese Moskitolarven verzehren, steigt die Malariarate. Nach Umfragen zeigte es sich, dass alleine 32 befragte nigerianische Froschsammler pro Jahr mit der hierfür durchaus relevanten Menge von 2,7 Millionen Fröschen handelten. Da die Profite hier relativ groß sind, sei mit einer Veränderung so nicht zu rechnen. Eher könnten „Froschfarmen" eine Hilfe bringen.[524]

Dass Viren definitiv nicht nur ein Problem der Menschheit sind, zeigten die Ergebnisse, welche die Retroviren auf die Zeit von vor 450 Millionen Jahren in den Wirbeltieren zurückverfolgen ließen.[525] Es gelang französischen Forschern einen 5 Millionen Jahre alten Retrovirus wieder zu erschaffen, der unseren Vorvorfahren zu schaffen machte. Seine Reste sind heute noch über das menschliche Genom verstreut zu finden und machen bis zu 8 % aus.[526] Die Mutationsprozesse wurden zurückverfolgt und so das ursprüngliche Virus hergestellt. Dies hat weitgehende Konsequenzen und führte unter anderem zu der Erkenntnis, dass in uns noch Viruspartikel existieren, die unter bestimmten Umständen des Zusammentreffens wieder infektiöse Viren entstehen lassen können, von denen wir dachten, dass unsere Vorfahren sie erfolgreich bekämpft hätten.

Es war nur zu erwarten, dass wir bei weiterer Suche nach Viren fündig werden – nämlich in uns! So fand man alleine im Darm die DNA von 189 680 Viren, wenn man sich nicht verzählt hat.[527] Die Mehrzahl davon betrifft Bakteriophagen, also Viren welche Bakterien infizieren. Um die Bedeutung dessen zu erfassen und zu verstehen, was sich da alles abspielt, bedarf es weiterer Forschung, denn wir stehen hier erst ganz am Anfang.

Aber nicht nur Bakterien und Viren gelangten und gelangen aus der Tierwelt unter bestimmten Bedingungen zum Menschen, sondern offenbar auch Malariaerreger. Der einzellige Parasit Plasmodium falciparum, der beim Stechen durch die infizierte Anophelesmücke auf den Menschen übergeht, ist für die weitaus größte Zahl der eine Million jährlicher Malariatote (von weltweit jährlich zwei- bis dreihundert Millionen Erkrankungen) verantwortlich. Bei Westlichen Gorillas die in Kamerun, der Zentralafrikanischen Republik und der Republik Kongo vorkommen, fand man nun einen praktisch identischen Plasmodienstamm, der auf einen einmaligen Sprung zum Menschen

524. Mohneke, M., A. B. Onadeko, M. Hirschfeld, M.-O. Rödel; Veröffentlichung in "*Traffic Bulletin*" 22: 117–128.

525. Aiewsakun, P. & Katzourakis, A. Marine origin of retroviruses in the early Palaeozoic Era. *Nat. Commun.* 8, 13954 doi: 10.1038/ncomms13954 (2017).

526. http://www.nature.com/news/2006/061030/full/news061030-4.html.

527. Stephen Nayfach, David Páez-Espino, Lee Call, Soo Jen Low, Hila Sberro, Natalia N. Ivanova, Amy D. Proal, Michael A. Fischbach, Ami S. Bhatt, Philip Hugenholtz & Nikos C. Kyrpides (2021) Metagenomic compendium of 189,680 DNA viruses from the human gut microbiome. *Nature microbiology.* https://www.nature.com/articles/s41564-021-00928-6; 29.06.2021.

schließen lässt. Die vorher favorisierte Idee der getrennten Entwicklung bei Plasmodien nach der Trennung von Menschen und Affen ist damit begraben.[528] Nur noch bei Schimpansen konnte Plasmodien nachgewiesen werden, deren Stamm aber sehr verschieden war. Die menschlichen Afrika-Ausreisenden nahmen dann wohl diesen blinden Passagier mit, denn vor (60 000 bis) 80 000 Jahren soll der letzte gemeinsame Ahn der beiden Erregerstämme gelebt haben, der schon die frühen Einwohner von Sundaland bis nach Australien quälte.[529] Das konnte man anhand der mit der Entfernung von Ostafrika abnehmenden genetischen Vielfalt feststellen. Nur Südamerika stellt eine Ausnahme dar und scheint daher erst spät durch den Sklavenhandel mit dem Erreger in Kontakt gekommen zu sein. Wenn die sogenannte Sichelzellanlage der roten Blutkörperchen von beiden Elternteilen vererbt wird, kommt es beim Kind zu schweren Schäden, die unbehandelt oft tödlich verlaufen. Wenn jedoch nur ein Elternteil dies vererbt, kommt die Sichelzellanämie nicht nur nicht zum Ausbruch, sondern bietet auch nachweislich Schutz gegen leichte wie auch schwerere Malariaformen sowie die oft damit verbundene Blutarmut. Daher trägt sogar ungefähr ein Viertel der Bevölkerung im westlichen und äquatorialen Afrika diese mutierte Genvariante.[530] Neuere Untersuchungen lassen vermuten, dass es ähnliche interaktive genetische Vorteile auch bei anderen Erkrankungen gibt. Wie bei der Pest, wo mittlerweile drei biologische Varianten aus alter Skelett-DNA des 14. Jahrhunderts extrahiert werden konnten, von denen eine heute nicht mehr zu existieren scheint.

Eine Mutation des „CCR5-Gens“ könnte auch hier beteiligt sein, wobei ein Verlust an Genmaterial zu einem verkürzten Protein führt, welches von den Erregern nicht mehr zur Infektion genutzt werden kann. So zumindest ist es bei der HIV Typ 1-Erkrankung, wo 1 % der Europäer die zwei Kopien dieser Variante des „CCR5-Gens“ haben immun ist. Derzeit wird auch untersucht, ob in ähnlicher Weise das heterozygote Tragen des Mukoviszidose-Gens (= Zystische Fibrose = CF), was immerhin einen von 25 Europäern betrifft, gegen das Erkranken an Cholera hilft. All das würde erklären, warum diese reinerbig-homozygot zum frühen Tode führenden Erkrankungen wie Sichelzellanämie und Mukoviszidose, doch evolutionäre Vorteile bieten und daher als heterozy-

---

528. Kazuyuki Tanabe, Laboratory of Malariology, Research Institute for Microbial Diseases, Osaka University, Osaka; Francois Balloux, MRC Centre for Outbreak Analysis and Modelling, Department of Infectious Disease Epidemiology, Imperial College, London, u. a.: *Current Biology*, DOI 10.1016/j.cub.2010.05.053.

529. Robert F. Kennedy Jr (2022) Das wahre Gesicht des Dr. Fauci. Rottenburg: Kopp. - The Real Anthony Fauci. Skypublishing Inc.: 2021. S. 504f.

530. Benno Kreuels, Christina Kreuzberg und Jürgen May, Arbeitsgruppe Infektionsepidemiologie, Bernhard-Nocht-Institut für Tropenmedizin, Hamburg; Matilda Ayim-Akonor, Kumasi Centre for Collaborative Research in Tropical Medicine, Kumasi, u. a.: *Blood*, DOI 10.1182/blood-2009-09-241844.

gote Formen weitervererbt werden.[531] Wir haben hier also einen Mechanismus, der auch bei Bakterien schon gefunden wurde (s. o), wo zum besseren Schutze der Mehrheit eine Minderheit quasi geopfert wird. Ähnliches ist auch für Bäume beschrieben, wo wenige die Schadstoffe und Parasiten auf sich ziehen, damit die anderen bessere Chancen haben. Würde man an dieser Stelle sich auf in-vitro-Untersuchungen beschränken, würde man die weiterführenden Schritte verpassen. Nur durch eine angewandte medizinische Kontextologie kommt man zu den entscheidenden Hinweisen, die einen Fortschritt ermöglichen.

Genetische Forschung hat im Rahmen ihrer weiteren Anwendung auch herausgefunden, dass der Fadenwurm, der z. B. die gefürchtete Trichinenerkrankung auslösen kann – weswegen die Fleischbeschauung vorgeschrieben wurde – von Europa ausgehend mit der Verbreitung der Hausschweine erst wenige Jahrtausende alt ist.[532]

Es sollen durch den Klimawandel auch mehr Allergene und UV-Strahlen freigesetzt werden, was beides auf die Zunahme von Herz-Kreislauf-Erkrankungen bzw. die akuten Gefährdungssituationen Betroffener im Sommer Auswirkungen haben könnte. Jörg Hacker, der damalige Chef des Robert-Koch-Instituts, sah bei einem Interview[533] die Möglichkeit einer Zusammenarbeit mit dem Ende 2006 gegründeten Kompetenzzentrum Klimafolgen und Anpassung beim Umweltbundesamt. Bezüglich der Forschung, Prävention und Therapie für arme Länder sah er die WHO in der Pflicht, wovon danach nicht mehr viel zu hören war.

Zum 60-jährigen Bestehen der WHO warnte die WHO-Generaldirektorin Margaret Chan, vor den drastischen Folgen des Klimawandels für die Gesundheit. So führten z. B. die Überschwemmungen in Angola zu einer Ausbreitung der Cholera, und in Schwarzafrika gebe es einen „Meningitis-Gürtel", der auf größere Trockenheit zurückzuführen sei. Auf den Pfizer-Skandal mit illegalen Menschenexperimenten bei einem Meningitis-Ausbruch 1996 wurde in dem Buch „*Corona – das Syndrom*" hingewiesen. 2012 musste Chan dann resümieren, nachdem es offensichtlich geworden war, dass der Kampf gegen Hunger, Dürre, Krankheit und für sauberes Trinkwasser und Hygiene durch einseitige Impfprogramme oft im Versuchsstadium ersetzt worden waren und dass nun leider das WHO-Budget von 5,6 Milliarden in hohem Maße zweckgebunden von den Geldgebern gesteuert werde. Das geschah, ohne die Gates-Foundation zu nennen, welche mit einer

531. Barbara Bramanti: Pest und Cholera – Alte Seuchen in neuem Licht. *forschung* 3/2011 – Das Magazin der Deutschen Forschungsgemeinschaft.

532. Benjamin M. Rosenthal, Animal Parasitic Diseases Laboratory, Agricultural Research Service, US Department of Agriculture, Beltsville, Maryland; Giuseppe La Rosa, Dipartimento di Malattie Infettive, Parassitarie ed Immunomediate, Istituto Superiore di Sanità, Rom; *Liu Mingyuan*, Institute of Zoonoses, Jilin University, Changchuan; u. a.: *Infection, Genetics and Evolution*, Vol. 8(6), pp799–805, DOI 10.1016/j.meegid.2008.07.008.

533. Sabine Rieser: Klimawandel. Die armen Länder tragen die größte Last. *DÄ* 105(16):B714–5, 18.04.2008.

Milliarde steuerlich anrechenbarer Spenden für die WHO, ganz abgesehen von mannigfaltigen weiteren gewichtigen weltweiten Aktivitäten, das globale Gesundheits-Steuer lenke.[534] Seit 2017 ist kein Mediziner, sondern der Biologe Tedros Adhanom Ghebreyesus Direktor der WHO. Ghebreyesus war Vorstandsvorsitzender[535] des Global Fund to Fight AIDS, Tuberculosis and Malaria, der von Gates mit einer Anfangsfinanzierung versehen wurde.[536] Als solcher war er schon damals direkt involviert mit Gates in diesem beschriebenen Bereich, wo von dem Juristen KENNEDY in erschreckender Deutlichkeit geschildert und juristisch belegt wurde, wie diese mit Anthony Fauci mittels bestenfalls unausgegorenen schlimmstenfalls absichtlich dort ausgegebenen Impfstoffen, die woanders schon lange verboten waren wegen der toxischen Nebenwirkungen, sich mit dem finanzierenden und daran verdienenden Bill Gates an der hilflosen Bevölkerung Asiens und besonders Afrikas vergingen. Auch in der Direktion der gavi saß Ghebreyesus und Kritiker werfen ihm vor, als Außenminister Äthiopiens nicht nur aggressiv das Recht auf freie Meinungsäußerung unterdrückt und Journalisten inhaftiert zu haben, sondern auch eine Terrorgruppe zu leiten, welche mit Völkermordmaßnahmen rivalisierender Stammesgruppen in Verbindung gebracht wurde.[537] Das ist die (un)heimliche Wahrheit, die man mit allen sorgfältigen Quellenangaben zum ganzen Impfgeschehen der letzten Jahrzehnte auf über 800 Seiten bei KENNEDY mit Gruselbeigabe nachlesen kann und wo ich hier wirklich nicht auf alles eingehen kann, um den Rahmen nicht völlig zu sprengen. Ein Teil davon ist zusammengefasst zu finden in dem Werk „*Das Corona-Syndrom*“. Und nun wird von diesem WHO-Direktor, der „Jesus“ in seinem Namen führt doch tatsächlich behauptet, dass es eine ungerechtfertigte Stimmungsmache gegen die WHO gebe, die von dem FDP-Abgeordneten Konstantin Kuhle sogar als „brutal“ bezeichnet wurde. Das sieht nicht danach aus, als ob Herr Kuhle sich mit der Vita des Direktors und der Geschichte der WHO und von Gates beschäftigt hätte. Es geht um die neu geplante WHO-Pandemievereinbarung, die am 01.12.2021 angedacht wurde, um im Mai 2024 beschlossen zu werden. Tedros sagte in Genf „Unser Mandat ist zu 100

534. ROBERT F. KENNEDY Jr. (2022). *Das wahre Gesicht des Dr. Fauci. Bill Gates, die Pharmaindustrie und der globale Krieg gegen Demokratie und Gesundheit*. Rottenburg: Kopp. S. 491ff.
JEREMY LOFFREDO & MICHELLE GREENSTEIN, „Why the Bill Gates Global Health Empire Promises More Empire and Less Public Health“, *The Grayzone* (Jul. 8, 2020). https://thegrayzone.com/2020/07/08/bill-gates-global-health-policy/.

535. https://www.who.int/news/item/23-05-2017-world-health-assembly-elects-dr-tedros-adhanom-ghebreyesus-as-new-who-director-general.

536. https://archive.ph/20130124180843/http://www.google.com/hostednews/afp/article/ALeqM5h6Ih8CYz1SqAKYjI-SiowJgu8BSA?docId=CNG.07d4a47a8ce76f0e07e322726bdf65a2.6f1.

537. „Ethiopia accuses WHO chief Tedros of supporting Tigray forces“, *Daily Sabah* (Nov. 19, 2020). https://www.dailysabah.com/world/africa/ethiopia-accuses-who-chief-tedros-of-supporting-tigray-forces; zit. n. KENNEDY, 2022, S. 494.

Prozent bestimmt von den Mitgliedstaaten und worauf sie sich einigen."[538] Eine Blasphemie, könnte man fast sagen. Wir brauchen hier nicht alte Sprichwörter bemühen, wie „wess Brot ich fress, des Lied ich sing" oder „Wie der Herr, so's Gescherr" oder „Der Hund beißt nicht seinen eigenen Herrn". Denn wie schon nicht nur von Margarete Chan, der Vorgängerin von Tedros belegt moniert wurde, führen die Geldgeber mit ihren Auflagen zur Finanzierung den Marsch an. Es wird also keinesfalls das rauskommen, was sinnvoll wäre, sondern das was Bill Gates passt. Die Sorge um das Aushebeln demokratischer Strukturen ist somit sicherlich berechtigt.

Der Präsident von Tansania, John Magufuli, starb am 17. März 2021, der Premierminister der Elfenbeinküste, Hamed Bakayoko, am 10. März 2021, der Präsident von Burundi, Pierre Nkurunziza, am 8. Juni 2020, der populäre Expräsident von Madagaskar, Didier Ignaz Ratsiraka, am 28. März 2021, Kenias berühmter Arzt Stephen Karanja starb am 28. März 2021. Alle hatten davor gewarnt, sich impfen zu lassen und starben plötzlich, wie es hieß, an Corona.

> Ein Artikel im *BMJ (British Medical Journal)* mit dem Titel *„Why have so many African leaders died of COVID?"* (zu Deutsch etwa: *„Warum sind so viele afrikanische Führer an Covid gestorben?"*) listet 17 Staatsoberhäupter und führende Gesundheitsminister auf, die in den 12 Monaten zwischen Februar 2020 und Februar 2021 verstorben sind. In dem BMJ-Artikel heißt es, dass fast alle diese Todesfälle zu einem dramatischen Wandel in der nationalen Gesundheitspolitik geführt haben, weg von der Skepsis hin zu einer starken Unterstützung der Impfungen in den jeweiligen Ländern. Der Artikel weist darauf hin, dass die Gesamtsterblichkeitsrate (1:33) durch Covid unter den afrikanischen gewählten Führungspersönlichkeiten siebenmal so hoch ist wie die der Vergleichsgruppe ihres Geschlechts, ihres Alters und ihrer demografischen Merkmale in der Allgemeinbevölkerung während dieses Zeitraums.[539] Weder schließe ich (KENNEDY) mich der Theorie an, dass diese Männer ermordet wurden, noch weise ich solche Spekulationen von vornherein zurück. Es ist allerdings naiv zu glauben, dass mächtige Männer und Frauen, die eine mit westlichen Militärs und Geheimdiensten verbündete Billionen-Dollar-Industrie bedrohen, dies ohne Risiko tun. … Die historische Verwicklung westlicher Geheimdienste in Putsche und die Ermordung afrikanischer Führer im Auftrag ihrer Firmenkunden ist gut dokumentiert.[540]

An dieser Stelle muss darauf hingewiesen werden, dass das Buch *„Corona: Das Syndrom"* sehr viele recherchierte und mit Quellen belegte Fakten aus dem weit über Corona hinausgehenden Gesamtkontext enthält, die Ihnen lieber Leser, leider oft das Gruseln lehren können. Die Fakten zur Pathologen-Konferenz wurden dort noch nicht

538. dpa/saw, „Was hinter der „brutalen Stimmungsmache" gegen WHO-Beratungen steckt. *Welt*, 18.05. 2022.

539. JEAN-BENOIT FELISSE *et al.*, „Why have so many African leaders died of COVID-19?" *BMJ Global Health* 2021; 6:e005587, 10.1136/bmjgh-2021-005587. https://gh.bmj.com/content/6/5/e005587.

540. ROBERT F. KENNEDY Jr (2022). Das wahre Gesicht des Dr. Fauci. Rottenburg: Kopp. – The Real Anthony Fauci. Skypublishing Inc.: 2021. S. 504f.

genannt. Aber jetzt gab es zu dem damaligen Video[541] quasi zwei Updates[542, 543], zuletzt vom 23. März 2022, welches ich Ihnen aus einem schriftlichen Interview nicht vorenthalten möchte:

> Pathologie der Impftoten und Impfschäden: „Nach der Evidenz erste Beweise" +++ Deutlich mehr Impftote als offiziell?
>
> Evidenz-basiert bedeutet nicht bewiesen, so betont Professor Arne Burhardt. Beweise sind ein weiterer Schritt. Dies führt er bei der Präsentation von Beweisen zu Impfschäden bzw. Impftoten im Video vom 11. März 2022 zur Pathologie-Konferenz aus. Eine Gruppe Wissenschaftler um die Pathologen Prof. Arne Burkhardt und Prof. Walter Lang haben 10 Fragen an das „An der Goldgrube" in Mainz (Deutschland) ansässige Unternehmen BioNTech (in Kooperation mit Pfizer, USA) gestellt.
>
> Die Fragen der Wissenschaftler und die Antworten von BioNTech sind hier unverändert und unkommentiert nachlesbar:
>
> BIONTECH Antwortschreiben an Pathologie-Konferenz.pdf
>
> Gibt es einen ursächlichen Zusammenhang zwischen dem Tod von Menschen und den ihnen zuvor verabreichten Corona-Impfungen? Der Pathologe Dr. Arne Burkhardt arbeitet mit anderen Wissenschaftlern an der Beantwortung dieser Frage. Am 7. März 2022 legte er im Zuge einer öffentlichen Anhörung des Sozialausschusses im Sächsischen Landtag die Erkenntnisse aus den bisher durchgeführten Obduktionen dar. (VIDEO)
>
> Doch zurück zu den Fragen an den Impfstoffhersteller BioNTech/Pfizer und den Antworten:[544]
>
> Die Frage, in welchen Zellen und Geweben, Spike Proteine gebildet werden, wurde von BioNTech leider nicht beantwortet. Aber auf eine spätere Frage wurde auf Impfpartikel-Verteilungsstudien in Mäusen und Ratten verwiesen, die zeigten, daß diese nach Injektion im ganzen Körper nachweisbar waren. Die Impfpartikel verbleiben also nicht am Injektionsort.
>
> Die Frage nach der Dauer der Spike-Proteinbildung wurde nicht beantwortet. Die fragenden Wissenschaftler fanden in einer älteren Publikation von 2014 Angaben von BionNTech Gründer Ugur Sahin, dass nach etwa 10 Tagen die Hälfte einer injizierten Dosis modifizierter RNA, wie sie in Comirnaty verwendet wird, abgebaut sei.
>
> Mit einem Topf Wasser und ein paar Tropfen Öl kann man beobachten, wie kleine Lipidtropfen zu großen fusionieren. Die Wissenschaftler wollten wissen, ob ähnliche Phänomene auch bei Lipidnanopartikeln zu befürchten seien. BioNTech hat hierzu keine Berichte in der Literatur gefunden, jedoch auch keine eigenen Versuche angestellt. Um das Aggregieren (=fusionieren?) von Lipidnanopartikeln im Körper zu verhindern, wurde Polyethylenglycol (PEG) zugesetzt, das bekanntermaßen schwere allergische Reaktionen hervorrufen kann. Recht gute Informationen scheinen zu den nicht für die Anwendung am Menschen zugelassenen Lipidnanopartikelinhaltsstoffen

541. https://pathologie-konferenz.de/; 25.09.2022.
542. https://www.youtube.com/watch?v=QNhflLpDyg4; 25.00.2022.
543. https://www.youtube.com/watch?v=FsbK6FW2W58&t=6s; 25.09.2022.
544. https://pathologie-konferenz.de/BIONTECH%20Antwort%20an%20Pathologie-Konferenz.pdf; 01.10.2022.

ALC-0159 und ALC-0315 vorzuliegen, zu denen BioNTech Antworten gab, nach denen die fragenden Wissenschaftler gar nicht gefragt hatten.

Allerdings war BioNTech nicht bereit, Fragen zur Anzahl der Lipidnanopartikel in einer Corminaty Dosis zu beantworten. „Wir sind nicht in der Lage, Angaben über die Anzahl der Lipid-Nanopartikel in einer Dosis Comirnaty oder den Unterschied zwischen den einzelnen Dosen zu machen, da es sich hierbei um wirtschaftlich sensible Informationen handelt."

Der Verdacht, dass das durch die „Impfung" gegen Covid-19 im Körper gebildete Spike-Protein für die pathologisch festgestellten Entzündungen und Läsionen von Gefäßen verantwortlich sein könnte, konnte jetzt erstmals immunhistologisch bestätigt werden.

Den Pathologen Prof. Arne Burkhardt und Prof. Walter Lang ist es mit ihrem Team gelungen, das Impf-Spike-Protein in den Gefäßen einer 4 Monate nach der „Impfung" verstorbenen Person, bei der Gefäßläsionen und auch eine impfinduzierte Myokarditis vorlagen, sicher nachzuweisen. Der Nachweis ist gelungen durch einen für das Spike-Protein spezifischen Antikörper mittels konventioneller Immunhistochemie auf den Gewebeschnitten. Die geschilderte Nachweismethode kann auf alle Organ- und Zellschäden übertragen werden, bei denen sich auffällige pathologische Befunde nach „Impfung" gegen Covid-19 zeigen. Daraus folgt: Aus ethischen, rechtsstaatlichen und wissenschaftlichen Gründen müssen ab sofort alle histopathologischen Untersuchungen im Zusammenhang mit Schäden aufgrund einer „Impfung" gegen Covid-19 um diese Methode ergänzt werden.

Aus den Antworten zur eingesetzten modifizierten RNA schließen die fragenden Wissenschaftler, dass ein modRNA Format zum Einsatz kommt, dass von BioNTech Gründers Ugur Sahin als „deimmunisierende Variante" bezeichnet wurde.[545]

Jörg Matysik und vier weitere Chemie-Professoren haben einen offenen Brief an das Paul-Ehrlich-Institut (PEI) geschrieben. Sie drücken darin ihre große Sorge um die Sicherheit des Pfizer-BioNTech-Impfstoffs aus und denken, bestimmte Inhaltsstoffe sowie Mängel bei der Qualitätskontrolle könnten möglicherweise sich häufende Meldungen zu Impfschäden erklären. BioNTech würde sich merkwürdigerweise selber widersprechen. Leider schweigt das PEI dazu, statt seiner ärztlichen Pflicht des nil nocere (nicht zu schaden) nachzukommen und die Alarmglocken zu läuten und dies sofort zu überprüfen.[546]

Eine Sendung bei *arte*[547] Mitte Oktober 2022 mit etlichen bekannten Spezialisten ermahnte die Ärzte, sie hätten es bezüglich Ausbildung und Wissen an Bescheidenheit fehlen lassen und viele Patienten unwissentlich verkehrt beraten. Es ging um Viren und Impfungen allgemein. Diane Herper gab an, dass nur 5 % von 10 % der Humanpapillom (HP)-Viren Unbehagen machten, weitere 5 % präkanzeröse Vorstufen, von denen sich nach 30 Jahren ohne Behandlung 40 % in Krebs verwandelten. Daher sei alle 2 Jahre ein Abstrich (PAP-Test) wichtiger als alles andere. Man erkannte, dass wo viel geimpft wurde ab 2006 mehr HPV-Ca auftrat. Eventuell machte das Auslöschen mancher Viren Platz

545. https://walliser-zeitung.ch/pathologie-der-impftoten-und-impfschaeden/; 25.09.2022.

546. https://www.cicero.de/wirtschaft/biontech-inhaltsstoffe-impfung-nebenwirkungen; 28.09.2022.

547. https://www.arte.tv/de/videos/091092-000-A/impfen-die-ganze-geschichte/; 22.10.2022.

für mehr böse ihrer Art, oder man praktizierte weniger Safer-sex, da man sich geschützt wähnte, oder es wurden infizierte Frauen geimpft, die dann ein 45 % erhöhtes Ca-Risiko hätten. – Jefferson ging darauf ein, dass zur Vermeidung einer Grippeerkrankung, nicht einer Hospitalisation oder eines Todesfalles, 99 Impfungen nötig wären. Peter Goetzsche erklärte, dass bei Impfstoffen im Gegensatz zu allen Medikamenten keine Toxizitätstests gemacht würden. Der National Childhood Vaccine Injury Act von 1986 durch Reagan sollte alle Pharmafirmen von allen möglichen Regressforderungen entlasten. Aber während man Medikamente bei Problemen absetzen kann, ist eine Impfung nie mehr rückgängig zu machen. Romain Gherardi gab an, hier fehlten präklinische Studien für mutagene Wirkungen, beispielsweise Krebs. Peter Aaby berichtete zu seinen Forschungen zu Masern, wo die dreifach Impfung DTP nach den Masern zu Katastrophen führen konnte, während dies umgekehrt nicht der Fall war. Denn der Impfstoff sei nicht nur gegen 1 Krankheit, sondern beeinflusse das gesamte Immunsystem, was besonders für Mädchen/Frauen eine Gefährdung darstelle. Michel de Lorgeril gab zu bedenken, dass die natürliche Immunisierung über die Atemwege stattfinde, welche bei der Impfung in einen Muskel ausgespart würden. Daher sollte an Nasensprayimpfungen gearbeitet werden. Mark Davis ging an die Wurzel, als er sagte, dass das immunologische Konzept von Virchow mit körpereigen und nicht-eigen durch die moderne Mikrobiom-Forschung völlig widerlegt worden sei. So wisse man beispielsweise, dass das bisher als böse betrachtete Cytomegalievirus (CMV), was 80 % der Menschen beherbergen, den Körper postinfektiös stärkt. So wären die Impfungen gegen Mumps, Röteln und Masern nun ganz neuen Fragen ausgesetzt. Denn nicht die noch nicht erreichte Durchimpfung, die Anstrengungen und unnütze Geldausgaben erfordere, wie man bei der Eradikation der Pocken in Indien lernte, wo man schließlich nur entdeckte „Brandherde“ und Umgebung statt flächendeckend mit Erfolg impfte, sondern auch die nach Ursula Wiedermann 2–10 % Non-Responder bei allen Impfstoffen, gelte es zu bedenken. Außerdem besteht ein unklares Risiko für Toiletten- und Abwassersysteme durch die den Impfstoffen hinzugefügte Adiuvantien, wie beispielsweise Aluminium. In einem tatsächlich bei Elsevier veröffentlichten Forschungsartikel[548], wurde aufgrund der Aluminium-Ausscheidung von nur 5 % nach 2 Tagen bei 2 Kaninchen auf den Menschen hochgerechnet und so ein „Reinwaschen“ betrieben. Da würde ich persönlich lieber den Wetterfrosch im Glas befragen. All die hier kurz angerissenen Themen werden in *„Corona: Das Syndrom“* naturgemäß wesentlich intensiver oft mit Stellungnahmen der gleichen Autoren ausgeführt. Eine neu aufgetauchte Frage wäre, ob parallel zum Rückgang von Infektionskrankheiten sich das „entlastete“ Immunsystem vielleicht vermehrt gegen entzündliche Erkrankungen richtet. Weitere Untersuchungen zum von Jean Dausset entdeckten HLA-System könnten eventuell ergeben, wer wofür anfällig ist. Aber es bleibt natürlich

548. Richard E. Flarend, Stanley L. Hem *et al.* (1997). In vivo-Absorption von aluminiumhaltigen Wirkverstärkern. *Vaccine.* 15.12/13, S. 1314–1318, Elsevier Science Ltd.

dabei, dass eine natürlich erworbene Immunität immer besser ist, als ein Impfschutz, selbst wenn die von Bill Gates zu etwa 25 Prozent finanzierte WHO (das steht sogar in wikipedia) etwas anderes sagt. Und Gates Handeln mit der Verpflichtung der WHO und aller Gesundheitssysteme zum Kauf der Impfstoffe ist nicht verwunderlich, da er sich doch auch zum großen Teil durch Pharmaaktien finanziert.[549]

Es soll noch einmal darauf verwiesen werden, dass das I-Mask + Protokoll schon nach wenigen Monaten der Corona-Epidemie darauf verwies, dass bei frühzeitiger (!) Therapie, d. h. wenn man einer Risikogruppe angehört, positiv getestet ist und die Symptome nach 3–4 Tagen nicht besser werden und nun die Behandlung beginnt, wohl mindestens 90 % der Krankenhauseinweisungen zu vermeiden sind.

Dies *„Protokoll zur Vorbeugung"* entwickelt für die Delta-Variante gibt einen Überblick über die Entwicklungen bei der Prävention und Behandlung von COVID-19 und findet sich unter „http://www.flccc.net/covid-19-protocols". Auch hier ist schon die Wichtigkeit der Gabe von Vitamin D3 eingearbeitet. Nun hat Michael Nehls[550] einen offenen Brief an den Gesundheitsminister Lauterbach geschrieben, wo er darauf rekurriert, dass Corona als saisonale Erkrankung eben besonders dort zuschlagen kann, wo Vitamin D fehlt. Das ist der Fall aufgrund des heutigen Lebensstils mit einerseits einem überwiegenden Aufenthalt in Häusern und andererseits draußen entweder mit Sonnencreme oder mit viel Kleidung, sprich bedeckter Haut, über welche das Sonnenlicht die Vitamin D-Synthese sonst in Aktion setzt. Schon 2006 spätestens war der Zusammenhang klar und die Auswirkungen auf unser Immunsystem deutlich erforscht seitdem. Jeder der guten Willens und mit einer gewissen Sachkenntnis, welche man in einem Gesundheitsministerium vermuten könnte, nach Therapiemöglichkeiten sucht, wäre unweigerlich darauf gestoßen, wenn er nicht durch lukrative und den Narzissmus fördernde Pharma-Verträge davon angehalten worden wäre. Aber spätestens das I-Mask + Protokoll mit seinem Erfolg hätte zur Nutzung der Gehirnzellen zum Nachdenken anregen sollen, statt zur Verunglimpfung des Ivermectins und des Protokolls, was den Verkauf der Impfstoffe schon damals als zweifelhaft erscheinen ließ, ganz abgesehen von allen weiteren in *„Corona: Das Syndrom"* aufgeführten Erkenntnissen. Somit bleibt klar das Ergebnis, dass die regelmäßige Einnahme von Vitamin D3 und K2 das Immunsystem gut in die Lage versetzt, mit viralen Erkrankungen der Atemwege fertig zu werden. Um sowohl für die Knochen, das neuromuskuläre und das respiratorische System ausreichend von Nutzen zu sein und

549. https://www.deraktionaer.de/artikel/aktien/bill-gates-auf-diese-4-corona-impfstoff-aktien-setzt-der-multimilliardaer-20207054.html; 13.11.2022.

550. https://report24.news/arzt-kontert-lauterbachs-impfbrief-warum-wurde-diese-wirklich-wirksame-massnahme-gegen-covid-unterdrueckt/". Arzt kontert Lauterbachs Impfbrief: Warum wurde diese wirklich wirksame Maßnahme gegen Covid unterdrückt? (*report24.news*); 13.11.2022

J. J. Cannell, R. Vieth, J. C. Umhau, M. F. Holick, W. B. Grant, S. Madronich, C. F. Garland, E. Giovannucci (2006). Epidemic influenza and vitamin D. *Epidemiol Infect.* 2006 Dec; 134(6): 1129–1140. Published online 2006 Sep 7. doi: 10.1017/S0950268806007175.

einen 25(OH)D-Spiegel von 50 ng/ml zu bekommen, ist außerhalb des Sommers eine Einnahme von 5 000 I. E. wohl vonnöten. Diese höhere Dosis betrifft besonders Personen mit dunklerer Haut, Übergewichtige und solche, welche sich überwiegend in Gebäuden aufhalten. Selbst vorübergehend 100-fach höhere Dosen zeigten keine Nebenwirkungen, sondern halfen den Blutspiegel zu heben. Wie entsprechende Studien zeigten, zeigt sich der unzureichende Blutspiegel diesbezüglich weltweit aufgrund des modernen Lebensstils.[551]

Wenn man das Framing der Medien weitgehend ohne Toleranz für andere Meinungen, die Obrigkeitsgläubigkeit und den Bürgergehorsam in Deutschland seit Anfang 2019 bis heute sieht – auch im Vergleich mit anderen Ländern –, dann kann doch große Sorge aufkommen. Das betrifft nicht nur Moral, Ethik, Qualität und Erfahrung der Politiker, oft mit gescheiterten oder nur theoretisierenden Ausbildungen ohne Abschluss oder mehr oder weniger gefälschten Doktortiteln, da sie es offensichtlich auf ehrliche Weise nicht geschafft hätten, sondern mittlerweile das ganze System. Dieses weist in vieler Hinsicht Züge auf, die an faschistoide Strukturen und Georges Orwell mit „*1984*" erinnern lassen, und zu viele machten mit.[552] Zieht man noch in Rechnung, dass der kanadische Premier Trudeau – ebenso ein Young Global Leader[553] aus der Fortbildungsgruppe um Klaus Schwab und Gates, wie auch Merkel, Macron, Spahn, Baerbock etc. – den Streik der Lastwagenfahrer beendete, indem er ihre Konten sperren ließ und wir außerdem sehen, dass viele Bestrebungen auf eine digitale Währung hinauslaufen, dann kann man schon nervös werden. Hinzu kommen wirtschaftliche Schwierigkeiten in der Weltmacht USA und in dem konkurrierenden Europa, besonders Deutschland, sowie die im Raum stehende Drohung von Gates, es werde ein noch schlimmeres Virus kommen. So war es schon im Frühjahr 2019, als auch Madonna ihr neues Album mit dem Rückseitencover der „Corona"-Schreibmaschine herausgab, nach ihrem wegweisenden Eurovisions-Contest-Spektakel in Tel Aviv. Vor diesem neuen Schreckensvirus wird Gates, so wie er auch die WHO durch ihn weisungsgebunden für Impfprogramme zulasten der Basisgesundheitsversorgung vieler Länder mitfinanziert, dann wieder allen helfen. Und das wohl wieder nach seinen Impfregeln der Pharmakonzerne deren Anteile er hält. Wir alle müssen mit-

---

551. https://report24.news/arzt-kontert-lauterbachs-impfbrief-warum-wurde-diese-wirklich-wirksame-massnahme-gegen-covid-unterdrueckt/". Arzt kontert Lauterbachs Impfbrief: Warum wurde diese wirklich wirksame Maßnahme gegen Covid unterdrückt? (*report24.news*); 13.11.2022
J. J. Cannell, R. Vieth, J. C. Umhau, M. F. Holick, W. B. Grant, S. Madronich, C. F. Garland, E. Giovannucci (2006). Epidemic influenza and vitamin D. *Epidemiol Infect.* 2006 Dec; 134(6): 1129–1140. Published online 2006 Sep 7. doi: 10.1017/S0950268806007175.

552. Marcus Klöckner, Jens Wernicke (2022). „*Möge die gesamte Republik mit dem Finger auf sie zeigen.": Das Corona-Unrecht und seine Täter*. Rubikon.

553. https://en.wikipedia.org/w/index.php?title=Young_Global_Leaders&oldid=1074992815; 03.03.2022. In späteren Versionen dieses wikipedia-Artikels wurden dann die Namen ebenso entfernt, wie die früher noch zu findende Diskussion um den Beginn der Gruppe mit Schwab, Gates, Merkel und Putin.

helfen, dass die demokratischen Grundrechte gestärkt werden, auch gegen jede Art von überbordendem Lobbyismus und Korruption, egal ob direkt oder indirekt, und gegen ein „Fürdummverkaufen" der deutschen Bevölkerung. Da erfreut es doch, wenn man wenigstens aus der Schweiz hört, dass es auch anders geht. Eine Studie aus der Kardiologie der Universitätsklinik Basel stellt kritisch fest, dass es tatsächlich immer wieder Herzmuskelentzündungen als Nebenwirkung der Coronaimpfungen gibt.[554] Solches hatten auch schon Studien in Thailand und den USA[555] gezeigt, welche andernorts genannt wurden.[556] Dies führte nun in der Gesamtsumme dazu, dass Martin Haditsch und eine Gruppe von Ärzten und Juristen die Swissmedic Anfang November 2022 anklagte, dass sie übereilt Covid-19-Impfstoffe zugelassen habe, die weder notwendig noch wirksam noch sicher seien.[557] Wir dürfen gespannt sein, was uns dort und andernorts noch alles erwartet.

Das Thema Viren ist und bleibt ein heißes Eisen, aber bitte nicht in der Art, dass man damit jeden Erdenbürger als kurative Maßnahme halb verbrennen muss.

Susanne Weber-Mosdorf, stellvertretende Generalsekretärin der WHO in Europa, wies daraufhin, dass ein Fünftel aller Länder weltweit jährlich pro Kopf maximal 15 US-Dollar für die Gesundheit ihrer Bürger aufbringen könnten. Und häufig nehmen dort sich dann weltweit ausbreitende Epidemien ihren Anfang.

Denn: Menschen und Tiere bewegen sich weltweit, wir teilen auf der Erde die gleiche Luft und das Wasser sowie die Nahrung und wir werden von den gleichen Gefühlen bewegt, wovon die Liebe für das DU die höchste ist. Jede Distanz – auch von einer Gefahr – ist nicht nur im Zeitalter der Globalisierung letztendlich eine Illusion. Es trifft mit jeder Handlung oder Nicht-Handlung immer wieder einen selber – in diesem oder dem nächsten Leben wie viele glauben – und die eigenen Kinder. Kein finanzieller Vorteil, keine einseitige win-Situation, für eine mehr oder weniger doch relativ kurze Zeit, kann das ausgleichen oder rechtfertigen.

Zusammenfassend zeigt sich, dass unsere Erkenntnisse zu Bakterien und Viren bisher viel zu einseitig waren, in ihrer mechanistischen Betrachtungsweise, fußend auf die Fälschungen von Pasteur. Unser altes Weltbild und das damit verbundene Wirtschaftssystem sowie allgemeine menschliche (besonders narzisstische) Schwächen hinderten uns, tiefer zu blicken und die Verflechtungen zu sehen und darauf entsprechend zu reagieren.

---

554. https://weltwoche.ch/daily/trauerspiel-um-corona-impfung-uni-basel-publiziert-studie-zu-herzmuskel-schaeden-wegen-der-corona-impfung-die-impf-lobby-ist-derart-empoert-dass-die-universitaet-nun-zurueckkrebst/; 25.11.2022.

555. https://insideparadeplatz.ch/2021/12/04/us-magazin-sieht-infarkt-risiko-wegen-impfungen-mehr-als-verdoppelt/; 25.11.2022.

556. THOMAS HEISE (2022). *Corona: Das Syndrom. Über Grenzen, vergeben und schützen.* Norderstedt: BoD.

557. https://www.nzz.ch/schweiz/experiment-an-menschen-impfkritiker-gehen-juristisch-gegen-swissmedic-vor-ld.1712198?reduced=true.

13. Herkunft der Nahrungsmittel, Klimawandel und Gesundheit

Spiegel online berichtete am 02.05.2011, dass der Arktische Rat mittlerweile einen 1–1,5 m erhöhten Meeresspiegel bis zum Jahr 2100 erwartet. Das würde 150 Millionen Menschen betreffen, die bis zu einem Meter Höhe leben. Sie würden umkommen oder müssten umsiedeln und mit neuen Verhältnissen bzgl. Natur und Umwelt, sozialen, kulturellen und gesundheitsmäßigen Bedingungen auskommen und umdenken. Eine Studie des Potsdam-Instituts für Klimafolgenforschung (PIK) und der Technischen Universität Helsinki geht eher von 75 bis 190 cm aus. Sie hatte Messungen der letzten 130 Jahre für ihre Publikation in den Proceedings of the National Academy of Sciences 2009 ausgewertet. Auch die Welternährung wird hiervon massiv beeinflusst.

Der WWF Agrarexperte Matthias Meißner wird in dem *Spiegel online* vom 21.01.2011 zitiert:

> Die Agrarlobby redet immer davon, die Produktion auszuweiten: mit mehr Pestiziden, mehr Gentechnik, mehr gerodetem Wald für neue Äcker, dabei müssen wir zuerst die Dutzenden Lecks stopfen, die unser Ernährungssystem hat.

Unter Berufung auf wissenschaftliche Schätzungen erzeuge die Landwirtschaft weltweit 4 600 Kilokalorien pro Tag und Mensch, wovon laut WWF 1 400 niemals einen Magen erreichten und andererseits eine Milliarde Menschen hungerten. Am 14.10.2010 war bei *Spiegel online* von der Welthungerhilfe berichtet worden, dass in Deutschland jedes Jahr 20 Millionen Tonnen Lebensmittel weggeworfen würden. Dies betreffe Supermärkte wie Privathaushalte, wo noch essbare Dinge weggeworfen würden. Dahingegen gingen in den Entwicklungsländern Nahrungsmittel durch falsche oder fehlende Lagerung und Verarbeitung verloren.

Laut WWF würde eine Verbesserung dieser Situation schon helfen, die Milliarden von Menschen zu ernähren, ohne unseren ökologischen Fußabdruck über Gebühr zu vergrößern.[558]

Leider hat sich diese Situation bis heute kaum verbessert. 14 Prozent aller Lebensmittel verderben während der Produktion. FAO-Daten von 2016 zeigen die höchsten Verluste in Zentral- und Südasien mit mehr als 20 Prozent, in Europa und Nordamerika sind wir bei 16 Prozent, in Nordafrika und im westlichen Asien gehen etwa zwölf Prozent verloren und in

558. *Spiegel online*, 21.01.2011.

Australien und Neuseeland nur rund sechs Prozent. Die Gründe sind benennbar mit falscher Erntezeit und -technik, den klimatischen Bedingungen, der schlechten Lagerung und dem schlechten Transport.[559] Der WWF-Report von 2021 geht sogar von 40 Prozent verschwendeter Nahrungsmittel aus und fordert Anstrengungen zur Halbierung dieses Wahnsinns bis 2030. Der Landwirtschaftssektor müsste dafür grundlegend reformiert werden. Nebenbei sei die Lebensmittelverschwendung für rund zehn Prozent des globalen Treibhausgasausstoßes verantwortlich, also fast zweimal so viel wie der jährliche Ausstoß des Autoverkehrs in der EU und den USA zusammen.[560]

Und unter uns: fahren oder besser radeln Sie doch mal zur Erntezeit übers Land und schauen, wie viele Früchte ungepflückt zu Boden fallen und kaputt gehen?! Geht es uns zu gut oder was ist los, dass wir neue Standardzüchtungen wie Pink Lady überteuert mit langweiligem Geschmack im Supermarkt kaufen? Als ich mit meinem Nachwuchs noch zusammen über Land zog, hatten wir danach im Keller 28 verschiedene Bio ohne Etikett Apfelsorten liegen, von denen zwei bis Mai hielten.

Wenn man dann liest, dass Bill Gates den Hunger mit seiner Gentechnik bekämpfen will,[561] bei der er zufällig nebenbei wieder Milliarden verdient, kann man doch nur lachen. Hier bei der Welternährung wie bei der Weltgesundheit gilt das Gleiche: Gates ist ein absolutes Genie darin, anderen Leuten das Geld aus der Tasche zu ziehen, für das Versprechen, sie bräuchten dann keine Angst zu haben vor der Zukunft und hätten mehr Sicherheit. Also rennen viele ihn beweihräuchernd (besonders wenn sie zu seinen Millionen direkt oder indirekt Angestellten gehören) und um Hilfe anflehend hinterher. Aber seine Begabung beschränkt sich einseitig nur auf seine grandiose Vermarktung. Er ist kein Hochschulabsolvent oder gar Universalgelehrter oder weiser Guru und sein Wissen sehr beschränkt und seine wirklichen emotionalen sowie sozialen Fähigkeiten traurig und schnell überschaubar und durchschaubar. Er ist weder ein Welt-Gesundheitsminister noch ein Welt-Landwirtschaftsminister noch überhaupt ein Mensch, dem ich das Wohl meiner Kinder auch nur eine Millisekunde anvertrauen würde. Denn er denkt bei allen schönen Reden klar ersichtlich nur an eines: seine Mehrung von Macht, Reichtum und Einfluss mit einer Art Krönung zu Bill I. von der Erde. Dies schafft er alles mit seinem immensen Reichtum als Nummer Eins der Reichsten, wenn man sein direktes Eigentum und seine kontrollierten „Stiftungen“ zusammen nimmt und die großen Aktienanteile an technologischen und pharmazeutischen Firmen dazuzählt. Das konnte schon in „*Corona: Das Syndrom*“ klar aufgezeigt werden neben den von ihm direkt oder indi-

559. https://www.spiegel.de/wirtschaft/service/lebensmittel-14-prozent-verderben-schon-auf-dem-weg-zum-einzelhandel-a-1291523.html; 25.09.2022.

560. https://www.wwf.at/wwf-report-40-prozent-der-weltweit-produzierten-lebensmittel-werden-verschwendet/; 25.09.2022.

561. https://www.swissinfo.ch/ger/alle-news-in-kuerze/bill-gates-fordert-im-kampf-gegen-hunger-mehr-gentechnik/47895530; 25.09.2022.

rekt geförderten todbringenden Menschenexperimenten lange vor Corona und wird sich auch im Rest seines dieses Lebens kaum ändern. Seine Idee des Transhumanismus, die er verfolgt mit seinem großen „Reset"[562], eine komplette Umgestaltung der Menschheit, zusammen mit Harari, SCHWAB und anderen ist wirklich „trans" also jenseits des Humanismus, der Menschlichkeit angesiedelt, auf dem direkten und ferngesteuerten Weg, in den Abgrund, weg von Liebe und Erbarmen, Toleranz und Mitgefühl. Sie stammt aus der Welt der Eugenik, die ihre Wurzeln in der Zeit von Hitlers dunkelsten Experimenten hat, wie aufgezeigt werden konnte. Reduktion und Auslese der Menschheit nach seinen persönlichen, anscheinend gottgleichen Kriterien, mit unterstützt von dem weniger als einem (also ca. 0,0000000000001) Prozent der Menschheit, die sich den größten Teil des Weltvermögens auf Kosten aller unter den kleinen Fingernagel gerissen haben. Das ist eine konsequente und psychologisch noch viel geschicktere Fortsetzung der christlichen Conquista (1.0) und folgenden herrschaftlichen (2.0) und heute noch mehr wirtschaftlichen Kolonialisierung (3.0) und Ausbeutung der Kontinente, weil es unter dem Deckmantel des Gutmenschen geschieht und psychologisch erneut ein Heilsgeschehen verspricht, nämlich das einer besseren Zukunft für unsere Kinder (4.0), wenn man ihm nur glaubt und folgt. Dann wird man von der großen Unsicherheit und Angst um die zukünftige Gesundheut und Ernährung befreit. Makaber! Wenn es Gates ernst meinen würde, müsste er sein Geld bei der Erziehung und Ausbildung der Kinder und Frauen einsetzen, um ein gutes Gesundheitssystem und Landwirtschaftssystem angepasst an die jeweiligen lokalen Bedingungen mit Hilfe zur Selbsthilfe zu installieren, statt mit über die von ihm kontrollierte WHO zwangsweise mit überdimensionierten und oft unnötigen bis schädlichen Impfprogrammen das Geld aus den Ländern abzusaugen, denen es dann für einfachste Maßnahmen der Hungerbekämpfung und des allgemeinen Gesundheitsdienstes fehlt. Aber dabei würde er natürlich nicht die Unsummen seiner megalomanen und vor nichts zurückschreckenden Projekte verdienen. Es gibt schon einige, welche diese neue Art des Faschismus anklagen.[563]

Aber nun wieder zurück, zu seriösen Betrachtungen. Der Agrarwissenschaftler und WDR-Journalist Dr. WILFRIED BOMMERT[564] widmet ein sehr detailliertes Buch der Zukunft der Welternährung. Er befürchtet, wenn es so weitergehe, gebe es *„Kein Brot für die Welt"*. Seit 2007 ginge das System der Nahrungsmittelerzeugung einem Kollaps entgegen. Während 2006 in Asien das Haushaltsgeld noch für drei Säcke Reis reichte, bekam man drei Jahre später dafür kaum noch einen Sack. Die ungünstige Verände-

562. ALEX JONES (2022). *The Great Reset: And the War for the World.* Gerade in Vorbereitung ist die deutsche Übersetzung dieses Werkes, was die Ideen aus *„COVID-19: The Great Reset"* Englische Ausgabe von KLAUS SCHWAB und THIERRY MALLERET, 9. Juli 2020, kritisch kommentiert.

563. Thilo Bode (2015) TTIP. Die Freihandelslüge. München: DVA.

564. WILFRIED BOMMERT (2009). *Kein Brot für die Welt. Die Zukunft der Welternährung.* München: Riemann.

rung von Klima, Boden, Wasser und Artenvielfalt führte zum Verdorren von ganzen Landstrichen z. B. in Australien und China, zu Rationierungsaufrufen in Malaysia und Indonesien und beginnend im Frühjahr 2008 zu weltweiten Protesten auf der Straße gegen die rasant steigenden Lebensmittelpreise von Südamerika über Afrika nach Asien. Eine kurzfristige Entspannung habe es durch die Weltwirtschaftskrise gegeben. Aber danach stritten die Weltkonzerne wieder mehr denn je um Patente, Einfluss und Macht und nicht um sinnvolle Konzepte – d. h. solche, die auch eine moralische Grundlage haben im Sinne einer echten und langfristigen win-win-Situation – für die Welternährung und gegen den Klimawandel. Leider muss man hier sagen, wie so oft, lasst uns froh und trotzdem kritisch sein, und den schönen Worten nicht vertrauen. Thilo Bode[565] hat in allen Einzelheiten aufgeführt, wie das Freihandelsabkommen TTIP nur den Konzernen nützt, dem Verbraucher und der ausgebeuteten Erde mit allen Lebewesen aber nur schadet. TTIP gehe dabei nicht nur zu Lasten der kleinen und mittleren Unternehmen sowie der Umwelt, sondern besonders auch zu Lasten der Souveränität der Länder, selber in demokratischer Manier zu entscheiden, welche Umwelt-, Verbraucher- und Arbeitnehmerrechte sie haben wollen. Diese Übermacht der Konzerne mit ihren Technokraten sieht man derzeit auch in der einseitigen Werbung für die Pharmaindustrie, die das Problem mit dem Corona-Virus zu einem Corona-Syndrom werden lässt.

Ein paar Schlaglichter nur sollen hier angeführt werden, um den Einfluss der Ernährungswahl auf die Gesundheit aufzuzeigen.

Durch Züchtung spezieller Fleischrassen brauchen die Tiere ca. ein Drittel weniger Getreide mit knapp 2 Kilo Getreide pro Kilo Hähnchenfleisch, 2,5 Kilo pro Kilo Schweinefleisch und 9 Kilo pro Kilo Rindfleisch. Nebenbei darf man den immer übersehenen „Wasserzuschlag" auf die Rindfleischkosten mit 100–120 Liter pro Tag und Tier noch dazurechnen. Denn nicht nur die Industrie verbraucht so viel Wasser, dass der Grundwasserspiegel immer mehr sinkt. Durch Technisierung mit Hochleistungsmast werden weltweit in ähnlicher Weise durch die 4 Weltkonzerne, die sich interessehalber oft mit Arzneimittelkonzernen zusammentaten, jährlich 40 000 000 000 Hähnchen produziert, derzeit in 33 Tagen (früher 80 Tagen) pro Huhn. Während früher Hühner und Schweine nur die Abfälle bekamen, braucht man jetzt für dieses Hühnerfleisch so viel Getreide, dass man davon 80 000 000 000 Kilo Laib Brot hätte backen können. Obwohl in der ganzen Stresshaltung mit Turbomast, prophylaktischen Antibiotika[566] und anderen Medikamenten, Chemikalieneinspritzungen zu verschiedenen Zwecken das Fleisch der Tiere in vieler Hinsicht weniger Qualität hat als früher, verdrängt es doch des niedrigeren Preises wegen die Produktion im Hinterhof als Nebenerwerb oder in der Kleinlandwirtschaft. Das hat finanzielle Folgen für die Dörfer in allen Ländern.

565. Thilo Bode (2015). *TTIP. Die Freihandelslüge*. München: DVA.

566. *zeit online* 28.10.2011: *Massentierhaltung. Hohe Mengen Antibiotika in Masthähnchen nachgewiesen.*

In Afrika macht Europa so mit seinen oft verseuchten Billigfleischimporten den lokalen Markt mit Qualitätsprodukten kaputt. Und ebenso leiden Konsumenten an der meist nach unten standardisierter und normierter Qualität unter den chemischen Zusätzen sowie Antibiotikaresistenzzüchtungen und dann und wann bakteriellen, viralen oder anderen toxisch chemischen Vergiftungen. Diese führen zur Zwangsschlachtung von Millionen von Tieren, wenn es entdeckt wird. Und: selbst wenn z. B. in China, wo der Hunger auf Schweinefleisch in den letzten 5 Jahren um 28 % stieg, fast kein Brot gegessen wird – so werden doch wesentlich mehr Getreideprodukte konsumiert als Ausländer denken. Diese wurden dann durch die Konkurrenz um die Tierfütterung deutlich teurer. Aufgrund der gestiegenen Lebensmittelpreise erlebte der Autor im Frühjahr 2011 Demonstrationen von Lastwagenfahrern in Shanghai, die nun ihre Familien von diesem Gehalt nicht mehr ernähren konnten.

Wie sieht es nun mit dem Nutzen der Antibiotika z. B. für die Schweine aus? Von 2003 auf 2005 stieg deren Verwendung um 8 % mit mittlerweile der Höchstmenge von 784 Tonnen Pharmazeutika. So hatte man natürlich keine Chance mehr gegen MRSA, was mittlerweile im deutsch-niederländischen Grenzgebiet in 50–70 % der Betriebe nachgewiesen wurde. Das Bundesamt für Verbraucherschutz und Lebensmittelsicherheit in Deutschland – viele andere Länder werden nicht so kontrolliert – sagt:

> Antibiotika sind kein probates Mittel, um schlechte Haltungsbedingungen, Managementfehler oder mangelhafte Hygienestandards zu kompensieren.[567]

Gerald Reiner von der Justus-Liebig-Universität Gießen stellte fest, dass es in jenen unterschiedlichen Schweinerassen, welche heute alle nicht mehr in der Hochleistungszucht zu finden sind, gegen fast alle Schweinekrankheiten, die durch Viren, Bakterien und Parasiten hervorgerufen werden, Widerstandskräfte vorhanden sind. Wieder ein Grund für die Erhaltung der Artenvielfalt. Das betrifft genauso die Hühner. Dort hat das weiße Turboleghorn bei Krankheit verlernt abzuschalten und legt weiter, bis es tot zusammenbricht. Die um 1950 noch in Deutschland gackernden 71 anderen Hühnerrassen waren weniger käfigtauglich und nicht ganz so legefreudig. Also wurde nur ein Huhn gefördert. Mit einem aggressiven Erreger muss man in Zeiten der Globalisierung fast schon rechnen. Falls er das weiße Turboleghorn schafft, wären dann auf einmal (fast) alle Frühstückseier weg. Der Radiosender NDRInfo zitierte Auszüge aus einer bundesweit bisher einmaligen Studie des nordrhein-westfälischen Landesamtes für Natur, Umwelt und Verbraucherschutz. Danach wurden im ersten Halbjahr 2011 in 83 Prozent der 962 untersuchten Hähnchenmastdurchgänge aus 182 Betrieben bis zu acht verschiedene Antibiotika gefunden. Diese wurden in der Hälfte der Fälle nur ein bis zwei Tage, das heißt zur verbotenen Wachstumsförderung gegeben, mit der außerordentlichen Gefahr der Resistenzentwicklung durch die zu kurze Gabezeit für ggf. erkrankte Tiere. In klei-

567. In: Bommert, s. o.; S. 235.

neren Betrieben war die Situation in der Regel etwas besser und die Mastzeit dauerte dann auch 45 statt 35 Tage bis zur Schlachtung. Nur in 17 Prozent der untersuchten Mastdurchgänge fanden sich keine Antibiotika. Es wurde von den Autoren die Frage gestellt, ob man in Zukunft nicht das Schlachten von Tieren verbieten solle, solange Antibiotika nachweisbar sind.[568]

Bezüglich der erwähnten Frühstückseier zeigte sich, dass hier die Verbraucher seit Beginn der Kennzeichnungspflicht zunehmend gegen die Legebatterien mit den Füßen abgestimmt haben. Frei verkäuflichen Absatz finden derzeit weniger als 10 Prozent von ihnen. Aber mehr als ein Drittel aller Eier findet sich undeklariert in Teigwaren wie Nudeln, Kuchen, Keksen und Fertiggerichten. Erst Ende 2012 war auch in der EU Schluss mit Legebatterien. Das galt aber nicht für die weiterhin von außerhalb importierten, jährlichen zwei Milliarden Eier in Form von Flüssig-, Trocken- und Gefrierei.[569] Der Verbraucher sollte sich jedoch klar machen, dass auf jedes weibliche Ei – nutzbar als Henne später – auch ein männliches kommt: 40 bis 50 Millionen jährlich. Dies würde nach dem Schlüpfen langsamer wachsen und wird deswegen nach dem Schlüpfen vergast, zerhäckselt und zu Tierfutter verarbeitet. Die Pränataldiagnostik, die das Massaker verhindern könnte, ist noch nicht ausgereift. Die natürlichste und mit den traditionellen religiösen Wertvorstellungen vereinbare Lösung wäre jahrhundertebewährt: Das Zweinutzungshuhn, welches sowohl viele Eier legt als auch Fleisch ansetzt. Seine Brüder würden dann als Masthähnchen dienen. Mobile Volieren mit Schutz vor möglicherweise ansteckenden Wildtieren und ausreichend Platz für ein paar Tausend Vögel, die alle paar Monate auf dem Grasland weitergeschoben werden, scheinen die Tiere am besten bei guter Gesundheit zu halten.

Denn damit tierische Erreger nicht so leicht auf den Menschen überspringen können, forderte die FAO kürzlich, dass Tierfabriken nicht in der Nähe von Ballungszentren oder Vogelrastplätzen gebaut werden dürften – bisher erfolglos. Es sieht so aus, als ob der Mensch und die Politik, die ihn eigentlich zu schützen hat, von SARS und der mexikanischen Schweinegrippe noch nicht genug gelernt haben.

Eine britische Untersuchung im Auftrag der staatlichen Food Standard Agency zog Juni 2009 den Schluss, dass Bionahrung nicht mehr Nährstoffe enthalte. Sie hatte aber die europäische Großstudie QLIF von mehr als 30 Forschungsinstituten nicht berücksichtigt und außerdem konzeptuell ihren Rahmen zu eng gesteckt. Urs Niggli vom Schweizer Forschungsinstitut für biologischen Landbau belegte mehr Vitamine, bioaktive Stoffe und Antioxidantien bei mehr Bodenfruchtbarkeit und außerdem eine minimalisierte Schadstoffbelastung, deren kumulativer Effekt über die Jahre nicht

568. *zeit online* 28.10.2011: *Massentierhaltung. Hohe Mengen Antibiotika in Masthähnchen nachgewiesen.*

569. Tanja Busse: Hühner. Eine Frage der Haltung. *Die Zeit online*, 04.06.2010.

untersucht und schwer nachweisbar ist.[570] Der „gesunde Menschenverstand" oder das „Bauchgefühl" werden derzeit zu oft unterschätzt. Das alles führte dazu, dass z. B. in den USA die Großstädter wieder mehr Geflügel in Hinterhöfen und auf Hausdächern halten. Zunehmend mehr Bücher geben den Locavores, den Essern des Lokalen, gute Ratschläge.[571] Die Eigenproduktion würde zusätzlich den Menschen auch wieder näher an die Natur heranbringen, die er derzeit oft nur als steriles Objekt des Fernsehens kennt und was ihn dann auch hindert, manche der sogenannten Bio-Produkte trotz Siegeln mal in Herkunft und Qualität zu hinterfragen. Eine neue Beweisquelle tat sich auf durch die Kristallisationsbilder von Walter Dänzer[572] zu allen möglichen Getreide-, Obst- und Gemüsesorten. Seine Gegenüberstellungen von „Bio" zu „Nichtbio" sind eindrücklicher als bei der Polizei in Kriminalfilmen. Im ersten Fall bieten sich dem Betrachter wunderschöne Kristalle, im zweiten Fall gebrochene und zerrissene Kristallisationsversuche bis zu amorphen Strukturen, wo man sich fragt, wer will so etwas, oft die Folge von gentechnischen Veränderungen, essen? Und dieser Vegetationssaft führt uns direkt zum nächsten Thema, dem Wasser.

Die Entleerungsrate des Grundwassers stieg von den 60er- bis zu den 90er-Jahren fast gradlinig an, um dann durch aufstrebende Volkswirtschaften eine jähe Zunahme zu erfahren. Die schon vor 50 Jahren bestehende Diskrepanz zwischen Entnahme und Neubildung (126 Kubikkilometer jährlich) hat sich mittlerweile mehr als verdoppelt.[573] Dies betrifft besonders Indien und Pakistan, den Nahen Osten, Teile Chinas sowie den Westen Nordamerikas. Außerdem hebt sich so durch die Verlagerung des Wasservolumens der Meeresspiegel jährlich um 0,8 mm, was ein Viertel des derzeit beobachteten Anstiegs von 3,1 mm ausmacht. Hinsichtlich des Grundwassers, welches in Nordafrika aus Tiefen von 1 200 Metern seit den 60er-Jahren in großem Stil gefördert wird, so weiß man jetzt aufgrund von Isotopenuntersuchungen, dass es auf den Regen zurückgeht, der vor bis zu einer Million Jahre aus feuchten atlantischen Luftmassen in den Hochländern der Sahara fiel.[574] Das fossile Wasser arbeitete sich pro Jahr einen Meter in den tiefen Gesteinsschichten gen Norden vor. Man schätzt es auf 50 000 Kubikkilometer, vergleichbar der Menge, die in 500 Jahren den Nil hinabfließt. Aber auch diese Reserve

570. Tanja Busse: Ernährung. Die Wahrheit über Bio. *Zeit-online*, 04.12.2009.

571. Leonie Seifert: Hühner im Hinterhof. Die Stadtfarmer kommen. *Zeit-online*, 02.04.2010.

572. A. Walter Dänzer (2018). *Die unsichtbare Kraft in Lebensmitteln. Bio und Nichtbio im Vergleich. Mit Einblick in gentechnisch veränderte Nahrungsmittel.* Schlieren-Zürich: Verlag Bewusstes Dasein.

573. Yoshihide Wada, Rens P. H. van Beek und Marc F. P. Bierkens, Faculteit Geowetenschappen, Universiteit Utrecht; u. a.: *Geophysical Research Letters*, DOI 10.1029/2010GL044571 (im Erscheinen)

574. Neil C. Sturchio, Department of Earth and Environmental Sciences, University of Illinois, Chicago; Roland Purtschert, Klima- und Umweltphysik, Institut für Physik, Universität Bern; u. a.: *Geophysical Research Letters*, März 2004.

ist nicht unendlich, sollte also nicht verschwendet werden und entbehrt vor allem nicht, dass man sich weltweit konsequent mit dem Abwasser-Recycling beschäftigt. Allein in Deutschland werden jährlich rund 180 Liter pro Einwohner und Tag, also etwa 5,2 Milliarden Kubikmeter Schmutzwasser in die öffentliche Kanalisation eingeleitet und in Kläranlagen behandelt. In vielen Ländern auch Europas gibt es keine oder viel zu wenige Kläranlagen. Dabei könnte nach neuesten Untersuchungen nicht nur verwendbares Wasser rückgewonnen, sondern bis zu 10 Kilojoule pro Liter an Energie erzeugt werden. Das hieße, Klärwerke könnten, statt Strom zu verbrauchen, gut zwei Kilowattstunden pro Kubikmeter Abwasser liefern.[575] Hierbei könnten mikrobielle Brennstoffzellen oder auch mikrobielle Elektrolyse eingesetzt werden. Schon sechs Jahre zuvor hatten kanadische Wissenschaftler vorgerechnet, wieviel Methan und damit Strom in der großangelegten Vergärung des Klärschlamms unter Sauerstoffabschluss durch anaerobe Bakterien zu gewinnen wäre.[576]

Mit Hilfe der verbreiteten Traktoren, wenigen Zuchtsorten zuerst vom mexikanischen „International Maize and Wheat Improvement Center“, teurem chemischen Dünger und Wasserpumpen fallen z. B. in Indien die Ernten größer aus und oft zweimal pro Jahr – auf Kosten des überforderten Grundwasserspiegels, der sinkt. Lesen zu können und Geld haben zu müssen beschränkte die Früchte der „Grünen Revolution“ der 70er und 80er Jahre auf eine kleinere Elite. Die neue Dorfhierarchiespitze wurde aber neben dem Wassermangel noch von einer zunehmenden Bodenverarmung überrascht, da dieser sich nicht mehr erholen konnte. Viele genügsamere alte Nutzpflanzen waren aber mittlerweile verschwunden und Treibstoff wurde teurer. Da ursprünglich die Erfolge der Grünen Revolution in China relativ gerecht verteilt wurden, sank dort die Zahl der Hungernden von 400 auf 180 Millionen. Dies nicht gerechnet stieg jedoch der Welthunger in der Zeit der „Grünen Revolution“ um 11 %.[577] Eine kurze Übergangslösung könnte nun sein, dass die nach den Erkenntnissen von FAO-Experten vorhandenen Ackerreserven in Europa, Nord- und Südamerika sowie Australien genutzt werden zur Versorgung der anderen Länder. Wirtschaftlich wäre dies aber auf die Dauer nicht tragbar. Deshalb brauche es einen radikalen Paradigmenwechsel in der Weltagrarpolitik ohne fragwürdige Neuentwicklungen, die sich gerade die ärmsten Länder nicht leisten können. Hierbei sollen nicht die großen Konzerne noch größer werden durch ihre großen und teuren Lösungen. Diese macht man möglichst für alle verpflichtend, damit es sich richtig und

575. Elizabeth S. Heidrich, Thomas P. Curtis und Jan Dolfing, School of Civil Engineering and Geosciences, Newcastle University, Newcastle upon Tyne. *Environmental Science and Technology*, DOI 10.1021/es103058w.

576. Ioannis Shizas und David M. Bagley, Department of Civil Engineering, University of Toronto, Ontario: *Journal of Energy Engineering*, Vol. 130(2), pp 45–53.

577. In Bommert. Peter Rosset: Lessons from the Green Revolution, in: Lappé, Collins, Rosset: *World Hunger – 12 myths*. Grove Press/Earthscan 1998.

schnell lohnt, unabhängig vom langfristigen Nutzen. Es muss vielmehr stattdessen Altbekanntes wiederbelebt und durch neues Wissen verbessert werden. Dezentralisierung mit kleinbäuerlicher Landwirtschaft und Agroforstwirtschaft, wie sie an einigen Stellen noch und an anderen schon wieder im Kommen sind, helfen all die genannten Gefahren der Monoernährungsindustrien zu vermeiden. In kleinen Regionen des Berglands von Haiti, von Assam und Jaipur/Indien, vom afrikanischen Burkina Faso etc. sind die ersten Vorläufer dieser wirklichen „Ökologischen Revolution" mit Hilfe zur Selbsthilfe ohne Beteiligung von Banken oder Industrieunternehmen schon angekommen, und die Hungernden werden dort weniger. Im Benin wurde auf den ausgelaugten Böden die schattenreiche Tamarinde angebaut, die außerdem den Stickstoff der Luft als Dünger in ihren Wurzeln speichert. Der Boden erholte sich, die Maisernte verdoppelte sich. Zusätzlich wurde die Bienenzucht als Erwerb eingeführt, und die 100 Liter im Jahr reichten für seine zwei Frauen und acht Kinder. Mit einem Kleinkredit von der örtlichen Entwicklungshilfeorganisation haben einige Frauen in Maniokzucht, andere in Ziegenzucht oder die Tätigkeit als Händlerin investiert. Frauen zu unterstützen ist effizienter, da sie den Gewinn nicht in Hirsebier umsetzen, sondern zuerst an die Familie denken, Gewürze zum Kochen und Schulhefte sowie Medizin für die Kinder kaufen.

In Nordsyrien lernten sie Pflanzen, hier Gerste, so selbst zu züchten, dass sie zwar weniger Ertrag bringt, aber sehr viel weniger Wasser braucht und sie von den großen Konzernen unabhängig macht. Allerdings brauchen diese Konzepte mit der Entwicklung der Basis einen gesicherten politischen Rahmen, in dem Eigentum auch für Frauen geschützt wird und die Schulen für alle offen sind. Korruption muss verhindert und der Frieden durch ein verlässliches, transparentes System politisches System gesichert werden. Aber genau hierbei gibt es noch sehr vieles zu verbessern, insbesondere im südlichen Afrika.

Da im Jahr 2006 laut FAO 52 % der Meere schon völlig ausgebeutet, 28 % überfischt sowie schutzbedürftig und nur 20 % noch befischbar waren, liegt eine Lösung am ehesten in den Zuchtfischen der Aquakulturen. Dafür müssen aber die Gefahren der Medikation und Parasiten vermieden werden. Hierzu zählt z. B. die Lachslaus, von denen 5 einen Junglachs töten können. Entkommene und davon befallene Zuchtlachse infizierten die Wildlachse. Nach den Untersuchungen der kanadischen Biologen Jennifer Ford und Ransom Myers halbierten sich die in der Nähe von Lachsfarmen vorbeiziehenden Wildpopulationen daher schon. Durch den Klimawandel könnte die Planktonmasse im Nordatlantik bis zur Hälfte schrumpfen und als Folge die stärkeren Fische abwandern und die schwächeren aussterben. Die steigenden Wassertemperaturen besonders vor der Küste von Ecuador bis nach Chile könnten zum Zusammenbruch der Sardinenbestände führen. Alles dies würde in der Summe dazu führen, dass die Nahrungskette zerfällt, was der Weltklimarat als die Hauptbedrohung ansieht.

Daher ist jetzt eine Idee, vom Ökosystem Meer völlig getrennte Kreislaufanlagen zu etablieren, und so Verunreinigung der Meere wie auch Antibiotika zu vermeiden. In mehreren Hallenbecken werden die unterschiedlichen Altersstufen der Fische bis zur Schlachtreife gemästet. Das geht so schneller als in der Natur bei außerdem biologisch gefiltertem und wiederverwendbarem Wasser. Ihre Nahrung könnte ebenso aus solchen Anlagen stammen, die allerdings bisher noch nicht billig genug sind.[578] Auch die Fragen wie Fischauswahl und artgerechte Fischzucht sind neben anderen noch befriedigender zu lösen. Das Siegel des Marine Stewartship Council, des Rates zur Bewahrung der Meere, gibt in drei Kategorien an, wie es weltweit um den jeweiligen Fischbestand steht. Was Nordsee und Norwegische See in der Bestandsentwicklung seit 1970 angeht, so droht Scholle und Kabeljau die Ausrottung, Hering und Seezunge sind überfischt und nur dem Seelachs-Bestand geht es noch relativ gut.[579]

David Pimentel[580] machte klar, dass in einer Handvoll Erde rund 5 Milliarden Tiere leben, welche die Grundlage für unsere Ernährung schaffen. Dem Bauern falle es nicht auf, wenn ein Millimeter davon durch Wind oder Wasser über Nacht davongetragen werde. Aber die Natur brauche 100 bis 1 000 Jahre, um dies wieder gutzumachen, je nach Klimazone. Da die Bodenschicht, von der wir leben im Durchschnitt 150 Millimeter dick ist, wären 500 Generationen oder 15 000 Jahre nötig, um sie zu ersetzen. Wir und unsere Klimaänderungen betreiben also einen Raubbau, den wir nicht wieder gutmachen und verantworten können. In Asien und Afrika verschwinden jährlich 20 Mal mehr als neu gebildet werden könnte, und weltweit verschwanden in den letzten 40 Jahren 30 % des Ackerlandes. In Industrieländern verdecken Dünger und Agrarchemikalien den zunehmenden Mangel an natürlicher Fruchtbarkeit. Phänomene wie die Oklahoma Dust Bowl, die sich am 14. April 1935 manifestierte, ließen aufgrund einer letztendlich unsachgemäßen Bewirtschaftungspolitik nicht nur 40 Millionen Hektar fruchtbaren Ackerbodens davonwehen, sondern es mussten auch 500 000 Farmer Haus und Hof verlassen. Erst nach 6 Jahren legte sich der Staub, der vorher noch für viele Atemwegserkrankungen gesorgt hatte. Nicht nur Wind, sondern auch Wasser sorgen für Bodenerosion, wie z. B. in der chinesischen Provinz Shaanxi. In dieser Kornkammer Chinas verschwinden die Lössböden mit zunehmender Geschwindigkeit seit Jahrzehnten. Kleine, mit Hecken begrenzte Felder waren „kollektiviert“ worden und somit schutzlos gegen Wind und Wasser. Weltweit verfallen die mühsam zu bewirtschaftenden Terrassenlandschaften – die viele Hochkulturen hervorbrachten – wegen falscher Versprechungen. „Life wäre doch easy“ und man müsste nur großflächig planen und diese Maschinen sowie den dazugehörigen Dünger kaufen und brauche sich nicht mehr abzurackern. Aber der Pferdefuß der Bodenerosion, teuren Überdüngung und Verschuldung lassen grüßen. Über Produktvielfalt und -qualität wollen wir erst gar nicht reden. Im Amazonasgebiet erzeugte man die Schutzlosigkeit durch das Fällen des Urwalds

578. Richard Nitzsche: Überfischung. Bio-Fisch aus dem Käfig. *Die Zeit – online*, 24.2.2010.

579. Magdalena Hamm: Überfischung. Fische in Not. *Die Zeit – online*, 16.02.2010.

580. S. Bommert, S. 74ff.

unter der falschen Idee der Gewinnung fruchtbaren Bodens. Aber dieser war nur gegeben durch das komplette, extrem lokale Recycling, d.h. jeder Baum düngte sich von den zerfallenden Resten seines Vorgängers am Platze. Was Jair Bolsonaro seit seinem Amtsantritt im brasilianischen Amazonasgebiet für Mensch und Natur dort angerichtet hat, lässt sich in seinem Elend kaum in Worte fassen.

Die Versalzung, die schon 5 % der landwirtschaftlichen Nutzflächen von Australien im Griff hat, ist dann der dritte Angriffspunkt nach Wind und Süßwasser. Das beste Hilfsmittel, nämlich die Bewaldung, halten die dortigen Farmer für eine schlechte Idee, da sie doch den Boden anders nutzen wollen. Aber durch die fehlende Buschvegetation steigt mittlerweile das versalzte Grundwasser hoch und droht z.B. die Südmetropole Adelaide in den Fundamenten zu zerfressen – ganz zu schweigen vom knapper werdenden Trinkwasser. Diese Salzgefahr droht mittlerweile auf einem Drittel der Äcker weltweit.

Doch bis heute ist fast überall das Bewusstsein für die Verletzlichkeit dieser 15 Millimeter Erd- und damit Brotkrume noch nicht erwacht. Wenn bis zum Ende des Jahrhunderts das Meer einen Meter höher steht, wären in Ägypten 6 Millionen Menschen und 15 % der Äcker, in Bangladesch 13 Millionen und 16 %, in Vietnam sogar 70 % der Reisproduktion und in China 72 Millionen Menschen betroffen. Flüchtlingsströme und Verteilungskämpfe sind zu erwarten.

Aufgrund des Preisverfalls von Fleisch in Deutschland von 1950 bis 2005 um 25–30 % sowie die gestiegenen Einkommen, stieg der Fleischverzehr von 26 auf 60 Kilo pro Kopf. Das fällt gegenüber den 130 Kilo der USA (wo allerdings Knochen und Speck mit einberechnet sind) jedoch noch zurück. Vergleicht man dies mit der Entwicklung des Übergewichts und der Fettleibigkeit in beiden Ländern, erkennt man einen Teil der Zusammenhänge. Das Problem der Über- und Fehlernährung bewegte sich bis 1980 im einstelligen Prozentbereich. Derzeit jedoch ist in den OECD-Staaten schon jeder Zweite zu dick. Das betrifft einen BMI (Bodymaßindex) von 25–30 für Übergewicht und jenseits davon die Fettleibigkeit.

Laut der IDEFICS-Studie[581] führe Schlafmangel bei Kindern zu Übergewicht. Es waren mehr als 16 000 Kinder zwischen 2 und 9 Jahren aus 8 europäischen Ländern untersucht worden.

Andererseits hilft es Jugendlichen schlank zu bleiben, wenn sie nicht zu spät ins Bett gehen und früh aufstehen, wie eine Studie in Australien an 2 200 Jugendlichen zwischen 9 und 16 Jahren herausfand.[582] Grob gesagt geschieht dies dadurch, dass die Frühschläfer & Frühaufsteher 30 Minuten am Tag mehr stärker körperlich aktiv sind

581. http://de.wikipedia.org/wiki/IDEFICS-Studie.

582. http://www.zeit.de/news/2011-09/30/wissenschaft-frueh-aufstehen-haelt-teenaeger-schlank-30120011; www.sciencedaily.com/releases/2011/09/110930052216.htm.

dadurch, während die Spät/Spät-Gruppe diese 30 Minuten vor dem PC oder Fernseher mindestens körperlich inaktiv verbringt.

Die Schulmediziner beklagen bei ihren Patienten insbesondere einen gestiegenen Konsum an Fett und Süßem bei gleichzeitigem Stress und Bewegungsmangel. Dies führe in Konsequenz zu mehr Herz-Kreislauf-Erkrankungen, Diabetes und Krebs.

Die traditionell chinesischen Mediziner z.B. sehen es so, dass zum energetischen Verarbeiten und dann Speichern von Nahrungsenergie im Blut nach dem System Magen das System Milz zuständig ist, welche ebenso Emotionales und Geistig-Intellektuelles verdauen muss. Die Milz ist das energiespeichernde Organsystem, daher von yin-Charakter, welches dem Magen mit verarbeitender Funktion, daher yang-Charakter, nachgeschaltet ist. Dieses Magen/Milz-System hat eine erdverbundene Energie, nährt die Muskeln, zeigt sich auch am Mund (Form, Turgor, Geruch) und die Willenskraft sowie das Grübeln sind damit verknüpft, die Geschmacksrichtung süß und die Feuchtigkeit ebenfalls. Stress, der mit zu viel Grübeln zu tun hat, schädigt dieses Milz-System was zu einer Milz-qi-Leere und schließlich zu kalten Extremitäten und Hunger auf Süßes führt. Süßes in kleinen Mengen würde das System Milz unterstützen. Wir wissen auch, dass Polyphenole wie in 20 Gramm dunkler Schokolade mit hohem Kakaoanteil täglich sehr gut für die Gesundheit sind und Zimt ebenso. Da aber der Wille, der auch zum System Milz gehört, geschwächt ist, bleibt es nicht bei einem bisschen Süßen, es kommt zum Frustessen, und außerdem ist die Hilfe des Milzsystem bei der Verdauung sowieso schon eingeschränkt, und es wird daher Fett angesetzt. Dadurch entsteht die Gefahr eines Diabetes und einer Herz-Kreislaufproblematik, da das Herz, welches eigentlich das Magen/Milz-System mit Energie versorgen sollte (in der wuxing-Abfolge des Lebensenergieflusses in den Körperorgansystemen[583]), nicht mehr im ausreichenden Maße hinterherkommt. Wir sehen hier eine Körper-Geist-Seele umfassende systemische Erklärung, die auch verstehen lässt, warum ganz einseitige Verbesserungsmaßnahmen wie spezielle Diäten meist nicht viel weiterhelfen.

Die gestiegene Tierhaltung führte schon 2006 dazu, dass sie weltweit mehr Treibhausgase hinterließ als alle PKWs, LKWs, Schiffe und Flugzeuge zusammen. 40 % des globalen Methanausstoßes, was 23 Mal klimaschädlicher wirkt als Kohlendioxid, kommt aus den Mägen der Rinder wieder vorne raus. Das sogar 296 Mal schädlichere Lachgas kommt über die Hälfte aus der Landwirtschaft, umgewandelt aus Stickstoffdünger durch Mikroben. Außerdem stellen die kaum verwertbaren gigantischen Güllemengen ein riesiges Problem dar, da sie so oder so schließlich in den Flüssen und im Meer landen und überall die Algenteppiche exponentiell explodieren lassen, was den Fischen Sauerstoff raubt und zusätzliche Treibhausgase in die Atmosphäre entlässt. Da sich die Nachfrage nach Fleisch- und Milchprodukten bis 2050 weltweit wohl verdoppeln wird, helfen nicht nur 2–3 Fleisch- und Wurstverzichttage in der Woche, sondern

583. Heise, Th. (1996). *Chinas Medizin bei uns*. Berlin: VWB-Verlag.

der hohe Einsatz von chemischem Dünger und Futtermittelmengen muss grundlegend verändert werden. Andernfalls wird er zu einer großen Bedrohung für das Weltklima und damit für alle und auch für sich selbst.

BOMMERT[584] schrieb:

> Die Zahl der Hungernden, die sich bis 2006 kontinuierlich verringert hatte, stieg dramatisch an innerhalb eines Jahres um fast 200 Millionen auf 1.1 Milliarden Menschen weltweit. Diese Entwicklung wäre vorhersehbar gewesen, wenn es eine global interessierte Instanz gegeben hätte, die die Grundlagen der Welternährung im Blick gehabt hätte.

Warum konnten die Welternährungsorganisation (FAO) und andere Institutionen der Weltgemeinschaften dies nicht vorhersehen? Die Erklärung liegt im Tunnelblick der Einzelressorts und in der fehlenden Kooperation unter den UN-Behörden und mit den lokalen Behörden. Außerdem ist der wissenschaftliche Beobachtungsapparat in den letzten Jahrzehnten aus verschiedenen Gründen zusammengespart worden, und somit fehlten die benötigten zahlreichen Impulse für Politiker, um sich national und international mit der notwendigen Aufmerksamkeit und Mittelvergabe mit diesem jetzt brandeilig gewordenen Thema intensiv genug zu beschäftigen. In den letzten Jahren wurden durch Politik und Wirtschaft Themen überproportional in den Vordergrund geschoben, welche die begonnen Aufarbeitung der weltweiten Ernährung wieder ins Leere fallen ließen. Diese braucht ebenso wie die weltweite Plastikentsorgung eine konzertierte Aktion, bei der alle Staaten mitmachen und auch die „staatenlosen" Weltmeere eingeschlossen sind. Future bedeutet eben mehr als Revision bei Big Pharma und Big Tech sowie klimaverträgliche Energiekonzepte.

Die Fakten, die schon BOMMERT vor mehr als einem Jahrzehnt anführte, denen wir uns alle dringender denn je stellen müssen, sind in Übereinstimmung mit dem Weltklimarat die folgenden:

Die extremen Veränderungen werden zunehmen, wie wir es schon überall erleben, mit Jahrhundertüberflutungen z. B. in Thailand, mit Schnee- und Eischaos schon Ende Oktober an der US-Ostküste, mit Dürrekatastrophen und Überschwemmungen in Australien etc. Die Tragödien werden dort ihren weiteren Verlauf nehmen, wo es heute schon problematisch ist. Wenn erst die Temperaturen mehr als drei Grad gestiegen sind, wird es weltweit Ernteeinbußen geben, die so groß sind, dass 30 % Preissteigerungen zu erwarten sind. Südlich der Sahara wird aufgrund der Hitze und Trockenheit der Maisanbau unmöglich werden und die Tiere keine Weidegründe mehr finden. In Asien wird der Reisbau leiden und die Ernten in China und Indien um 12 % schrumpfen. Der Weizenanbau wird an vielen Orten verschwinden. In vielen Teilen Afrikas, Lateinamerikas und Asiens werden die Einbußen beim Maisanbau bis zu 40 % und mehr betragen. Besonders Rinder und Schweine, aber dann auch Schafe, werden den höheren Temperaturen

584. http://www.wilfried-bommert.de/10.html.

nicht standhalten können und krankheitsanfälliger werden. Die Artenvielfalt wird auch dadurch dezimiert werden und Tiere und Pflanzen werden gezwungen in den kühleren Norden auszuweichen. Innerhalb der nächsten Jahrzehnte wird die Unterernährung in vielen großflächigen Gebieten zunehmen und hinzukommender Wassermangel könnte zu weiteren drastischen Konflikten führen. Der Dürre-Katastrophensommer 2022 in Europa und anschließende Überflutungen in Pakistan etc. haben uns davon einen Vorgeschmack gegeben.

Zusammenfassend sind wir also gezwungen in der globalen Ernährung langfristiger und wirklich globaler fair und kritisch zu denken und zu planen. Regenwaldabholzungen, riesige Monokulturen, chemische und andere Vergiftungen der Umwelt müssen über die UNO im Interesse aller unmöglich gemacht und fair verhandelt werden. Und diesmal muss es nicht, wie im Sinne der gegenwärtig vorherrschenden Interpretation, um einen global vermehrten finanziellen Gewinn für Einzelne, sondern um ein besseres Leben für alle gehen. Und dass das machbar wäre, ist weder eine Illusion noch eine Utopie, sondern eine Notwendigkeit für ein lebenswertes Morgen.

14. Der Einfluss gesellschaftlicher Faktoren und Prävention: Wie geht es besser?

„Rein nationales Denken ist gefährlich provinziell" schreibt das *DÄ* zur europäischen Gesundheitspolitik,[585] obwohl das eigentlich auch im weltweiten Maßstab immer mehr und sich beschleunigend gilt. So müsste in der EU arbeitsmäßige Freizügigkeit durch eine vernünftige gesundheitliche, grenzüberschreitende Versorgung unterstützt werden. Es wurde schon ein zentrales Zulassungsverfahren für Medikamente geschaffen, um (z. B.) einen einheitlich hohen Standard zu gewährleisten. Die gegenseitige Anerkennung von Berufsqualifikationen und die Festsetzung von Höchstarbeitszeiten wurden erreicht. Nach den Vorstellungen des von der EU mit Konzeptforschung beauftragten Europäischen Gesundheitsinstituts (EGI) der Europäischen Akademie für Wissenschaften und Künste in Salzburg sollten medizinische Leistungen gegen Rechnung dort bezahlt werden, wo immer der Patient sie in Anspruch genommen hat, um das marktwirtschaftliche Prinzip der freien Wahl umzusetzen. So könnte nach ihren Vorstellungen der Anteil der Gesundheitswirtschaft am Bruttoinlandsprodukt von 25 % auf 30 % bis 2020 gesteigert werden. Von 1993 bis 2003 lagen Deutschland und die Schweiz zwischen 10 und 11% und nur die USA mit 13–15 % höher im Anteil der Gesundheitswirtschaft vom Bruttosozialprodukt.[586] Aber was ist die bittere Wahrheit im Gegensatz zu den Träumen? Oktober 2022 wird uns aus Berlin die Erfolgsgeschichte verkauft, dass die Gesundheitswirtschaft in den letzten zehn Jahren mit Ausnahme des Pandemiejahres 2020 beständig gewachsen sei. Realität ist, es sind 2021 ganze 12,1 Prozent der Bruttowertschöpfung in Deutschland, und das ist weniger als die Hälfte der Phantasie von 2009.[587]

Chancen zur Schaffung von Arbeitsplätzen gibt es sicherlich allein schon aufgrund des demographischen Wandels. Aber die Gefahr des turbokapitalistischen Denkens mit letztendlich Kurzzeitprofitmaximierung und Langzeitfrustrierung durch Qualitätsverlust bei noch mehr Bürokratisierung durch die Qualitätskontrolle der Qualitätskontrolle etc. steht an die Wand geschrieben als Menetekel.

Auch die Umwelt hat in vielfältiger Weise ihren immer wieder unterschätzten Einfluss auf unsere Gesundheit. Daher ist es sehr traurig, wenn jetzt ein so kenntnisreicher und akti-

---

585. Heike Korzilius, Petra Spielberg; *DÄ* 106(18):B732–5, 01.05.2009.

586. https://www.gbe-bund.de/gbe/abrechnung.prc_abr_test_logon?p_uid=gast&p_aid=0&p_knoten=FID&p_sprache=D&p_suchstring=10919; 21.11.2022.

587. https://www.bvmed.de/de/branche/standort-deutschland/wertschoepfung-der-gesundheitswirtschaft-und-der-medizintechnik; 21.11.2022.

ver Umweltschützer der quasi ersten Generation wie Thilo Bode die Umweltbilanz von Angela Merkel als Desaster bezeichnet. Als zeitweiliger Geschäftsführer von Greenpeace sowie Gründer und gerade in den Ruhestand tretender Leiter der Verbraucherschutz-Organisation Foodwatch, die internationale Anerkennung erkämpfte, hat er so tiefe Einblicke, dass er mittlerweile bezweifelt, dass die Grünen in dieser Regierung noch viel bewegen können.

> Der Atom-Ausstieg war ein Sieg, auch weil dadurch der Ausbau der erneuerbaren Energie befördert wurde. Das ist großartig. – Insofern ist das wirklich mal ein Sieg der Umweltbewegungen und nicht nur ein Erfolg. Und ich erinnere an die Auseinandersetzungen in Wackersdorf: Damals wurden die Kritikerinnen und Kritiker als technikfeindliche Idioten und Chaoten gerade in Bayern gebrandmarkt. Doch am Ende haben diese Menschen recht behalten und gewonnen. Bis heute – und ich wurde am 14. Januar (2022) 75 Jahre alt – bin ich erstaunt, wie oft man doch, wenn man gut begründete Thesen in den Raum stellt, als Lügner abgetan wird. Damit komme ich bis heute schlecht zurecht. – Aber ich bin immer noch ziemlich naiv und rechne nicht mit solchen massiven Anschuldigungen. Als wir Regelungen des geplanten TTIP kritisiert haben und bemängelten, bestimmte Sicherheitsstandards, zum Beispiel Hygienekontrollen, könnten ohne Einschaltung des Parlaments quasi eingefroren werden, konnten wir das mit Fakten belegen. Doch der damalige Bundeswirtschaftsminister und SPD-Mann Sigmar Gabriel bestritt das einfach, ohne seine Ansicht zu begründen. Da hat man als Nichtregierungsorganisation (NGO) schlechte Karten. Im Zweifel wird der Politik geglaubt. Das Ausmaß am Abstreiten von Wirklichkeit seitens der Politik ist enorm. Zwar räumen auf lange Sicht Politikerinnen und Politiker ein, dass wir recht haben. Doch so läuft uns die Zeit davon, was beim Klimaschutz besonders tragisch ist.
>
> – Die Klimapläne der neuen Regierung sind jetzt schon nicht ausreichend, um die deutschen Klimaziele, geschweige das 1,5-Grad-Ziel von Paris, zu erreichen. In der landwirtschaftlichen Klimapolitik drücken sie sich vor harten Maßnahmen. Da kann ich nicht still bleiben, sind die Grünen doch als Klimapartei angetreten. Ich bin gespannt, wie sich der grüne Landwirtschaftsminister Cem Özdemir schlägt. – Die Landwirtschaft ist aber einer der größten Klimaschädiger. Und es ist zu befürchten, dass am Ende die Koalitionäre noch weniger erreichen, als sie sich vorgenommen haben. Özdemit müsste hart in die Besitzstände eingreifen. Ob er das macht, bezweifele ich, denn die Agrarlobby ist einer der mächtigsten deutschen Lobby-Komplexe. Und das Landwirtschaftsministerium ist ein reines Klientel-Ministerium. – Natürlich verstehe ich, dass die Grünen nach jahrelangen Kämpfen auch einmal etwas zu sagen haben wollen, nach dem Motto des früheren SPD-Chefs Franz Müntefering, Opposition sei Mist. Ich glaube aber, dass eine starke Oppositionspartei, die eine harte Klimapolitik vertritt, womöglich mehr als auf der Regierungsbank erreichen kann. Wenn ich mir den Koalisationsvertrag mit allen Schwurbeleien beim Thema „Klimaschutz“ anschaue, ist Skepsis angebracht. Meine Hoffnung, dass die Grünen was bewegen, ist sehr gering.
>
> – Die Umweltbilanz von Frau Merkel ist ein Desaster. (Interviewer: Doch sie hat den Ausstieg aus der Atomenergie beschlossen) – Das war eine Folge der nuklearen Katastrophe im japanischen Fukushima. Aus dem Vorfall hat Merkel die Schlussfolgerung gezogen. Es ist jedoch eine Geschichtsklitterung, sie als Klima-Kanzlerin zu bezeichnen. Denn Merkel hat schon Ende der 90er Jahre immer wieder betont, sie könne für die Umwelt nur das tun, was politisch möglich sei. Genau mit dem Argument hat sie auch Forderungen von Aktivistinnen und Aktivisten von Fridays for Future gekontert. – Mit dieser Haltung unterwirft sich Frau Merkel keiner unabhängigen Prüfungsins-

> tanz. Sie beansprucht für sich, beurteilen zu können, was politisch möglich ist, und was nicht, auch wenn es noch Luft nach oben gäbe. Frau Merkel kann damit die Grenzen ihrer Handlungsmöglichkeiten nach Belieben verschieben und Erfolge beliebig definieren. Das ist eine undemokratische Anmaßung. Frau Merkel als sogenannte Klimakanzlerin hat sich nicht ein einziges Mal von den Lügen und dem flächendeckenden Betrug der Autokonzerne im Diesel-Abgasskandal distanziert. Sie war keine Klimakanzlerin, sondern durch und durch eine Autokanzlerin. (Interviewer: Herr Bode, Ihre Kritik an unserem System ist ja noch fundamentaler) – Ja, weil Autokonzerne, Konzerne generell zu viel Macht haben. Es ist ein Unding, dass Politikerinnen und Politiker zum Teil über Nebenjobs mit der Wirtschaft verbandelt sind. Ich kritisiere nicht Politikerinnen und Politiker als solche, sondern die Umstände, in denen Politik in unserer Demokratie stattfindet.[588]

– Die fundamentale Kritik von Bode an den undemokratischen, Lobby-gesteuerten Politikern, lässt ebenso daran denken, dass die in „*Corona: Das Syndrom*“ mit Referenzen dargestellten Fakten einfach nicht zur Kenntnis genommen oder geleugnet werden und das einseitige Denken mit diktatorischen Maßnahmen fröhliche Urständ feiert. Aber wir sind in Deutschland damit natürlich nicht alleine auf der Welt. Beim Blick über die nächste Grenze in die neutrale Schweiz, zeigt sich, dass hier der Lobbyismus sogar die Politik eines ganzen großen Landes torpediert. Und das geschieht im Falle Mexikos sogar unter direkter Bevorzugung eines einzigen Konzerns gegenüber seinen Rivalen im Lande. Nestlé hat es geschafft, das Staatssekretariat für Wirtschaft (Seco) für seine exklusiven Zwecke einzuspannen, um den nationalen Notstand Mexikos durch die Adipositas auszuhebeln, zugunsten des Verfalls der Ernährungsgewohnheiten und für eine fett machende Deregulierung. Aber natürlich ist das nicht das einzige Land, welches zugunsten eines für seine Missetaten bekannten Konzerns in den gesundheitlichen Abgrund gezerrt werden soll, wie immer für den schnöden Mammon eines Konzerns und von wer weiß wem. Also überlegen Sie sich das nächste Mal gut, wessen Produkte oder gar Aktien Sie kaufen. Entgegen den massiven Anstrengungen von Nestlé mit Unterstützung durch die Schweiz, die EU, die USA und weiterer Länder auf WTO-Ebene trat im Juni 2016 das Gesetz „Ley del Súper Ocho“ (gegen die Super 8 Riegel) mit Warnaufdrucken in Kraft, und Ecuador, Peru sowie schließlich Mexico folgten in ähnlicher Weise. Weitere Länder diskutieren ähnlich Schritte.[589] Man kann nur hoffen, dass der extrem schädigende Einfluss vieler Konzerne mit ihrer subversiven Lobbyarbeit überall bald ein Ende findet, zugunsten einer gesunden körperlichen, geistigen und seelischen Ernährung. Die einzelnen Staaten müssen anfangen, sich hier immun zu machen, gegen die finanziellen Bedrohungen der Superreichen und ihrer Büttel, den Konzernen, die ihnen das Geld zuscheffeln. Es geht um ihre Unabhängigkeit und Demokratie gegen ei-

588. Stefan Stahl & Thilo Bode im Interview. „Merkels Umweltbilanz ist ein Desaster“. *Mainpost* 15.01.2022, 11: 35.

589. Timo Kollbrunner (2022). Wie das Seco nach Nestlés Pfeife tanzt und Mexicos Gesundheitspolitik angriff. *Public Eye Magazin*, 37, Sept. 2022, S. 5–15.

nen faschistoiden kapitalistischen Totalitarismus, gar zu oft gesteuert durch sehr wenige einzelne Personen, die es meist zudem schaffen, nirgends Steuern zu zahlen.

Ein weiterer Punkt wäre die Verbesserung der Gesundheitsversorgung in der EU, nachdem in z. B. Bulgarien und Rumänien dreimal so viele Menschen an Herz-Kreislauf-Erkrankungen sterben als im EU-Durchschnitt und auch die Sterblichkeitsraten bei Krebserkrankungen sehr voneinander abweichen. Viele Aspekte wären im grenzübergreifenden Rahmen besser versorgt, wie die Behandlung bei seltenen Erkrankungen, Organspenden, Aus- und Weiterbildung sowie Verteilung von Fachkräften, richtiger Einsatz von Antibiotika, Kampf gegen Krebs, psychische Leiden und Infektionen. Aber bis heute fehlt der EU die notwendige Legitimierung, was sich an den relativ leeren Wahlurnen widerspiegelt. Die EU kann sich daher derzeit aber immer weniger Fehler wie Überregulierungen „leisten“, da die EU-Verdrossenheit in den letzten Jahren stark zugenommen hat.

„*Das deutsche Gesundheitswesen im internationalen Vergleich*“[590] mit Australien, Kanada, Frankreich, den Niederlanden, Neuseeland, Großbritannien und den USA zeigt nur einige Unterschiede relativ klar. So kamen 27 % der schwerer Erkrankten in den Niederlanden und 34 % in Deutschland in den letzten zwei Jahren zu einer Notaufnahme, während es in den USA und Kanada doppelt so viele waren. 47 % der Befragten (schlechter Gesundheitszustand, chronisches Leiden oder Behinderung und/oder in letzten zwei Jahren stationär behandelt oder operiert) waren in Deutschland bei mindestens vier Ärzten in Behandlung. Australien und die USA lagen hier bei 37 % und 35 %, die übrigen Länder maximal bei 28 %. Bezüglich der Koordination wurde in Deutschland zu 33 % angegeben, dass der Facharzt keine Informationen zur Krankengeschichte hatte, in anderen Ländern lag dies bei maximal 22 % (USA). Obwohl 87 % der deutschen Patienten die Qualität der Versorgung mindesten gut fanden (nur 34 % ausgezeichnet und sehr gut, gegen 66 % in anderen Ländern), wünschte doch eine Mehrheit zumindest grundsätzliche Umstellungen (50 %) oder komplette Reformierung (25 %). Schon 2005 wurde diese Diskrepanz beobachtet. Koordinationsprobleme zwischen Ärzten sowie mit Patienten wurden überall berichtet, obwohl bis auf die USA alle Länder eine feste Anlaufstelle bei Erkrankung angaben. Aber hört man die Patienten über Klinikambulanzen reden, so klagen sie allerorten oft über ständig wechselnde Ärzte.

Außerhalb der EU betrachtet, deckt sich die Weltkarte der Gesundheit weitgehend mit der des Wohlstands. So lautet das Fazit eines WHO-Reports zu den sozialen Ursachen von Erkrankungen.[591] Je geringer der politische Einfluss eines Landes wegen seiner Armut sei, desto schlechter stehe es mit den Chancen für ein gesundes und langes Leben. Der Bericht kommentiert die 30 Jahre Unterschiede in der Lebenserwartung

590. Klaus Koch; *DÄ* 107(24):427–34, 18.06.2010.

591. Nico Dragano: Weltgesundheitsorganisation. Armut ist eine politische Entscheidung. *DÄ* 106(15): B604–5, 10.04.2009.

als „toxische Mischung aus ungenügender sozialer Sicherung, unfairen wirtschaftlichen Verhältnissen und schlechter Politik“. Nur wenn die sozialen Hintergründe der Gesundheit in allen Politikfeldern, besonders Bildungs- und Wirtschaftspolitik, berücksichtigt würden, können integrierte Programme wirksam werden. Der Kommissionvorsitzende Sir Michael Marmot rechnete vor, dass mit einem Bruchteil der Hilfsgelder für den Bankencrash alle Slumbewohner der Welt mit sauberem Wasser versorgt werden könnten. Der damalige britische Premierminister Gordon Brown, der eine Konferenz in London eröffnete, illustrierte mit einem lokalen Beispiel: Entlang der U-Bahn-Strecke vom Regierungsbezirk in Westminster in Richtung ärmerer Vorstädte sinke die mittlere Lebenserwartung mit jeder Station um ein Jahr. Soziale Gerechtigkeit ist eine gesamtgesellschaftliche Aufgabe und nicht nur die des Gesundheitssystems – und das muss grenzenlos betrachtet und angegangen werden.

Medizinische Versorgungskonflikte sind ein Spiegel der jeweiligen Gesellschaft und Kultur. Diese haben auch, aber nicht nur, mit Recht und Ethik zu tun. Christoph Fuchs, damals Hauptgeschäftsführer der Bundesärztekammer, mahnte die Dominanz der Ökonomie, die überbordende Kontrolle und eine Verrechtlichung bis hin zur Undurchschaubarkeit an. Da sich Krankheit und Sterben – und vor allem Gesundwerden-wollen und -können müsste man hinzufügen – nicht normieren lassen, bedürfte es wieder veränderter Bedingungen, die mehr ärztliche Zuwendung ermöglichen. Georg Marckmann von der Universität Tübingen forderte eine „prinzipienorientierte Medizinethik“ um die ärztlich-pflegerische Expertise, den evaluativen Patientenwillen und die moralische Medizinethik/Medizinrecht zusammenzubringen.[592]

Aber hinter diesem Spiegelbild, sozusagen in der ersten Linie, tun sich weitere auf, die hier einbezogen werden müssen. So beschreibt der ehemalige IBM-Europachef und ehemalige BDI-Präsident Hans-Olaf Henkel[593] die Probleme der deutschen Gesellschaft vor fast zwei Jahrzehnten im Detail. Globalisierung heiße auch überregulierende Vormundschaft abbauen, sowie Eigenverantwortung und -initiative fördern. Wer etwas könne und schaffe, was andere (noch) nicht können, müsste gefördert werden, damit ihm alle nacheifern. Die Bundesländer müssten in einen „benchmarking-Wettbewerb“ eintreten können, denn nur so könnte wieder Wettbewerbsfähigkeit erreicht werden. Dafür sei leider bisher die positiv zu nutzende Verschiedenheit der Menschen zu sehr ignoriert und durch falsch verstandene Gleichmacherei (mit Qualitätsorientierung zu sehr nach unten) – und Gleichbezahlung – ersetzt worden. Es brauche den Mut zur gestalterischen Freiheit (wie nach dem 2. Weltkrieg) insbesondere durch die Politiker, statt nur an Sicherheiten zu denken. – Da fallen wohl den meisten gleich die Themen Wiederwahl und Parteikompromiss/-proporz ein. Auch dass man keine zu abweichende

592. Dagmar Nedbal: Medizin, Recht und Ethik. Konflikte als Spiegel der Gesellschaft. *DÄ* 107(14):B567–8, 09.04.2010.

593. *Die Ethik des Erfolgs. Spielregeln für die globalisierte Gesellschaft.* München: Ullstein, 2004.

Meinung haben darf, da dies als Zielscheibe dienen könnte, statt als herausfordernde Bereicherung gesehen zu werden, könnte man hinzufügen. Letzteres hat sich in den letzten drei Jahren bitter bewahrheitet.[594]

Henkel betrachtet Deutschland als „selbstblockierten Staat" und führt aus allen Bereichen zahlreiche Beispiele von aufgrund falscher Verbrüderung, Pseudoverpflichtungen oder/und fehlender Sachkompetenz dann verschobenen – „vom runden Tisch zur langen Bank" – oder aufgehobenen Reformen oder Reformversuchen aus persönlicher Erfahrung an. Das Heraufbeschwören von Ängsten – wegen realer oder eingebildeter Gefahren – habe in Deutschland den Politikern allemal geholfen. So hieß es schon vor Jahren und zu Corona-Zeiten umso mehr.

Man könnte ergänzen: Es hat geholfen, die Unsicherheit anstehender Veränderungen bequem wieder gegen die unbefriedigende, aber bekannte Sicherheit des „es geht noch ein Weilchen" eintauschen zu können – in der Hoffnung der Nimmerleinstag reicht als Termin, auf jeden Fall aber bis zur Rente nach Regierungswechsel, wo man dann die nicht wahrgenommene Verantwortung auch offiziell wieder los ist. Ähnlich konnte man die Mimik und Äußerungen von Jens Spahn interpretieren, als er seinen Ministerposten an Lauterbach übergab, wo ja schon manche seit 2004 vor einer Lauterbachisierung[595] Angst haben. Entscheidungsspielräume werden aus einem falschen Freiheitsverständnis heraus den Einzelnen überlassen. Diese machen es im Handlungsteufelskreis von Angst zwischen Lobbyismus und wahltaktischem Kalkül sowie schlechtem Gewissen oft zu einem bürokratischen Geschehen, in Art des Beamtenmikado: Wer sich zuerst bewegt hat verloren. Ingo Reuter prangert diese gesellschaftliche Unfähigkeit zu entscheiden an, angesichts der anstehenden dringenden Entscheidungen in vielen kleinen bis zu sehr großen Bereichen, und fordert eine Wiederbelebung von Vernunft, Gewissen sowie Verantwortung, und zwar sowohl im gesellschaftlichen wie besonders auch im politischen Handeln.[596]

Eine Schwarzarbeitsleistung (2002) von 16 % der gesamten Wirtschaftsleistung würde auf die Arbeitswilligkeit hinweisen, die nicht aufgefangen würde. Ein Netz hochmotivierter Jobvermittler, die an alle Firmentüren klopfen, um zu wissen, wo sich was bewegt, müsste nach Henkel den Beamtenapparat ersetzen, der sich nicht abschaffen darf, d. h. seine Aufgabe nie beenden darf?!

Eigentlich muss an dieser Stelle daran erinnert werden, dass es einige Berufe gibt, deren vornehmste Aufgabe darin besteht, sich und ihre Dienste überflüssig zu machen. Dazu zählen Ärzte und alle Therapeuten, Lehrer aller Sorten, Juristen, Politiker, …

Eigentlich sollten neue Aufgaben in diesen Bereichen nur durch

594. Ulrike Guérot (2022). *Wer schweigt, stimmt zu. Über den Zustand unserer Zeit und darüber, wie wir leben wollen*. Frankfurt/M.: Westend.

595. Rieser, Sabine (2004). Glosse: Lauterbach im Alltag. *Dtsch Arztebl* 2004; 101(5):A-217/B-189/C-181.

596. Ingo Reuter (2022). *Verantwortungsflucht*. Würzburg: K & N.

– neue Patienten kommen – da ja alle alten völlig geheilt sein sollten bzw. sie wissen, wie man Krankheiten vermeidet oder in den ersten Anzeichen erfolgreich selbst bekämpft,

– neue Schüler – da ja die alten schon alles gelernt haben, bzw. wissen, wie sie es alleine lernen können,

– neue Streitigkeiten – da ja die alten beigelegt sind und die Betreffenden wissen, wie man besser damit umgeht oder es gar nicht dazu kommen lässt,

– neue gesellschaftliche Aufgaben – da die alten zufriedenstellend wegregiert wurden,

… Naja, Utopia ist eben doch noch nicht morgen erreicht – aber man sollte es nicht als Illusion abtun, sondern stetig, locker und entspannt, sowie trotzdem immer wieder entschieden am Ball bleiben.

Denn – es soll auch gleichzeitig weiterhin Spaß machen. Wenn es das nicht mehr tut, besteht die Gefahr, dass man eine psychische/psychosomatische Erkrankung entwickelt und deswegen ausfällt und in Behandlung muss. Nach Angaben der Krankenkassen stiegen die Fehltage wegen Burn-out von 8,1 pro 1 000 Versicherte im Jahr 2008 auf 72 Tage 2010 an[597] – also das Neunfache in zwei Jahren. Danach sank dieser Parameter laut DAK im Jahre 2015 wieder auf 4,3. – Wie ist das zu erklären? Gab es plötzlich ein Umdenken am Arbeitsplatz? Wurden die Menschen resistenter gegen den Stress? Nahmen die zusätzlich schädigenden Umweltfaktoren ab? Wurden die Therapien erfolgreicher? – Leider wohl alles verkehrt geraten. Ärzte und psychologische Therapeuten müssen gegenüber der Krankenkasse die Erkrankung möglichst erfolgreich verschlüsseln im ICD10 (International Classification of Diseases, Ausgabe 10). Erfolgreich heißt, dass es von Seiten der Krankenkasse möglichst wenig zeitraubende Nachfragen geben soll hinsichtlich ihrer Bezahlung. Dazu passt, dass sich laut DAK bei der Depression die Anzahl der Fehltage im gleichen Zeitraum von 2011 bis 2015 von 81 auf 114 Tage bei 100 Versicherten erhöhte, also um 41 Prozent. Da es Burnout nicht im offiziellen Diagnosekanon gibt, wurde jetzt also vermehrt die Diagnose Depression gewählt, statt z. B. Anpassungsstörung, die hier erst gar nicht in den Vergleich mit reingenommen wurde. Dabei ist natürlich Burnout nicht gleich Burnout und Depression nicht gleich Depression und Anpassungsstörung wieder etwas anderes, aber alles nicht immer leicht voneinander abzugrenzen. Das gleiche gilt für sehr oft psychosomatisch (mit-)bedingte Rückenschmerzen und andere Muskel-Skelett-Erkrankungen, die Volkskrankheit Nummer eins sind. Mindestens jeder fünfte Fehltag wurde damit begründet (22 Prozent). Es folgten psychische Erkrankungen mit 17 Prozent Anteil am Gesamtkrankenstand. Etwa 15 Prozent gingen übrigens zulasten von Erkältungen. Die Zahl der Fehltage aufgrund

597. Mazda Adli. Psychiater von der Berliner Charité: Burn-out betrifft Idealisten und Perfektionisten. *Welt-online*, 24.09.2011.

von psychischen Erkrankungen hat sich in den vergangenen 20 Jahren damit mehr als verdreifacht.[598]

Springen wir nun ins Jahr 2020. Wie sah es da aus? Es hatte einen Rückgang der Gesamtfehlzeiten laut Techniker-Krankenkassen (TK)-Report, der nun zum 20sten Mal vorliegt, um 1,94 Prozent gegeben gegenüber dem Vorjahr. Wow, super denkt der jugendliche Mensch, wir haben mit der modernen Medizin Fortschritte erzielt. Aber leider müssen wir bei Statistiken immer weiterdenken und Zusammenhänge überprüfen. Die Abnahme entstand durch 16,7 Prozent weniger Arbeitsunfälle – bei Kurzzeitarbeit, home office und Arbeitslosigkeit unter Corona kein Wunder – wohingegen die fallbezogene Krankheitsdauer sogar einen Anstieg um 17,3 Prozent zeigen konnte.[599]

Im ersten Quartal 2021 verzeichnete die TK von ihren rund 5,4 Millionen versicherten Erwerbspersonen 1,08 Millionen Krankschreibungen, davon nur 9381 aufgrund von Covid-19. Der Krankenstand betrug 3,8 Prozent, lag das Jahr davor noch bei 5,1 Prozent, 2019 bei 4,8 und 2018 bei 5,2 Prozent der Arbeitszeit.[600]

Aber nicht nur die TK wertete ihre Zahlen aus. Im Coronajahr 2020 war ein neuer Höchststand an Ausfalltagen wegen psychischer Erkrankungen zu verzeichnen, so der Psychreport der DAK-Gesundheit für ihre 2,4 Millionen Versicherten. Bei rund 265 Fehltage je 100 Versicherte war dies im Vergleich zu 2010 eine Zunahme um 56 Prozent, der fast ausschließlich die Frauen betraf. Auch die Dauer pro Fall mit durchschnittlich 39 Tagen war so hoch wie nie. Depressionen waren die wichtigste Ursache für Krankschreibungen mit 106 Fehltagen je 100 Versicherte, aber bei den Anpassungsstörungen gab es mit acht Prozent mehr als im Vorjahr den größten Zuwachs auf 64 Tage je 100 Versicherte mit dieser zweitwichtigsten Diagnose.[601]

Das Thema der Depressionen findet sich schon lange auch in der Boulevardpresse. So wurde 1982 am Beispiel von Prinz Claus der Niederlande und anderer Prominenter der Versuch einer Entstigmatisierung unternommen. Walther Birkmayer erklärte dazu: „Die dürftige Entwicklung des Gefühlslebens und des Gemüts unserer Kinder ist der beste Nährboden für seelische Störungen." Es wurde in dem Artikel sogar die Idee der „larvierten Depression" erklärt, bei welcher, statt depressive Gefühle zu erkennen,

598. https://www.aerzteblatt.de/nachrichten/72732/Psychische-Erkrankungen-Fehltage-erreichen-Hoechststand.

599. https://www.tk.de/resource/blob/2103660/ffbe9e82aa11e0d79d9d6d6d88f71934/gesundheitsreport-au-2021-data.pdf; 07.12.2021.

600. https://www.faz.net/aktuell/karriere-hochschule/buero-co/techniker-krankenkasse-fehltage-sind-bei-fast-allen-diagnosen-zurueckgegangen-17334608.html; 10.12.2021.

601. https://www.aerzteblatt.de/nachrichten/121376/Fehltage-wegen-psychischer-Erkrankungen-auf-Hoechststand; 10.12.2021.

überwiegend körperliche Symptome wie Schlaflosigkeit, Kopfweh, Magen- und Herzschmerzen oder -Ängste, Impotenz und Verdauungsprobleme geklagt werden.[602]

Zahlen haben aber nicht nur für die Krankenkassen ein Gewicht, sondern auch für die Verteilung von Forschungsgeldern. So wird es verständlicher, wenn Ulrich Hegerl, Direktor der Klinik für Psychiatrie und Psychotherapie der Universität Leipzig und Vorstandsvorsitzender der Stiftung Deutsche Depressionshilfe, wiederholt erläuterte, dass viele Menschen, die wegen „Burnout" eine längere Auszeit nehmen müssten, in Wahrheit an einer depressiven Erkrankung litten.[603] Fachlich mindestens genauso gut begründbar könnte man auch sagen, dass an dieser Stelle komorbide, also gleichzeitig bestehende Sucht-, Angsterkrankungen und Persönlichkeitsstörungen, alles die Therapie erschwerend, unterdiagnostiziert sind. Vieles wird auch einfach als Anpassungsstörung gewertet. Das heißt eine fehlende Anpassung einerseits an den schlecht bezahlten Arbeitsstress für Frauen, die immer noch um den gleichen Lohn wie Männer kämpfen müssen, an ihre Doppelaufgaben mit Haushalt und/oder Kindern und wie alle an einen unmenschlich gewordenen Wettbewerb am Arbeitsplatz, wo nur Zahlen zählen und der Mensch sowie Menschlichkeit seit dem „Weber-Aufstand" über die „Modernen Zeiten" mit Charlie Chaplin bis heute mit der Roboterkonkurrenz immer mehr an Bedeutung verloren hat. Wir bezahlen das mit einer Zunahme und einer Abnahme, die sich leider nicht ausgleichen, sondern potenzieren in ihrer Wirkung. Der Zunahme an psychischen Erkrankungen und der Abnahme eines gesunden Immunsystems mit allen bekannten Folgeerscheinungen: Anfälligkeit für Muskel-Skelett-Erkrankungen (wessen Rücken ist so stark, dass er seinen Arbeitsstress problemlos schultert), Krebserkrankungen und jetzt virale Erkrankungen wie Covid und alle noch kommenden, natürlichen und künstlich erzeugten Mutationen und Virenarten und andere Erkrankungen mehr.

Die Umweltfaktoren mit den Folgen einer erhöhten Arbeitslosigkeit spielen wahrscheinlich mit herein, wenn man sieht, dass im Osten 2017 der Krankenstand mit 4,9 Prozent höher war als im Westen, wo er bei 3,8 Prozent lag.[604]

Selbst wenn man einbezieht, dass es weniger Tabuisierung und eine vermehrte diesbezügliche diagnostische Aufmerksamkeit gibt, so sollten diese Zahlen doch generell aufhorchen lassen.

Hinter diesem zweiten Spiegel, der sich auf die gesellschaftlichen Verhältnisse Deutschlands bezog, gibt es noch als Drittes den Spiegel der globalen gesellschaftlichen Verhältnisse. So wie es zur Zeit der Neandertaler weltweit nachweisbare, gemeinsame Probleme gab, so war es ebenso zur Zeit der Philosophenschulen 500–200 v. Chr.

602. Udo Simonowitsch (1982). Depressionen. *Bunte* 45:40–44; 04.11.1982.

603. https://www.aerzteblatt.de/nachrichten/67790/Burnout-Fehltage-bei-DAK-Versicherten-um-60-Prozent-zurueckgegangen.

604. https://www.aerzteblatt.de/nachrichten/72732/Psychische-Erkrankungen-Fehltage-erreichen-Hoechststand.

von Griechenland über Indien bis China und wohl weiter, und so ist es natürlich auch heute. Rupert Sheldrake hat zur Erklärung solcher Phänomene die Theorie der morphogenetischen Felder entwickelt, die quasi solche Verbreitung erleichtern sollen. Alles dies passiert mit jeweils entsprechenden Auswirkungen im gesundheitlichen und health care-Sektor.

Da ist es schon sehr überzeugend und gegen den mancherseits vertretenen Trend, wenn es beim Treffen eines Präsidenten des Weltärztebundes Nachiappan Arumugam und dessen Generalsekretär Otmar Kloiber ganz allgemein hieß „Es gibt nicht eine Lösung für alle Länder“.[605] Man bezog sich hier unter anderem auch auf über die ablehnende Haltung zur kommerziellen Nutzung von Organen hinausgehende Stellungnahmen, wie auch auf den ambivalenten Medizintourismus. Dieser bringt einerseits die Basisversorgung in einigen Ländern fast zum Erliegen und hält andererseits – wie am Beispiel der Philippinen zu sehen – damit besserverdienende Ärzte im Land und bringt Devisen in die Staatskassen.

Nach der Idee der Vereinten Nationen, die am 10. Dezember 1948 in Paris in Artikel 25 der Menschenrechtscharta die Gesundheit[606] zum Menschenrecht erklärten, akzeptierte der damalige Vizepräsident und Menschenrechtsbeauftragte der Bundesärztekammer (BÄK) Frank Montgomery zum 60-jährigen Festakt 2008, den Einfluss des sozialen Status auf die Gesundheit und umgekehrt. Dies gelte – wenn auch in unterschiedlicher Ausprägung – weltweit. In den vergangenen Jahren seien besonders die ausländerrechtlichen Verfahren in den Vordergrund getreten. Qualifizierte Reisefähigkeitsbescheinigungen oder Gutachten zu posttraumatischen Belastungsstörungen (PTBS) seien mittlerweile überall im Lande verfügbar. Auch wurde klargestellt, dass es keine rechtliche Verpflichtung für Ärzte geben könne, zu behandelnde Menschen mit ungeklärten Aufenthaltsstatus zu melden.

Ein Qualitätsstandard eines Landes, an dem er sich von anderen messen lassen muss, zeigt sich daran, wie er mit seinen Minderheiten – egal in welcher Hinsicht – umgeht, so sagten schon berühmte Leute. Dass es hier oft zu einem miteinander von Medizin und Politik und nicht zu einem gegeneinander kommen sollte, ist nach jahrelanger Diskussion[607] heutzutage eigentlich schon klar geworden, aber immer noch Utopie.

Wenn man dann hört, dass die österreichische Regierung im Sommer 2011 die alleinige Diagnose einer PTBS nicht mehr anerkennen wollte als Abschiebehindernis, mit der Begründung das hätten zu viele, dann fragt man sich doch, ob jetzt das Menschenrecht in Österreich wieder Verhandlungssache geworden ist.

605. Martina Merten; *DÄ* 104(21):B1306, 25.05.2007.

606. Heike Korzilius: 60 Jahre Deklaration der Menschenrechte. Gesundheit – ein Menschenrecht. *DÄ* 106(3):B64, 16.01. 2009.

607. Bernd Löwe, Peter Henningsen, Wolfgang Herzog: Geschichte einer politisch unerwünschten Diagnose: Die posttraumatische Belastungsstörung. *Psychother Psych Med* 2006; 56: 182–7.

Noch mehr zeigte sich das jetzt in der Diskussion zu einer Impfpflicht mit einem im Schnellverfahren erstmalig gentechnisch hergestellten Impfstoff, für den die Hersteller auch in den laufenden US-amerikanischen Prozessen anscheinend keine Garantie übernehmen, wohlwissend, was für Schadensersatzforderungen sonst auf sie zukommen könnten. Diesbezüglich haben sie aus den bisher verlorenen Prozessen rasch gelernt. Zumal, da es sich auch von Big Pharma zugegeben eben nicht um einen Impfstoff im herkömmlichen Sinne handelt. Sondern es ist eine Gentherapie, die außerdem viel zu rasch ihre Wirksamkeit verliert, während die meist nicht gemeldeten Nebenwirkungen immer evidenter werden und für die Zukunft nicht absehbar sind, da naturgemäß bei dieser überstürzten Zulassung noch jegliche Daten fehlen. Und ob jemand der Pharmaindustrie mit ihren klar monetären Interessen vertraut und den Eingriff in seine körperliche Unversehrtheit gestattet, sollte trotz ganz überwiegend einseitiger Darstellung aller sensationslüsternen und Ängste schürenden Medien, die nicht nur viele psychisch labile Menschen an den Rand des Wahnsinns treibt, jedem selber überlassen bleiben. Staatliche Willkür bleibt selbst bei quasi willkürlich geänderten Grundsetzen, was in der Geschichte schon seine Vorläufer hatte, immer noch ein wirtschaftliches Verbrechen an der Gesundheit, zumindest moralisch gesehen.

Beispielhafte Projekte der Zusammenarbeit zum Wohle der Gesundheit und Erfüllung der Idee der Menschenrechte gibt es mittlerweile immer wieder – was auf die Frage der Nachhaltigkeit verweist – und wohl auch immer mehr. Dennoch sind sie so in den Ländern außerhalb der „ersten" und teilweise auch der „zweiten Welt" oft nur ein Tropfen auf den berühmten fieberheißen Stein. Erwähnt wurde oben einige Projekte weltweit, die teils privat getragen, teils mit Hilfe von Institutionen für eine Weile erfolgten, um dann nach der Beendigung nur teilweise in lokale Hände – kaum von Ärzten, sondern fast nur von unterschiedlich weit ausgebildeten health workers oder Krankenschwestern – überzugehen. Eine solche Weiterverfolgung des Aufbaus von lokalen Kräften und deren konsequente und wiederholte Schulung, sollte eigentlich überall das Ziel sein, gegen politische Streitigkeiten und privatwirtschaftliche Interessen. Diese Projekte und ihre Erfahrungen könnten an zwei Stellen, z.B. der WHO überregional und regional in Zusammenarbeit mit der jeweiligen Gesundheitsbehörde, gesammelt werden und dann in einigen Teilen vereinheitlicht, in anderen klar diversifiziert nach den lokalen kulturellen Gegebenheiten angepasst werden. Außerdem müsste dann von hier aus auch genug Einfluss und Druck entstehen können, um die nötigen finanziellen Mittel dafür zu überblicken, beschaffen und kontrollieren zu können.

Parallel neben dem medizinischen Teil mit einfacher Diagnose und Therapie muss die Prävention im weitesten Rahmen dazu kommen. Diese muss als erstes den Zugang zu sauberem Wasser (später verknüpft mit Regelung von Abwasserentsorgung besonders in Ballungszentren/Slums) und zweites eine gesunde, d.h. nicht einseitige oder vergiftete Basisernährung umfassen, wonach dann als drittes allgemeine schulisch-berufliche Ausbildungszentren kämen.

Nach dem Tsunami im Indischen Ozean 2004 mit seinen Ausläufern, der etwa 230 000 Menschen das Leben kostete (165 000 in Indonesien, 39 000 in Sri Lanka, 16 000 in Indien, 8 000 in Thailand, … 300 in Somalia), konnte Ende 2009 gemeldet werden „Der Wiederaufbau ist abgeschlossen".[608] Eine absolut großartige Leistung, bei der zeitweilig 1 000 Hilfsorganisationen beteiligt waren.

Diese hatten aber oft keinen Partner vor Ort, so dass sie nicht wussten, wie die Spendengelder bei einer völlig zusammengebrochenen Infrastruktur am besten einzusetzen waren. Jene ersten chaotischen Wochen wurden später „the crazy times" genannt, so berichtete Rudi Tarneden von der UNICEF über die Arbeit in Sumatra. In den Städten gab es rasch genug Helfer, so dass man sich dann auf die Küsten konzentrieren konnte, wie Dr. Tankred Stöbe von „Ärzte ohne Grenzen" berichtete. Frisches Wasser und Lebensmittel wurden im Landesinneren gekauft, während Medikamente, Heil- und Hilfsmittel aus Europa kamen. Da viele Lehrer getötet worden waren, richtete UNICEF Notschulen ein, bildete Hilfslehrer aus, und bei den Traumatherapien halfen auch Psychologen mit. Nach 5 Jahren hatte sich die Infrastruktur im Nordwesten Sumatras, wo auch der Waffenstillstand von 2005 zwischen der Regierung und den Aufständischen eingehalten wurde, deutlich verbessert. Die Wirtschaft konsolidierte sich und es gab sogar freie Wahlen. Nur noch wenige Helfer waren dann noch vor Ort. Nicht benötigte, aber zweckgebundene Spendengelder in sehr großem Umfang waren nach den 5 Jahren noch vorhanden. In den meisten Fällen ließ es sich nach Rücksprache mit den Spendern erreichen, dass diese für weitere Notfalleinsätze in den nächsten beiden Jahren verwendet werden durften.

„Hilfe für die Patienten oder Hilfe für das System?"[609] – was kommt zuerst in den Krisensituationen? Diese und andere Fragen stellte man sich auf dem X. Humanitären Kongress in Berlin 2008. Thailand und Brasilien seien Beispiele, dass die primary health Idee funktioniere. Humanitäre Hilfe entstehe aus Kriegen und anderen Krisen und sei nicht primär Entwicklungshilfe. Nicht alle wollten diese Trennung aufrechterhalten. In extrem armen Ländern wie Malawi könne jedoch Nachhaltigkeit in naher Zukunft nicht erreicht werden.

2009 war ein Thema dieser Kongressreihe (von: Ärzte ohne Grenzen, Ärzte der Welt, dem Deutschen Roten Kreuz, Ärztekammer Berlin, Medair und der Berliner Charité) die Mangelernährung der Kleinkinder, die nicht rasch, sondern nur mit viel Zeitaufwand vor Ort verbessert werden kann. Denn die Mütter haben neben den vielen Kindern die harte Feldarbeit und so keine Milch, Kraft und Zeit zum Stillen. 2010 reichten die Themenbereiche von Prioritäten nach Erdbeben, Fragen des Sicherheitsmanagements, der

608. Falk Osterloh, *DÄ* 106(51–52:B2200-1; 21.12.2009.

609. Heike Korzilius; *DÄ* 105(46):B2081, 14.11.2008.

Rolle des Militärs und der Medien bei Naturkatastrophen bis hin zu sexueller Gewalt.[610] 2011 wollte man sich auf dem Campus der Berliner Charité zu dem Hauptthema „Ideals, Reality and Compromises: Do We Meet Humanitarian Needs?“ treffen. Eigentlich eine gute Idee, zu der aber im Internet keine Konsequenzen zu finden waren.

Eine der generellen Fragen für die Entwicklungsländer ist „Gesundheit für alle – aber ohne Personal?“[611] – wie soll das gehen?! Weltweit kämpfen nach offiziellen Angaben 57 Länder, vor allem in Afrika und Asien, mit erheblichem Personalmangel. So hat Afrika 24 % der globalen Krankheitslast zu tragen, bei nur knapp 10 % der Weltbevölkerung und gar nur 3 % des globalen Gesundheitspersonals. Und dieses Missverhältnis wird nicht besser, sondern schlechter aus mehreren Gründen. „Braindrain“ vom Land in die Stadt und dann ins reichere Ausland, gestiegener Bedarf durch HIV, gestiegene Bevölkerungszahlen und gestiegene Erwartungen, um nur ein paar zu nennen. Für eine adäquate Versorgung geht man heute von etwa 4 Gesundheitsfachkräften je 1 000 Einwohner aus. In den USA und Großbritannien gibt es 11, jedoch in den subsaharischen Ländern nur 0,001. Zudem leben in den am wenigsten versorgten Ländern auch noch 2/3 der Ärzte und Pflegekräfte in den Städten, wo noch am wenigsten Menschen leben. In allen Problemländern sind nicht nur die Löhne dafür sehr niedrig, sondern werden auch oft gar nicht gezahlt. So kommt es, dass im Jahr 2000 in Deutschland 11 % der Ärzte und 10 % der Krankenschwestern im Ausland ausgebildet wurden. Von 2010 bis 2020 stieg dann die Zahl der ausländischen Ärztinnen und Ärzte auf etwa das Zweieinhalbfache. Mit 27,3 Prozent hat mehr als ein Viertel der gesamten Ärzteschaft einen Migrationshintergrund, wobei es aber enorme regionale Unterschiede gibt.[612]

In Deutschland gab es dann 2021 an Anerkennungen von ausländischen Abschlüssen für Gesundheits- und Krankenpfleger 16 000. Pflegefachfrau/-mann 900, Ärzte 8 200, Ingenieure 2 200, Lehrer 1 700 und Erzieher 1 300.[613] Im Bundesland Sachsen ist man schon länger auf den Zuwachs aus den benachbarten Ländern angewiesen, was sich dann auch in den Zahlen widerspiegelt. Bei der Sächsischen Landesärztekammer (SLÄK) waren im Sommer 2022 3 056 ausländische Ärzte aus 105 Nationen gemeldet, davon 2 770 berufstätig, also 83 mehr als im Vorjahr. Ohne Ausnahmeregelungen bei den Grenzschließungen hätten manche Stationen geschlossen werden müssen. Die Herkunft zeigt 424 aus der Tschechischen Republik, 269 aus Polen, 267 aus der Slowakei, aus Rumänien 183, der Russischen Föderation 166, der Ukraine 146 und Bulgarien 102. In den vergangenen sieben Jahren hatte sich die Anzahl der syrischen Ärzte von 52 auf

610. www.epo.de.

611. Rainer Külker, Helen Prytherch, Andreas Ruppel, Olaf Müller; *DÄ* 107(19):B810–2, 14.05.2010.

612. https://www.aerzteblatt.de/treffer?mode=s&wo=1041&typ=1&nid=134054&s=Deutschland&s=Zahl&s=ausl%E4ndischen&s=der&s=%C4rzte; 26.09.2022.

613. https://www.aerzteblatt.de/treffer?mode=s&wo=1041&typ=1&nid=137436&s=ausl%E4ndische&s=zahl&s=%E4rzte; 26.09.2022.

342 mehr als versechsfacht. Insgesamt betrug der Anteil der tätigen ausländischen Ärzte in Sachsen 15,04 Prozent.[614]

In Großbritannien lagen die Zahlen bei 34 % der Ärzte respektive 15 % der Krankenschwestern. So subventionieren sich die jeweils reicheren von den jeweils ärmeren Ländern. 2008 wurde im Lancet sogar diskutiert, ob man solche aktive Rekrutierungsmaßnahmen aus den Subsahara-Ländern als Verbrechen verfolgen sollte.

Da könnten Projekte helfen wie „Wir wollen Forschung und Forscher zurück nach Afrika bringen“.[615] Im Kampf gegen HIV/Aids und Tuberkulose entsteht im südafrikanischen Durban das weltweit erste integrierte Forschungsinstitut in südafrikanisch-US-amerikanischer Kooperation.

Eine Art kulturenübergreifende Behandlung der (leider noch) ungewöhnlichen Art, fand sich im Hadassah Medical Center[616] in Jerusalem, da dort Israelis und Palästinenser ohne Unterschiede, selbst ohne Krankenkasse, versorgt werden.

Im Jahr 2005 wurde die weltweite Gesundheitsforschung zu 41 % öffentlich finanziert, 51 % waren Investitionen kommerzieller Akteure, was den Spagat „zwischen Markt und sozialer Verantwortung“[617] andeutet. Der Freigabe-Streit des HIV-Medikaments Stavudin für Südafrika als Generikum 2001 brachte die Diskussion dahin, zu überlegen wie Technologietransfer verbessert werden könne. Trennung von armen und reichen Ländern wie bei der equitable license, Produktentwicklungspartnerschaften oder klassische Veröffentlichung ohne Patent sind verschiedene Wege und eine zusätzliche soziale, nicht gewinnorientierte Komponente würde die Handlungsmöglichkeiten der Verwertungsagenturen deutlich erweitern. Dass solche humanen und humanitären Ideen bei den Reichsten dieser Welt und ihrer liierten Pharmaindustrie auf erbitterten Widerstand stoßen, wurde spätestens bei Corona wieder deutlich.

Nun ein Blick in die vermutete Zukunft 2050 mit ein paar ausgewählten Daten im Vergleich zu 2007.[618]

- Demenz: 1,1 Mio.–2,2 Mio. (+104 %)
- Demenz jährliche Zunahme: 290 000–610 000 (+113 %)
- Oberschenkelfraktur: 117 000–221 000 (+88 %)
- Herzinfarkte, jährlich: 313 000–548 000 (+75 %)
- Schlaganfall, jährlich: 186 000–301 000 (+62 %)

614. https://www.aerzteblatt.de/treffer?mode=s&wo=1041&typ=1&nid=122094&s=ausl%E4ndische&s=zahl&s=%E4rzte; 26.09.2022.

615. Karen Dente; *DÄ* 106(27):B1202–3, 03.07.2009.

616. Sunna Gieseke: Jerusalem. Beitrag zu einer heileren Welt. *DÄ* 105(42):B1901, 17.10.2008.

617. Christian Wagner-Ahlfs; *DÄ* 107(23):B1015–7, 11.06.2010.

618. „*Morbiditätsprognose 2050*“, Fritz Beske Institut für Gesundheits-System-Forschung. ddp/chj/stu. http://www.ad-hoc-news.de/demenz-ddp-datenblatt-die-entwicklung-ausgesuchter--/de/Politik/20459428.

– Taubheit: 8,8 Mio.–11,2 Mio. (+28 %)
– Krebs, alle, jährlich: 461 000–588 000 (+27 %)
– Osteoporose: 8,3 Mio.–10,4 Mio. (+26 %)
– Diabetes: 4,1 Mio.–6,4 Mio.–5,8–7,8 Mio. (+20–22 %)
– Arthrose: 13,6 Mio.–14,9 Mio. (+9%)
– Bluthochdruck: 34,8 Mio.–35,5 Mio. (+2 %)

Die WHO stellte schon 2005 fest, dass nicht-infektiöse Erkrankungen eine Herausforderung an die Gesundheitssysteme darstellen und ihre chronische Natur sehr kostspielig ist. Hier ein paar Beispiele aus verschiedenen Regionen. In Dänemark waren etwa 70–80 % der Gesundheitsausgaben für chronische Erkrankungen. In Großbritannien erfolgten acht von elf Krankenhauseinweisungen aufgrund von chronischen Erkrankungen. Für Tadschikistan wird bis 2025 prognostiziert, dass 10,7–19,3 % der Gesamtgesundheitsausgaben für Diabetes auszugeben sein werden. Die Russische Föderation verlor durch diese nichtinfektiösen Erkrankungen 2005 etwa 1 Prozent. Dabei machten Schlaganfall und Diabetes einen Einkommensverlust von 11 Milliarden USD aus.

Die WHO rechnet fast 60 Prozent (DALY) der Krankheitslast in Europa 7 Hauptrisikofaktoren zu: Bluthochdruck (12,8 %), Tabakkonsum (12,3 %), Alkoholkonsum (10,1 %), Cholesterinerhöhung (8,7 %), Übergewicht (7,8 %), zu wenig Verzehr von Früchten und Gemüse (4,4 %;) Bewegungsmangel (3,5 %). Dabei können die Stellenwerte in den verschiedenen Ländern variieren, aber die generelle Bedeutung bleibt ähnlich.

Ein holistischer Ansatz könnte nach einer wirklich gründlichen Anamnese dann eine Analyse der Bioregulation anhand der HRV vornehmen, um zu sehen, wie weit die Fähigkeit noch vorhanden ist, vom sympathischen Stress-Modus umzuschalten auf den parasympathischen Entspannungsmodus. Zusätzlich gibt es dafür eine Biofeedback Übungsprogramm. Das Erlernen von Methoden zum Stressmanagement wäre danach angebracht. Pathogene Herde müssten ausgeschlossen werden und energetische Dysbalancen beispielsweise mit Raymedy diagnostiziert und mittels Farblicht- oder Nadelakupunktur verbessert werden. Nach der Identifikation von Risikofaktoren wäre oft eine Verbesserung des Lebensstils mit mehr regelmäßiger Bewegung und energiereicher, gemüsezentrierter Bioernährung angesagt. Kalbs- und Rindfleisch sind heutzutage ökologisch nicht mehr vertretbar, und der Konsum von Schweinefleisch sollte sehr eingeschränkt werden. Das Bearbeiten sozialer Probleme zuhause und am Arbeitsplatz ist sehr wichtig und kann durch homöopathische und pflanzliche Medikamente sowie ausgewählte Nahrungsergänzungsmittel unterstützt werden. Ebenso hilfreich sind neben einem Ausdauertraining für den Kreislauf mit beispielsweise Jogging oder Schwimmen, fitness-Programm zum Muskelaufbau, dann energetisch aufbauende Übungen wie mit Qigong, Taiji Quan und Yoga.

Die Aufgabe des Staates wäre es, die Werbung für Tabakwaren und vielleicht fürchterlicherweise demnächst für Haschisch und Koks – wenn es nach Karl Lauterbach[619]

619. Martin Lutz (2020). Mehr Drogentote: Lauterbach fordert Legalisierung von Cannabis und Kokain. In: *DIE WELT*. 20. September 2020. https://www.welt.de/politik/deutschland/article216113958/Mehr

geht, der das beides als Antreiber wie 2003 bei der Fallpauschale nun 2022 in der deutschen Bundesregierung legalisiert haben möchte, warum auch immer – zu verbieten wie die industriellen Transfette auch und Fett-, Salz- und besonders Zuckergehalt in den verarbeiteten Nahrungsmitteln zu senken. Eine gesunde Umorientierung würde stattfinden, wenn die staatliche Unterstützung der Landwirtschaft für den Zuckerrübenanbau, große Monokulturen und riesige Mastbetriebe wegfallen würde. Small is beautifull und bringt gesündere Qualität, was dann besser belohnt werden könnte mit fairen Preisen für die Biobetriebe und nicht so erpresserische Handelsmargen für die Supermärkte.

Die Globalisierung bewirkt auch eine Konzentration und zunehmende Monopolisierung der Veröffentlichungsmöglichkeiten. Während es früher Hunderte von Verlagen im deutschsprachigen Raum gab, lassen sich heute die meisten trotz beibehaltener alter Namen wenigen großen Gruppen unterordnen. Dies betrifft auch den Wissenschaftsbetrieb. So hat der Börsenverein beim Bundeskartellamt Beschwerde eingelegt gegen Springer Nature, Elsevier und Wiley, die mit ihren bundesweiten Lizenzverträgen für elektronische Zeitschriften den Wettbewerb zerstörten und die Publikationsvielfalt gefährdeten.[620] Aber auch im allgemeinen Verlagswesen hat man Schwierigkeiten an den Giganten Random House und Bertelsmann vorbeizukommen, wenn man nicht für deren Mainstream ausreichend stromlinienförmig ist. Hier konzentrieren sich auch die allermeisten Fachzeitschriften. Durch dieses Nadelöhr findet praktisch gesehen schon eine Zensur statt, denn diese wenigen Lektoren bestimmen, was in ihre Weltsicht passt und veröffentlicht werden darf. So geben sie in der Regel die neuen Bücher bei ihnen schon bekannten Autoren in Auftrag und von unverlangt eingesandten Manuskripten werden im Jahr 0–1 veröffentlicht. Auf diese Weise wird „Fortschritt" kanalisiert anhand von fast ausschließlich im Voraus scheinbar dingfest gemachter wirtschaftlicher Interessen. Einer der wenigen Verlage, welcher im Bereich der Belletristik sich in den letzten Jahrzehnten weniger auf Finanzkalkulation denn auf seinen Instinkt verließ, war der Hanser-Verlag. Die weit entwickelte Spürnase ihres Lektors gab auch Unbekannten zu Recht eine Chance – nur so bekam er spätere Nobelpreisträger in sein Programm. Aber leider sind solche Persönlichkeiten selten und ihr Einfluss oft nur marginal.

Medizinischer Fortschritt hat inhaltliche und formale Kriterien. Vom Inhaltlichen her muss er naturgemäß einen verbessernden Schritt oder eine sinnvolle und hilfreiche Ergänzung enthalten. Vom Formalen her muss er als solches dann erkannt und anerkannt werden, damit er Anwendung und Verbreitung zum Nutzen der Menschen findet. Hierbei kann man unterscheiden zwischen Ergebnissen, welche sich aus schon eingeführten, akzeptierten und so als dem allgemeinen, derzeit sanktionierten Medizinkanon als zugehörig verstanden, direkt ergeben. Dann gibt es andere Ergebnisse, welche ent-

Drogentote: Lauterbach fordert Legalisierung von Cannabis und Kokain - WELT; 06.12.2021.

620. Ausschluss vieler Verlage. In: *Börsenblatt* 9-2017:13.

weder aus nicht vollständig anerkannten Seitenzweigen weiterentwickelt sich ergeben oder einen „Quantensprung“ in der Entwicklung, theoretisch oder praktisch darstellen.

Oft ist es allerdings auch das Zusammenspiel von Einzelerkenntnissen, welche eine Verbesserung einer Problemlage in Aussicht stellen.

2003 erschien von dem Neurologen und Psychiater David Servan-Schreiber nach Studium in Frankreich und Kanada sowie neurokognitiver Promotion in den USA im Team eines Nobelpreisträgers sein Werk „*Guérir le stress, l'anxiété et la dépression sans médicaments ni psychanalyse*“. 2006 erschien es auf Deutsch unter dem Titel „*Die Neue Medizin der Emotionen*“[621]. Der Autor beschreibt hier sieben wissenschaftliche bewiesene Ansätze des Vorgehens, welche jedoch immer noch nicht zum Rüstzeug der Ärzte gehören würden. Bisher hat sich diese Situation nicht wesentlich geändert. In seinem Buch beschäftigte er sich unter anderem mit Herzratenvariabilitätsanalyse (HRV) zur Erlangung einer entstressenden Kohärenz zwischen Herzschlag und Atmung, mit der neuro-emotionalen Integration traumatischer Erfahrungen mittels Augenbewegungen (EMDR nach Francis Shapiro), mit der Lichtenergie zur Stabilisierung der biologischen Uhr, mit der Akupunktur, mit dem Nutzen der Omega-3 Fettsäuren für das emotionale Gehirn sowie mit der unendlichen Wohltat einer gelingenden sozialen und emotionalen Kommunikation für Körper, Geist und Seele.

Ein anderes Beispiel gibt Joachim Koch[622] in seiner Rezension zum Werk von Jose Russo über The Pathobiology of Breast Cancer, unter dem Titel „*Von überzeugenden und wahrscheinlichen Zusammenhängen*“, eine gelungene Synopsis beider.

> Nachdem der Autor Grundlagen der Pathobiologie des Brustkrebses, der Metastasenbildung, das Konzept der Stammzellen und der Gentestverfahren behandelt hat, lässt er es am Ende des Buches krachen: Er stellt eine neue hoffnungsvolle chemopräventive Therapie vor. Eine Kurzbehandlung mit HCG, einem Hormon aus der Plazenta soll die gleiche Genomstruktur induzieren wie eine vollständige Schwangerschaft und damit den gleichen Schutz bieten. Denn mittlerweile ist es erwiesen, dass eine vollständige Schwangerschaft vor dem 24. Lebensjahr das Brustkrebsrisiko lebenslang erheblich mindert. Leider ist es mit dieser Hormontherapie noch nicht so weit, der Autor berichtet von einer ersten geplanten klinischen Studie. Brustkrebs ist weltweit die häufigste Krebserkrankung von Frauen. Bis zum 30. Lebensjahr steht ein besonderes Fenster für die primäre Prävention offen und kann genutzt werden, denn in dieser Phase ist die Anfälligkeit noch reversibel. Schlüsselfaktoren sind Diät, körperliche Aktivität, Rauchen, Alkoholtrinken, Vitamine und Mineralien. Eine Expertenmeinung sieht Brustkrebs als eine zum großen Teil vermeidbare Erkrankung. Ob Erwachsene ihr Risiko substanziell mindern können, ist umstritten. In der Forschung sichere Ergebnisse zu erreichen ist schwierig, es gibt viele interagierende Faktoren. In der Forschung werden „überzeugende“ und „wahrscheinliche“ Zusammenhänge unterschieden. Das Wichtigste für postmenopausale Frauen: Ein erhöhtes Risiko für Brustkrebserkrankungen be-

621. David Servan-Schreiber (2006). *Die Neue Medizin der Emotionen. Stress, Angst Depression: Gesund werden ohne Medikamente.* München: Goldmann (Random House).

622. *Joachim Koch, DÄ* 114(5):C206.

steht durch Alkohol und Fettleibigkeit (überzeugend) sowie durch abdominale Dickleibigkeit und Gewichtszunahme im Erwachsenenalter (wahrscheinlich), das Risiko vermindert wahrscheinlich körperliche Aktivität. Durch Verhaltensänderungen kann das Brustkrebsrisiko gesenkt werden. Die drei vielleicht wichtigsten Empfehlungen: Übergewicht vermeiden, keinen Alkohol trinken, eine pflanzliche Ernährung. Mehr als die Aufnahme (Omega-3 Fettsäuren, Vitamin D) oder der Ausschluss bestimmter Nahrungsmittel und Mineralien (verarbeitetes Fleisch) scheint ein gesundes Essmuster (wie die Mittelmeerdiät) präventiv zu wirken.

Signifikante Effekte sind erst nach intensiver Ernährungsumstellung zu erwarten. Als zentral kann der tägliche Verzehr von mehreren Sorten Gemüse in verschiedenen Farben angesehen werden. Weil etliche Brustkrebserkrankungen auch ohne das Vorliegen von Risikofaktoren auftreten, sind neben der Vorbeugung auch geeignete Vorsorgeuntersuchungen wichtig.

Aber noch einmal zurück zu unserer mitteleuropäischen Gesellschaft, wo Probleme innerhalb unserer deutschen Kultur auch auf Schwierigkeiten weltweit verweisen, wenn die modernen gesellschaftlichen Bedingungen in vergleichbare Bereiche rücken.

Es herrscht heute große Unklarheit darüber, was Erziehung ist. Aber genauso, wie der Schüler nicht weiß, was und wie er lernen soll, sondern der Lehrer, falls dieser gut genug ausgebildet und aufgewachsen ist in fachlicher, pädagogischer sowie moralischer Hinsicht, genauso wenig kann man die Kinder bestimmen lassen in „Laissez-faire"-Manier.

Eltern, oder Großeltern, wenn diese eingebunden werden, sind keine Verwahranstalten, bis das Kind erwachsen ist im dritten Lebensjahrzehnt, und müssen dem Kind auch nicht bedingungslos oder völlig ermüdet vom Alltagsstress seinen Willen erfüllen. Kinder sind keine kleinen Erwachsenen, sondern sie sind in jeder Hinsicht Heranreifende, bei denen beispielsweise auch das Frontalhirn, welches emotional steuert, erst spät so weit ausreift, dass gute Vorsätze auch problemlos durchgehalten werden können. Das muss man sich immer wieder klar machen, um den roten Faden in der Erziehung konsequent und erkennbar halten zu können. Dass alle das erkennen ist wichtiger, als ob die eine oder andere Entscheidung hätte besser ausfallen können. Natürlich kann man eine Entscheidung revidieren, da alle ständig dazulernen; auch das ist zu vermitteln. Eltern sind auch nicht die besten Freunde oder Freundinnen, sondern Vater und Mutter mit entsprechenden Pflichten und Verantwortung. Natürlich sind Kinder keine reinen Befehlsempfänger, was mit der 68er Jugendrevolte endgültig klar wurde. Aber Summerhill ist eben auch gescheitert. Der goldene Mittelweg ist wohl dergestalt, dass man aktive, qualitativ wertvolle Zeit mit den Kindern emotional liebevoll je nach Alter angepasst verbringt, vom gemeinsamen Sandkastenbuddeln bis hin zur Diskussion der Hausaufgaben und später am Wochenends-Frühstückstisch zu allgemeinen wie persönlichen Themen. Gegenseitiger Respekt, Toleranz und liebevoller Umgang miteinander sind dabei wichtig. Ich kann mit einer anderen Meinung nicht übereinstimmen, diese Person jedoch trotzdem weiter lieben. Das muss man lernen voneinander zu trennen. So etwas kann dann auch immer mal wieder zu emotional harten Diskussionen führen. Die Kinder bringen ihre Meinungen ein, die angehört und wie alles andere diskutiert werden. Aber selbstverständlich treffen die Erziehenden die Entscheidung, die sie probieren dem Kind dann klarzumachen. Das Kind wird diese Entscheidung gleich, später oder erst wenn es selber mal Kinder hat, verstehen. So ist das Leben mit Kindern, kein Zuckerschlecken, aber immer wieder überraschend schön.

> Unsere Kinder wachsen im Sitzen auf – dieser Gedanke kam mir, als ich die Zahlen unserer Elternbefragung sah: Weniger als die Hälfte der Kinder bewegen sich ausreichend. An Wochentagen sehen 60 Prozent der Kinder im Grundschulalter eine Stunde und mehr fern. An Samstagen und Sonntagen sitzt jedes fünfte Kind sogar länger als drei Stunden vor der Glotze. Hinzu kommen Hausaufgaben, Computernutzung, Autofahren und so weiter. Vom Schulunterricht, der ja auch hauptsächlich im Sitzen stattfindet, gar nicht zu reden. Da helfen die zwei bis drei Stunden Schulsport pro Woche, die nach unserer Erhebung bundesweit die Regel sind, nicht viel weiter. Wir müssen die Kinder besser erreichen, die nach der Schule hauptsächlich vor dem Bildschirm sitzen und die eben nicht ins Ballett oder zum Fußballverein gehen. Ein Hoffnungsträger in dieser Hinsicht waren einmal die Ganztagsschulen: Hier sollten gesunde Ernährung, genug Bewegung und interessante Nachmittagsangebote die Kinder fördern. Nach Meinung der von uns befragten Eltern wurden diese Hoffnungen nur zum Teil erfüllt: Nur 30 Prozent der Eltern glauben, dass Ganztagsschulen die Bewegung und gesunde Ernährung von Kindern fördern. Schade auch, dass wir als erwachsene Generation unseren Kindern oft kein gutes Vorbild geben. Siebeneinhalb Stunden pro Tag sitzen wir im Durchschnitt – fast die Hälfte unserer wachen Zeit. Der Anteil, den wir dabei auf dem Sofa vorm Fernseher verbringen, ist übrigens der größte. Hier sitzen wir länger als bei der Arbeit – Grund genug, einmal nachdenklich zu werden. Schließlich haben wir nur einen Körper, der uns das ganze Leben begleitet – wir sollten ihm häufiger etwas Gutes tun. Also stehen Sie mal auf und lesen Sie unseren DKV-Report „Wie gesund lebt Deutschland?" 2015 im Stehen. Viel Freude beim Lesen wünscht Ihnen Clemens Muth.[623]

Prävention ist in der Tat ein Thema, dem sich in der letzten Zeit viel gewidmet wurde. Wo kann man nicht alles präventiv vorgehen. So heißt es schon „Prävention: Medizin des 21. Jahrhunderts?"[624] In diesem Fall jedoch ging es um die Präsentation des Konzepts des rein diagnostisch arbeitenden Medizinischen Präventions-Centrum am Universitätsklinikum Eppendorf (UKE) durch seinen Direktor Christoph M. Bamberger, der Endokrinologe ist. Dieses Konzept umfasse

> 1. die gründliche Vorsorge- und Früherkennungsuntersuchung, 2. die Beratung zur Optimierung des persönlichen Lebensstils, 3. die kritische Überprüfung der eingenommenen Medikamente/ Hormone, 4. Anleitung zu einer „Philosophie des Alterns" mit zentralen Eigenschaften wie Gelassenheit und Optimismus.

Der vierstündige Komplett-Check beinhalte Laborwerte mit Hormonstatus, Hörtest, Körperkompositionsanalyse, Belastungs-EKG zugleich mit Spirometrie, Sonographie von Halsschlagader, Schilddrüse, Herz, Bauch, Ganzkörper-MRT zu einem Preis von

623. Ingo Froböse, Birgir Wallmann-Sperlich (2018). *Der DKV-Report „Wie gesund lebt Deutschland?"* 2015. Zentrum für Gesundheit durch Sport und Bewegung (ZfG) Köln.

624. Horst Kreussler, *Schleswig-Holsteinisches Ärzteblatt* 12/2006, S. 77.

deutlich über 1 000 Euro noch ohne MRT. Die Therapie laufe danach wie bisher weiter in Kooperation mit den Hausärzten. „Die Kassen geben mehr Geld für Vorbeugung aus“[625], aber so etwas werden sie schwerlich zahlen. Außer dem hier massiven, überteuerten und oft unnötigen, da generalisierten Einsatz von Diagnostik ist eigentlich nichts Neues zu finden.

Aber es war sicherlich schon ein erster Erfolg, dass jede/r zwölfte Versicherte an Vorsorgeprogrammen der gesetzlichen Krankenkassen (GKV) teilnahm, somit 5,7 Millionen Menschen im Jahr 2006. Gleichzeitig gaben sie so 232 Millionen Euro für die Vorbeugung aus. Das machte pro Versicherten dann 3,30 Euro jährlich. Durch gesundheitsfördernde Maßnahmen in Kindergärten und Schulen wurden alle sozialen Schichten angesprochen, wie es hieß. – Mittlerweile sind entsprechende Bonusprogramme[626] der Krankenkassen für gesundheitsförderndes Verhalten auch gesetzlich verankert, was aber je nach Krankenkasse unterschiedlich in den Vorsorgeprogrammen[627] umgesetzt wird.

Die Basis zu solchen Vorstellungen und dem was vermittelt wurde, findet sich wohl in den Ergebnissen von zahlreichen Veröffentlichungen und Studien zur Idee der Prävention.

Die Resultate des Kinder- und Jugendgesundheitssurveys zu „Tabakkonsum und Passivrauchbelastung von Jugendlichen”[628] zeigten, dass unter den 11- bis 17-Jährigen 20 % der Jungen und 20 % der Mädchen rauchen. Von den Nichtrauchern dieser Altersgruppe sind 40 % mehrmals in der Woche oder täglich einer Passivrauchbelastung ausgesetzt. Neben den Gesetzen zum Nichtraucherschutz, der mehrstufigen Tabaksteuererhöhung und dem Umsetzen der EU-Richtlinie zum Tabakwerbeverbot sowie dem Heraufsetzen des Alters, in dem Jugendliche Zigaretten erwerben und in der Öffentlichkeit rauchen dürfen, müssen die ärztlichen Angebote zur Tabakentwöhnung nicht nur Erwachsenen, sondern auch Jugendlichen gemacht werden. Dies insbesondere, als diese effektivste Intervention sogar den 50 % der älteren Raucher, die eine chronisch obstruktive Lungenerkrankung entwickelt haben (COPD) so schwerfällt, dass sie es ohne Hilfe nicht schaffen. Dabei wird 80 % der COPD-Mortalität durch das Tabakrauchen verursacht[629] und gab mit Anlass zum Erstellen der Klinischen Leitlinie. Ein telefonischer Gesundheitssurvey 2003 kam zu dem Schluss, dass sowohl tägliche als auch ehemalige Raucher

625. Samir Rabbata, *DÄ* 105:3, B63, 18.01.2008.
626. https://www.bundestag.de/resource/blob/815980/d72d4a8d7efb2c0657d0d547f1fb4cb8/WD-9-090-20-pdf-data.pdf; 13.06.2021.
627. https://kvoptimal.de/blog/private-krankenversicherung/leistungsunterschiede-bei-vorsorgeuntersuchungen-ein-ueberblick; 13.06.2021.
628. Thomas Lampert, *DÄ* 105:15, 265–271, 11.04.2008.
629. Stefan Andreas u. a.: Tabakentwöhnung bei chronisch obstruktiver Lungenerkrankung. *DÄ* 106:16, 276–282, 17.04.2009.

eine signifikant höhere Wahrscheinlichkeit haben, an chronischen Rückenschmerzen zu leiden, im Vergleich zu Nichtrauchern. Die Konsumdauer war dabei das wichtigste Korrelat, nicht das Einstiegsalter oder die „Dosishöhe"[630]. Ein weiteres Ergebnis war, dass Männer mit niedrigem Sozialstatus im Verhältnis zu solchen mit höherem eine erhöhte Chance haben zu rauchen, sportlich inaktiv und adipös zu sein. Für Frauen gilt das Gleiche, jedoch die Korrelation zur Adipositas in doppeltem Maße[631]. Das zeigt, dass Personen mit einem niedrigeren Sozialstatus eine wichtigere Zielgruppe nicht nur für die ärztliche Praxis, sondern auch für die Gesundheitspolitik sein sollten. In diesem sozial ungünstig beeinflussenden Kontext spielen auch koronare Herzkrankheit, Schlaganfall, Diabetes mellitus, chronische Bronchitis, Leberzirrhose sowie Lungen- und Darmkrebs eine Rolle. Im Jahr 2003 waren ca. 17 % der erwachsenen Männer und 20 % der Frauen adipös[632]. Während bei Männern ein niedriges Einkommen nicht negativ zu Buche schlägt, sondern nur niedriger Schulabschluss und niedriger Berufsstatus, beeinflusst alles drei negativ bei Frauen. Aussagen zu kausalen Zusammenhängen konnten hier aber nicht getroffen werden. Es ist jedoch klar, dass die Verbindung dieser Ergebnisse zu Bewegungsmangel und Fehlernährung in dieser sozialen Gruppe noch viel zu wenig Berücksichtigung findet. Außerdem müsste präventiv noch viel früher eingegriffen werden. Das hieße die Haupt-, Real- und Berufsschulen sowie Gymnasien müssten durchgängig entsprechende Pflichtfächer bekommen, die ein breites Konzept beinhalten, das nicht nur theoretisch vorgeht.

Seit dem Beginn der Corona-Pandemie hat sich die Lage noch weiter zugespitzt, denn fast jedes sechste Kind in Deutschland hat an Gewicht zugelegt. Das betrifft bei den Zehn- bis Zwölfjährigen sogar fast ein Drittel, wie eine Forsa-Umfrage für die Deutsche Adipositas-Gesellschaft (DAG) und das Else Kröner-Fresenius-Zentrum für Ernährungsmedizin (EKFZ) an der Technischen Universität (TU) München ergab. Außerdem isst etwa ein Viertel mehr Süßigkeiten als vor der Pandemie. Der fatale Dreiklang mit weniger Bewegung, schlechter Ernährung, und Übergewicht führt auch bei Kindern und Jugendlichen schnell zu Bluthochdruck, Fettleber oder Diabetes. Die sogenannten Zivilisationskrankheiten verursachen im Gesundheitssystem enorme Kosten, und die Politik vergisst, dass man Kosten spart, wenn man nicht krank wird. So einfach sei es.[633] Das Netzwerk Gesund ins Leben hat mittlerweile seine Handlungsempfehlungen zur Ernährung und Bewegung im Kleinkindalter aktualisiert, was in der Monatsschrift

---

630. Monique Zimmermann-Stenzel *et al.*: Tabakkonsum und chronische Rückenschmerzen. *DÄ* 105:24, 441–8, 13.06.2008.

631. Thomas Lampert: Tabakkonsum, sportliche Inaktivität und Adipositas. *DÄ* 107:1–2, 1–7, 07.01.2010.

632. Benjamin Kuntz & Thomas Lampert: Sozioökonomische Faktoren und Verbreitung von Adipositas. *DÄ* 107:30, 517–22, 30.07.2010.

633. https://www.aerzteblatt.de/treffer?mode=s&wo=1041&typ=16&aid=226004&s=Adipositas&s=Deutschland; 26.09.2022.

Kinderheilkunde erschienen ist.[634] Wünschenswert wären höchsten 15 mg Zucker pro Tag, was aber viel höher liege, besonders durch die Fruchtsaftgetränke. Eigentlich sollten Kinder Wasser trinken und auch mehr Hülsenfrüchte und Nüsse zu sich nehmen als früher empfohlen. - Laut Daten von 2021 sind in Deutschland 47 % der Frauen und 62 % der Männer von Übergewicht betroffen (Body-Mass-Index >25 kg/m^2), 18 % der Erwachsenen sind adipös (BMI >30 kg/m^2), was einer mehr als Verdopplung seit 2003 entspricht. Und bei Kindern zwischen 3 und 17 Jahren sind auch schon 15 % übergewichtig (>90. Perzentile nach Kromeyer-Hauschild) und 6 % adipös sind (>97. Perzentile nach Kromeyer-Hauschild).[635] Das spricht eine eindeutige Sprache, wo die Präventionsbemühungen der Politik ansetzen müssten, um viele Zivilisationskrankheiten zu verhindern. Dazu gehört mindestens das Verbot von Werbung für diese krankmachenden Produkte, die teurer gemacht werden müssten und Aufklärungsunterricht an Schulen.

Hinsichtlich des Lungenkrebsrisikos[636] ist mittlerweile bekannt, dass Frauen[637] empfindlicher auf die gesundheitsschädigende Wirkung von Tabakprodukten reagieren, so auch mit Herz-Kreislauf-Erkrankungen und Osteoporose. Während insgesamt 27 % der Frauen rauchen, so sind es unter Alleinerziehenden 52 %. Nicht nur in der Alkoholsucht, sondern auch in der Nikotinsucht ist eine geschlechtsspezifische Behandlung erfolgreicher.

Laut einer Prognose der Weltgesundheitsorganisation (WHO) von 2015 könnte sich der Raucheranteil in der deutschen Bevölkerung über 15 Jahre im Jahr 2025 auf etwa 23,1 Prozent belaufen. Damit würde sich der Rückgang der Raucherquote in Deutschland fortsetzen gegenüber den 31,5 Prozent des Jahres 2000. Rauchen bleibt unter Männern verbreiteter, es kommt jedoch gegenüber Frauen zu einem nahezu doppelt so starken Rückgang der Rauchprävalenz.[638] Für das Jahr 2020 liest man, dass nur noch gut 5 Prozent der 18–25-Jährigen rauchen würden. Man sieht also schon, dass die Aufklärungskampagnen eine gewisse Wirkung zeigen, selbst wenn die Politik immer noch kein Werbungsverbot realisiert hat, aufgrund der mächtigen Lobby. Die Große Koalition erreichte schließlich ein Werbeverbot ab 2022 auf Außenflächen für herkömmliche Tabakprodukte, ab 2023 für Tabakerhitzer und ab 2024 für E-Zigaretten. Der vorige Ge-

634. DOI: 10.1007/s00112-022-01519-3; 26.09.2022.
635. https://www.aerzteblatt.de/archiv/217599/Fructosekonsum-freie-Zucker-und-ihr-Einfluss-auf-die-Gesundheit; 26.09.2022.
636. Petra Bühring: Höheres Lungenkrebsrisiko für Frauen. *DÄ* 105(47):B2129, 21.11.2008.
637. www.tabakkontrolle.de/pdf/Frauen_und_Rauchen_Band_9.pdf.
638. https://de.statista.com/statistik/daten/studie/596512/umfrage/verbreitung-des-rauchens-in-deutschland-nach-geschlecht/; 13.06.2021.

setzesentwurf war an der Union gescheitert, der offensichtlich das Geld wichtiger war als die Gesundheit unserer Kinder.[639]

Eine Querschnittstudie zu „Sportaktivität, Übergewichtsprävalenz und Risikofaktoren"[640] unter 12 500 Teilnehmern zwischen 16 und 25 Jahren hatte erschreckende Ergebnisse, welche die zunehmende Anpassung an US-amerikanische Verhältnisse schon 2008 erkennen ließen, ohne dass in der (Gesundheits-)Politik etwas Entsprechendes unternommen wurde. Bei den 25-jährigen Männern waren 50 % übergewichtig, 60 % rauchten und rund ein Drittel war sportabstinent. Bei den 25-jährigen Frauen waren nur 25 % übergewichtig, aber sie waren wesentlich weniger sportlich aktiv. Es konnte außerdem gezeigt werden, dass bereits in jungen Jahren zunehmend kardiovaskuläre Risikofaktoren erworben wurden. – Minitestprogramme[641] ließen jeden sich anonym diesem Thema nähern, in der Hoffnung, dass danach der Arzt konsultiert würde.

2006–2008 wurde unter Dietmar Bräunig, Gießen, ein Forschungsprojekt zum Thema „Präventionsbilanz aus theoretischer und empirischer Sicht" durchgeführt. Für die betriebliche Präventionsarbeit in Deutschland ließ sich ein Return on Prevention (Präventionsnutzen-Präventionskosten-Verhältnis) in Höhe von 1,6 ermitteln, was bedeutete, dass betrieblicher Arbeits- und Gesundheitsschutz sich lohnte.[542]

Auch die Risikofaktoren für einen späteren Hautkrebs werden früh erworben, obwohl dies für die Augen noch unsichtbar ist. Aber mittels UV-Fotos, welche Robert Dellavalle vom University of Colorado Cancer Center in Denver Colorado von den 585 Kindern im Alter von 12 Jahren machte, konnte man sehen, dass die Gesichter mit Flecken übersät waren, als Hinweis auf Sonnenschäden ohne erkennbare Sommersprossen. Weiße Kinder europäischer Herkunft mit roten Haaren oder blauen Augen und einem hellen Hauttyp sowie einer größeren Anzahl von Naevi haben das höchste Hautkrebsrisiko.[643] Die schockierenden Fotos seien hilfreich gewesen, die Kinder schlagartig zu überzeugen.

Aber um der Sache besser auf den Grund zu gehen, muss man noch früher anfangen. „Prävention und Gesundheitsförderung bei Kindern"[644] stellt sich in Projekten wie an der Grundschule Lütjenmoor in Norderstedt oder „Gesund macht Schule" (ÄK Nordrhein und AOK Rheinland) als eine Art Patenschaft zwischen Ärzten und Schulen/Eltern dar, wo in einer Projektwoche mit 16 Programmpunkten Themen angegangen werden wie:

639. afp/dpa (2020). Tabakwerbeverbot. Große Koalition unternimmt erneuten Anlauf. *Deutsches Ärzteblatt* 117, 22–23:B959.

640. Dieter Leyk *et al.*, *DÄK* 105:46, 793–800, 14.11.2008.

641. http://www.assmann-stiftung.de/procam-studie/procam-tests/; (zuletzt am 26.02.2018).

642. http://www.dguv.de/de/praevention/praev_lohnt_sich/wirtschaftlichkeit/wirtschaftlichkeit-unter nehmen/index.jsp; (zuletzt am 26.02.2018).

643. *DÄ*, 29.03.2012.

644. Michael Lohmann, *Schleswig-Holsteinisches Ärzteblatt* 7/2007, 28–30.

Besuch beim Arzt, gesunde Ernährung, Körperwahrnehmung, Bewegungsangebote, Entspannungsübungen und Hand- und Fußmassagetechniken. Der Initiator Dr. Svante Gehring ist im Doppelberuf hausärztlich tätiger Internist und vierfacher Vater und schreibt mit LOHMANN[645] zu den Zielen der Projektwoche:

- Die Kinder lernen, ihre Bedürfnisse und Empfindungen zu erkennen und zu beschreiben.
- Die Kinder werden ermutigt, vorurteilsfrei über ihre Ess- und Bewegungsgewohnheiten, ihren Fernseh- und Computerspielekonsum und ihr Übergewicht zu sprechen und ihr Verhalten zu analysieren.
- Die Kinder begreifen, dass Angst- und Stressabbau, gesunde Ernährung und Bewegung Spaß bringen und so als Grundbausteine des Lebens der Gesundheit dienen können.
- Die Kinder erkennen, dass Eigenverantwortlichkeit und Interessenwahrnehmung für einen gesundheitsbewussten Lebensstil wichtig sind.
- Die Kinder stärken ihre Kompetenz und ihr Selbstbewusstsein, indem sie Techniken und Möglichkeiten kennenlernen, um die Anforderungen des (Schul-)Alltages erfolgreich zu meistern.
- Die Kinder bauen möglicherweise vorhandene Ängste und Unsicherheiten vor Arzt, Praxis und Klinik ab und lernen ihre Patientenrolle individuell zu definieren.

Offensichtlich können Diätfehler in der Schwangerschaft epigenetische Veränderungen bewirken, die bis zu einem Viertel der Unterschiede im Körpergewicht der Grundschulkinder erklären könnten.[646] Der Pharmakologe MOSHE SZYF und der Neurowissenschaftler MICHAEL MEANEY aus Montreal haben schon 2004[647] entdeckt, dass traumatische und andere Erlebnisse das Erbgut chemisch markieren können. Ein Gen für einen Rezeptor, der im Gehirn Stresshormone abbaut und einem hilft, Stress positiv zu verarbeiten und gelassen auf Belastungen zu reagieren, konnte bei ihren Rattenversuchen, deren Ergebnisse sich auf Menschen übertragen ließen, durch Methylierung an- und abgeschaltet werden. Das war der geheimnisvolle Mechanismus, der Mutterliebe und Gelassenheit durch Ein- und Ausschalten von Genen auf die Babys übertrug, und der Beweis, dass Gene aus Erfahrung lernen können. Bei vernachlässigten Ratten war das besagte Gen verstärkt methyliert und damit ausgeschaltet! Somit waren die Stresshormone außer Kontrolle und die Tiere auch im späteren Leben rasch verängstigt.[648]

Schon in den ersten beiden Lebensjahren, kann außerdem eine Beeinflussung in Richtung Adipositas gelegt oder unterlassen werden. Kinder sollten beginnend mit 12 Monaten von der Flasche entwöhnt werden und dies sollte im Alter von 24 Monaten abgeschlossen sein.[649] Anderenfalls, so zeigte die Auswertung der Daten von 6 750 Kin-

645. weitere Infos unter lohmann@äksh.org.

646. http://www.aerzteblatt.de/nachrichten/45537, Diabetes (2011; doi: 10.2337/db10-097).

647. MOSHE SZYF & MICHAEL MEANEY, *Nature Neuroscience* 7, 847–854 (2004).

648. BLECH, JÖRG: Das Gedächtnis des Körpers. *Der Spiegel*, 32/2010.

649. http://www.aerzteblatt.de/nachrichten/45830/; ROBERT WHITAKER, Center for Obesity Research and Education in Philadelphia, *Journal of Pediatrics* (doi:10.1016/j.jpeds.2011.02.037).

dern durch Gooze und Kollegen, waren fast 23 % der Flaschenkinder im Alter von 5,5 Jahren fettleibig, gegenüber 16,9 % der Kinder ohne zusätzliche Flaschennahrung. Eine abendliche Flasche bringe dann etwa 12 % des täglichen Kalorienbedarfs zusätzlich, was überflüssig sei und übergewichtfördernd wirke.

Zur Thematik der Prävention bei Kindern gibt es eine sehr ausgefeilte Studie, die aufgrund der Wichtigkeit der Kinderentwicklung für die nächsten Generationen und den vielen präzisen Aussagen, in einigem wörtlich zitiert werden soll. 2006 wurden im Rahmen der Schuleingangsuntersuchung die Eltern von 2306 Kindern mittels anonymer Fragebögen befragt nach Geschlecht, Alter, Gewicht, Größe, Muttersprache und dem besuchten Kindergarten.[650]

> Insgesamt 13,1 % (n = 302) der Kinder waren übergewichtig, davon waren 4,9 % (n = 113) adipös. Die Prävalenz von Übergewicht und Adipositas war bei den Kindern, deren Muttersprache nicht Deutsch war, fast doppelt so hoch. Die Hälfte aller Kinder nahm nicht an einer Sport- oder Tanzgruppe teil. Über die Hälfte der übergewichtigen Kinder sahen täglich ein bis drei Stunden fern. 61 % (n = 1 398) waren deutschsprechend. Türkisch war mit 17 % (n = 395) die zweithäufigste und russisch mit 8 % (n = 183) die dritthäufigste Muttersprache. Kinder aus türkisch sprechenden Familien waren etwa 2,25 Mal häufiger übergewichtig und 2,53 Mal häufiger adipös als deutschsprechende Kinder. Diese Unterschiede sind signifikant (a = 0,05). Innerhalb der russisch sprechenden Gruppe waren 7,6 % (n = 14) der Kinder übergewichtig, davon 1,6 % (n = 3) adipös. Somit trat Übergewicht bei russischen sprechenden Kindern am seltensten auf. 13 % (n = 300) der Kinder haben eine andere Muttersprache (kroatisch, italienisch, vietnamesisch, griechisch). Zusammengenommen leiden beide Gruppen zu 10,7 % an Übergewicht und 8,8 % an Adipositas.
>
> 50,2 % (n = 1 157) aller Kinder waren nicht in einer Sportgruppe aktiv. Von den adipösen Kindern nahmen 67,3 % (n = 76) an keiner Sportgruppe teil. Dementsprechend geringer war der Anteil an wöchentlichen Trainingseinheiten bei übergewichtigen und adipösen Kindern. Über 65 % der türkisch sprechenden Kinder waren in keiner Sportgruppe aktiv, ebenso wie 59 % der russisch sprechenden Kinder und 63,6 % der Kinder mit anderen Muttersprachen.
>
> Nur knapp 60 % aller Kinder nahmen nach den Angaben ihrer Eltern täglich drei Mahlzeiten ein. Ein weiteres Drittel aller Kinder nahm fünf Mahlzeiten ein. Von den übergewichtigen und adipösen Kindern wurden von etwa zwei Dritteln drei Mahlzeiten täglich angegeben, und nur knapp ein Viertel aß fünfmal am Tag. Auf die Muttersprache bezogen, nahmen die türkisch sprechenden Kinder am seltensten (12,4 %) fünf Mahlzeiten ein. Diese Ergebnisse spiegeln sich auch in der Frage nach der Häufigkeit eines gemeinsamen Familientisches wider. Die übergewichtigen und adipösen Kinder nahmen durchschnittlich weniger Mahlzeiten über den Tag verteilt ein. In diesen Familien wurde auch weniger häufig gemeinsam gegessen. 55,3 % der normalgewichtigen Kinder aßen zweimal am Tag mit der Familie. Von den übergewichtigen beziehungsweise adipösen Kindern waren es 43,4 % beziehungsweise 45,1 %. In Bezug auf die Muttersprache aß die Mehrheit (59,4 %) der deutsch sprechenden Kinder zweimal am Tag gemeinsam mit der Familie. Bei den Kindern mit türkisch als Muttersprache wurde in nur 40 % der Familien zweimal gemeinsam

650. Weber, Elisabeth; Hiebl, Alexandra; Storr, Ulrich: Prävalenz und Einflussfaktoren von Übergewicht und Adipositas bei Einschulungskindern: Eine Untersuchung in Augsburg. *DÄ* 105:51–52, 883–9, 22.12.2008.

gegessen. Insgesamt nahmen 92% aller Erstklässler mindestens einmal am Tag an einem Familientisch teil.

Die normalgewichtigen Kinder sahen größtenteils bis zu einer Stunde täglich fern beziehungsweise saßen vor dem Computer. Von den übergewichtigen Kindern verbrachte die Hälfte zwischen einer und drei Stunden vor dem Bildschirm, bei den adipösen Kindern traf dies für die Mehrheit zu (61,9%). Bei der Frage nach dem Fernsehkonsum in Bezug zur Muttersprache sahen etwa zwei Drittel der türkisch und russisch sprechenden Kinder täglich ein bis drei Stunden fern, doppelt so viele wie bei den deutsch sprechenden Kindern. Die hier vorgestellte Untersuchung zeigte entgegen dem allgemeinen Trend einer gewissen Stagnation der Entwicklung von Übergewicht im Vorschulalter[651] einen deutlichen Anstieg der Prävalenzrate bei den Einschulungskindern in Augsburg. Auch in den Vorjahren wurden deren Größe und Gewicht erhoben. Die Prävalenz von Übergewicht inklusive Adipositas stieg von 11,6 % (Schuljahr 2005/2006) auf 13,1 % (Schuljahr 2006/2007).

Die vorliegende Untersuchung zeigt klar, dass in Augsburg eine ähnliche Tendenz wie bei den Ergebnissen der KIGGS-Studie vorliegt. Danach treiben Kinder mit Migrationshintergrund und niedrigem Sozialstatus etwa zwei- bis dreimal seltener Sport, als Kinder ohne Migrationshintergrund und mit hohem Sozialstatus.[652] Aus den Ergebnissen des Deutschen Kinder- und Jugendsportberichts geht hervor, dass sozial unterprivilegierte Kinder in Sportvereinen zahlenmäßig unterrepräsentiert sind.[653] Internationale Surveys weisen auf das insgesamt niedrige Maß von körperlicher Bewegung sowohl bei Grundschülern als auch bei älteren Schülern und Jugendlichen hin. Dem Bewegungsmuster von Kindern entsprechen spontane, kurz dauernde dafür häufigere Bewegungseinheiten.[654] Damit ist die natürliche Form der Bewegung bei Kindern beschrieben – das Spielen. Kinder mit einer positiven Erfahrung von körperlicher Aktivität werden im Erwachsenenalter eher einen aktiven Lebensstil führen. Das Forschungsinstitut für Kinderernährung in Dortmund (FKE) arbeitet seit vielen Jahren daran, wissenschaftlich begründete Empfehlungen für Heranwachsende herauszugeben.[655] Es entwickelte die optimierte Mischkost für Kinder, kurz „optimiX“. Danach liegt die empfohlene Mahlzeitenfrequenz bei fünf über den Tag verteilten Mahlzeiten. Neben der Kalorienaufnahme sind die Nahrungszusammensetzung, das heißt der Fett- und Kohlenhydratanteil mit entscheidend. Die kindgerechte Lebensmittelauswahl verdeutlicht eine Pyramide. Die Ernährungsgewohnheiten werden oft von Eltern oder Geschwistern übernommen, indem Rituale und Normen meist unbewusst während des gemeinsamen Essens vermittelt werden. Somit ist der gemeinsame Familientisch der beste Weg zur Vermittlung von Esskultur, sowie der Aufgeschlossenheit gegenüber unbekannten Lebensmitteln. Die Untersuchung zeigt aber auch, dass der gemeinsame Familientisch noch sehr häufig praktiziert wird. Die Ergebnisse legen die Vermutung nahe,

651. Bayerisches Landesamt für Gesundheit und Lebensmittelsicherheit: Übergewicht und Adipositas bei Kindern in Bayern. *Gesundheitsmonitor Bayern* 2004; 2: 1–6.

652. Lampert T, Starker A, Mensink G: *Sport und Bewegung*. Robert Koch-Institut Berlin. KIGGS Symposium, 2006. www.kiggs.de/experten/downloads/dokumente/ppt_SportBewegung.pdf.

653. Schmidt W, Hartmann-Tews I, Brettschneider WD: *Erster deutscher Kinder- und Jugendsportbericht*. Schorndorf: Hofmann-Verlag 2003; 275–89.

654. Biddle S, Sallis JF, Cavill NA: *Young and active? Young people and health-enhancing physical activity-evidence and implications*. London: Health Education Authority, 1998.

655. www.fke-do.de.

dass Kinder ohne Familientisch häufiger und unkontrollierter essen und somit zu Übergewicht neigen. Der Zusammenhang von Fernsehkonsum und der Neigung zu Übergewicht wurde bereits in mehreren Veröffentlichungen diskutiert. So ergab ein systematischer Review, dass als Intervention zur Vermeidung von Übergewicht die Reduzierung von sitzendem Verhalten wirksam scheint.[656] Bereits vor zwanzig Jahren wurde eine signifikante Assoziation von Fernsehen und Übergewicht bei Kindern beschrieben.[657] Dazu dienten die Daten des National Health Examination Survey aus den USA.[658] Man stellte einen dosisabhängigen Effekt der vor dem Fernseher verbrachten Zeit auf die Prävalenz von Übergewicht fest. Beim Fernsehen werden oft Snacks konsumiert, die wiederum das Fernsehen bewirbt. Der vermehrte Verzehr dieser energiedichten Nahrungsmittel addiert sich im Effekt zu dem durch das passive Verhalten reduzierten Energieverbrauch.[659] Daher sind die Angaben der Eltern zum täglichen Fernsehen des Kindes beziehungsweise zur Computernutzung aufschlussreich, auch wenn sie wenig objektivierbar und damit nur mit Einschränkungen verwertbar sind. Als Trend ist erkennbar, dass die Verweildauer vor dem Bildschirm und das Körpergewicht positiv korrelieren. Prävention sollte möglichst früh ansetzen, da man gesundheitsbezogenes Verhalten bei Kindern leichter beeinflussen kann als bei Erwachsenen und die Manifestation von Folgeerkrankungen besser vermeiden kann. Die Gruppen von Kindern sind nicht nur nach Alter und Geschlecht, sondern auch nach dem sozioökonomischen und ethnischen Hintergrund differenziert zu betrachten. Familien mit Migrationshintergrund gelten als Risikogruppe.[660] Die sprachliche Kompetenz hat für die Nutzung von Einrichtungen und für die Erreichbarkeit durch Präventionsprogramme eine große Bedeutung. Schlechte Sprachkenntnisse wirken oft als Barriere für einen aktiveren Lebensstil. Die Information der Eltern über ein altersadäquates Ernährungs-, Bewegungs- und Fernsehverhalten sollte in der jeweiligen Muttersprache erfolgen. Die Veränderungsbereitschaft wird gesteigert, wenn man die ethnischen Faktoren, wie kulturell und biografisch geprägte Verhaltensweisen berücksichtigt. Stadtteilbezogene Interventionsmaßnahmen setzen eine gute verkehrs- und kostengünstige Zugänglichkeit der Sport- und Spielangebote im Stadtviertel voraus. Ein besonderer Fokus sollte auf dem Elternhaus der Kinder liegen. Gerade bei den drei- bis sechsjährigen Kindern spielt die Vorbildfunktion eine große Rolle.[661] Die vorliegenden Daten zu Übergewicht und Adipositas dienen als Grundlage für örtliche Präventionsmaßnahmen. Sie geben Hinweise auf Einflüsse verschiedener Faktoren, die bei der Vorbeugung von Übergewicht eine Rolle spielen.

---

656. Mulvihill C, Quigley R: *A review of the systematic review and meta-analysis literature on the prevention and treatment of obesity and overweight, and the maintenance of weight loss.* London: Health Development Agency, www.hda-online.nhs.uk/evidence, 2003.

657. Dietz W, Gortmaker S: Do we fatten our children at the television set? Obesity and television viewing in children and adolescents. *Pediatrics* 1985; 75: 807–12.

658. National Health and Nutrition Examination Survey. www.cdc.gov/nchs/nhanes.htm.

659. Andersen R, Crespo C, Bartlett S, Cheskin L, Pratt M: Relationship of physical activity and television watching with body weight and level of fatness among children. *JAMA* 1998; 12: 938–42.

660. Kurth B-M, Schaffrath Rosario A: Die Verbreitung von Übergewicht und Adipositas bei Kindern und Jugendlichen in Deutschland. Ergebnisse des bundesweiten Kinder- und Jugendgesundheitssurveys (KIGGS). *Bundesgesundheitsblatt* 50, 736–43.

661. Graf C, Koch B, Dordel S *et al.*: Prävention von Adipositas durch körperliche Aktivität – eine familiäre Aufgabe. *DÄ* 2003;100(47): A 3110–4.

In Augsburg dienen die erhobenen Daten und die davon abgeleiteten Ergebnisse zur weiteren Konzeption gezielter und praktikabler Interventionsmaßnahmen in Zusammenarbeit mit den Leitungen der Kindertagesstätten und den Jugendabteilungen der hiesigen Sportvereine. Beispielsweise dient das „1+1=3-Projekt“ (in Planung) der gezielten Integration von Kindern mit Migrationshintergrund und mit Behinderung in Sportvereine. Anreize für eine gleichzeitige Aufnahme eines deutschen Kindes und jeweils eines weiteren Kindes mit Migrationshintergrund und Behinderung befinden sich derzeit im politischen Diskussions- und Entscheidungsprozess. Innerhalb der Stadtverwaltung wurde die Gesundheitsförderung über Verhältnis- und Verhaltensprävention in den Handlungsräumen Vorschule und Schule zu einem wichtigen Ziel erklärt. Ein Beispiel der Projekte, die besonders gefördert werden, ist „Klasse2000“ das bundesweit größte Programm zur Gesundheitsförderung in der Grundschule.[662] Unter der Koordination des städtischen Gesundheitsamtes sollen künftig Modellschulen an dem Projekt „Unterwegs nach Tutmirgut“ der Bundeszentrale für gesundheitliche Aufklärung BZgA teilnehmen.[663] Das Projekt wurde für die Grundschulen entwickelt und beinhaltet die Themen Ernährung, Bewegung und Stressregulation. Die Gesundheitsverwaltung ist bestrebt, durch Aufklärung und Kampagnen wie zum Beispiel eine Bio-Pausenbrotbox-Aktion eine gesunde Schulverpflegung weiter zu forcieren. Drei Schulen wurden im letzten halben Jahr mit Wasserbrunnen ausgestattet, damit die Kinder in der Schule auch eine kostengünstige Alternative zum zuckerreichen Getränkeangebot haben. Damit sind mittlerweile erfreulich viele Schulen an dem Projekt „Wasser trinken in Augsburger Schulen“ beteiligt.

Dass neben den deutschsprachigen Kindern, wie oben erwähnt, auch andere Kulturen eine Rolle spielen heißt, dass man „Zum psycho-kulturellen Umgang mit türkischstämmigen Mitbürgern – auch in Hinsicht Minderjähriger – in einer multikulturellen Bundesrepublik Deutschland“[664] sich Gedanken machen muss. Der Psychiater und Integrationsbeauftragte an den Rheinischen Kliniken Langenfeld Murat Ozankan hat eine Kölner Einschulstudie durchgeführt zu den „*Verhaltensauffälligkeiten türkischer Kinder im Einschulalter im Urteil der Eltern aus transkultureller Sicht*“[665]. Hier war deutlich, dass obwohl türkische Kinder nach Einschätzung ihrer Eltern auf den Skalen ängstlich/depressiv, soziale Probleme, schizoid/zwanghaft, Aufmerksamkeitsstörungen, internalisierende Störungen und Gesamtauffälligkeit auffälliger waren, deutsche Eltern jedoch ihre Kinder global als problematischer einschätzen und sich als belasteter erleben. Daraus folgte eine geringere Inanspruchnahme von Beratung und Behandlung für die türkischstämmigen Kinder.

Die Einbeziehung transkultureller Aspekte, die auch im präventiven Rahmen bedacht sein müssen, findet sich bei den „*Traditionelle*(n) *Heilpraktiken türkischer Mi-*

662. Storck C, Dupree T, Dokter A, Bölcskei PL: Zwischen Wunsch und Wirklichkeit: Die langfristige Umsetzung schulbasierter Präventionsprogramme in der Praxis am Beispiel Klasse2000. *Präv Gesundheitsf* 2007, 2: 19–25.

663. www.tutmirgut.net.

664. Thomas Heise; in: Ozankan, s.u.

665. Ozankan; Berlin: VWB-Verlag, 2009.

ist dieses lange zitat oben so korrekt, oder wo ist anfang, wo ende??

granten" von *Hans-Jörg Assion,*[666] bei den Gedanken um „*Anthropologische und evolutionäre Modelle in der Schizophrenieforschung*" von ANDREAS HEINZ,[667] psychiatrischem Lehrstuhlinhaber der Charité, in „*Die russische Seele im Spiegel der Psychotherapie*" von HAMID PESESCHKIAN[668], dem Vorsitzenden der Internationalen Akademie für Positive und Transkulturelle Psychotherapie an der Wiesbadener Akademie für Psychotherapie, in „*Qigong und Maltherapie – Komplementärtherapien Psychosekranker*" von THOMAS HEISE,[669] in der „*Psychosoziale*(n) *Betreuung und psychiatrische*(n) *Behandlung von Spätaussiedlern*" herausgegeben von JÜRGEN COLLATZ und THOMAS HEISE,[670] in der „*Transkulturelle*(n) *Begutachtung*" zur „*Qualitätssicherung sozialgerichtlicher und sozialmedizinischer Begutachtung für Arbeitsmigranten in Deutschland*" herausgegeben von JÜRGEN COLLATZ, ECKHARDT KOCH, RAMAZAN SALMAN und WIELANT MACHLEIDT,[671] in der „*Transkulturelle*(n) *Psychotherapie*"[672] als „*Hilfen im ärztlichen und therapeutischen Umgang mit ausländischen Mitbürgern*" sowie in der „*Transkulturelle*(n) *Beratung, Psychotherapie und Psychiatrie in Deutschland*"[673], beide herausgegeben von THOMAS HEISE. Das letzte Buch macht sich dabei mit Hilfe von mehr als 60 Autoren Gedanken zu Versorgungszentren und übergreifenden Institutionen in Deutschland, stationären und ambulanten Settings zur transkulturellen Psychotherapie bei Kindern und Jugendlichen sowie bei Erwachsenen zu verschiedenen kulturelleren Sichtweisen, zu Studien und zu traditionellen medizinischen Verfahren in der Psychotherapie in deutschen Krankenhäusern. Vertieft und aktualisiert werden diese Themen durch die Tagungsbände des Dachverbands der transkulturellen Psychiatrie, Psychotherapie und Psychosomatik im deutschsprachigen Raum e. V. (DTPPP)[674], die in der Buchreihe „*Das transkulturelle Psychoforum*"[675] seit 2008 erschienen.

Amir Tirosh von der Harvard Medical School in Boston überblickt in der „Metabolic, Lifestyle, and Nutrition Assessment in Young Adults" oder MELANY-Studie mehr als 650 000 Patientenjahre[676]. Seine Auswertungen zum Einfluss der BMI auf Diabetes und

666. ASSION; Berlin: VWB-Verlag, 2004.
667. HEINZ; Berlin: VWB-Verlag, 2002.
668. PESESCHKIAN; Berlin: VWB-Verlag, 2002.
669. HEISE; Berlin: VWB-Verlag, 2009.
670. COLLATZ & HEISE (Hg.), Berlin: VWB-Verlag, 2002.
671. COLLATZ *et al.*, Berlin (Hg.): VWB-Verlag, 1997.
672. HEISE (Hg.); Berlin: VWB-Verlag, 1998.
673. HEISE (Hg.): Berlin: VWB-Verlag, 2000.
674. www.dtppp.com.
675. www.vwb-verlag.com.
676. http://www.aerzteblatt.de/nachrichten/45408/, *New England Journal of Medicine* (2011; 364: 1315–1325).

Koronarrisiko haben deshalb eine solide Datenbasis. Die meisten Menschen nehmen im Laufe des Erwachsenenlebens ständig zu. Bei den untersuchten israelischen Soldaten stieg der BMI während der 17-jährigen Beobachtungsphase jedes Jahr um 0,2 bis 0,3 kg/m2. Dabei war jede zusätzliche Einheit des BMI mit einer Erhöhung des Diabetesrisikos um 10 Prozent und des Koronarrisikos um 12 Prozent assoziiert, und beide begannen schon im Normbereich. Während sich beim Diabetes der Risikoanstieg auf das spätere Übergewicht zurückführen ließ, war ein leicht erhöhter BMI eines 17-Jährigen schon ein unabhängiger Faktor für das Koronarrisiko. Wenn also die Atherosklerose tatsächlich schon so früh beginnt, hat das – mit der zugenommenen Adipositas weltweit – die Dimensionen eines langsam auftauchenden Eisbergs für die Weltgesundheit. Erkenntnisse wie die von Michael Adams von der Wake Forest University, dass bei zwei Mäusegruppen von 50 Tieren, die, welche 30 Gewichtsprozent des Futters gefriergetrocknete Broccoli, grünen Bohnen, Mais, Erbsen und Möhren erhalten hatten, nach 16 Wochen rund 12 Prozent niedrigere Gesamtcholesterinspiegel und ein 7 Prozent niedrigeres Körpergewicht aufwiesen. Außerdem enthielt ihre Aortenwand fast 40 Prozent weniger Atherosklerose-Plaques, gemessen am Gehalt von Reaktionsprodukten des Cholesterins. Es sehe so aus, als ob Inhaltsstoffe grüner und gelber Gemüse Entzündungsprozesse im Körper hemmten, da Entzündungsmarker zurückgingen.[677] Forscher um Fred Turek von der Northwestern University fanden heraus, dass Mäuse, die ausschließlich in der Ruhephase an Futter herankamen, ihre Körpermasse binnen sechs Wochen um knapp 50 Prozent steigerten gegenüber 20 Prozent, wenn sie nur in der Aktivitätsphase fressen konnten.[678] Dabei variierten Futtermenge und Bewegungsintensität in beiden Gruppen nicht signifikant.

Die EPIC-Norfolk Studie konnte zeigen, dass die genetische Prädisposition zu Fettleibigkeit durch einen körperlich aktiven Lebensstil um 40 % reduziert werden konnte, was mehr ist als bei Menschen mit diesbezüglich unauffälligen Genen.[679] Es wurde auch herausgefunden, dass erhöhte körperliche Aktivität gegen das metabolische Syndrom erfolgreich wirkt, selbst wenn die Betroffenen sich körperlich nicht viel fitter fühlen und nicht abnehmen.[680]

Für die Prävention des Diabetes mellitus Typ 2 ist es mittlerweile erwiesen, dass nicht nur der Body-mass-index (BMI) sondern genauso der Taillenumfang – der gerade nach

677. Michael R. Adams & Thomas C. Register, Department of Pathology/Comparative Medicine, School of Medicine, Wake Forest University, Winston-Salem, North Carolina; u. a.: *Journal of Nutrition*, Vol. 136(7), pp 1886–9.

678. Deanna M. Arble und Fred W. Turek, Center for Sleep and Circadian Biology, Northwestern University, Evanston, Illinois; u. a.: *Obesity*, 3. September 2009, DOI 10.1038/oby.2009.264.

679. http://dx.doi.org/10.1371/journal.pmed.1000332.

680. http://care.diabetesjournals.org on 29 May 2007. DOI: 10.2337/dc07-0719.

unten korrigiert werden musste – von eminenter Bedeutung ist.[681] Unter- oder normgewichtige Personen (BMI < 25) mit einem großen Taillenumfang (Männer > 94 cm, Frauen > 78,5 cm) haben nach den neuesten Erkenntnissen ein mindestens genauso großes Risiko an Diabetes zu erkranken wie Personen mit einem BMI zwischen 25 und 30 bei kleinem Taillenumfang.

Es ist außerdem klar, dass eine wirksame „Diabetesprävention durch Änderung des Lebensstils“[682] möglich ist. So wurde eine Senkung des Körpergewichts um 5 %, des Fettgehalts in der Nahrung auf unter 30 %, des Anteils der gesättigten Fettsäuren auf unter 10 % angestrebt bei Erhöhung des ballaststoffreichen Anteils auf 15 Gramm pro 1 000 Kcal verbunden mit Diätberatung und der Steigerung eines moderaten Bewegungstrainings auf 30 Minuten täglich. Innerhalb von 6 Monaten konnte das mittlere Körpergewicht so von 86 auf 81,4 kg und der Blutdruck von 145/86 auf 135/81 mmHg reduziert werden. Ein Diabetiker kostet die Krankenkasse jährlich durchschnittlich 5 262 Euro gegenüber den 2 755 Euro eines Nicht-Diabetikers. Somit rentierten sich die Kosten von 272 Euro pro Teilnehmer der hier zugrundeliegenden Diabetesprävention im DAK-Projekt, denn die Erstmanifestation kann verzögert, bestenfalls verhindert werden. Leider ist es immer noch sehr schwierig, das persönliche Diabetesrisiko den Betroffenen im mittleren Lebensalter, die sich noch gesund fühlen (oft sogar den 8-Fragen-Risikotest ablehnen), zu vermitteln und zusätzlich diese Zielgruppe zum Mitmachen zu gewinnen. Dabei war es bei einer 1-Jahres-Studie mit adipösen Erwachsenen (BMI 30 bis 40 kg/m2) möglich mit Lebensstiländerungen auf eine durchschnittliche Gewichtsreduktion von 6.2 kg zu kommen.[683] Um es gar nicht erst so weit kommen zu lassen, sollten gesunde, sprich normale Erwachsene laut American College of Sports Medicine und American Heart Association pro Woche mindestens an fünf Tagen eine moderate körperliche Belastung von 30 Minuten als unterste wirksame Grenze haben. Zweimal zehnminütige Muskeldehnübungen in der Woche sollten dies ergänzen.

Von der diätetischen Seite herkommend verglich eine Studie jetzt die kommerziellen Programme für 740 Teilnehmer zur Gewichtsreduktion mit denen von spezialisierten Kräften aus der öffentlichen Gesundheitsversorgung für 12 Wochen und mit Nachkontrollen ein Jahr später. Es zeigte sich klar, dass kommerzielle Programme (hier: weight watcher) kostengünstiger und effektiver waren.[684] Aber nicht nur für den Diabetes mellitus ist das Thema Bewegung wichtig. Zwei Fallkontrollstudien sind hierfür aussage-

681. Silke Feller, Heiner Böing, Tobias Pischon: Body-mass-Index, Taillenumfang und Risiko für Diabetes mellitus Typ 2. *DÄ* 107:26, 470–6, 02.07.2010.

682. Ingbert Weber, *DÄ* 104:51–52, B3114–7, 24.12.2007.

683. Aloys Berg *et al.*: Bewegungsorientierte Schulung für adipöse Erwachsene. *DÄ* 105:11, 197–203, 14.03.2008.

684. Kate Jolly, Amanda Lewis, Jane Beach, John Denley, Peymane Adab, Jonathan J Deeks, Amanda Daley, Paul Aveyard: Comparison of range of commercial or primary care led weight reduction

kräftig. Die Interheart-Studie 2004[685], welche die Risikofaktoren für den Herzinfarkt untersuchte, kam zu ähnlichen Ergebnissen, wenn auch mit verschiedener Gewichtung, wie jetzt die Interstroke-Studie 2010[686], die sich auf 3 000 Schlaganfallpatienten aus 22 Ländern bezog.[687] Da sich einige Risikofaktoren gegenseitig bedingen, sind die bevölkerungsbezogenen Risiken in der Summe mehr als 100 %. Die beiden Studien zeigen folgende Ergebnisse 2004/2010: Bluthochdruck 17,4 %/34,6 %; zu großer Taillenumfang 20,1 %/26,5 %; Bewegungsmangel 12,2 %/28,5 %; Rauchen 35,7 %/18,9 %; Ernährungsfehler 13,7 %/18,8 %. 80 % aller Schlaganfälle lassen sich durch diese 5 Risikofaktoren erklären. Nimmt man noch Blutfette, Diabetes mellitus, Alkoholkonsum, Stress und Depressionen hinzu, kommt man sogar auf 90 %. Auch in Ländern mit niedrigem Einkommen war die Diagnose mittels Computertomographie des Gehirns (CCT) gesichert worden. Die wissenschaftlich wertvollere „Prospektive Münster Studie“ (PROCAM) kam in der Langzeitbeobachtung für den Schlaganfall auf Geschlecht, Alter, Rauchen, Diabetes mellitus oder Nüchternblutzucker ab 120 mg/dl und Bluthochdruck als wichtigste Schlaganfallrisikofaktoren.

So wundert sich denn Dieter Leyk auch in seinem Vorwort,[688] dass trotz mittlerweile „erdrückender Beweislast“ das „Wundermittel Bewegung“ – zumal da es so kostengünstig ist – in Kliniken, Altenheimen usw. immer noch viel zu selten professionell eingesetzt wird. Laut WHO[689] bewegen sich die meisten Erwachsenen mittlerweile weniger als 30 Minuten täglich auf eigenen Beinen. Seien wir mal ehrlich zu uns selber – wie sieht es aus? Vom Bett und Frühstückstisch zur Arbeit/Ausbildung mit dem Auto/Bus, dann stundenlanges Sitzen, zurück ggf. inklusive Einkaufens mit Auto/Bus, zuhause wieder sitzen zum Essen, vor dem PC oder dem „Sport“ vorm Fernseher und dann ins Bett. Das ist der heutige Alltag von Millionen. Insbesondere Jugendliche können sich kaum noch vorstellen, wie viel man früher alles zu Fuß erledigte und damit schon seine „Basisbewegung“ hatte, wozu dann noch die sportlichen Aktivitäten hinzukamen. Wenn man heute nicht selber aktiv eingreift und Verantwortung übernimmt, kommt man nicht zu den allereinfachsten Präventivmaßnahmen in Form von körperlichem Training gegen Durchblutungsstörungen in Blutgefäßen, Organen und Muskeln sowie gegen hormonelle und vegetative Ungleichgewichte, die bewiesenermaßen resultieren

programmes with minimal intervention control for weight loss in obesity: Lighten Up randomised controlled trial. *BMJ* 2011; 343:d6500; doi: 10.1136/bmj.d6500 (Published 3 November 2011).

685. *Lancet* 2004; 364; 937–52.

686. *Lancet* 2010; 375; 10.1016/S0140-6736[10]60834-3

687. RME: Die zehn wichtigsten Schlaganfallrisiken. *DÄ* 107 (33): B1382, 20.08.1020.

688. Bedeutung regelmäßiger körperlicher Aktivitäten in Prävention und Therapie, *DÄ* 106 (44):713f., 30.10.2009.

689. *Physical activity*, Genf 2003.

können in Herzinfarkt, Schlaganfall, Diabetes mellitus, Krebs usw. Bezüglich letzterem schreibt der World Cancer Research Fund:[690]

> Das Expertengremium kommt zu dem Ergebnis, dass regelmäßige körperliche Aktivität der Neubildung von bösartigen Tumoren vorbeugen kann. Speziell für Kolonkarzinome und hormonabhängig wachsende Tumoren der weiblichen Brustdrüse in der Postmenopause ist die Evidenz für protektive Effekte sehr hoch.

In vielen Studien mit vielen Tausenden von Teilnehmern wurde quasi eine Dosis-Wirkung-Beziehung festgestellt: „Je mehr Bewegung, desto höher die Risikoreduktion." Bei Tumorkranken gibt es keine Nachteile für eine Chemotherapie dadurch, stattdessen bessern sich Fatigue und Kachexie, und es gibt im Sinne einer Tertiärprävention auch Vorbeugeeffekte bezüglich Rezidiven. Die körperliche Auszehrung, die je nach Krebs in 10 % bis 90 % dabei vorkomme und eben so bekämpft werden könne, sei es, die oft wesentlich schneller die Todesursache sei als der Krebs selber. In der Krebsnachsorge könne jeder Krebspatient 50 Sporteinheiten, unter Umständen auch 120 auf Kosten der Krankenkasse erhalten, außerhalb des ärztlichen Budgets. Die seien nach neuestem Kenntnisstand mittlerweile keine Empfehlung mehr, sondern eine Notwendigkeit.

„Indoor Cycling – das etwas andere Ergometertraining"[691] wird als Alternative zum Ausdauertraining auf dem Laufband oder Fahrradergometer für jeden angeboten. Aber insbesondere bei älteren Teilnehmern mit erhöhtem Risiko einer kardiovaskulären Erkrankung und/oder Risikofaktoren ist die Belastbarkeit innerhalb von Vorsorgeuntersuchungen zu prüfen. Es sollte die Vorgabe einer individuellen Trainingsherzfrequenz speziell auch unter dem Gesichtspunkt der Trainingseffektivität erfolgen.

Für jedes Alter passend sind jedoch die etwas spezielleren Bewegungsübungen der langsamen Art: Das indische Yoga, das Taiji Quan[692] und das Qigong (beide aus dem Chinesischen schlecht übersetzt mit „Schattenboxen" und „Atemtherapie"). Für letzteres wurde eine nicht gesponserte, randomisierte kontrollierte Pilotstudie mit Psychosekranken[693] durchgeführt. Es konnte im Therapieverlauf von 16 Stunden, im Allgemeinen zweimal pro Woche mit Nachuntersuchungen einen und vier Monate später bei je 16 Patienten im Vergleich zur Maltherapie eine testpsychologische Verbesserung teils signifikant (s), teils tendenziell (t) festgestellt werden

690. www.wcrf.org in Nicola Siegmund-Schultze: Sport ist so wichtig wie ein Krebsmedikament. *DÄ* 106(10): B382–5, 06.03.2009.

691. Klaus Völker, Pia Rudack, Axel Urhausen. *DÄ* 103 (7): B350–4, 17.02.2006.

692. *American Journal of Geriatric Psychiatry* (06.03.2011): Complementary Use of Tai Chi Chih Augments Escitalopram Treatment of Geriatric Depression: A Randomized Controlled Trial.

693. Thomas Heise: *Qigong und Maltherapie. Komplementärtherapien Psychosekranker.* Berlin: VWB-Verlag, 2009.

– für allgemeine Beschwerden (s/t) und Akutangst (s) jeweils nach der Therapiesitzung im Verhältnis zu vorher, für die allgemeine Ängstlichkeit (s), Depressivität (s-t), Anergie (s)

– die Körperzufriedenheit (s-t), Ruhe- und Mußegefühl (anfangs s), nachlassende Anspannung und allgemeine Müdigkeit (s), körperlich/psychische Erschöpfung (s), Nervosität/Anspannung (t), Leistungsschwierigkeiten (s), Vitalität und Lebensfreude (s-t), Genussfreude und Lustempfinden (prä/post s)

– Selbstbild (t), Psychotizismus (s) und Denkstörung (s).

– Kasuistisch verbesserten sich bei beiden Patienten mit Körperhalluzinationen diese deutlich.

Die Maltherapie zeigte übrigens eine hochsignifikante Verbesserung für die phobische Angst.

Weitere Forschungsergebnisse und Studien zu Qigong und anderen Körpertherapien sind bei Heise[694] nachzulesen. „Yoga lindert chronische Rückenschmerzen“[695] ist das Ergebnis einer anderen randomisierten kontrollierten Studie über drei Monate und 14 Wochen Nachbeobachtung mit 101 Personen, meist Frauen mit College-Abschluss zwischen 40 und 50 Jahren. Nur 21 % der Yoga-Gruppe (einmal wöchentlich 75 Minuten lang Viniyoga) nahm nach eigenen Angaben in der 25. Woche noch ein Schmerzmittel, wohingegen dies in Krankengymnastik-Gruppe noch 50 % waren und in der Gruppe mit dem Ratgeberbuch 59 %. „Yoga bessert Schlaf und Fatigue“[696]: In einer randomisierten multizentrischen Phase-II/III-Studie wurden die Vorteile von einem speziellen Yoga-Programm bei 410 Überlebenden von Krebserkrankungen in frühen Stadien (96 % Frauen, 75 % Brustkrebs) geprüft, die von 2–24 Monaten Schlafproblemen nach der adjuvanten Therapie berichtet hatten. Nach dem vierwöchigen Yogaprogramm zweimal pro Woche berichteten sie im Gegensatz zur Kontrollgruppe mit normaler Weiterbetreuung über verbesserte Schlafqualität 31 % versus 16 %, Reduktion der Fatigue mit 42 % zu 12 %, eine verbesserte Lebensqualität 6 % versus 0 % und Schlafmittelreduktion um 21 % gegenüber einem Anstieg von 5 %. Daher empfahl Karen Mustian von der Mayo Clinic in Rochester/USA den Klinikern diese nichtpharmakologische Therapie für ihre

694. Thomas Heise (2008). Qigong und Maltherapie als komplementäre Psychosentherapien. VWB-Verlag.

695. Sherman KJ, Cerkin DC, Erro J *et al.*: Comparing yoga, exercise, and self-care book for chronic low back pain. A randomized, controlled trial. *Ann Intern Med* 2005; 143:849–56. In: me, *DÄ* 103(13):B734, 31.03.2006. Sherman.k@ghc.org.

696. Mustian KM, Palesh O, Sprod L, Peppone LJ, Heckler CE, Yates JS, Reddy PS, Melnik M, Giguere JK, Morrow GR: YOGAS® yoga significantly improves sleep, fatigue and quality of life: A URCC CCOP randomized, controlled clinical trial among 410 cancer survivors. *Proceed Am Soc Clin Oncol* 2010, abstr. 9013. In: Junker, Annette: Jahrestagung der American Society of Clinical Oncology: Metastasen sind anders – Therapie sollte sich Tumorbiologie anpassen. *DÄ* 107(25): B-1102, 25.06.2010.

Patienten mit diesen häufigen Beschwerden. Weitere Studien zum Yoga sind bei den Untersuchungen zur Herzratenvariabilität (HRV) beschrieben.

Etwas anderes – eine nicht-nur-Therapie – was ebenfalls fast nichts kostet und vielleicht deswegen ebenso unterschätzt wird, ist der Schlaf in ausreichender Dosierung. Das fängt schon bei den Kleinkindern an. Eine Studie aus Chicago unter mehr als 600 3–5-jährigen Kindern ergab, dass wenn der Fernseher nach 19 Uhr noch läuft, es leicht zu Schlafproblemen kommt. Insbesondere Gewaltszenen, und sei es in einer Zeichentrickserie, können sich negativ auf die Nachtruhe der Kleinen auswirken. Daher empfiehlt die Amerikanische Akademie für Pädiatrie, bei Kindern bis zum zweiten Lebensjahr vollständig auf Fernsehen zu verzichten und danach auf maximal zwei Stunden zu beschränken. Auch helfe ein laufender Fernseher dem Kind nicht beim Einschlafen, im Gegenteil. Laut Garrison hatten 18% der untersuchten Kinder fast täglich Schlafstörungen, die zu einem großen Teil an ungesunder TV-Nutzung lagen. Marc Weissbluth aus Chicago, der mehrere Bücher zum Thema verfasst hat, gibt Garrison recht. Kinder schlafen am besten dann ein, wenn das „ins Bett bringen" mit festen Ritualen verbunden ist – etwa mit dem Vorlesen von Geschichten oder einem kurzen Schmusen mit den Eltern. Eine Studie vom 06.09.2010 aus „*Archives of Pediatric and Adolescent Medicine*" zeigt, dass zwischen der Schlafdauer im frühkindlichen Alter und einer späteren Übergewichtigkeit ein „robuster" Zusammenhang besteht.

Janice Bell von der University of Washington in Seattle und Frederick Zimmerman von der University of California in Los Angeles untersuchten knapp 2000 Kinder in einem Basisjahr und dann fünf Jahre später. Die untersuchten Kleinkinder schliefen im Basisjahr durchschnittlich zehn Stunden pro Nacht, ältere Kinder neuneinhalb Stunden. In beiden Altersgruppen gab es aber auch Kinder, die nur durchschnittlich fünf Stunden schliefen. Unter den schlaflosen Kleinkindern sei bei der Auswertung der fünf Jahre später erhobenen Daten ein signifikant höherer Anteil von Übergewichtigen festgestellt worden – bei den älteren Kindern dagegen nicht.

„Diese Ergebnisse legen nahe, dass es ein kritisches Zeitfenster bis zum fünften Lebensjahr gibt, in dem die nächtliche Schlafdauer wichtig für das spätere Körpergewicht sein kann", dessen Zusammenhang aber noch nicht genau geklärt werden konnte. Allerdings könnte wenig Schlaf zu Ermüdung und weniger körperlicher Aktivität führen sowie mehr Zeit zum Essen.

Nach der *Welt-online* vom 21.07.2011 ist es richtig, was wir oft genug bei den Nachrichten über den Bundestag etc. sahen: 60% der hochrangigen Politiker sind oft unausgeschlafen. Fast jeder dritte von ihnen schläft höchstens fünf Stunden pro Nacht. Das ist das Ergebnis einer Umfrage, die das Institut für Demoskopie Allensbach im Auftrag des Wirtschaftsmagazins „*Capital*" unter Top-Entscheidern aus Politik, Wirtschaft und Behörden durchgeführt hat.

57 Prozent der 519 Befragen bestätigten, schon einmal Verhandlungen erlebt zu haben, deren Ergebnis durch die Müdigkeit einzelner Teilnehmer geprägt wurde. Paral-

lel zur verringerten Schlafdauer von 6,2 Stunden war die Wochenarbeitszeit auf 61–68 Stunden erhöht. Dass diese nötig sei, glaubte aber nur eine Minderheit der Wirtschaftsvertreter, jedoch die Mehrheit der Vertreter aus Politik und Verwaltung. Wenn wir dann wissen, dass man schon lange erkannt hat, dass Schlafentzug zu realitätsfernem Optimismus führt, weswegen er in der Psychiatrie auch gegen Depressionen therapeutisch eingesetzt wird und die Wahrnehmung negativer Konsequenzen des eigenen Handelns erheblich sinkt, weswegen zusätzlich zum herabgesenkten Reaktionsvermögen Autofahren gefährlich ist, so verstehen wir manche politischen Entscheidungen jetzt leider besser. Die Verhaltensexperten der Duke University in Durham kamen zu dem Schluss, dass ausreichender Schlaf besonders für Menschen in verantwortungsvollen Positionen, z. B. auch im Gesundheitswesen, unverzichtbar ist. Chinesen und Japaner machen alle in jeder freien Pause besonders mittags ein Nickerchen. Mittagsschlaf ist als Siesta bei den Spaniern bekannt – wobei sich moderne Betriebe da leider jetzt negativ uns anpassen. Aber Napoleon, Churchill, Albert Einstein, Thomas Edison und der Autor liebten den Mittagsschlaf, wobei 20–40 Minuten völlig ausreichen, um danach wieder fitter zu sein.

Eine ganz wichtige präventive Maßnahme ist ausreichender und am besten regelmäßiger Schlaf von 7–9 Stunden. Zuwenig Schlaf erhöht zum Beispiel die Erkältungsgefahr, d. h. beeinflusst die Immunitätslage negativ. Was die Schlafrichtung angeht, wenn sie nicht durch geomantische Felder gestört wird, so scheint die Ruherichtung in der Tierwelt wie mindesten auch im Paläolithikum natürlich erspürt am Erdmagnetfeld in Ost-West-Richtung gewesen zu sein, während die Nord-Süd-Ausrichtung wohl eher für die Aktivität von Nutzen ist.[697]

Forscher der Carnegie-Mellon-Universität in Pittsburgh (US-Bundesstaat Pennsylvania) veröffentlichten am 12.01.2009 in den „*Archives of Internal Medicine*“ in einer Studie: Wer unter den 153 gesunden Probanden (Durchschnittsalter 37 Jahre) schlecht schlief, z. B. nur 92 % der Bettzeit, hatte ein bis zu 5,5fach höheres Risiko auf die Nasentropfen mit auslösendem Virus mit Erkältung zu reagieren.

Dauerhafter Schlafmangel kann die Immunitätslage noch weiter beeinflussen und auch zur Entstehung von Darmkrebs beitragen. Wolfgang Wesiack, der Präsident des Berufsverbands Deutscher Internisten in Wiesbaden, beruft sich März 2011 auf eine aktuelle Studie aus den USA.[698] Wer nachts im Durchschnitt weniger als sechs Stunden schläft, hat demnach ein deutlich erhöhtes Risiko, Dickdarmpolypen zu entwickeln, als jemand, der nachts in der Regel sieben Stunden lang schläft. Polypen sind gutartig, können sich aber zu bösartigen Tumoren entwickeln.

Zuwenig Schlaf beeinflusst die Hormone negativ, wie z. B. das Testosteron. Bei jungen Männern, die eine Woche lang weniger als fünf Stunden geschlafen hatten, sank

697. Heise, Th.: *Kulturen der Menschheit: Woher und wohin.*

698. http://www.internisten-im-netz.de/de_news_6_0_1065_auch-st-ndig-zu-wenig-schlaf-kann-das-darmkrebsrisiko-erh-hen.html.

der Testosteronspiegel um zehn bis 15 Prozent[699] mit schlechterer Spermienqualität und Libidoverlust, fehlender Regulierungsmöglichkeit für Knochen und Muskeln sowie schlechterer Speicherung von Langzeitgedächtnis. Auch steigt die Gefahr langfristig gesehen, einen erhöhten Blutdruck zu bekommen.

Insbesondere unterstützt ausreichend Schlaf auch die vor Krebs schützende Wirkung der körperlichen Aktivität. Das National Cancer Institute in Bethesda[700] erweiterte ihre Untersuchung zum Nutzen des Sports und kam zu folgendem Ergebnis: Frauen, die sich viel bewegen und außerdem regelmäßig mindestens 7 Stunden schlafen, sind ganz besonders vor jeder Art von Krebs geschützt. Schlafmangel senkt hingegen den schützenden Effekt der sportlichen Betätigung.

James McClain und sein Team analysierten für ihre Studie die Gesundheitsdaten von 6 000 US-Bürgerinnen. 1998 wurden deren Sport- und Schlafgewohnheiten festgehalten. Knapp zehn Jahre später hatten 604 Frauen der Studie Krebs bekommen, davon 186 Brustkrebs. Als die Experten schließlich den Bezug zwischen Sport, Schlaf und Krebs auswerteten, wurde deutlich: Sportliche Frauen, die außerdem viel schliefen, hatten ein 50 Prozent geringeres Risiko, an Krebs zu erkranken, als sportlich aktive Frauen mit Schlafdefiziten. Aus diesem Ergebnis folgerte James McClain: „Ohne ausreichende Erholungsphasen nützt die sportliche Aktivität in Hinblick auf das Krebsrisiko wenig."

Für die positive Wirkung des Schlafes gibt es bisher nur viele kleine Erklärungsteile.

- Grundsätzlich fördert guter Schlaf das Immunsystem und unterstützt es so dabei, gegen Krebs vorzugehen beziehungsweise gestörtes Wachstum von Zellen zu vermeiden.
- Die vermehrte Produktion des Wachstums-Hormon HGH im Tiefschlaf könnte die Körperzellen einerseits vor Missbildungen bewahren und andererseits das schnellere Wachstum von gesunden Körperzellen fördern.
- Das Schlaf-Hormon Melatonin könnte die Körperzellen vor sogenannten freien Radikalen schützen. Diese aggressiven Sauerstoffverbindungen stehen im Verdacht, unter bestimmten Umständen das Erbgut von Zellen zu schädigen und Krebs-Wachstum zu begünstigen. Auch verlangsamt Melatonin das Zellwachstum. Das könnte sich auf die normalerweise sehr schnelle Zellteilung der Krebszellen nachteilig auswirken. Es gibt auch Hinweise darauf, dass dieser Effekt von Melatonin diese Zellen sogar absterben lässt.

Eine noch zu wenig diskutierte Problematik ist die Medikamentensucht bzw. das Doping. Infolgedessen und da die Hintergründe sehr komplex sind, greifen die wenigen Präventionsprogramme noch kaum. Sind es nur die „‚Risiken und Nebenwirkungen' der Wettbewerbsgesellschaft"[701]? Drei Studien aus Frankreich geben zur Steigerung der Arbeitsfähigkeit 9 % (davon ca. 30 % mit Abhängigkeit) Psychopharmakakonsum unter 1 273 Arbeitnehmern (Toulouse), 25 % Medikamentenkonsum unter 663 Arbeitnehmern

699. Eve Van Cauter: In *JAMA*, lt. *welt-oline* 04.06.2011.

700. http://schlafschlafen.de/schlafmangel/krebs.html.

701. Andreas Weber, Herbert Rebscher; *DÄ* 106(33): B1385–7, 14.08.2009.

(Paris) und 30 % Medikamentenkonsum, insbesondere Psychopharmaka, unter 2 106 Arbeitnehmern (Toulouse) an, während sich die vierte Studie auf eine Bevölkerung in Lothringen bezieht mit 15 %. Es müssen bei dieser Problematik individuelle Faktoren (z. B. Persönlichkeitsakzentuierungen oder -störungen) genauso erfasst werden wie arbeitsweltliche und gesellschaftliche Bedingungen und Vorstellungen.

Man könnte es auch so formulieren: Ein Erlernen von „*Stress-Coping statt Doping*"© ist sicher immer noch der bessere Weg.

Eine weitere wichtige Maßnahme in diesem Zusammenhang ist auch der Kampf gegen den übermäßigen Alkoholkonsum, auf den bei den Suchterkrankungen weiter unten eingegangen wird.

Um 1980 waren Neurodermitis selten und Allergien die Ausnahme. Heute ist schon fast jeder Dritte Allergiker, zusammenfassend für Heuschnupfen mit 15 %, Kontaktallergie 9 %, Asthma 5 %, Nahrungsmittelallergie 5 %, Arzneimittelallergie 5 %, Neurodermitis 4 % und Insektengiftallergie 4 %.[702] Während man vor dieser Zeit im Medizinstudium nur von Allergien bei Bäckern hörte, können sich junge Ärzte von heute kaum noch vorstellen, dass dies jemals anders war als jetzt mit einer Vielzahl von solchen Problemen. Jedes zehnte Neugeborene habe eine Neurodermitis oder eine Nahrungsmittelunverträglichkeit. Eine Studie zeigte, dass Mäuse, die in einer keimfreien Umgebung aufwuchsen, vermehrt anfällig für Asthma und entzündliche Darmerkrankungen waren, aufgrund ihrer unnötigen Abwehrreaktion auf alltägliche Erreger, ausgelöst durch die sogenannten invarianten natürlichen Killer-T-Zellen (iNKT).[703]

Mittlerweile weiß man, dass Kinder über das Spielen im „Dreck" und in ländlichen Gebieten auch mittels der Tierkontakte ihr Immunsystem konditionieren, um eine normale Abwehr von Allergenen ohne Überreaktion zu erreichen. Daher wird jetzt in Analogie therapeutisch das Immunsystem mittels Lactobacillus oder Bakterienlysaten mit E. coli oder Streptococcus faecalis (schon in die Säuglingsmilch bei einem atopischen Elternteil) ständig leicht stimuliert und so in 40 % eine bessere Eigenregulation mit Beschwerdeminderung erreicht. Dies solle nach Beendigung der Studie zu einer Art Allergieschluckimpfung führen.

Die klinische Leitlinie zur primären Allergieprävention[704], teils im Falle von erhöhtem Allergierisiko, wurde 2009 auf der Basis von 217 Studien (4 Cochrane-Reviews, 14 Metaanalysen, 19 RCTs, 135 Kohorten- und 45 Fall-Kontroll-Studien) aktualisiert. Sie empfiehlt unverändert die Vermeidung von Tabakrauch, das Stillen über mindestens 4 Monate (alternativ hypoallergene Säuglingsnahrung), die Vermeidung eines schimmel-

702. Quelle: Ärzteverband Deutscher Allergologen e. V., Deutsche Gesellschaft für Allergologie und Klinische Immunologie e.V ., in: Barbara Nickolaus, Allergieprävention – Je früher, desto besser. *DÄ* 107 (11):B426, 19.03.2010.

703. *DÄ* 23.03.2012; doi: 10.1126/science.1219328.

704. Cathleen Muche-Borowski *et al.*: Allergieprävention. *DÄ* 106(39): 625–31, 25.09.2009.

pilzfördernden Innenklimas sowie anderer Innenraumluftschadstoffe und felltragender Tiere (besonders Katzen) als auch die Impfung nach STIKO. Die Meidung potenter Nahrungsmittelallergene und verzögerte Beikosteinführung könne nicht empfohlen werden. Neu hinzu kamen die Empfehlung zur Vermeidung von Übergewicht, zur Minimierung der Luftschadstoffexposition sowie zur Nutzung von Fischkonsum als protektivem Faktor in Schwangerschaft/Stillzeit sowie als Beikost.

Viele Krebsvorsorgeuntersuchungen werden kontrovers diskutiert und mit jeder neuen Studie wieder begonnen. Dies betrifft den Brustkrebs oder Gebärmutterkrebs genauso wie den Prostatakrebs oder den Darmkrebs. Dass diese Untersuchungen, die keine größeren Eingriffe bedeuten, für die Betroffene oder den Betroffenen einerseits eine psychische und physische Absicherung bedeuten und anderenfalls meist gut behandelbare Vor- oder Frühstadien bringen, ist überwiegend klar. Die Kosten bei all den (Gott sei Dank) Negativbefundeten sowie die Unsicherheiten bei unklaren Befunden stehen dagegen.

Eine Studie aus den Niederlanden[705] versuchte hinsichtlich des präventiven Sinns der Mammographie als Screening-Untersuchung eine klarere Aussage zu gewinnen. Während 1989 bis 1998 nur die Frauen von 50 bis 69 Jahren zweijährlich untersucht wurden, wurde die Altersgrenze danach auf 75 Jahre erhöht bei einer Teilnehmerrate von zuletzt 81,5 Prozent. Nach Jacques Fracheboud vom Erasmus University Medical Center, Rotterdam, kam es zu 178 490 (1,35 Prozent) Überweisungen und 95 757 (0,72 Prozent) Biopsien, bei denen 66 562 (0,5 Prozent) Mammakarzinome entdeckt wurden.

Die Wahrscheinlichkeit eines falschpositiven Befundes in der Mammographie betrage 6 Prozent für eine Frau, die ab dem 50. Lebensjahr alle Termine im Abstand von 2 Jahren wahrgenommen habe. Die Rate an Überdiagnosen (eines Tumors, der unbehandelt niemals zu einem Problem werden würde) beziffere sich auf 8,9 Prozent bei einem in der Mammographie entdeckten Tumor gegenüber einer Gesamtrate von 2,8 Prozent bei allen Mammakarzinomen.

Demgegenüber stehe, dass laut Fracheboud die Brustkrebsmortalität in den Niederlanden seit Einführung der Mammographie um 31 Prozent gesunken sei, wovon etwa die eine Hälfte laut Rianne de Gelder auf das Screening zurückzuführen sei, während die andere Hälfte Folge der verbesserten adjuvanten Therapie sei. Eine Erweiterung auf das Alter ab 40 Jahre könne die Brustkrebsmortalität um weitere 5,1 Prozent senken. Bei einem Preis von 56,65 Euro pro Untersuchung sei dies eine gute und leistbare Investition im Gesundheitswesen.

Bernd Kleine-Gunk, Gynäkologe und Präsident der German Society of Preventive and Anti-Aging Medicine (GSAAM) e. V., diskutiert in seinem *Frauen-Hormone-*

705. *DÄ*: Mammographie: Positive Bilanz aus den Niederlanden. 22.03.2012.

Buch[706] die Bedeutung der Hormone für die Präventive und Anti-Aging-Medizin, was als Hormonersatztherapie neben dem Lebensstil, der ausgewogenen Ernährung, der Bewegung, der Supplementierung, der mentalen Balance und dem ästhetischen Anti-Aging eine der sieben dort diskutierten Säulen darstellt.[707]

Es soll an dieser Stelle nicht auf die verschiedenen Kinderschutzimpfungen eingegangen werden. Nur so viel ist klar. Viele Infektionskrankheiten, die schon als fast besiegt galten, sind dabei sich wieder auszubreiten. Bezüglich der Impfungen ist dabei besonders die Tuberkulose von Bedeutung. Auch die Impfrate von Masern und Polio ist nicht hoch genug, so dass die Erkrankungen steigen. Die Masern haben mit über 800 Fällen in Bayern und Baden-Württemberg, vor allem unter Jugendlichen und jungen Erwachsenen mit Impflücke,[708] einen Fünf-Jahres-Höchststand erreicht. Italien und Spanien sind in ähnlichem Maße, Frankreich mit 10 000 Erkrankten (dabei sechs Todesfälle) in ersten Halbjahr 2011 am meisten von der Masernepidemie in Europa betroffen – in Afrika sieht es gerade bezüglich Masern und Polio ganz anders aus; das aber an anderer Stelle.

Ein ganz anderes Präventionsthema ist die Gewalt. Dabei geht es einerseits um die sexuelle und andererseits um die körperliche Gewalt, die – wie wir in den Nachrichten oft genug sehen – zuzunehmen scheint. Renate Schepker meint dazu „Nicht wegschauen, sondern handeln“[709] sei angesagt. Sie stellt elf empirisch fundierte Thesen zu Ursachen und Prävention von Jugendgewalt auf sowie zum Umgang mit den jungen Straftätern aus ärztlicher Sicht. In einer Umfrage ging es um alle Fälle sexueller Gewalt,[710] die in der Institution irgendwie bekannt wurden – ob sie nun innerhalb oder außerhalb stattfanden, ob sie sich bewahrheiteten oder nicht. Bei der freiwilligen Befragung berichteten 50 Prozent der von dem Institut befragten 1 100 Schulleiter und 700 Lehrer, dass sie in den vergangenen Jahren mit mindestens einem Verdachtsfall zu tun hatten. Von den 100 Verantwortlichen in Internaten sagten dies knapp 70 Prozent, von jenen in den 325 Heimen 80 Prozent. Als Verdächtige galten danach in den Schulen das Personal in rund vier Prozent und in den Heimen in zehn Prozent der Fälle. Gleichaltrige waren an Schulen in 16 bis 17 Prozent der Fälle in Verdacht, bei Übergriffen an Heimen waren es sogar 38,9 Prozent. Der größte Teil der Tatverdächtigen kam jedoch aus dem privaten Umfeld. In bis zu 32 Prozent der Fälle, auf die Schulen aufmerksam wurden, galten

706. *Das Frauen-Hormone-Buch: Östrogene & Co.: Was Frauen wissen sollten, um gesund, lustvoll und jung zu bleiben*. Stuttgart: Trias-Verlag, 2010.

707. http://www.gsaam.de/was-ist-anti-aging.html.

708. http://www.ärzteblatt.de/nachrichten/46510/.

709. *DÄ* 105(16):B727–9, 18.04.2008. renate.schepker@zfp-weissenau.de.

710. Christine Bergmann: In jeder zweiten Schule sind Missbrauchsfälle bekannt. *DÄ*, 13.07.2011. http://www.ärzteblatt.de/nachrichten/46607/.

Verwandte oder Bekannte als Tatverdächtige, und bei Heimen lag die Quote sogar bei 48,5 Prozent.

Bei einer Untersuchung[711] unter 8 000 14 bis 93-Jährigen von Heide Gläsmer von der Abteilung für Medizinische Psychologie und Medizinische Soziologie des Leipziger Universitätsklinikums sowie Kollegen aus Greifswald und Zürich fanden sich bei bis zu zwölf Prozent der über 60-Jährigen (gegen 2,7 % der 30–59-Jährigen) Anzeichen für eine sogenannte posttraumatische Belastungsstörung (PTBS), meist als Spätfolge der Kriegserlebnisse. Neben den direkten Krankheitssymptomen hätten Menschen, die noch immer durch die Erinnerung an Bombenangriffe, Vertreibung, Vergewaltigung, den Verlust von Angehörigen oder Inhaftierung belastet seien, ein drei Mal erhöhtes Risiko unter Erkrankungen der Herzkranzgefäße, Bronchitis und Schlaganfällen zu leiden. Auch Rheuma und andere körperliche Leiden finden sich vermehrt. 40 bis 50 Prozent der heutigen Älteren berichteten über mindestens ein traumatisches Ereignis, vor allem aus Kriegszeiten. Betroffen sind bis zu zweieinhalb Millionen Menschen in Deutschland. Die direkten Krankheitssymptome einer PTBS zeigen sich z. B. in Alpträumen oder Flashbacks, sogenannten Nachhallerinnerungen, als ob man plötzlich wieder in der alten, fürchterlichen Situation drinsteckt. Viele versuchen Gedanken, Orte und Aktivitäten zu vermeiden, die mit dem Erlebten zusammenhängen. Auch Depressionen, Schlafstörungen, Schreckhaftigkeit, Konzentrationsschwierigkeiten, sozialer Rückzug und andere psychische Störungen können Folgen der Kriegstraumata sein.

Als sogenannte chronische PTBS können die Folgen auch mit einer Veränderung oder Akzentuierung der Persönlichkeit verbunden sein, z. B. mit verstärkter Ängstlichkeit im Alter, die sich z. B. besonders bei der „übertrieben“ starken Angst pflegebedürftig, abhängig zu werden oder umziehen zu müssen („wieder Heimatverlust!“) bemerkbar macht.

An dieser Stelle dürfen natürlich die Verweise auf Prävention zur Menschlichkeit bei möglicher Heilung in qualitativ verbesserter und mehr koordinierter Rehabilitation oder, falls nicht mehr möglich, zum Sterben in Würde mit Unterstützung durch die Palliativmedizin nicht fehlen. Die Klage „Es mangelt an kontrollierten Studien, an Erhebungen über längere Zeiträume und zum Teil am Wissen der Ärzte“[712] hat als Basis, dass für viele Reha als eine Abschlussmaßnahme gesehen wird, und da keine frühe Parallelbehandlung einsetzt, werden Möglichkeiten verschenkt. So sei zum Beispiel Gewichtsreduktion und Muskelaufbau für viele eine gute Vorbereitung, um in der Reha erfolgreicher zu sein. Der Reha-Bedarf sei größer, als die Anträge suggerieren würden. Ganz dezidiert heißt es daher auch, dass der Zugang zur Reha erleichtert werden muss, wenn die

711. *DÄ* 21.07.2011, http://www.ärzteblatt.de/nachrichten/46700/.

712. Sabine Rieser: Symposium zur Wirksamkeit von Rehabilitation. Zu wenig Kenntnisse. *DÄ* 103(13):B709, 31.03.2006.

Menschen länger arbeiten sollen und immer älter werden.[713] Das würde bedeuten, dass die Reha vor Pflege oder Rente stünde. Dafür müssten aber auch die bestehenden gesetzlichen Bestimmungen umgesetzt werden, wie die seit 2001 im fünften Sozialgesetzbuch (§ 39 SGB V) verankerte Früh-Reha als Teil der Krankenhausbehandlung.[714] Diese bräuchten ca. 2 % und würden aber oft auch durch das DRG-Raster (Diagnosis Related Groups = Diagnosebezogene Fallgruppen) fallen, die dann nur mit einer Fallpauschale bezahlt werden, was auf Initiative von Karl Lauterbach mit der Gesundheitsministerin Ulla Schmidt 2003 als schon länger klar erkennbare Fehlgeburt eingeführt wurde. Und denjenigen, der unser ganzes Gesundheitssystem damals verbockt hat, machte man jetzt zum Dank dafür auch noch zum Gärtner, wollte sagen Gesundheitsminister. Dafür bräuchte man eher ein fächerüberdenkendes System, was dem Herren fremd ist.

Mehrere Folgeprobleme kreierte er mit seiner neuen Bürokratie. So schrieb das *Ärzteblatt* 2004:

> Dass zwischen Qualität und Menge der Leistungserbringung grundsätzlich ein Zusammenhang bestehen kann, steht außer Frage. Die Anwendung der neuen gesetzlichen Regelung in Gestalt restriktiver Mindestmengen-Festlegungen für medizinische Maßnahmen muss jedoch so verantwortlich gehandhabt werden, dass die weiteren, teils maßgeblicheren Einflussfaktoren des jeweiligen Versorgungsergebnisses nicht unberücksichtigt bleiben. Da es sich bei der Häufigkeit der Leistungserbringung lediglich um einen Faktor in der Vielzahl der die Qualität des Behandlungsergebnisses bestimmenden Einflussfaktoren wie
> – Art, Schweregrad und Stadium der Erkrankung,
> – Prozessqualität von Diagnostik, Therapie, Komplikationsmanagement und Nachsorge,
> – Korrekte Indikationsstellung und Wahl des geeigneten Therapieverfahrens,
> – Vorhaltung der erforderlichen Verfahrenstechnik,
> – Erfahrung der Behandler und Häufigkeit der Leistungserbringung sowie
> – Patientenindividuelle Faktoren wie Nebenerkrankungen und Compliance
> handelt, hatte sich die Bundesärztekammer sowohl in ihren Stellungnahmen im Rahmen des Gesetzgebungsverfahrens wie auch als Vertragsbeteiligte im Verlaufe der im Herbst 2003 hierzu geführten Verhandlungen der Selbstverwaltungspartner gem. § 137 Abs. 1 Satz 3 Nr. 3 SGB V stets dagegen ausgesprochen, dass die Leistungsmenge zum alleinigen Zugangskriterium für die Zulassung von Krankenhäusern und deren Ärzten zur Durchführung einer bestimmten Behandlung wird.[715]

Der Deutsche Ärztetag setzte sich damals explizit dafür ein, dass gute Qualität aus vielen Faktoren resultiert und nicht nach einer so einfach von der Politik vorgelegten

---

713. Birgit Hibbeler: Zugang zur Reha erleichtern. *DÄ* 106(39): B1605, 25.09.2009.

714. Birgit Hibbeler: Frührehabilitation. Für eine nahtlose Behandlungskette. *DÄ* 106(37):B1526, 11.09.2009.

715. https://www.aerzteblatt.de/treffer?mode=s&wo=1041&typ=16&aid=42086&s=Fallkosten&s=Pauschale; 24.09.2022, Entschließungen zum Tagesordnungspunkt II: Durch Quantität zu Qualität? – Folgen der Konzentration und Zentralisierung von medizinischer Versorgung für die Bevölkerung, *Dtsch Arztebl* 2004; 101(22): A-1576/B-1306/C-1259.

und damit vorgegebenen „Milchmädchenrechnung". Zuvor wurden schon die „Schwächen in der Systematik des deutschen Fallpauschalen-(G-DRG-)Systems in allen Fachdisziplinen. Exemplarisch dargestellt anhand einer Analyse von fast 12 000 kardiologischen Fällen".[716] Dies System öffnet der Kommerzialisierung Tür und Tor, da nun natürlich probiert wird, auf diesem überwiegend privatisierten Sektor mit möglichst teuren und gegebenenfalls auch an verschiedenen Orten wiederholten Untersuchungen sowie zu frühen, sogenannten „blutigen Entlassungen" Profit zu machen. Andererseits sind Kliniken und Praxen eigentlich keine Reparaturwerkstätten, die genormte Wesen bearbeiten. Noch nicht trotz aller Ideen des Transhumanismus! Sondern jeder Mensch hat seine eigene Geschichte und folglich seine eigene individuelle Erkrankung mit nur für ihn zu berücksichtigenden Faktoren, obwohl es viele Ähnlichkeiten mit seinem Nachbarn geben mag. Aber leider änderte das alles die Gesundheitspolitik in ihrer theoriebesessenen und einseitig sowie kurzsichtig wirtschaftsorientierten Vorgehensweise kaum. Die Autorin einer neuen Studie, Ricarda Milstein von der Universität Hamburg, nennt als negative Auswirkungen des DRG-Systems „die starke Mengenentwicklung, eine Nichteinbeziehung von Qualität in die Vergütung und eine Benachteiligung von bedarfsnotwendigen kleineren Kliniken im ländlichen Raum sowie von Maximalversorgern." Deutschland habe „das DRG-System fast zur alleinigen Einkommensquelle im Bereich der Betriebsmittel erhoben. Damit unterliegt fast die gesamte Leistungserbringung den Anreizen des DRG-Systems. Das ist zu extrem." „Preise werden beispielsweise nicht an regionale und Krankenhauscharakteristika angeglichen. Das behindert faire Wettbewerbsbedingungen."[717] Mittlerweile haben einige OECD-Ländern den gleichermaßen eingeschlagenen DRG-Kurs wieder verändert oder verlassen. Fünf von zehn Ländern haben pauschale, also fixe Budgets eingeführt, die unabhängig vom Leistungsvolumen gezahlt werden, und eine sogenannte episodenbasierte Vergütung. Statt nun in einer ähnlichen Weise von den Erfahrungen anderer Länder zu profitieren, will unser Gesundheitsminister ein Viertel der bisherigen stationären Versorgung in den ambulanten Sektor verschieben, weil es an Pflegepersonal in den Krankenhäusern mangele.[718] Was für eine grandiose Idee! Dann sollen die ohnehin schon überlaufenen Arztpraxen wohl auch noch nachts arbeiten und die immer knapper werdenden Ärzte dann erst mit dem möglichst späten Ableben in Rente gehen dürfen? Keine zusätzlichen Programme zur Ausbildung von Pflegekräften und Ärzten? Wieder mal eine grandiose

---

716. Reinecke, Holger; Bunzemeier, Holger; Breithardt, Günter; Scheld, Hans H.; Roeder Norbert (2003) Krankenhäuser/Fallpauschalen: Schlecht abgebildet, nicht abgebildet und überhaupt nicht abbildbar, *Dtsch Arztebl* 2003; 100(34–35): A-2205/B-1838/C-1742.

717. https://www.aerzteblatt.de/nachrichten/137579/Viele-Laender-verabschieden-sich-vom-DRG-System; 01.10.2022.

718. https://www.aerzteblatt.de/treffer?mode=s&wo=1041&typ=1&nid=137717&s=Lauterbach&s=ambu lantisierung; 02.10.2022.

Theorie unseres ach so praxiserfahrenen Ministers Lauterbach, die Probleme nur unter einen anderen Teppich zu schieben, statt sie einer konstruktiven und zukunftsorientierten Lösung zuzuführen. Kein Wunder, dass jeder der schreiben konnte, damit nicht einverstanden war.[719]

2008 arbeiteten in den 1 227 stationären Vorsorge- und Rehabilitationseinrichtungen mit 169 000 Betten ca. 8 000 Vollzeitärzte. Die Deutsche Rentenversicherung (DRV) machte mittels Leitlinien „Vorgaben für eine ‚gute' Rehabilitation"[720] und stellte dabei sechs gesundheitspolitisch relevante Indikationen in den Vordergrund mit koronarer Herzkrankheit (KHK), chronischem Rückenschmerz, Diabetes mellitus Typ II, Brustkrebs, Alkoholabhängigkeit und Schlaganfall. Die Hoffnung geht dahin, mit diesem zusätzlichen Dokumentationsaufwand die Prozessqualität zu erfassen und die Versorgungspraxis empirisch zu überprüfen. So werden unter den evidenzbasierten Therapiemodulen auch zahlreiche Entspannungsverfahren eingesetzt, insbesondere zur Verminderung der subjektiven Krankheitsbelastung bei Diabetes, oder bei KHK Basisschulung und soziale sowie psychologische Beratung, Ausdauertraining und Kraft-/Muskelaufbautraining sowie Nichtrauchertraining.

Manuelle Therapiemaßnahmen gibt es in der Reha und auch in der Schmerztherapie[721] suchen immer mehr Patienten diesen Behandlungsweg. Während die manipulative Therapie der Wirbelsäule den zu wenigen ärztlichen Chirotherapeuten vorbehalten ist, wird sonst auch durch Krankengymnasten der gerichtete Rezeptorschmerz und die primäre sowie sekundäre Hyperalgesie bei verschiedenen Funktionsstörungen, Erkrankungen am Bewegungsorgan, am peripheren und zentralen Nervensystem und den Bauchorganen behandelt. Nach Voranamnese und Befunden wird mittels funktionsdiagnostischer Schmerzanalyse weiter untersucht, und die Therapietechniken können verschiedene Schulen beinhalten, inklusive Akupressur und Osteopathie.[722] Dabei ist die Feldenkraismethode[723] in letzter Zeit leider etwas seltener geworden, während die Cranio Sakrale Therapie zunahm.

Die Palliativmedizin wurde als „Junge Disziplin mit großem Potential"[724] bezeichnet, welche sich durchaus an dem vor 40 Jahre gegründeten St. Christopher Hospice in

719. https://www.aerzteblatt.de/treffer?mode=s&wo=1041&typ=1&nid=137784&s=Lauterbach&s=ambulantisierung; 02.10.2022.

720. Christiane Korsukéwitz. *DÄ* 104(23):B1447, 08.06.2007.

721. Hermann Locher: Naturheilkunde. Manuelle Medizin ist in moderne Schmerztherapie integrierbar. *DÄ* 105(3):B76–8, 18.01.2008.

722. Bundesärztekammer: Wissenschaftliche Bewertung osteopathischer Verfahren. *DÄ* 106(46):B1997–2006, 13.11.2009.

723. Monika Vogelmann: Die Feldenkraismethode in der Arbeit mit PPS-Erkrankten. *Schleswig-Holsteinisches Ärzteblatt* 12/2007: 37–9.

724. Gisela Klinkhammer, *DÄ* 104(16): B950–3, 20.04.2007.

London informieren konnte, als einem Ort für ein ganzheitliches Konzept mit medizinischer, sozialer und spiritueller Betreuung. Dabei wird jedoch der künftige Hauptschwerpunkt in Deutschland auf der Etablierung der Regelversorgung[725] liegen müssen mit dem Ausbau interdisziplinärer, sektorübergreifender Strukturen. Die unvoreingenommene Eröffnung neuer/alter Felder in diesem Ansatz wie der Musiktherapie[726] in der Sterbebegleitung, oder multidisziplinären Herangehensweisen, welche die Familie und öffentliche Ressourcen miteinbeziehen, um „Kindern ein ‚gutes Sterben' (zu) ermöglichen"[727], sind dabei gefragt. Kinder und Eltern bevorzugen die häusliche pädiatrische Palliativversorgung (PPV) und bei einer umfassenden Planung können mehr als die Hälfte der Kinder zuhause sterben. Für eine flächendeckende ambulante PV ist es allerdings unabdingbar, dass die Hausärzte für ihre Mehrbelastung auch entsprechend honoriert werden.[728]

Die Ludwigs-Maximilians-Universität München (LMU) hat in einer Vorreiterrolle 2004 die Palliativmedizin[729] als Pflichtlehr- und Prüfungsfach ins Studium eingeführt, obwohl die 2002 verabschiedete Approbationsordnung das nicht geschafft hatte. Inhaltlich orientiert sie sich am Gegenstandskatalog der Deutschen Gesellschaft für Palliativmedizin[730] und bietet ihre drei Module im 3., 6. und 9. Semester an. Das erste befasst sich mit der Arzt-Patienten-Kommunikation und wird vom Institut für Medizinische Psychologie angeboten. Das zweite thematisiert die psychosozialen und spirituellen Grundlagen sowie Trauer und das dritte Modul die medizinische Symptomkontrolle. Das formale Konzept spiegelt das inhaltliche wider: Multiprofessionalität und Ganzheitlichkeit. Das zweite Modul wird von Pflegekräften, Sozialarbeitern, Psychotherapeuten und Seelsorgern gelehrt in drei Unterrichtseinheiten[731] mit je 90 Minuten für Kleingruppen von 15 Studierenden. Die Modulbewertungen beinhalteten auch Selbsteinschätzungen zu allgemeiner Kompetenz in PM, kognitivem Wissen, praktischen Fähigkeiten und affektiver Haltung und waren überwiegend positiv und zwar direkt nach dessen Ende als auch drei Semester später. Der prozentual größte Zuwachs lag beim Thema Spiritualität mit der Haltung plus 75 % und Fähigkeiten plus 73 %. Die Selbsteinschätzung des Wissens war in allen Bereichen hochsignifikant verbessert direkt nach dem Kurs, aber nur noch für die Trauer signifikant nach drei Semestern. Im Vergleich zu affektiver

725. Raymond Voltz: Paradigmenwechsel in der Medizin. *DÄ* 105(15): B678–9, 11.04.2008.

726. Gisela Klinkhammer: Berührt und beruhigt durch Musik. *DÄ* 105(9): B415, 29.02.2008.

727. Boris Zernikow, Friedemann Nauck. *DÄ* 105(25):B1189–92.

728. Gisela Klinkhammer: Herausforderungen für eine junge Sparte. *DÄ* 103(13): B706–7, 31.03.2006.

729. Maria Wasner *et al.*: Palliativmedizin im Studium. Spiritualität und psychosoziale Begleitung als wichtige Lehrinhalte. *DÄ* 105(13):B592–3, 28.03.2008.

730. www.dgpalliativmedzin.de/pdf/ag/AG%20AFW%20Curriculum%20fuer%20Studierende.PDF.

731. www.izp-muenchen.de.

Haltung und praktischen Fähigkeiten hat das reine kognitive Wissen die kürzeste Halbwertszeit, wie man auch aus der Didaktikforschung weiß.

Normalerweise lernen Kinder, in ihrer Familie und in ihrer Peer-Gruppe ihre Meinung zu finden und zu behaupten, und probieren ihren Willen durchzusetzen. Die Eltern müssen dies auf Machbarkeit kontrollieren, gegebenenfalls ermutigen oder abschwächen und sehen, ob sie es so und/oder im Moment akzeptieren oder verändern oder verbieten müssen. Durch dieses unglaublich wichtige Grenzensetzen bekommen die Kinder die Sicherheit, in welchem Rahmen sie sich sozial verträglich bewegen können. Sie lernen das, was sie als Erwachsene weiter üben und schließlich können müssen: Toleranz und Abgrenzung sowie Teamfähigkeit mit Kompromissbildung. – Derzeit erleben wir weltweit, was passiert, wenn das nicht so klappt. Die einen trauen sich weniger ihre Meinung zu sagen und werden fremdbestimmt. Egoistisch und rücksichtslos versuchen viele ihren Willen im Kleinen oder Großen durchzusetzen, besonders in Führungspositionen. Aber immer mehr probieren, sich zu Wort zu melden, und zu lernen, nicht alles mit sich und ihren Werten machen zu lassen. Nach der Sicherung des kurz- und mittelfristigen Überlebens beinhalten diese Werte derzeit immer mehr die Kernpunkte des Umgangs mit der globalen Natur und den spezifischen Kulturen.

In der Schule durchlaufen mittlerweile alle, die dorthin gehen dürfen und können, den Weg der Alphabetisierung, auch wenn es nicht unser Alphabet sein mag, um ihre eigene Schulsprache zu perfektionieren. Dies und das Basisrechnen erlernen alle, während danach ein weiteres sehr verschieden sein kann.

Eine sportliche und künstlerische/musische Erziehung, eine Fremdsprache sowie Sachwissen in verschiedenen Gebieten wie Physik und Chemie oder Geographie und Biologie sind meist vertreten. All diese Zusätze werden sich in unterschiedlicher Gewichtung für den Schüler als nützlich erweisen. Aber jeder wird ständig mit seiner Gesundheit und deren Erhaltung auf all ihren Ebenen zu tun haben. Hierzu gibt es jedoch kein Haupt- oder Nebenfach, sondern nur fragmentarische Stücke in Biologie oder Sozialkunde, oder „wir essen gemeinsam ein gesundes Frühstück“ zweimal im Jahr, wenn vorhanden.

Also noch einmal: die Grundvoraussetzung für jeden von uns, die Lehre ein gesundes Leben im körperlichen, psychischen, sozialen sowie spirituellen Sinne holistisch betrachtet zu führen, gibt es anscheinend in keinem Stundenplan – soweit er dem Autor bekannt wurde. Sollte das nicht definitiv geändert werden?

In einem solchen Gesundheitsunterricht als frühe und dringend notwendige Prävention, die gleichermaßen so die Eltern mit in eine Auseinandersetzung einbeziehen würde, könnten neben einfach dargestellten modernsten Erkenntnissen hier auch kulturgetragene, sinnvolle Traditionen mit Hausrezepten ihren Platz haben. Die möglichen Einsparmaßnahmen für später reduziertere Kosten im Gesundheitssystem wären unermesslich. Neue Gesundheitsberater für die Schulen könnten partiell von im Gesundheitswesen schon Tätigen schwerpunktmäßig unterstützt werden.

In einigen Kulturen und Ländern spielt die religiöse oder spirituelle Erziehung eine größere Rolle.

Die meisten spirituellen und religiösen Richtungen auf der Erde glauben nicht nur an ein Weiterleben nach dem Tode, sondern auch an eine zusätzliche Weiterentwicklungsphase auf dieser anderen Seite, welche die Tibeter Bardö nennen, wo der Mensch seine Seele, die er während des Erdenlebens in günstiger oder ungünstiger Richtung geformt hat, dann in Konsequenz erleben und aushalten darf oder muss. Dies dient dem Zweck, um anschließend nach der Erfahrung von Himmel oder Hölle sich für ein (noch) besseres zu entscheiden. Diese Chance der positiveren Entwicklung bekommt er dann im Rahmen einer für ihn zum Lernen passenden Wiedergeburt. Die individuelle Seele entscheidet dann in Zusammenarbeit mit ihrem göttlichen Lehrer, wann der passende Zeitpunkt dafür gekommen ist und welche Ausgangssituation und zum Beispiel Elternschicksale für ihn die Grundlagen bieten, um den wahrscheinlich anstehenden Schwierigkeiten zu begegnen, die diese Seele positiv weiterwachsen lassen können, wenn sie gut gelöst werden. Dabei haben diese Bewertungen auf der anderen Seite natürlich nicht unsere Kurzsichtigkeit und geringe Dimensionalität als Grundlage. Es ist immer noch umstritten, ob in den monotheistischen Religionen zu Beginn nicht auch die Lehre der Reinkarnation inbegriffen war. Die Wahrscheinlichkeit spricht dafür, ebenso wie es in den zunehmend institutionalisierten Religionen menschenlogisch erscheint, dass, um die anderen konkurrierenden Religionen auszustechen, dafür sinnvoll erscheinende Veränderungen eingeführt wurden. Die politisch effektivere Lenkung der Gläubigen mit einer Verpflichtung auf ein nach teils göttlichen, teils menschlichen, vorgegebenen moralischen Gesetzen zu leben, um als Belohnung ein ewiges Leben in einer guten Welt, wie dem Paradies, zu erlangen, gehören dazu ebenso wie die Einführung eines Muttergottheitsersatzes mit Maria, da alle anderen eine solche Mutter Erde - Gottheit hatten und sie den Gläubigen so sehr fehlte, dass die christliche Ausbreitung in Gefahr stand. Das Einführen einer Erbsünde, womit der Gläubige für immer unentrinnbar in der Bringeschuld stehen würde und Angst und Depression in Fleisch und Blut übergehen, zeigt die im kirchlichen Sinne stehende Unfreiheit des Menschen an. Alte Elementar- und Naturgeister und Wesen wie der griechische Pan/römische Faun wurden zum Sinnbild des Teufels verdreht, um sie – und die biologische Natur im und außerhalb des Menschen – so zu verteufeln. Ihre materialistische Ohnmacht wurde scheinbar unter Beweis gestellt, indem man ihr Sinnbild angriff. Der Missionar zerstörte „Götzenbilder“ oder gleich die nicht getauften Eingeborenen mit ohne Gegenwehr. Er fällte zum Beispiel heilige Haine und die Wotanseiche, ohne dass Wotan oder andere Wesen eingriffen, was die Niederlage der „Götzen“ darstellen sollte. – Man denke an die materialistische Parallele im Denken bei der Gott-ist-tot-Diskussion nach Auschwitz. – Dabei hatte Jesus schon klar die beiden Ebenen zu seinen Lebzeiten als getrennt dargestellt. „Gebt des Kaisers was des Kaisers ist“ und spirituelle Ebenen sind etwas anderes. Er ließ sich bekanntermaßen deswegen ja auch nicht zum Rex Judorum machen, sondern trank den bitteren Kelch der Vernichtung seines materiellen Körpers in dieser Welt, nur um den Sieg des Spirituellen und sein höher energetisches Weiterleben unter Beweis zu stellen.

In den spirituellen Richtungen, wo man nicht nur glauben muss und es nicht per Dekret untersagt ist, eigene höhere Erfahrungen zu machen, um es dann zu wissen, streben viele wie die Buddhisten, Taoisten, Yogis und Sufis Erleuchtung durch eigene Erfahrungen an, um durch eigene Übungen höhere Ziele zu erkennen und zu erreichen. Diese können schließlich auch bedeuten, dass sie nicht wiedergeboren werden müssen. Echte Living Buddhas entscheiden sich freiwillig zur Wiedergeburt, um anderen Menschen auf eben diesem Weg behilflich zu sein, den sie schon hinter sich gebracht haben. Diese und andere haben daher schon fortgeschrittene Fähigkeiten und Sinneskräfte, bis hin dazu, dass sie oft wissen, wann es für sie so weit ist zu sterben und falls anvisiert, wo und wann sie wiedergeboren werden.

Die meisten spirituellen und religiösen Richtungen sehen es so, dass wir und das ganze Universum nur dem Willen und der Energie Gottes entspringen, und somit scheint alles nur Energie in unterschiedlicher Beziehung, Konzentration und Schwingungsverhalten zu sein. Daraus ergibt sich die Relativität der Materie, die nur scheinbar fest und so zu sein scheint, wie wir sie aufgrund unserer Eingeschränktheit nur wahrnehmen können. Im Buddhismus wird sie als Maia, Trugbild, bezeichnet.

Diese vom Storch nach germanischer Mythe mit seinem langen Schnabel aus dem Seelenteich gefischte Seele wird nun nach Akzeptanz der Dinge – sonst Stopp und ggf. alles wieder von vorne – sich zunehmend mit dem biologischen Körper verbinden, den es sich mit seinen leiblichen Erzeugern gleichzeitig aussuchte und nach der Geburt von den Eltern in allen jeweils zur Verfügung stehenden Aspekten und Gebieten erzogen werden oder zum Überlebenskampf angeleitet werden. Dies ist dann verständlicherweise alles sehr geprägt durch die zeitlichen und kulturellen sowie familiären Umstände. Da derzeit die Vereinigten Staaten von Amerika in ihren Ansichten bezüglich Wirtschaft, Wissenschaft, Politik und Natur eine globale Rolle spielen, obschon sie nur einen kleinen Prozentsatz der Erdfläche und -bevölkerung darstellen, und ihnen so viele als Vorbild nachzueifern scheinen, lohnt es sich, die Hintergründe der US-amerikanischen Erziehung völkerpsychologisch anzuschauen.

Der englische Soziologe und Anthropologe Geoffrey Gorer studierte an der Pariser Sorbonne, in Cambridge, Florenz, Berlin und den USA und lebte nach Studien im Himalaya-Gebiet für viele Jahrzehnte in den USA, wo er auch 1947 über amerikanisches Wesen und Lebensart im völkerpsychologischen Sinne publizierte.

Aufgrund der ständigen Zuwanderungen in die USA, bei ungelösten Konflikten mit der indianischen Urbevölkerung und den Black Americans, waren die Probleme sehr spezieller Natur und mit anderen Ländern kaum zu vergleichen. Ein eingewanderter Vater musste, um erfolgreich für die Zukunft seiner Kinder zu sein, ihre Verwandlung zu Amerikanern dadurch forcieren, dass sie alle alten kulturellen Werte und Bindungen über Bord werfen sollten, um ganz den neuen amerikanischen way of life leben zu können. Denn für ein Vorankommen nach den neuen, offensichtlich erfolgreichen Werten, erschienen die alten traditionellen, in den Ursprungskulturen wurzelnden Werte hinderlich. Zwar gab es ähnliche Situationen auch in anderen Ländern, aber neben verschiedenen Unterschieden spielen vor allen Dingen die enormen Zahlenverhältnisse eine wichtige Rolle. So waren 1940 11,5 Millionen weiße Amerikaner im Ausland geboren und 23 Millionen Kinder von im Ausland geborenen. Bei der Gründung der USA war entscheidend die Verwerfung der englischen Autorität, welche Zwang, Willkür und Unmoral bedeutet hatte. Dies erfuhr eine Parallele mit der Verwerfung der individuellen Autorität des europäischen Vaters, der für das neue Amerikanersein keine gute Hilfe mehr war. So kam es wohl auch zur Leichtbauweise der amerikanischen Häuser, die daher rasche Opfer für Hurrikans und Tornados werden. Ein Haus, welches nicht mit längs, sondern quer gelegten Ziegelsteinen, was zu einer dickeren Wand führt, gebaut wird, nennt man in Vermont deutsches Haus. Aus Sicht des Auslands liebt man seit dem Wirtschaftswunder „Made in Germany“ als Garant für Qualität. Man sieht die Deutschen als sehr ordnungsliebend, pünktlich, ständig auf der Suche nach Perfektionierung. Sie lieben Kritik und besonders Selbstkritik – sich zerfleischend bis hin zum Verlust des Nationalgefühls. Aufgrund dieses Hangs zum Perfektionismus, ist ein Glas fast immer halb leer, selten halb voll!

Aber so können wir unsere Stärken nicht gut genießen, sind zu schnell depressiv, suchen nach Regeln, an die man sich halten kann, um es besser zu machen. Wenn wir unsere Stärken nicht gut genug anerkennen, dann können wir auch die Stärken anderer nicht gerne akzeptieren und müssen uns bestenfalls darüber lustig machen „Saubermann“, „Spaghettiesser“, „dolce far niente – e amore“ (Nichtstun – mit Frauenaffairen) und „leben wie Gott in Frankreich“ oder „emsig wie die Ameisen“ … Aber positiv betrachtet, sollte jede Lebenseinstellung ihre Stärken lieben, ohne sie ausufern zu lassen. Bei seinen eigenen Schwächen kann man schauen, was der Nachbar besser kann und etwas Anleihen machen.

Der richtige Einsatz von medizinischem Wissen – mithilfe des Rats von Familie, Freunden, Ärzten und des Internets – für die individuelle Gesundheit in der jeweiligen Situation, das ist es was den mündigen Bürger weltweit immer mehr interessiert. Und es beeinflusst Entscheidungen im privaten, sozialen, wirtschaftlichen, kulturellen, wissenschaftlichen, religiösen und gesundheitspolitischen Bereich. Die anzustrebende health literacy, d.h. die Fähigkeit genügend breite Informationen zu Gesundheit und Medizin zu beschaffen, ausreichend verstehen und erfolgreich verwenden zu können, wird ein Ziel der Zukunft sein müssen, um mit Hinzufügung eines persönlichen Gesundheitsmanagements unsere Ressourcen besser zu nutzen und zu bündeln.

Wenn ein Forscher sein Zentralgebiet erforscht hat, geht es danach um die Präsentation und Einordnung in den Gesamtzusammenhang. Da dies dann aber auch Randgebiete mitbetrifft, nämlich die Grenzen zu den Nachbarbereichen, ist die Fachkompetenz hier meist weniger ausgeprägt. So kann es an dieser Stelle zu fehlerhaften Kommentaren oder Erstellung von Zusammenhängen kommen, bei einer menschlich verständlichen Überbewertung der eigenen, durch harte Arbeit erlangten Resultate. Es fehlen oft einfach die wichtigen Querverbindungen, die zeigen, dass das erreichte Wissen auch im Gesamtkontext valide ist und welchen spezifischen Wert es dabeihat. Diese Vorstellung ergibt die Formulierung einer Kontextologie. Bei einer Akzentsetzung auf diese Art der Betrachtungsebene kommt man zu erfolgreicheren und nachhaltigeren sowie wirtschaftlicheren Ergebnissen, um nur ein paar positive Auswirkungen zu nennen. Am frühesten hat wohl die Physik in größerem Stil begonnen Kontextkontakte aufzunehmen und zu berücksichtigen. Auf die hierbei auch oft von außen herangetragenen Kontakte zu Militär und Wirtschaft soll an dieser Stelle nicht eingegangen werden. Diese physikalische Kontextologie ging nicht immer geradlinig, und viele Kontakte wurden argwöhnisch betrachtet, oft spät verstanden oder (noch?) nicht akzeptiert. Anmerkungen von Nachbargebieten werden gerne abgeurteilt als „Außenseitermeinung", statt dies als Bereicherung oder Herausforderung zu erkennen und aufzugreifen.

Nun ergibt es sich, dass die Interpretation der derzeitigen Idee von „Wissenschaft" überwiegend aus dem mitteleuropäischen Raum des 19. und 20. Jahrhunderts kam, mit viel Betonung auf Analyse, Objektivität und Reproduzierbarkeit. Dass dies zu den „Grenzen des Wachstums" führte und ihre beiden gegensätzlichen Brüder Kommunismus und Turbokapitalismus uns an den Abgrund brachten, hat sich gezeigt. Andererseits scheint es jedoch viele weitere kulturelle Interpretationen der Welt und damit auch der Wissenschaft und ihrer möglichen Ziele zu verschiedenen Zeiten und Traditionen zu geben, die Sichtweisen beherbergen, die uns in einer fruchtbaren Verbindung anstelle eines entweder/oder vielleicht aus der Sackgasse heraushelfen könnten.

Ein anderes Beispiel wie mit dem sozialen Wohlergehen in unserer Gesellschaft umgegangen wird, finden wir beim Thema Renten. Balodis und Hühne[732] haben dies fundiert und erfolgreich aufgearbeitet. Sie zeigen einen zielgerichteten Verlauf der Entwicklung auf, der im Frühjahr 1999 begann, als Oskar Lafontaine 70 Steuervergünstigungen für große Unternehmen streichen wollte. Im Rahmen einer realitätsnäheren Bewertung sollten die Versicherungen nur noch solche Summen steuerlich absetzen dürfen, die sie realistischerweise benötigten, um Schäden zu begleichen. Zuvor durften sie dies selber und unkontrolliert einfach schätzen und voll von der Steuer absetzen, was sie viele Milliarden Euro sparen ließ. Henning Schulte-Noelle, der Chef der Allianz AG intervenierte daraufhin erfolgreich bei Helmut Schröder, der sein Machtwort im Kabinett am 10. März 1999 sprach, dass man „das Land nicht gegen die Wirtschaft regieren könne und dass eine Politik gegen die Wirtschaft mit ihm nicht zu machen sei."[733] Einen Tag später trat Lafontaine zurück und der Sozialabbau mittels der Agenda 2010

732. Holger Balodis, Dagmar Hühne (2013). *Die Vorsorgelüge. Wie Politik und private Rentenversicherungen uns in die Altersarmut treiben*. Berlin: Econ.

733. Zit. n. Oskar Lafontaine (1999). *Das Herz schlägt links*. Berlin. S. 222.

ging in die nächste Runde. Der Einstieg in die Privatisierung der Rentenversicherung ermöglichte es, die solidarische, umlagefinanzierte Altersversorgung zunehmend aus der Verantwortung zu entlassen. Der Ex-Minister Walter Riester, gelernter Fliesenleger, rechnete ganz offensichtlich mit so geschönten Zahlen, dass sein Parteigenosse Albrecht Müller, der Volkswirt und Redenschreiber des Wirtschafts- und Finanzministers Karl Schiller, ihn einen Täuscher nannte, der ein ganzes Volk in die Irre führe. Es ginge hier um eine gezielte und damit mutwillige Zerstörung der gesetzlichen Rente zugunsten der Finanzwirtschaft.[734] Die Stiftung Warentest mit dem Finanztest segnete die privat zu leistenden Investitionen mit ihrem Segen ab. Da sie jedoch jährlich Zuschüsse in Millionenhöhe von der Bundesregierung bekomme, könne man da kaum eine objektive Bewertung erwarten. Für Winfried Schmähl, Professor für Wirtschaftswissenschaften und Chef des Sozialbeirats der deutschen Bundesregierung, ist es klar, dass die Absenkung des Rentenniveaus nicht nötig war, sondern politisch gewollt die Menschen dazu bringen sollte, erneut ihr eigenes Geld einzusetzen, um die Finanzindustrie der Banken und Versicherungen anzukurbeln und die Arbeitgeber durch weniger Abgaben zu entlasten. Der Versicherungsmathematiker Axel Kleinlein rechnete nach, dass über 80 Prozent derer, die einen privaten Rentenvertrag abschließen, mehr einzahlen, als sie später rausbekommen. Diese mutwilligen Fehlkalkulationen wurden außerdem noch mit Subventionen gefördert, so die Riester-Rente mit über 17 Milliarden Euro bis 2013.

Statistisch gesehen habe bereits jeder Bundesbürger mindestens eine Lebens- und Rentenversicherung, was 800 Milliarden Euro auf das Konto der privaten Lebensversicherer bringe. Mit der Riesterrente nun sollten nicht nur die Besserverdiener und Selbstständigen angezapft werden, sondern jedermann und Biedermann, um die jährlichen Einnahmen von 90 Milliarden Euro weiter kräftig in die Höhe zu schrauben. Rentenbeträge gibt es nur häppchenweise und umso weniger, je mehr die Lebensversicherung bei ständig nach oben korrigierter Lebenserwartung dem Kunden angepasst wird. Sterbe der Kunde, wie meist, früher als geplant und nicht als ein Methusalem, entstehen Sterblichkeitsgewinne, aber nur bei der Versicherung.

Die geschürte Angst, dass Norbert Blüms Rente doch nicht sicher sei, sowie die Schnäppchenjagd-Mentalität, dass man Steuervorteile mitnehmen müsse, ließen an tolle Zinsen und hohe Privatrenten glauben, obwohl die Versicherung bei Vertragsabschluss keine Garantierente zusicherte. Der üblicherweise konservative Kunde erkannte nicht, dass sein Geld meist in Aktienfonds wanderte, die oft risikoreich waren und er durchaus sein Geld dabei verlieren konnte. Andererseits produzierte der Versicherer auf vielen Wegen Kosten, die er abschöpfte, das heißt sich vom Kunden bezahlen ließ, der davon gar nichts hatte. Dass die staatliche Zertifizierung eine Qualitätskontrolle bedeuten würde, war ein Irrglaube. Falls irgendwelche Garantien gegeben wurden, stammten diese

734. Zit. n. Balodis & Hühne s. o.: *Interview mit Albrecht Müller in Köln*, 15.04.2011.

oft von ausländischen Töchtergesellschaften und seien damit juristisch schwer durchzusetzen.

Aber unter uns: wenn ein Produkt im Ein-Euro-Laden mit Made in Asia nach kurzer Zeit kaputt ist, hatten wir doch sicherlich bei diesem Preis-Leistungs-Verhältnis keine andere Erwartung. Wir haben dem Wahn der Konsumgesellschaft gefröhnt und ökologisch mal wieder Mist gebaut. – Wenn bei der Privatrente gigantische Rendite versprochen werden, dann sollte jedem klar sein, dass dies nicht ohne ein hohes Risiko geht. – Aber dennoch schafften sie es: 1995 lag das Beitragsaufkommen bei 45,2 Milliarden Euro und hatte sich 2010 auf 90,4 Milliarden verdoppelt.[735]

Schon 1998 wurde im ARD-Wirtschaftsmagazin „*plusminus*" unter der Namensvariante „Titania" in einem oft wieder angeforderten Beitrag dargestellt, dass im Durchschnitt aller Verträge die Kapitallebensversicherungen ein Minus von 13,9 Prozent bringen.[736]

Daran hat sich bis heute wenig geändert, denn viele moderne Lebensläufe mit Scheidungen, Arbeitsverlust und Krankheit machen eine regelmäßige Einzahlung unmöglich und Stornoverluste sind riesig. Aber auch zu hoch kalkulierte Lebenserwartungen sind unethisch und die verschiedenen Verwaltungskosten nicht zu knapp bemessen.

Udo Reifner vom Hamburger Institut für Finanzdienstleistungen, Autor des Bestsellers „*Die Geldgesellschaft*", machte ebenso klar, dass die private Altersvorsorge auf ein marodes System aufgebaut ist, welches im Jahr 2000 die Internetblase, danach die Hypothekenkrise und die Schuldenkrise vieler Staaten erlebte.[737]

Während die sogenannte „kapitalgedeckte" Altersvorsorge vielmehr „kapitalmarktabhängig" sei, laut Winfried Schmähl, so basierte das staatliche System auf den besser berechenbaren und damit stabileren Löhnen und Gehältern in der deutschen Wirtschaft. Fragen muss man sich bei diesem Hintergrund, warum die Weltbank 1980 Chile riet, das Rentensystem auf reine Kapitaldeckung zu basieren? Nach der durchlittenen Katastrophe stellten sie dann wieder auf ein solidarisches Rentensystem um.[738]

Aber die Professoren Meinhard Miegel, Bert Rürup, Bernd Raffelhüschen und Axel Börsch-Supan würden weiterhin die Standarte der privaten Absicherung hochhalten und merkwürdigerweise allesamt in vielen Gremien und Vorständen dieser hochverdienenden Konzerne sitzen.[739] Man könnte also fast den Eindruck gewinnen, als ob sie sich

735. Gesamtverband der Deutschen Versicherungswirtschaft e. V. (GDV): *Die deutsche Lebensversicherung in Zahlen 2010/2011*, S. 7 und S. 19.

736. Holger Balodis, Dagmar Hühne (2013) *Die Vorsorgelüge. Wie Politik und private Rentenversicherungen uns in die Altersarmut treiben.* Berlin: Econ. S. 32f.

737. Zit. n. Balodis & Hühne s. o. S. 39: Interview mit Prof. Udo Reifner in Hamburg, 28.03.2011.

738. Balodis & Hühne s. o. S. 41f.

739. Balodis & Hühne s. o. S. 69ff.

um den Wanderpokal der Cheflobbyisten der Versicherungsgesellschaften zum Einkassieren der redlich verdienten bundesdeutschen Gelder streiten wollen.

Diese Mentalität ist längst weit verbreitet. Der Professor für Wirtschaftsrecht an der Universität Hamburg, Michael Adams, redet von käuflicher Wissenschaft. Es ist mittlerweile Allgemeinwissen, dass Lehrstühle an den Universitäten oft weniger nach der Fachkompetenz, sondern mehr nach der Fähigkeit, Fremdgelder hereinzuholen – egal wie – vergeben werden.[740]

Balodis und Hühne diskutieren die gesellschaftlichen Bedingungen, die nötig wären, um in diesem Falle das Problem der Renten anzugehen und ein neues Denken einzuleiten. Sie errechnen ein Potenzial von 12 Millionen Erwerbstätigen, wie Arbeitslosen, Ein-Euro-Jobbern, in Fortbildung Befindlichen, Minijobbern, nicht (mehr) arbeitslos Gemeldeten und ausgestiegenen Solo-Selbständigen, die nur wenig oder keine Beiträge in die Rentenkassen zahlen. Wenn die Wirtschaft in der Lage und bereit wäre diese gegen ein auskömmliches Gehalt einzustellen, hätte die Rentenkasse kein Problem mehr. Die notwendigen Beitragssteigerungen wären verkraftbar.

Aber insgesamt gehe es vielmehr um Fragen von Macht und Verteilung, die über die Zukunft der Renten entscheiden würden. Man verstecke sich, frei gemäß Statistik-Professor Gerd Bosbach, hinter vermeintlich objektiven und unabweisbaren Zahlen, mit dem einzigen Ziel, um die maximalprofitorientierte Wirtschaft und die demgemäß umzugestaltende Konsumgesellschaft aus der Verantwortung zu entlassen. Das führe im Gegensatz zu vielen anderen europäischen Ländern, wo es noch eine leichte Umverteilung von Reich nach Arm gebe, zu der deutschen Zuspitzung, dass Geringverdiener nicht wie anderswo höhergestuft werden, sondern viel leichter in die Armutsfalle geraten können. Es wären stattdessen eine Rentendeckelung nach oben ab beispielsweise 5 000,– Euro nötig und eine Mindestrente für Geringverdiener.[741]

Ganz grundsätzlich gab und gibt es wohl durch die Zeiten zurückverfolgbar und ganz sicher auch heute in vielen Kulturen die Diskrepanz zwischen den Traditionen oder einfach nur gewohnten Vorstellungen „Haben wir immer schon so gemacht“ und den ganz neuen Ideen, die eher und für die Mehrheit von außen, teils anderen Kulturen oder erobernden Ländern oder Forschungsansätzen herangetragen werden. Während erstere dann oft mit rigider Opposition und „mehr vom alt-gleichen“ reagieren, so wird das Neue von vielen noch gar nicht richtig verstanden oder/und überbewertet oder unterbewertet. Dazu läuft völlig parallel durch jedes Leben immer wieder die Frage soll ich dies oder jenes tun, bei oft bekannter ethischer Gewichtung, wo man in (zu) vielen Dingen dem „inneren Schweinhund“ erliegt und wider besseres Wissen oder Bauchgefühl, sich für die im inneren Nachhinein schlechtere Seite entscheidet. Dies geschieht aus passiver Faulheit, Trägheit, Bequemlichkeit oder Angst und manchmal aus aktiv negati-

740. Balodis & Hühne s. o. S. 78.

741. Balodis & Hühne s. o. S. 219ff.

von Aspekten wie Habsucht, Ruhmgier, Neid, Geltungsbedürfnis sowie Ärger und Wut mit Rache- und Vergeltungsgedanken, jedoch auch übergroßer, unangebrachter Freude. Immer wenn Gefühle ihre üblichen Grenzen überschreiten, d.h. zu groß werden oder zu wenig vorhanden sind, gibt es ein Chaos in ihren wechselseitigen Beziehungen – wie es auch die traditionelle chinesische Medizin beschreibt in ihren sogenannten Fünf Elementhaften Wandlungsphasen. Diese negativen Gefühlsenergien können sich dann auch zunehmend somatisch manifestieren und so funktionell und schließlich organisch schädigend Unheil anrichten.

Ein anderes Problem ist, dass es verschiedene Zeitzyklen gibt und Zeitrhythmen, die gleichzeitig im persönlichen wie gesellschaftlichen wie kosmisch-planetarischen Leben ablaufen. Abgesehen von den mehr oder weniger Hellsichtigen, lernt der Mensch diese bei feinfühliger Beobachtung im Leben mit dem Verstreichen und Wahrnehmen von Ereignissen und Zeit zunehmend kennen. Davon verlaufen parallel und oder auch eventuell quer zueinander diese Zeitströme. Die kurzwelligen davon haben sich in den letzten Jahrzehnten zunehmend beschleunigt. Viele können dem daher nicht mehr bewusst folgen, fühlen sich überfordert oder auch direkt übergangen, ihnen ist, als ob alles mit ihnen nur geschieht, sie den persönlichen Einfluss darauf verloren haben. – Historisch gesehen gab es von manchen Zeiten her, besonders durch jene mit mehr Macht und Energie, auch immer wieder die Bestrebungen, diese entweder positiv ordnend bis zu andererseits negativ egoistisch dominierend, für übergeordnete oder persönliche, missbrauchende Ziele einzusetzen. Aber diese so unter die Räder der Zeitströme gekommenen Menschen oder Naturelemente revoltieren ggf. immer mal wieder dagegen mit Aufständen oder Naturkatstrophen, um wieder einen gesünderen Energiefluss und -rhythmus zu erreichen. In der Natur am bekanntesten sind die langfristigen Erdplattenverschiebungen, die Magmadruck aufbauen, der zu kurzfristigen Vulkaneruptionen führt. Die gesamte Natur ist durchzogen von diesen zeitlichen Komponenten, des sich Entwickelns, Reifens und Vergehens, die wir so gerne leugnen, besonders wenn sie uns selber betreffen. Aber es gibt nicht nur die kürzeren Rhythmen, sondern auch die größeren und eventuell quer verlaufenden, die sich erkennbar nur gelegentlich tangieren und in der Berührung erst ersichtlich werden. Die Effekte können dann wellenartig, wie bei den im Gleichschritt Marschierenden, die so eine Brücke zum Einsturz bringen können oder bei einem Tsunami, unerwartete Ergebnisse zeitigen.

Diese parallel nebeneinander laufenden Zeitströme zu beobachten ist derzeit wenig in Mode, da eben viele zu sehr im kurzwelligen Alltagsgeschäft gefangen sind, zwischen der Verwaltung der Bereiche von Aufstehen, Essen, Wegfahrten, Arbeit, Sex, Kinder, Aus- und Fortbildung, Schlaf und gelegentlich Erholung. Wenn dann die Interaktionen zwischen diesen beteiligten Rhythmen zu sehr quer oder gar gegeneinander laufen, ist dies sehr kraft- und energiezehrend. Unlust, Burnout und Krankheit entstehen. Das diagnostische Erkennen dieser ablaufenden Prozesse ist naturgemäß oft schwierig wegen der Vielzahl der beteiligten Zeitrhythmen und Energiezustände. Aber mindestens genauso schwierig ist die Akzeptanz dieser Erkenntnis, insbesondere da diese unter Umständen in eine „Unzeit" fällt, das heißt, dass der Umsetzungsrhythmus noch nicht passend genug verläuft, es noch zu warten gilt. Dieses Warten kann unter Umständen auch von einem vorigen Dasein in ein zukünftiges Leben führen, je nach Wellenlänge und beteiligtem, zirkulierenden Rhythmus.

Das, was jeder aus seinem persönlichen und übergeordneten und unterschiedlich sensiblen und wahrnehmen könnenden Blickwinkel davon sieht und erkennt, ist naturgemäß sehr verschieden. Daher haben es falsche/richtige Propheten am falschen/richtigen Ort zu falscher/richtiger Zeit oft schwer/leicht – alle Kombinationen sind möglich. Natürlich sind zwischen diesen aufgezeigten Polen alle Grau- und Farbabstufungen vorhanden: Das Leben ist eben kompliziert und vielfältig und nicht einfältig, wie im Prolog von *„Corona: Das Syndrom"* illustriert.

Forschung über Rhythmen in der Geschichte ist nun nichts grundsätzlich Neues. Gaston Georgel[742] beispielsweise hat sich im Zeitrahmen der Antike bis zur Gegenwart damit ausführlich beschäftigt. Dazu gesellen sich jetzt die Naturwissenschaften mit der Forschung über elektrische Felder unterschiedlicher Wellenlänge in den verschiedenen Organismen und Organen.[743] Die Verbindung der Erkenntnisse von beiden und Schlussfolgerungen von einem auf das andere Gebiet sind interessant. Resonanzen wie oben auf der Brücke exemplifiziert finden sich in der Biologie überall. Lahkovsky[744], der sich damit beschäftigte, dass Leben aus Strahlung bestehe, durch sie gesteuert werde und mittels der Störung des Schwingungsgleichgewichts Leben vernichtet werde, wies auf den Zellkern mit der Funktion als biologischen Oszillator hin, sowie die elektromagnetische Resonanzkoppelung zur Informationsübertragung in biologischen Systemen. Popp beschreibt die dann daraus abgeleiteten Forschungen mit vielen Quellenangaben. Elektrische Felder in biologischen Organismen gehen je mindestens von 10^{-8} Volt/cm bis 10^{+5} Volt/cm und von wenigen Hertz bis 10^{15} Hertz. Während die kürzeren Wellen den nahen Informationsaustausch wie zwischen Zellen erledigen, sind die längeren beispielsweise zwischen Organen im Einsatz. Für sehr langsam schwingende Magnetfelder sind biologische Systeme quasi durchlässig. Niedrigste Feldstärken findet man beispielsweise bei der Elektrorezeption von Fischen. Frequenzen zwischen 1 und 100 Hertz sollen gegebenenfalls starke psychische Wirkungen bei höheren Wirbeltieren bis zu den Menschen hervorrufen. Dabei zeigt sich, dass unterhalb eines systemabhängigen Schwellenwertes der Feldstärke keine Wirkung eintritt. An der Schwelle kommt es dann

742. Gaston Georgel (1947). *Les Rythmes dans l'Histoire. Historiques et Cycles Secondaires, Cycles Cosmiques et Synthèse de l'histoire, Applications*. Besancon: Editions „Servir".

743. Fritz-A. Popp (1984). *Biologie des Lichts: Grundlagen der ultraschwachen Zellstrahlung*. Berlin & Hamburg: Parey.

744. Lakhovsky, Georges & Fritz A. Popp (1981). *Das Geheimnis des Lebens: Kosmische Wellen und vitale Schwingungen. Wie Zellen miteinander reden*. VGM.

spontan zu einer Wirkung, die sich mit zunehmender Feldstärke aber nicht weiter steigern lässt. Das heißt es gibt bei diesen biologischen Resonanzen am Phasenübergang ein „Alles-oder-Nichts“-Gesetz.[745]

Die weitere Forschung in diesen Bereichen wird ungeahnte Ergebnisse und Zusammenhänge zeigen, denn Licht und Farben sind Frequenzen, Musik und Töne sind Frequenzen, alle pflanzlichen Zellen/Kräuter/Tinkturen sowie Mineralien und Chemikalien (Insektizide, Pestizide, Medikamente etc.) haben ihre im Photospektrometer nachgewiesenen Frequenzen, unsere Zellen und Organe haben ihre spezifischen Frequenzen (EEG, EKG, EMG, Hautwiderstand etc.) und alle mit Elektrizität erzeugten Spielarten des homo electricus seit gut 150 Jahren haben ihre Frequenzen, wie auch jedes Gefühl und jeder Gedanke, nachweisbar im fMRT.

Liebe wird von verschiedenen Menschen jeweils anders erlebt, wie jeder weiß. Gary Chapman hat probiert dies auf „5 Sprachen der Liebe“ zurückzuführen. So kann das Zeigen von kleinen Liebesbeweisen und Geschenken für die eine Person wichtig sein, die andere braucht das freundliche Wort und die aufmunternde Bestätigung mit Lob und Anerkennung, die dritte die gemeinsamen Erlebnisse in Zweisamkeit, die vierte die körperliche Nähe und Zärtlichkeit teils mit teils ohne Sexualität und für die fünfte ist Hilfsbereitschaft am wichtigsten.

Die Hirnforschung hat aus verschiedenen Blickwinkeln sehr viel erforscht in den letzten Jahren. So fand man heraus, dass Schlafinduktion in Babywiegen und Schaukelstuhl im 4 Sekunden-Takt ein schnelleres Eintreten in die zweite Schlafphase bewirkt mit ausgeprägteren langsam oszillierenden Gehirnwellen von höchstens 5 Hertz sowie Schlafspindeln und an- und abschwellende Wellenpakete. Es wird vermutet, dass der regelmäßig wechselnde Input vom Gleichgewichtsorgan sowie Haut- und Muskelrezeptoren die Synchronisierung von dem Großhirn mit dem Zwischenhirn und so den Schlaf fördert.[746]

Im Lebensverlauf gesehen fand man heraus, dass das normale Gehirn im Alter nicht automatisch kleiner wird.[747] Außerdem zeigte es sich erneut, dass die graue Hirnsubstanz bei regelmäßigem Training wächst, also eine dynamische Struktur besitzt, die sich neuen Aufgaben anpassen kann.[748] Das war im Rahmen der EEG-Forschung vorher

745. Popp (1984). S. 130–3.

746. Laurence Bayer, Irina Constantinescu, Michel Mühlethaler und Sophie Schwartz, Centre Interfacultaire de Neurosciences, Université de Genève u. a.: *Current Biology*, 21. Juni 2011.

747. Saartje Burgmans, Ed H. B. M. Gronenschild und Jelle Jolles, Department of Psychiatry and Neuropsychology, School for Mental Health and Neuroscience, Maastricht University, und Faculty of Psychology, Vrije Universiteit Amsterdam u. a.: *Neuropsychology*, Vol. 23(5), pp541–50, DOI 10.1037/a0016161.

748. Rüdiger Ilg, Afra M. Wohlschläger und Mark Mühlau, Neurologische Klinik, Klinikum rechts der Isar, Technische Universität München u. a.: *Journal of Neuroscience*, Vol. 28(16), pp4210–5, DOI 10.1523/JNEUROSCI.5722-07.2008.

schon so angenommen worden. So wie körperliches Training einerseits die Muskeln ausbildet und andererseits die zugehörigen Gehirnareale, so wirkt sich auch z. B. Zweisprachigkeit gegenüber Einsprachigkeit mit mehr grauer Substanz im unteren Abschnitt des linken Schläfenlappens aus.[749] Auch regelmäßiges Meditieren mit 40 Minuten täglich hat Wirkung auf das Gehirn. Die nach dem Üben der buddhistischen Einsicht-Meditation mittels funktionaler Kernspintomographie (fMRT) vermessenen 20 Freiwilligen zeigten in Bereichen für die Verarbeitung von Sinnesreizen, Signalen aus dem Körperinneren und Emotionen vor allem in der rechten Hirnhälfte mehr graue Substanz als bei Kontrollpersonen. Besonders deutlich seien die Unterschiede bei älteren Menschen gewesen.[750] Diese Meditationsform Vipassana, die in China den Stilleübungen des Qigong[751] untergeordnet wird, wurde sowohl in den USA als auch in Deutschland schon vielfach untersucht in Bezug auf ihre positive therapeutische Wirkung, so dass sie in vielen psychotherapeutischen und psychiatrischen Therapien erfolgreich eingesetzt wird. Der Einsatz bei Hypertoniepatienten, der in vielen traditionell chinesisch medizinischen Therapien in der VR China seit den 80er Jahren erfolgreich ist, wurde jetzt in Würzburg bei 52 Patienten bestätigt. Nach vier Wochen Einführung und weiterem zweimaligem wöchentlichem Üben für den nächsten Monat sank der Ruheblutdruck um 10 Prozent und im Stresstest betrug die Senkungsrate sogar 16 Prozent.[752]

Bei einer Studie mit 76 tibetischen buddhistischen Mönchen mit jahrzehntelanger Meditations-Erfahrung zeigten sich sehr konkret Einflüsse auf die Hirnfunktionen. In einem Projektions-Versuch mit einer speziellen Sichtbrille zeigte es sich, dass die bei normalen Menschen wechselnde Sicht zwischen den beiden Augen, der sogenannte binokulare Wettstreit, sich mit 4,1 Sekunden durchschnittlich fast doppelt so langsam vollzog, bei einem Einsiedler sogar über 12 Minuten dauerte.[753]

---

749. Andrea Mechelli und Cathy J. Price, Wellcome Department of Imaging Neuroscience, University College London u. a.: *Nature*, Vol. 431, 14. Oktober 2004, p 757.

750. Sara W. Lazar und Herbert Benson, Psychiatric Neuroimaging Research Program, Massachusetts General Hospital, und Department of Medicine, Beth Israel Deaconess Medical Center, Harvard Medical School, Boston, Massachusetts; Jeremy R. Gray, Department of Psychology, Yale University, New Haven, Connecticut u. a.: *Neuroreport*, Vol. 16(17), pp1893–7.

751. Heise, Thomas: *Qigong in der VR China: Entwicklung, Theorie und Praxis*. Berlin: VWB-Verlag, 1999.
Heise, Thomas: *Qigong und Maltherapie als komplementäre Psychosentherapien*. Berlin: VWB-Verlag, 2009.

752. Paul Manikonda und Wolfram Voelker, Medizinische Klinik und Poliklinik I, Universitätsklinikum Würzburg u. a.: Präsentation 20th Annual Meeting and Exposition, American Society of Hypertension, San Francisco, #P232; eingereicht bei *Journal of the American Medical Association*.

753. Olivia Carter und John D. Pettigrew, Vision, Touch and Hearing Research Centre, University of Queensland, St. Lucia u. a.: *Current Biology*, Vol. 15(11), 7. Juni 2005, ppR412–3.

Auch wie Politiker verschiedener Parteien die gleichen Fakten ganz unterschiedlich beurteilen, wurde mit dem fMRT während der US-Wahlen 2004 untersucht. Es zeigte sich, dass bei der Interpretation diskrepanter Fakten der Verstand weggelassen und rein emotional reagiert wird. Dabei werden die gleichen Belohnungszentren wie bei Süchtigen aktiviert und die Kognition so lange verzerrt, bis eine emotional befriedigende, da programmkonforme Antwort gefunden wurde. Mit zunehmender Überzeugung wurde weniger Aktivität im dorsolateralen präfrontalen Cortex, jenem Abschnitt des Gehirns, der mit dem vernünftigen Urteilen (einschließlich den bewussten Versuchen, die Gefühle zu unterdrücken) assoziiert ist, gemessen. Dem Psychologen Drew Westen von der Emory Universität in Atlanta zufolge sind das klare Hinweise auf Rigidität mit stark reduziertem Lernvermögen.[754] Leider konnte jeder in den Nachrichten 2017 sozusagen die praktische Umsetzung dieses nun sogenannten postfaktischen Denkens bestaunen.

Um aber andererseits die Grenzen der Technik mit dem fMRT zu verdeutlichen, hat der Neuropsychologe von der University of California in Santa Barbara Craig Bennett einen toten Lachs damit untersucht. Und er konnte tatsächlich Hirnaktivität messen an seinem leblosen Versuchsobjekt, wie Bennett im neugegründeten „*Journal of Serendipitous and Unexpected Results*“ (Zeitschrift für zufällige und unerwartete Ergebnisse) vorstellte. Diese Signale waren jedoch reine Zufallsprodukte, statistische Ausreißer ohne Bedeutung. Bei einer richtigen Korrekturrechnung würden sie von selbst verschwinden. Das Problem sei nur, dass gemäß Bennetts Auswertungen selbst von den angesehenen Fachjournalen 25 bis 40 Prozent ihrer Artikel dies vermissen ließen. Da das Signal in Stärke und Farbe an die Sauerstoffdurchblutung gekoppelt sei, aus welcher man auf Hirnaktivität schließe, sei alles eine Frage der Grenzwertschwelle. Bunte Bilder könne man immer bekommen. Auch andere, wie der Neurowissenschaftler Nikolaus Kriegeskorte von der University of Cambridge kritisierte, manche behandelten die „Staubflocke der Psyche“, als ob sie aus Eisen sei. Alle Faktoren, welche außerhalb der Fragestellung die Durchblutung beeinflussen können, sind auch mögliche Verfälscher des Ergebnisses und müssen gut berücksichtigt werden, je feinfühliger das Thema – wie z. B. Emotionen – desto mehr. Das Trinken von heißem Kaffee, Treppensteigen, Termin des Eisprungs bei Frauen, vor oder nach Medikamenteneinnahme, Fernsehschauen, Aufregung etc. vor der Untersuchung führe dazu, dass die Reproduzierbarkeit von fMRT-Ergebnissen nach Benett nur zwischen 33 und 66 Prozent liege. Wenn man das in Rechnung stelle und sich klar mache, wie beschränkt die Aussagekraft der Untersuchung für eine einzelne Fragestellung neben der komplexen Realität sei, könne man jedoch das fMRT-Verfahren natürlich weiterhin gewinnbringend nutzen.[755]

754. http://www.aerzteblatt.de/v4/news/news.asp?id=22885&src=&swid=.

755. Veronika Hackenbroch: Neurowissenschaft: Großhirn-Voodoo. *Spiegel – online*, 02.05.2011.

Ähnlich verhält es sich mit Durchblutungs- oder Hautwiderstandsmessungen, für beispielsweise Biofeedbacktherapie oder Meridiandiagnostik. In allen Fällen muss man die Grenzen gut kennen.

Melvyn Goodale von der Universität in London im kanadischen Western Ontario untersuchte zwei sicher blinde Patienten mit Augenentfernung bzw. Sehnervenatrophie hinsichtlich ihrer Perfektion der Echolotung.[756] Zur Lokalisierung von Gegenständen im Raum erzeugten sie mit der Zunge kurze Klicklaute, deren Echos sie mit den Ohren auffingen. Sie konnten konkave von konvexen Gegenständen und solche in Bewegung von anderen in Ruhe unterscheiden. Mit kleinen Mikrophonen wurde beides in den Gehörgängen aufgezeichnet. Als ihnen dies im Kernspintomographen wieder vorgespielt wurde, erkannten sie die Autos, Bäume etc. wieder. Dabei wurden jedoch im Gehirn nicht die Zentren der Hörrinde aktiviert, sondern der Sulcus calcarinus im Okzipitallappen, der normalerweise zur Verarbeitung visueller Informationen eingesetzt wird. Das zeigt erneut, wie schon oben bei der elektromagnetischen Forschung zum Ohr angeklungen, wieviel wir hier noch dazulernen können.

Neue Einsichten in die Funktionsweise des Bewusstseins[757] vermittelt ein von Melanie Boly von der Coma Science Group zusammen mit Forschern in England und Italien entwickeltes elektrophysiologisches Verfahren. In einer ausgedehnten Ableitung des EEG mit mehr als 250 Elektroden wird die Reaktion des Gehirns auf äußere Stimuli aufgezeichnet. In ihrer Pilotstudie an 22 Gesunden und 22 Komapatienten konnte sie jene 8 Patienten im „vegetative state“ von den 13 Patienten im „minimally conscious state“ differenzieren.

> Die Studie liefert wichtige Einsichten in die Funktionsweise des Bewusstseins. Nach der Änderung des akustischen Signals (im Alltag könnte dies ein klingelndes Handy sein) wird die Information vom Hirnstamm zunächst zum temporalen Cortex weitergeleitet. Dort erfolgt eine „technische“ Analyse („Aha, das Telefon klingelt“). Das Ergebnis wird an den frontalen Cortex weitergeleitet. Diese Kommandozentrale entscheidet dann, was weiter geschieht („Oh, vielleicht ein wichtiger Anruf“ oder „Keine Zeit“). Dann werden Signale an untergeordnete Regionen im Temporallappen ausgesandt. Dieser letzte Schritt, der mittels der speziellen EEG-Auswertung aufgezeichnet werden kann, liefert ein wichtiges Unterscheidungsmerkmal: Im „vegetative state“ seien die „op-down“-Prozesse vermindert. Im „minimally conscious state“ bleiben sie erhalten. Diese Patienten sind in der Lage im Gehirn Entscheidungen zu treffen, auch wenn sie sie nicht in eine Handlung („Griff zum Telefon“) umsetzen können.

Gesellschaftlich gesehen ebenso wichtig, wurde jetzt unfaires Verhalten neben der Persönlichkeitsanalyse auch aus biochemischer Sicht untersucht.[758] Es zeigte sich, dass

---

756. http://www.aerzteblatt.de/nachrichten/46009/; *PLoS ONE* (2011; 6: e20162).

757. http://www.aerzteblatt.de/nachrichten/45846 *Koma: Evoziertes EEG misst Bewusstseinszustand.*

758. Hidehiko Takahashi *et al.*: *Honesty mediates the relationship between serotonin and reaction to unfairness.* http://www.pnas.org/content/109/11/4281.full.

nicht wie erwartet die Menschen mit aggressiven Tendenzen unfaire Angebote ablehnen, sondern die friedlichen, die auch aufwendigere Versöhnungsbemühungen unternahmen. Diese hatten dann auch einen niedrigeren Serotoninspiegel im dorsalen Raphekern, was sie ehrlicher und vertrauenswürdiger agieren ließ. Ein höherer Serotoninspiegel hilft dagegen beim Gaming und im Leben die eigenen Ziele rücksichtsloser zu verfolgen.

Ein anderer neuer Forschungszweig, der oben auch schon angesprochen wurde, beschäftigt sich mit dem „Bauchgehirn“, d. h. dem Darm, von dem wesentlich mehr Informationen nach oben zum Gehirn fließen als umgekehrt. Es wurde herausgefunden, dass die Darmflora der Menschen unabhängig von Alter, Geschlecht und ethnischer Zugehörigkeit eine Einteilung in drei Enterotypen zulässt.[759] Die Studie ist das Ergebnis von Metagenomics of the Human Intestinal Tract (MetaHIT), eines von der EU finanzierten Projekts, und versuchte eine Art Katalogisierung der schätzungsweise 100 Trillionen Bakterien (also 10 Mal mehr Einzeller als der menschliche Körper Zellen hat) im Darm jedes Menschen. Die dominante Gruppe ist entweder Bacteroides, Prevotella oder Ruminococcus. Auswirkungen gibt es dabei u. a. auf die Vitamin-Versorgung des Körpers.

Bacteroides-Bakterien stellen vor allem die Vitamine C, B2, B5 und H her und Prevotella überwiegend Vitamin B1 und Folsäure. Man kann vermuten, dass sich daraus Auswirkungen auf die Vitaminversorgung des Körpers ergeben. Bacteroides können Proteine gut verdauen, spalten Kohlehydrate stärker als andere Bakterien, was erklären könnte, warum manche Menschen besonders gute „Futterverwerter“ sind und deshalb eher zur Adipositas neigen als andere. Prevotella scheinen dagegen die Neigung zum Reizdarm zu erhöhen, da sie den Mukus zersetzen. Ruminococcus könnten die Absorption von Eiweiß und besonders von Glukose fördern, was den Blutzuckerspiegel beeinflusst. Das gibt Raum für viele weitere Studien auch hinsichtlich der Verbindung zum Immunsystem, der Empfehlung von Diäten, dem Einsatz von Antibiotika und der Klassifizierung von Darmerkrankungen generell.

Zusammenfassend kann man einerseits sehen, dass in den präventiven Strategien die im Alltag oft überforderten Eltern zusammen mit ihren Kindern nicht nur besser zugänglichere Erziehungshilfen brauchen. Diese sollten vielmehr, so wie dir U-Untersuchungshefte die Kinder durch die Jahre hinweg begleiten, in ähnlicher Weise obligatorisch institutionalisiert werden in einer gesundheitsorientierten Eltern (ggf. mit Kind)-Runde, unter fachlicher Leitung/Supervision.

Und zum anderen, wenn wir nun an dieser Stelle des Buches angelangt sind, sollten wir in Erinnerung rufen, dass wie von Pasteur gemutmaßt, vielleicht wirklich nicht die Viren und Bakterien ausschlaggebend für den Krankheitsbeginn sind, der bei dem

759. http://www.aerzteblatt.de/nachrichten/45567/, 2011; doi: 10.1038/nature09944.

einen stattfindet und bei dem anderen vergleichbaren nicht. Zumal da Pasteurs Konzept durch die Mikrobiomforschung falsifiziert wurde. Eine viel größere Rolle spielt wohl das innere Milieu und nicht nur die Immunitätslage, was beides durch unseren persönlichen Lebensstil erzeugt wird, sowie durch das äußere Ambiente, auf welches wir uns mitverantwortlich eingelassen haben.

15. Die medizinische Situation der ersten Welt …

Man hätte einen großen Teil dieses Kapitels auch nennen können: Wie fahre ich ein Gesundheitssystem gegen die Wand? – Man nehme Privatisierung mit absolut geldgierigen Besitzern und Aktionären, „Geiz ist geil"-Motto, lasse die wirtschaftliche Kurzsichtigkeit über die einzelkämpferische medizinische Fachkompetenz triumphieren, wähle inkompetente Parteibuch-Politiker, füge Verantwortungs- und Morallosigkeit, Schlendrian und Unmenschlichkeit hinzu: voilà – ecco – geschafft, kaputt!

Die *F.A.Z.* schrieb am 14.10.2009[760] als Kommentar zu einer Serie, die mit dem Artikel „*Intensivstation? Nicht aufnahmebereit*" startete:

> Das Gesundheitswesen hat an vielen Stellen einen kritischen Zustand erreicht. Korruption, Klinikschließung, Rationierungszwang, Ärztemangel – der Druck zu handeln wächst, doch die Widerstände ebenso. „Zustand kritisch" ist der Titel einer Serie in unserer Beilage, die sich anhand von Beispielen mit bedrohlichen Entwicklungen in der Versorgung von Kranken und den Nöten aufrichtiger Mediziner bei der Bewältigung ihrer Aufgaben beschäftigt.

Das klingt, als ob es Anfang 2022 geschrieben wurde – leider unverändert, oder schlimmer?

Das *Deutsche Ärzteblatt* (*DÄ*) spiegelt seit Jahren in verschiedenen Tonlagen und Akzentsetzungen diese Lage wider. Faktische Ausgangsbasis ist „74 000 neue Ärzte werden bis 2020 gebraucht".[761] – Mit dem Versorgungsstrukturgesetz (VStG) will die Bundesregierung in Berlin unter anderem den Ärztemangel bekämpfen. Laut Kassenärztlicher Bundesvereinigung (KBV) ist das Durchschnittsalter der Vertragsärzte von 46,6 Jahren im Jahr 1993 auf 52,2 Jahren im vergangenen Jahr angestiegen. Gleichzeitig habe der Anteil der Ärzte über 60 Jahre von 6,7 Prozent auf 13,5 Prozent zugenommen. „Bis 2020 werden 30 705 Haus-, Fachsowie Ober- und Chefärzte an Krankenhäusern aus der kurativen Medizin altersbedingt ausscheiden, bis 2020 sogar 66 830" (sic!), sagte der Vorstandsvorsitzende der KBV, Andreas Köhler. Dies oft wiederholte Zitat zeigt, dass trotz unklarer Zahlen die Sachlage ernst ist. Mit den bereits derzeit fehlenden Ärzten muss somit bis 2020 mit einem Ersatzbedarf von 74 000 kurativ tätigen Ärzten gerechnet werden. In den ostdeutschen Bundesländern habe es im Frühjahr 2011 in 40 Planungsbezirken einen Versorgungsgrad von unter 100 Prozent, in

760. S. 238.

761. Andreas Köhler/Pietschmann, 27. Juli 2011, http://www.ärzteblatt.de/nachrichten/46764/.

einem Planungsbezirk sogar von unter 75 Prozent geben. Es fehlten dort insgesamt 271 Hausärzte. „Aber nicht nur der Osten ist vom Ärztemangel betroffen", betonte der KBV-Chef KÖHLER. Vor allem in Niedersachsen, seien viele Bezirke unterversorgt. In ganz Norddeutschland sei die Situation unzureichend, und in Schleswig-Holstein, Hamburg, Bremen, Niedersachsen und Westfalen-Lippe fehlten im Frühjahr 2011 238 Hausärzte. Die 2,7 % Wachstum seit 2004 gehe auf das Konto der nicht geplanten Ärzte wie Transfusionsmediziner, Molekulargenetiker etc. und nicht zugunsten der Grundversorgung.

Der Neurologe Einhäupl, damals seit September 2008 Vorstandsvorsitzender der Charité in Berlin, macht sich Sorgen:[762]

> Wir können uns keine Klinik leisten, die nicht zu den besten gehört."
>
> „Einen Bachelor-Arzt wird es nicht geben. Dass wir aber Bachelor-/Masterelemente oder sogar Bachelor-/Masterabschlüsse in bestimmten Bereichen einführen ist sicher denkbar – etwa für Medizinberufe oder auch im Bereich der Naturwissenschaften, die ja gar nicht wegzudenken sind aus der modernen Medizin. Bedenken Sie, dass etwa die Hälfte aller Absolventen in der Medizin später nicht ärztlich kurativ tätig ist. Unsere Gesellschaft kann diese Menschen offenbar auch gut in anderen Bereichen verwenden. Die Frage ist nur: Macht es Sinn, ein teures, komplettes Medizinstudium zu durchlaufen, um anschließend als Berater im Gesundheitswesen tätig zu sein?
>
> Ich gehe davon aus, dass die Universitätskliniken, die ja einen starken wissenschaftlichen Nimbus haben, den Ärztemangel zuletzt spüren werden. Aber die Zahl der Bewerber ist durchaus geringer geworden.

Auf die konkrete Frage, ob er mit Nachwuchsproblemen rechne, antwortet er:

> Wenn überhaupt, dann für die Charité zuletzt. Aber Sorgen mache ich mir schon. Wir schaffen es nicht mehr in dem Maß, wie es nötig wäre, den jungen Leuten den Beruf des Wissenschaftlers im Life-Science-Bereich attraktiv zu machen. Wir können nicht mehr aus dem Vollen schöpfen.

Rudolf Henke, Vorstandsmitglied der Bundesärztekammer und Vorsitzender des Marburger Bundes:[763]

> Wir brauchen mehr und nicht weniger Ärzte.
>
> Fragt man Klinikärzte, was sie an ihrer Arbeit am meisten stört, werden meist drei Punkte genannt: Ganz oben steht die bürokratische Deformation des Berufs. Wenn die ärztliche Arbeit am Schreibtisch vergeudet werden kann, ist sie nicht teuer genug. Der zweite Punkt ist die Leistungsverdichtung. In Großbritannien kommen auf einen Arzt 120 Krankenhausentlassungen pro Jahr, in der Schweiz sind es 69 und in Deutschland 146. Gleichrangig mit diesen beiden Themen steht die im Vergleich zum Ausland krasse Unterbezahlung.

762. *DÄ* 106:3, B57ff., 16.01.2009.

763. *DÄ* 105:14, B629, 04.04.2008.

So kam es dazu, dass, statt in Rente zu gehen, sechs Allgemeinmediziner im thüringischen Gotha in einer Eigeneinrichtung der KV arbeiteten.[764]

Wie sah es ein paar Jahre später 2015 aus? „Die Zahl der Ärzte steigt, aber der Bedarf steigt schneller", erklärt der damalige Bundesärztekammer-Präsident Frank Ulrich Montgomery. Die Zahl der Studienplätze in der Medizin sollten um mindestens zehn Prozent erhöht werden.

> Noch im Jahr 1990 gab es in den alten Bundesländern 12 000 Plätze im Studiengang Humanmedizin. Heute sind es gerade noch 10 000, obwohl durch die Wiedervereinigung acht medizinische Fakultäten hinzugekommen sind.

Das Auswahlverfahren an den Universitäten sollte so reformiert werden, dass eher die Medizinkandidaten zum Zuge kommen, die später tatsächlich in der medizinischen Versorgung der Bevölkerung arbeiten wollen. Die Gesamtzahl der teilnehmenden Ärzte (144 769) und Psychologischen Psychotherapeuten (22 547) habe sich 2015 um 1,4 Prozent gegenüber dem Vorjahr erhöht, die Anzahl der geleisteten Arztstunden sei jedoch nur um 0,2 Prozent gestiegen. So hat sich die durchschnittliche ärztliche Wochenarbeitszeit sowohl in Praxen als auch in Krankenhäusern deutlich verringert, durch eine verstärkte Teilarbeitszeit infolge von älterem Durchschnittsalter (Maximum im hausärztlichen Bereich bei 54,9 Jahren, bei den ärztlichen Psychotherapeuten 57,5 Jahre) und einem höheren Frauenanteil.[765] Letztere wollen ihre Mutterrolle besser einplanen, neben einem gestiegenen Bewusstsein des Wertes eines gesünderen Privatlebens mit mehr Zeit für alles.

Aber auch aus dem Ausland kamen mehr Mediziner. Die Gesamtzahl der in Deutschland gemeldeten lag 2015 bei 42 604. Das waren 2 943 mehr (7,4 Prozent) als in dem Jahr davor. Hierbei standen die Länder Rumänien (4 062), Griechenland (3 017), Österreich (2 573) und Syrien (2 149) im Vordergrund.[766] Weitere Zahlen hierzu wurden oben schon aufgeführt.

Wie es in der Zukunft aussehen könnte, rechnet ein Symposium der kassenärztlichen Vereinigung Niedersachsen im September 2020 vor:

> In Niedersachsen werden bis zum Jahr 2035 die Anzahl der Hausärztinnen und Hausärzte auf rund 3 750 von jetzt 5 044 sinken. In der fachärztlichen Versorgung wird es starke Tendenzen in Richtung Unterversorgung in den ländlichen Planungsbereichen geben. Betroffen sind die Fachgruppen der Augenärzte, HNO-Ärzte, Hautärzte, Nervenärzte und Urologen.[767]

---

764. Nora Schmitt-Sausen: „Weil der Nachwuchs fehlt: Der Ruhestand muss warten". in: *DÄ* 106:36, B1465, 04.09.2009.

765. https://www.aerzteblatt.de/archiv/175869/Aerztestatistik-Weiter-steigender-Bedarf; 02.06.2021.

766. https://www.aerzteblatt.de/archiv/175869/Aerztestatistik-Weiter-steigender-Bedarf; 02.06.2021.

767. https://www.kvn.de/%C3%9Cber+uns/Termine/KVN_Symposium_+%C3%84rztebedarf+in+Niedersachsen+2035.html; 03.06.2021.

„Arzt – der durchnormierte Beruf“[768] heißt es. „Die ärztliche Tätigkeit ist so überreguliert, dass von einem freien Beruf kaum noch die Rede sein kann. Das sehen sogar Juristen so. Dennoch befürwortet Verfassungsrichter Kirchhof neue Gesetze – zum Schutze der Patienten vor sich selbst.“ Damit meinte er, dass geregelt werden müsse, dass der Arzt nichts tun dürfe, wie z. B. Botox-Injektionen oder Doping, was dem Patienten langfristig gesehen schaden könne. Christian Katzenmeier, Direktor des Instituts für Medizinrecht der Uni Köln, warnte: „In einer von Paragrafen beherrschten Welt trifft der Arzt Entscheidungen eher nach dem Buchstaben des Gesetzes, denn nach seinem persönlichen Gewissen.“ An anderer Stelle[769] sagte er: „Juristen müssen erkennen, dass Recht schaden kann, wenn es überdosiert wird – darin ist die rechtliche Medikation der ärztlichen gleich.“ Jörg-Dietrich Hoppe, zu der Zeit allseits angesehener Präsident der Bundesärztekammer und der Ärztekammer Nordrhein, dem heute noch alle nachweinen, beklagte, dass der Arzt „im Zentrum einer ungeheuren Gesetzesflut“ stehe. „Alle diese Gesetze, Verordnungen, Richtlinien, Empfehlungen und Leitlinien führen zur Verunsicherung von Ärzten.“ Unübersichtlich und teils sogar widersprüchlich seien diese Vorschriften.

Schauen wir uns die „anerkannten Leitlinien der wissenschaftlichen Fachgesellschaften“ an. „Notfallmedizin – Die Leitlinien müssen eingehalten werden.“[770] Dies bezieht sich z. B. darauf, dass die klinische Therapie in den folgenden vier Fällen nach maximal 90 Minuten beginnt: I. beim ST-Hebungsinfarkt mit perkutaner koronarer Intervention, II. beim Schlaganfall mit der Lyse-Entscheidung (120 Min. bis zur Lyse), III. beim Schädel-Hirn-Trauma mit OP-Beginn (dabei 60 Min. bis zum CT), IV. beim Schwerverletzten bis zum OP-Beginn (dabei 60 Min. bis zur Klinikaufnahme). Dies erscheint alles nachvollziehbar, auch für den Nicht-Chirurgen/Intensivmediziner. Doch entbehrt das nicht der Tatsache, dass wir immer wieder die Kenntnisse auf den neuesten Stand bringen oder Altes wie Neues hinterfragen müssen und Leitlinien[771] bei Bedarf zeitnah zu verändern sind. Hierbei sei es nach Wolfgang Ertl aus Würzburg wichtig, sich zu vergegenwärtigen, dass bei gestiegener Lebenserwartung und mehr Zusatzerkrankungen es oft schwieriger ist, zu beurteilen, auf welche Medikamente man verzichte, als welche man gebe. Ebenso habe man bei geschlechterspezifischen Unterschieden dazugelernt. Auch an anderen Punkten muss man sich die Frage „Leit- oder Leidlinien?“[772] gefallen lassen. Bei 55 000 zugelassenen Arzneimitteln mit 12 000 verschiedenen Wirkstoffen, geht es nicht nur um die zahlreichen bekannten Wirkungen, Nebenwirkungen, Gegen-

---

768. Heinz Stüwe, *DÄ* 106:14,B507f., 27.03.2009.

769. *DÄ* 106:14, B538, 03.04.2009.

770. *DÄ* 105:38, B1682, 19.09.2008.

771. Nicola Siegmund-Schultze: Internistenkongreß – Leitlinien müssen regelmäßig hinterfragt werden. *DÄ* 105:15, 15.04.2008.

772. Rainer Kobes, *Ärzteblatt Sachsen*, 12/2008, S. 620.

anzeigen und Wechselwirkungen. Es geht auch darum, dass heute laut Leitlinien bei Älteren oft so viel verschrieben werden sollte, dass nicht nur gemäß Lehrinhalten aus dem Studium, sondern auch nach eigener Erfahrung nicht nur die Compliance drastisch sinkt – inklusive Dosierungsfehlern zuhause insbesondere bei Älteren, sondern auch mit Sicherheit die Wechselwirkungen infolge der vielen Verstoffwechslungsschritte völlig unübersichtlich geworden und damit nicht mehr einschätzbar sind. Glücklicherweise – kann man nur sagen – passiert eben oft doch nichts Negatives, oder wir können es gar nicht feststellen und der Mensch verkraftet es – irgendwie. Allerdings sind in den letzten Jahren Computerprogramme auf den Markt gekommen, die helfen Medikamentenfehler durch Wechselwirkungen mit anderen einzuschränken. Infolge von nicht ausreichender Kommunikation zwischen Grundlagenforschung und Klinik, kommen Wünsche auf der einen Seite und Forschungsergebnisse auf der anderen meist nur mit vielen Jahren Verspätung an, was die Aktualität der Datenlage in Frage stellt. Wenn außerdem Leitlinien zunehmend missbraucht werden „als zentrales ökonomisch orientiertes Steuerungsinstrument mit einer Einschränkung der Therapiefreiheit" so würdigt dies den Arzt herab zum „Dienstleister", macht den Patienten zur Patientennummer statt zum unverwechselbaren Individuum und schädigt das Arzt-Patientenverhältnis. Glücklicherweise hat sich juristisch geklärt, dass Leitlinien weder haftungsbegründende noch haftungsbefreiende Wirkung haben (auch BGH vom 28.03.2008).

„Kritische Evaluation ist ein Merkmal ärztlichen Handelns."[773] Diesen Satz, die menschliche Haltung der Selbstkritik betreffend, würde sicher jeder unterschreiben. Der Untertitel „Die gegen randomisierte kontrollierte Studien (RCT) vorgebrachten Einwände sind nicht überzeugend und zeigen oft Informationsdefizite" lässt aber eine thematische Einengung erkennen, die offensichtlich umstritten in der diesbezüglichen Aussage ist. Die Autoren beantworten die Gegenargumente, dass RCT nicht für alle Fragestellungen geeignet seien sowie, dass Randomisierung nicht automatisch zu fehlerfreien Studien führe, damit, dass beide Einwände richtig und trivial seien, bevor sie zu weiteren Ausführungen übergehen. Dazu, dass die RCT nicht die Behandlungswirklichkeit abbilden, antworten sie:

> Es ist weder möglich noch von Interesse, eine Nutzenfragestellung unter Berücksichtigung aller Aspekte der ‚Behandlungswirklichkeit' zu beantworten. Prospektive vergleichende Interventionsstudien sollen eine konkrete Frage so valide wie möglich beantworten. Sie müssen dazu andere Fragen und andere Aspekte ausblenden. Es ist im Einzelfall zusammen mit dem Patienten zu entscheiden, ob mit den aus RCT gelieferten validen Ergebnissen gearbeitet werde kann oder nicht.

Damit benennen sie klar den eingeschränkten Stellenwert den RCT haben – nicht mehr und nicht weniger!

Diese Evaluation beruht auf wissenschaftlicher Diskussion unter den verschiedenen Experten. Dies ist ein Hauptmerkmal und wird zurzeit in der Corona-Virus Erforschung

773. Jürgen Windeler *et al.*, *DÄ* 105:11, B502–506, 14.03.2008.

aber anscheinend nicht offen gehandhabt, wenn sie stattfindet. Der Sinn dieser neuartigen Vorgehensweise scheint zu sein, dass man unmittelbar aus der passenden Meinung einiger Experten die politische Handlungsweise ableiten und rechtfertigen kann. Dass dies sehr fragwürdig ist, wurde von Esberger u. a. angemahnt, wie in „*Corona: Das Syndrom*" ausführlich beleuchtet.[774] Mittlerweile ist sogar ein französischer General an die Öffentlichkeit getreten, um gegen die Repressalien des Impfsystems seine aufrechte Stimme zu erheben. Christian Blanchon bezeichnet diese Menschen, die allen Widrigkeiten zum Trotz bei ihrem NEIN zur Impfung blieben, als die wahren Super-Helden des Lebens, die jede Lichtarmee sich wünschen würde, in ihren Reihen zu haben, die alle Kinder sich wünschen würden, als Eltern zu haben, und welche aus allen Altersstufen und sozialen Schichten kamen, geeint nur durch ihre innere Aufrichtigkeit und dem Mut ihrer inneren Stimme zu folgen.[775, 776] In ähnliche Richtung bewegt sich ein Sammelband von der Soziologin Sandra Kostner.[777] Sie fragt sich, ob ein gesellschaftliches Long Covid drohe. Es gehe um die Frage der Verhältnismäßigkeit der Freiheitseingriffe, welche es zum Schutz vor Covid-19 gab. Die Einstufung von Mitmenschen als virale Gefährder und das Umfunktionieren des Gegenübers als Sündenbock bei einem überhöhten Infektionsschutz seien extrem problematisch. Da sei ein gefährlicher Geist aus der Flasche gelassen worden, der kaum noch einzufangen sei.

Eine Studie, basierend auf den Zensus in England und Wales von 2011 untersuchte die Todesfälle zu Covid-19. Bei 19 473 570 Individuen in der Kohorte (8 801 865 men [45,2 %]; mean [SD] age, 60,8 [16] years; 17 918 962 [92,0 %] White individuals), gab es 4781 (0,02 %) Todesfälle mit COVID-19 Beteiligung und 58 020 (0,3 %) Todesfälle durch andere Ursachen. Das mittlere Alter (IQR) derer die an COVID-19 starben war 85 (78–99) Jahre (mean, 83,3 years).[778] Abgesehen davon, dass statistische Rechenspiele immer etwas beeindruckend wirken (sollen) und daher umgehend Publikationserlaubnis erhalten, was soll uns das sagen? Ältere Menschen – hier mit Covid-Impfung – sterben eher als jüngere. Solche mit Vorerkrankungen haben sich vielleicht eher beunruhigen und daher impfen lassen als andere. Sie werden dann gegebenenfalls auch mehr mit den Impfnebenwirkungen zu tun bekommen. Daraus aber zu schlussfolgern, dass man

774. https://youtu.be/AjKZlBwDimM; 03.06.2021.

775. http://www.politique-actu.com/actualite/hommage-vaccines-general-christian-blanchon/1823709/; 02.10.2022.

776. Deutsche Übersetzung: https://munkeltman.de/?p=2469 02.10.2022.

777. Sandra Kostner & Tanya Lieske (2022). *Pandemiepolitik. Freiheit unterm Rad? Eine interdisziplinäre Essaysammlung.*

778. Vahé Nafilyan, Isobel L. Ward, Chris Robertson, *et al.*, Aziz Sheikh for the National Core Studies – Immunology Breakthrough Consortium (2022). Evaluation of Risk Factors for Postbooster Omicron COVID-19 Deaths in England, *JAMA Netw Open*. 2022;5(9):e2233446. doi:10.1001/jamanetworkopen.2022.33446.

daher wieder diese sogenannte Risikogruppe erneut impfen solle, klingt bestenfalls komisch. Saubere Wissenschaft und Selbstkritik sind was anderes.

In Thailand wurden 13–18-jährige Schüler aus zwei Schulen nach BNT162b2 mRNA COVID-19 vaccine Injektion untersucht hinsichtlich Myokarditis und Perikarditis, unter anderem auch mit EKG, Echokardiographie und Herzenzymen im Blut. 314 Schüler wurden an der baseline, Tag 3, Tag 7 und Tag 14 (optional) untersucht mit 13 Ausfällen. Das häufigste Symptom war schneller Pulsschlag (7,64 %), Kurzatmigkeit (6,64 %), Herzklopfen (4,32 %), Brustschmerzen (4,32 %) und Bluthochdruck (3,99 %). Jeder konnte ein oder mehrere Symptome haben. Sieben Teilnehmer (2,33 %) hatten wenigstens einen erhöhten kardialen Biomarker oder positiven Labortest. Kardiovaskuläre Auswirkungen gab es bei 29,24 % der Patienten, von Tachykardie oder Herzklopfen bis zu Myoperikarditis. Letztere wurde für einen Patienten nach der Impfung bestätigt. Bei zwei Patienten wurde eine Perikarditis für wahrscheinlich gehalten und vier hatten wohl eine subklinische Myokarditis. Die Klinik der Myoperikarditis nach der Impfung war normalerweise mild und mit 14 Tagen kurzfristig im Verlauf, sollte aber immer im Blickfeld behalten werden.[779] Jeder hat die Bilder aus der Presse im Kopf, wo dies Problem bekannte Sportler betraf, die dann deutlich mehr Probleme hatten.

So zeigt eine Studie von US-amerikanischen Universitäten mit einer Risiko-Nutzen-Analyse von Auffrischungsimpfungen und Impfverordnungen für Universitätsstudenten noch deutlichere Ergebnisse. 22 000–30 000 nicht infizierte 18–29-jährige Erwachsene müssten mit einer mRNA Vakzine geboostert werden, um eine COVID-19 Hospitalisation zu vermeiden. Offizielle CDC-Daten und andere zeigen ein Netz von Nebenwirkungen. Auf eine vermiedene COVID-19 Hospitalisation kommen 18 bis 98 ernste Nebenwirkungen inklusive 1,7 bis 3,0 Myokarditis-Fälle bei Männern und 1 373 bis 3 234 Fälle Grad ≥ 3 Nebenwirkungen welche die Alltagsaktivitäten behindern. Außerdem gebe es schon so viel erworbene Immunität, dass die wirklichen Zahlen noch viel ungünstiger für die Impfung ausfallen würden. Unethisch sei, dass 1) es keine formelle Risiko-Nutzen Abwägung für diese Altersgruppe gebe, 2) Impfungen Nebenwirkungen erwarten lassen für gesunde Jugendliche, 3) Risiko der zu erwartenden Nebenwirkungen in keinem Verhältnis steht zum vorübergehenden und nur moderaten Schutz vor Ansteckung, 4) das Wechselwirkungsprinzip werde verletzt, da bei wirklich ernsthaften Nebenwirkungen niemand für die Kosten aufkomme, aufgrund löchriger Gesetzgebung, 5) Impfzwang lasse sozialen Schaden entstehen denn der Wunsch nach Sicherheit

779. Mansanguan, S.; Charunwatthana, P.; Piyaphanee, W.; Dechkhajorn, W.; Poolcharoen, A.; Mansanguan, C. Cardiovascular Manifestation of the BNT162b2 mRNA COVID-19 Vaccine in Adolescents. *Trop. Med. Infect. Dis.* 2022, 7, 196. https://doi.org/10.3390/tropicalmed7080196.

entbehre jeden wirklichen ethischen und wissenschaftlichen Hintergrund. Somit würden die Covid-19 Impfungen für Nordamerika abgelehnt.[780]

Eine Kohortenstudie mit 3 193 Teilnehmern zeigte, dass im Falle von Depression, Angst, wahrgenommenen Stress, Einsamkeit und Sorge die Wahrscheinlichkeit von selbst berichtetem Long Covid 1,3–1,5-fach erhöht war, wie auch die Gefahr, dass man mit dem Alltag danach nicht mehr zurechtkam.[781] Wie zerstörerisch sich dann natürlich zusätzlich das Erzeugen von Angst in der Presse auswirkt, kann sich jeder vorstellen.

Soweit zu ein paar neueren Daten nach Erscheinen von „*Corona: Das Syndrom*“.

Georgos Vithoulkas beschwerte sich schon im letzten Jahrtausend über die Zustände in der Pharmaindustrie. Er zitiert Dale Cole, einen ehemaligen Direktor der Forschungsabteilung eines pharmazeutischen Unternehmens, der vor einem US-amerikanischen Senatskommitee aussagte:

> Es ist klar, dass viele dieser Produkte, während sie am Reißbrett konstruiert werden, keinen Nutzen versprechen. Sie versprechen Absatz. Es geht nicht darum, sie weiterzuentwickeln, weil sie irgendwie nützlich sein könnten … sie werden einfach fortentwickelt, weil sie Profit bringen … Da so viel von Neuheit abhängt, ändern sich Medikamente wie die Rocklängen der Frauen, und schnelles Veralten ist einfach ein Zeichen von Bewegung, nicht von Fortschritt. Mit etwas Glück für den richtigen Moment und einem guten Werbeprogramm kann irgendeine Menge Asafoetida mit einer besonderen Seitenkette so aussehen wie eine Wunderdroge. Die Illusion dauert vielleicht nicht an, aber sie währt oft lange genug. Bis der Arzt das erfährt, was die Firma von Anfang an wusste, bietet sie bereits zwei neue Produkte an, die das alte ersetzen … Die pharmazeutische Industrie ist einzigartig in dem Vorzug, dass sie Ausbeutung als einen edlen Zweck erscheinen lassen kann.[782]

Von 1966 zitiert Vithoulkas weitere Quellen, dass in den USA jährlich 5 Prozent der Patienten wegen ungünstiger Medikamentenreaktionen eingewiesen wurden, wobei dies die Todesursache bei 25 Prozent der Todesfälle am Montreal General Hospital damals war. Hat sich das 50 Jahre später alles sehr verbessert?

Man muss heutzutage immer noch bedenken, unter welchen gesponserten Umständen und Interessenskonflikten die Studien zustande kamen. Aus dem psychiatrischen

780. Bardosh, Kevin and Krug, Allison and Jamrozik, Euzebiusz and Lemmens, Trudo and Keshavjee, Salmaan and Prasad, Vinay and Makary, Martin A. and Baral, Stefan and Høeg, Tracy Beth, *COVID-19 Vaccine Boosters for Young Adults: A Risk-Benefit Assessment and Five Ethical Arguments against Mandates at Universities* (August 31, 2022). Available at SSRN: https://ssrn.com/abstract=4206070 or http://dx.doi.org/10.2139/ssrn.4206070.

781. Siwen Wang, Luwei Quan, Jorge E. Chavarro *et al.*, Natalie Slopen, Laura D. Kubzansky, Karestan C. Koenen, Jae Hee Kang, Marc G. Weisskopf, Westyn Branch-Elliman, Andrea L. Roberts (2022). Associations of Depression, Anxiety, Worry, Perceived Stress, and Loneliness Prior to Infection With Risk of Post–COVID-19. *JAMA Psychiatry*. Published online September 7, 2022. doi:10.1001/jamapsychiatry.2022.2640.

782. Silverman, Milton Moris & Lee, Philip R. (1974). *Pills, Profits, And Politics*. Zit. n. Georgos Vithoulkas (1998). *Die neue Dimension der Medizin*. Kassel: Wenderoth. S. 25.

Kontext wurden in den USA jetzt viele unethische und strafbare Fälle bekannt mit absichtlich falsch interpretierten Studien oder wenn negativ für das Produkt unter Weglassung dieser Daten und weiteres Nichtpublizieren von erkannten Nebenwirkungen: alles dies wurde vor den US-Gerichten abgeurteilt oder mit hohen Vergleichen beendet. Ron Wintrob[783], (damals Chair, WPA-Transcultural Psychiatry Section, Clinical Professor of Psychiatry and Human Behavior, Warren Alpert School of Medicine, Brown University Providence, RI, USA) fasste diese Geschehnisse zusammen und referierte sie weltweit. Das off-label Marketing, also der Einsatz eines Medikaments für nicht zugelassene, aber empfohlene Bereiche, für Seroquel/Quetiapin kostete AstraZeneca „nur" 520 Millionen Dollar; Eli Lillys off-label Marketing von Zyprexa/Olanzapin bezahlte sie mit 1,4 Milliarden Dollar vor Gericht; Pfizer wurde verurteilt zu 2,3 Milliarden Dollar für das illegale Marketing des Schmerzmittels Bextra, wie auch des Antipsychotikums Geodon/Ziprasidon. Johnson & Johnsons Marketing von Risperdal/Risperidon ist vor Gericht anhängig. Auch bei den Antidepressiva gibt es ähnliches. Glaxo soll fast eine Milliarde Dollar für Paxil/Paroxetin vor Gericht gezahlt haben. Dies beinhaltete ca. 390 Millionen Dollar für 450 versuchte und vollendete Suizidversuche unter dieser Medikation seit 1993.[784] Ein weiteres Beispiel ist Vioxx: „US-Pharmariese Merck stimmt Vergleich zu."[785] Hier wurde sich geeinigt auf die Zahlung von 4,85 Milliarden Dollar, was allerdings nur für die fast 27 000 amerikanischen Kläger gelte. Andere Länder, andere Verfahren, andere Ausgänge – muss man bisher aus deutscher Sicht hinzufügen. Der Mitbegründer der Evidence-Based-Medicine, Peter Goetzsche, hat sich später intensiv mit diesem dunklen Kapitel der pharmazeutischen Medizin auseinandergesetzt.[786]

Die Arbeit zur „*Finanzierung von Arzneimittelstudien durch pharmazeutische Unternehmen und die Folgen*"[787] als Förderinitiative Versorgungsforschung der Bundesärztekammer kam bei einer systematischen Literaturrecherche in der Datenbank pubmed (1.11.2002–16.12.2009) zur vorsichtig formulierten Schlussfolgerung:

> Bei der Beurteilung eines Arzneimittels führen Angaben aus publizierten Studien, die von pharmazeutischen Unternehmen finanziert wurden, häufig zu einem verzerrten Bild. Dies wird nicht durch die methodische Qualität der Arzneimittelstudien erklärt.

783. The Culture of Free-Enterprise Medicine and Ethical Conflicts in Psychiatry; An American Morality Tale. In: Thomas Heise & Solmaz Golsabahi (2011). *Mit Leib und Seele ankommen*. Berlin: VWB-Verlag.

784. *American Psychiatric Association online news bulletin*; 14 Dec 2009. *Bloomberg News online news report*; 14 Dec 2009.

785. *DÄ* 104:74, B2834, 23.11.2007.

786. Peter C. Goetzsche (2019). *Tödliche Medizin und organisierte Kriminalität. Wie die Pharmaindustrie das Gesundheitswesen korrumpiert*. München: riva.

787. Gisela Schott *et al.*, *DÄ Int* 2010, 107:16, 279–85 und 107:17, 295–301.

Neben den eindeutig wirtschaftlich bestimmten Ergebnisfälschungen gibt es noch die konkreten wissenschaftlichen Datenfälschungen zum eigenen Ruhme, wie die des südkoreanischen Stammzellforschers Hwang, des amerikanischen Anästhesisten Scott Reuben etc. Die Medizin- und Wissenschaftsjournalistin Siegmund-Schulze ist verwundert über die so „Kurze Schockstarre" von 2–3 Jahren beim „Fehlverhalten in der Wissenschaft"[788]. Danach fühlte sich diese Art von Wissenschaftlern in den USA bezüglich finanzieller Förderung und Reputation schon wieder rehabilitiert.[789] Auf 1 000 Wissenschaftler sollen pro Jahr in den USA 15 Fälle schweren Fehlverhaltens kommen, „wie das Erfinden oder Manipulieren von Daten und grobe Verletzungen geistigen Eigentums". Bei dieser anonymen Umfrage unter 4 298 Wissenschaftlern antwortete nur die Hälfte. Und schon dabei hatten 8,7 % mindestens ein gravierendes Fehlverhalten in der eigenen Abteilung innerhalb der letzten 3 Jahre beobachtet, wovon 37 % nicht gemeldet wurden.[790] Somit sollte eher von deutlich höheren Werten ausgegangen werden. Nach Ulrike Beisiegel, Sprecherin des Ombudsgremiums der Deutschen Forschungsgemeinschaft, dürfte es in Deutschland ähnlich aussehen.

Daneben ist die Methode „Gemeinsam veröffentlichen oder untergehen"[791] fast harmlos. Wir sehen eine deutlich gestiegene Autorenzahl als Zeichen einer sich ändernden Wissenschaftskultur. Dabei definieren einige Forscher den Begriff Autor wohl recht locker. Aber jeder möchte zeigen, dass er an vielen evidenzbasierten Studien teilnimmt, um seinen Ruf durch die große Veröffentlichungszahl zu verbessern. Wenn also z. B. eine Gruppe von 10 Wissenschaftlern in 5 Jahren 10 Studien publiziert und jeder diese Studie unter einer anderen Akzentsetzung mit seinem Namen an erster Stelle neben den anderen publiziert, dann kommt jeder auf 100 Veröffentlichungen statt auf 10. Das beeindruckt mehr im Lebenslauf. Und der durch die Publikationsflut gestresste Leser, bemüht sich fortzubilden, erwartet jedes Mal Neues, bevor er enttäuscht erkennt, dass er das schon andernorts las, beziehungsweise sich die Unterschiede auf oft marginale Ergänzungen oder ausgetauschte Bruchstücke beschränken. Der Gerechtigkeit halber muss man jedoch noch hinzufügen, dass immer mehr Studiendesigns und die heilverheißende Forderung nach großen Statistiken die Zusammenarbeit vieler Zentren mit vielen Mitarbeitern erheischen.

Das in Deutschland weiter perfektionierte Qualitätsmanagement führte zu einem neuen Berufszweig, der die Zertifizierungen betreibt und deswegen Unmengen an Wichtigkeit, Geld und Zeit verschlingt und so in regelmäßigen Abständen wegen der notwendigen Wiederholungen in zu kurzer Frist Unmut aufkommen lässt. Damit besteht die Gefahr, dass die gute und sinnvolle Absicht der überprüfbaren, verbesserbaren

788. *DÄ* 105:40, B1771, 03.10.2008.

789. *Science* 2008; 32: 775.

790. *Nature* 2008; 453: 980–2.

791. Christopher Bäthge, *DÄ* 105:20, 380–3, 16.05.2008.

und stolz vorzeigbaren Qualität ad absurdum geführt wird. Man lebt die Idee nicht mehr und macht die „Hausaufgabe“ nur vor der Prüfung oder sattelt um auf „Zertifizierung light“ mit dem billigsten und am einfachsten zu bekommenden Label. Wenn dieses Zertifizierungsprocedere einmal ernsthaft durchgelebt wurde und nicht nur durchlief, sind die Problemzonen danach identifiziert und selbständig im Auge zu behalten – zumindest für einige Jahre. Somit ist in den meisten Fällen eine Qualitätsverbesserung dann so nicht weiter erreichbar. Da muss man schon an anderen Punkten ansetzen.

Die Kommunikation mit dem Patienten, bei aufgezwungener Zeitknappheit endgültig nur noch auf humantechnische oder medizintechnische Aspekte und deren wirtschaftliche Vermittlung zu beschränken, würde einer Diktatur der Einseitigkeit gleichkommen und alle Seiten – so sie noch zu Gefühlen fähig sind, die es in sich (selbstkritisch) und dem Gegenüber (empathisch) zu erkennen gilt – unbefriedigt, enttäuscht und unglücklich zurücklassen.

Das ist dann der vorgezeichnete Weg der einen Seite, nämlich der Patienten, erst zum Doctor-shopping und schließlich in immer mehr Krankheitssymptome und Leidensgeschichte hinein mit folgender Kündigung und Arbeitslosigkeit bzw. Frührente gegebenenfalls über Prozesse mit mehreren teuren Gutachten oder zum Heilpraktiker, egal wie viel oder wie wenig dieser gerade weiß, sein Diplom kann das nicht zeigen.

Für die andere Seite, also die Ärzte, gibt es zwei ähnliche Hauptentscheidungsarme. Der erste passive ebenso in die Resignation („noch x Tage bis zur Rente“) und damit eventuell ins Burnout oder gleich in die Depression oder den Alkoholmissbrauch. Der zweite, aktive Weg führt ins Ausland oder raus aus dem kurativen System. Belege dafür finden sich mehr als genug. Da natürlich nicht nur Ärzte betroffen sind, geht es von dem Allgemeinen „Wenn Papa schlappmacht. Eine wachsende Schar überforderter Väter sucht Regeneration in speziellen Kuren und Anti-Burnout-Seminaren“[792] zu „Nur wenige sind ausgebrannt, aber die Belastung ist immens. Jeder 20. Vertragsarzt leidet nach einer neuen Studie unter Burnout”[793] und „Sind gestresste Ärzte die depressiven Patienten von morgen? Eine Befragung zeigt, dass die Gesundheit vieler Ärzte durch beruflichen Stress gefährdet ist. Eine Lösung kann nur langfristig und durch tiefgreifende gesellschaftliche Umstrukturierung gefunden werden.“[794] bis hin zu „Die schlimmste Zeit meines Lebens. Ausgebrannte Ärzte scheuen oft davor zurück, rechtzeitig Hilfe zu suchen. Angst und Scham verhindern es.“[795] Daran änderte sich auch in den folgenden Jahren kaum etwas, wie eine anonyme Online-Mitgliederbefragung (Teilnahme von 1 829 Klinikärzten) im September 2019 ergab. Die durchschnittlich 11,6 Überstunden waren an Universitätskliniken mit 13,4 am höchsten.

792. Barbara Esser, *Focus*, 23/2008, 50–2.

793. Horst Schuhmacher, *Schleswig-Holsteinisches Ärzteblatt* 5/2008, 49–51.

794. Katja Geuenich, *DÄ* 107:33, B1397, 20.08.2010.

795. Petra Meyer, *DÄ* 106:7, B250–1, 13.02.2009.

> Schnell greifende und dringend notwendige Maßnahmen zur Reduktion der Belastungen der Klinikärztinnen und -ärzte sind eine adäquate interdisziplinäre Personaldecke, die Minimierung der Arbeitsmenge (zum Beispiel durch Entbürokratisierung), die Optimierung der Arbeitsabläufe und eine Verbesserung der interdisziplinären Zusammenarbeit neben deutlichen Sofortsignalen von Unterstützung durch Führungskräfte und der Klinikleitung.[796]

Nicht nur in Deutschland beklagt man mittlerweile die so stark zugenommene Ökonomisierung der Medizin, die einerseits den Arzt unter Druck setzt und andererseits zu einer Fehlversorgung des Patienten führen kann. Die Schweizerische Gesellschaft für Allgemeine Innere Medizin tritt dem entgegen 2021 mittels einer Aktion „Ärzte Kodex – Medizin vor Ökonomie."[797]

Bei der weiter oben erwähnten Befragung unter 1 287 in Arbeit befindlichen Ärzten berichten die, welche unter Dauerstress stehen, bezüglich Körper, Kognition und Emotion fast gleichstarke Beschwerden wie in stationärer psychosomatischer Behandlung befindliche, depressive Patienten. Und so geht es denn auch gleich weiter zu den Konsequenzen:

> Abwanderung von Ärzten ins Ausland. Psychosoziale Belastungen werden zu wenig thematisiert. In der Diskussion über die Ursachen für die Ärzteflucht geht es meist um Arbeitszeiten und Entlohnungen. Die psychosozialen Belastungen von Studierenden und Ärzten werden hingegen kaum thematisiert.[798]

Dabei läge dies doch nahe. Sind sie doch ein Teil der Bevölkerung, wo in den ostdeutschen Bundesländern rund 48 Prozent und in den westdeutschen 35 Prozent angaben, unter einer chronischen Krankheit zu leiden. Allerdings war dies vermehrt unter Erwerbslosen mit 50 Prozent gegenüber Beschäftigten mit 25 Prozent und ähnlich bei Singles mit 45 Prozent im Verhältnis zu Menschen in Vier-Personen-Haushalten mit 23 Prozent.[799] Ein großer Teil unter den chronischen Krankheiten geht auf das Konto von arbeitsbedingten, psychischen Basisproblemen für resultierende körperliche Erkrankungen, welche nach einer von der Hans-Böckler-Stiftung geförderten Studie bundesweit jährlich Kosten von knapp 30 Milliarden Euro verursachen. Der Anteil der rein psychischen Erkrankungen verschlingt davon zusammen mit indirekten Kosten wie Arbeitsausfall, Krankengeldzahlungen, Frühverrentungen und Einnahmeverlusten sowie

796. Sylvie Vincent-Höper: Gemeinsam gegen die Ökonomie. Arbeitsbelastung im Krankenhaus. *DÄ* 2020; 117(22): A1043–7.

797. Drahomir Aujesky, Regula Capaul (2021). Gegen die zunehmende Ökonomisierung der Medizin. *Schweizerische Ärztezeitung* 102(27–28): 911–912.

798. Edgar Voltmer, Claudia Spahn & Jürgen Westermann, *DÄ* 106:8, B313f., 20.02.2009.

799. http://www.aerzteblatt.de/nachrichten/47927/Jeder_dritte_Deutsche_chronisch_krank.htm; 26.09.2022.

Zusatzausgaben der Rentenversicherung jährlich 7,1 Milliarden Euro.[800] 2018 hieß es psychische Erkrankungen verursachten rund 44,4 Milliarden Euro direkte Krankheitskosten pro Jahr und kämen direkt nach den Muskel- und Skeletterkrankungen[801], welche natürlich teilweise auch psychischen Ursprungs sind. Interessant war auch, dass 61 Prozent der AOK-Versicherten mit einer Depression ausschließlich vom Hausarzt versorgt würden, elf Prozent von Psychiatern und 20 Prozent von beiden gemeinsam.[802] Nach meiner praktischen Erfahrung aus der Schweiz werden sogar über 80 Prozent von den Hausärzten versorgt, bis diese mal daran denken an den Psychiater oder andere notwendige Fachdisziplinen zu überweisen.

Durch psychische Belastungen bedingte Krankheiten des Muskel- und Skelettsystems (Rückenschmerzen ohne signifikante Verbesserung), Kreislauf- sowie Magen- und Darmerkrankungen sorgen für weitergehende Ausfälle, so dass der gesamtvolkswirtschaftliche Schaden noch viel höher sei. An psychiatrischen Diagnosen stünden dabei an erster Stelle neurotische, somatoforme und Angststörungen und dahinter affektive Störungen mit Depressionen und dann die Suchtprobleme, da Burnout nicht unmittelbar genannt werden kann. Die Studie ging auch darauf ein, dass sich Präventionsmaßnahmen auszahlen. Zahlreiche Studien aus den USA hätten belegt, dass hier ein investierter Dollar Erträge zwischen zwei und zehn Dollar zeitige. Ähnliche Untersuchungen sind aus Deutschland bekannt. Daher hatte nun auch die gesetzliche Krankenversicherung (GKV) beispielsweise im Jahr 2017 für präventive und gesundheitsfördernde Maßnahmen 5,8 Milliarden Euro ausgegeben. Sie beklagt aber, dass sie damit alleine stünde und Hilfen der Länder, des Bundes etc. nicht vorhanden wären.[803]

Gemäß der seit 1979 laufenden Studie durch das Zentralinstitut für seelische Gesundheit in Mannheim, zur Prävalenz und dem Verlauf von psychischen Störungen, waren schon 1982 von der Bevölkerungsstichprobe 26 Prozent als psychisch krank einzustufen. Überrepräsentiert waren Frauen, Ledige, Getrenntlebende, Geschiedene und sozial Schwache.[804] In der Folgezeit ergab sich nur eine Spontanheilungsrate von sechs Prozent. D.h. bei der Folgeuntersuchung war die Wahrscheinlichkeit immer noch daran erkrankt zu sein um das Achtfache erhöht.

800. http://www.aerzteblatt.de/nachrichten/47929/Psychische_Belastungen_am_Arbeitsplatz_kosten_jaehrlich_ Milliarden.htm; 26.09.2022.

801. https://www.aerzteblatt.de/treffer?mode=s&wo=1041&typ=1&nid=91853&s=deutsche&s=dritte&s=jeder&s=krank; 26.09.2022.

802. https://www.aerzteblatt.de/treffer?mode=s&wo=1041&typ=16&aid=198061&s=deutsche&s=dritte&s=jeder&s=krank; 26.09.2022.

803. https://www.vdek.com/presse/pressemitteilungen/2019/krankenkassen-gkv-praevention-gesundheitsfoerderung.html; 26.09.2022.

804. http://www.aerzteblatt.de/v4/news/news.asp?id=23004&src=&swid=.

Seit langem sehen wir eine Zunahme der psychischen Erkrankungen, auch über die Daten der gesetzlichen Krankenkassen und Rentenversicherung. Um 37 % stiegen die Arbeitsunfähigkeitstage durch psychische Erkrankungen von 2000 bis 2010, um 70 % erhöhte sich für diese die Krankenhausfallhäufigkeit und bei 36 % lag 2010 der Anteil der Frühberentungen.[805]

> Der Erhalt oder die Wiederherstellung der seelischen Gesundheit müssen als gesamtgesellschaftliche Aufgabe begriffen werden.[806]

41 % der Bundesbürger erkranken einmal im Leben an einer psychischen Krankheit und jeder Dritte nimmt deswegen professionelle Hilfe in Anspruch. Depressionen auch als Folgeerkrankung bei körperlichen Problemen, Angststörungen, affektive und somatoforme Störungen mit oder ohne Schmerzstörungen werden hier aus Sicht der psychosomatischen Medizin genannt. Aus psychiatrischer Sicht kommen sicherlich noch die Suchterkrankungen, gerontopsychiatrischen und Persönlichkeitsstörungen hinzu, worüber sicherlich zurecht auch im gesellschaftlichen Kontext nachgedacht werden müsste. – Aber wer der intelligenten, empathischen und handlungsbereiten Entscheidungsträger wird schon diese Zeilen lesen – lol.

Depressionen gehören dabei zu den häufigsten und hinsichtlich ihrer Schwere oft am meisten unterschätzten Erkrankungen. Derzeit sind in Deutschland daran 11,3 % der Frauen und 5,1 % der Männer erkrankt, was auch dem hierbei üblichen Geschlechterverhältnis entspricht. 2015 erkrankten 5,3 Mio. Bundesbürger, 8,2 % der deutschen Bevölkerung. Und es starben mehr Menschen durch Suizid (10 078) als durch Drogen (6 736), Alkohol (5 490) Verkehrsunfälle (3 573) und HIV (370).[807] Sehr viele Suizide erfolgten vor dem Hintergrund einer unzureichend behandelten Depression, heißt es offiziell, obwohl auch Essstörungen mit einer hohen Sterblichkeit verknüpft sind.

Woran erkennt man nun eine Depression? Was ist der Unterschied zum häufig beklagten Burnout? Das ist gar nicht so leicht zu beantworten, insbesondere, da es die Krankheitsklassifikation „Burnout“ nicht gibt und die Ärzte gezwungen sind, dies meist als „Depression“ zu bezeichnen, und außerdem die Übergänge oft fließend sind. Neben der gedrückten Grundstimmung ist häufig auch der Antrieb verändert. Die Betroffenen ziehen sich vermehrt zurück und haben zu immer weniger Dingen Lust, das Aufstehen morgens wird zur Last. Alles fällt immer schwerer, manchmal sogar hin bis zur Entscheidung einzukaufen, Essen oder den Haushalt zu machen. Die Gefühle verändern sich, man scheint immer unkonzentrierter und vergesslicher zu werden und

805. PB, Psychische Erkrankungen. Dramatische Zunahme – kein Konzept. *DÄ* 107:33, B1380, 20.08.2010.

806. Andreas Weber, Georg Hörmann, Volker Köllner: Psychische und Verhaltensstörungen. Die Epidemie des 21. Jahrhunderts. *DÄ* 103(13): B712–5, 31.03.2006.

807. https://www.destatis.de/DE/Themen/Gesellschaft-Umwelt/Gesundheit/Todesursachen/Publikationen/Downloads-Todesursachen/todesursachen-2120400157004.pdf?__blob=publicationFile; 02.06.2021.

fühlt sich oft schuldig oder sogar minderwertig, weil man gar nicht versteht, wie es so weit gekommen ist, wo man früher doch ganz anders war. Sehr oft macht sich auch der Körper bemerkbar mit Missempfindungen, gestörtem Appetit und Schlaf und Stuhlgang oder Bauch-, Rücken- und Kopfschmerzen. Es gibt Ängste dabei, womöglich krank zu sein, oder Gedanken, ob sich das Leben so überhaupt noch lohnt. Allerspätestens hier sollte man einen Arzt aufsuchen.

Die Tatsache, dass man ein zwei-bis dreifach erhöhtes Risiko hat daran zu erkranken, wenn nahe Verwandte schon darunter litten, zeigt, dass die Genetik eine Rolle spielen kann. Aber wie wir wissen, gibt es ja noch die Epigenetik, die uns da zur Seite stehen kann. Und deswegen ist es so wichtig, sich von einem kompetenten Arzt ein ganzes Therapieprogramm aufstellen zu lassen, was eventuell ein Antidepressivum beinhaltet, aber daneben noch sehr viel mehr. Meist muss der ganze Lebensstil verbessert werden. Fragen zur Arbeit und Privatleben, Ruhepausen, Ernährung, Nahrungsergänzungsmittel, Bewegung mit Muskeltraining wie im Fitnesscenter oder beim Joggen als auch zur meditativen Energiearbeit wie bei Qigong[808], Taiji Quan und Yoga[809], zu Sexualität und Spiritualität sowie dem Sinn des Lebens müssen thematisiert werden. Auch die körperlichen Vorerkrankungen und seelischen Verletzungen wie durch Missbrauch und Traumatisierungen oder Mobbing und Überforderungen spielen eine Rolle. Letztere können dann als Auslöser der Erkrankung ebenso in Betracht kommen, wie Arbeitsplatzverlust, Partner- oder Familienkonflikte oder auch eine beginnende Sucht.

Die körperliche und neurobiologische Seite greift hier untrennbar in die innerpsychische Seite hinein. Das geschieht natürlich unter Mitbeteiligung der sozialen und natürlichen Umwelt, so dass, wie schon in den vorangegangenen Kapiteln dargestellt, dies alles Berücksichtigung finden sollte.

Der Einsatz eines Antidepressivums (AD), kurz- oder langfristig, ist dabei sehr kritisch zu überprüfen und zu hinterfragen, ob das wirklich nötig ist. Oft nämlich NEIN.

Joggen, täglich 30 Minuten, ist bewiesenermaßen an 81 000 Teilnehmern[810] eine gleichwertige Alternative bei leichten bis mittelschweren Depressionen mit nur positiven weiteren Wirkungen.

Neben den bekannteren Nebenwirkungen der AD zu Beginn auf Kreislauf und Verdauung und den jeweils spezifischeren auf die Dauer, kommt der Faktor der unterschiedlichen Enzymhemmung, die 10 % der Bevölkerung betrifft. Den gibt es natürlich auch bei manchen anderen Medikamenten. Dabei wird die Blutgerinnung beeinflusst ist, so

808. https://www.gesundheitsstadt-berlin.de/qi-gong-zeigt-positive-wirkungen-bei-depressionen-12943/; 04.06.2021.

809. https://physiotherapeuten.de/news/2020/10/depressionen-tai-chi-qigong-und-yoga-haben-positiven-effekt/; 04.06.2021.

810. https://www.aerztezeitung.de/Medizin/Sport-hilft-so-gut-wie-Antidepressivum-280307.html; 04.06.2021.

dass die Thrombozyten ihre blutstillende Wirkung weniger leicht entfalten können. Was das zum Beispiel bei Corona-Impfungen bedeutet, wird immer wieder bestritten. – Um ein Beispiel zur zahlenmäßigen Bedeutung zu haben: Im Jahr 2017 kamen in Dänemark pro Tag durchschnittlich rund 75,7 Tagesdosen (DDD*) AD auf 1 000 Personen.[811]

Uniformierung und Uniformität liegt dem Menschen nicht wirklich. Sie ist ein Zeichen der Unterwerfung unter eine bestimmte Idee oder Person und somit der Gegenpol zur Individualität. Ebenso wenig entsprechen Monokulturen oder Massentierhaltungen der Natur, die dann auch ihren Tribut mit entsprechenden Massenerkrankungen oder Revolutionen einfordert. Das gesunde und ausgewogene Verhältnis zwischen Kollektivismus und Individualismus zu finden, ist sicher eine der schwierigsten Aufgaben der Gegenwart. Die wieder zunehmende Zahl an narzisstischen Führungspersonen bis hin zu entsprechenden Persönlichkeitsstörungen, deutet auch darauf hin. Je mehr Druck von ihnen auf bestimmte Gruppen ausgeübt wird, desto wahrscheinlicher werden explosive gewalttätige oder revolutionäre Entladungen von Einzeltätern oder Gruppen.

Mit Infoflut werden wir ständig berieselt, wenn dann plötzlich Ruhe ist, was machen wir damit? Uns auf uns selbst besinnen und unseren eigenen Lebenssinn? In Corona-Isolation gab es mehr körperliche und sexuelle Gewalt sowie Missbrauch und Scheidungen als sonst. Wir haben verlernt miteinander zu kommunizieren und in Wertschätzung und Respekt zu leben. Es gibt keine Toleranz mehr für ein Anderssein. Daher bleiben immer mehr Singles, und preiswerte Kleinwohnungen werden benötigt. Dies wiederum erhöht den globalen CO^2-Ausstoß, da ja plötzlich eine doppelte Einrichtung mit entsprechendem Verbrauch vonnöten sind. So gesehen sind Scheidungen ein Phänomen von Luxusgesellschaften.

Bei der Kleinen Anfrage an die Bundesregierung zu diesem Themenbereich habe man nur allgemein und ausschweifend geantwortet, ohne Rückschlüsse zu ziehen, Strategien zu erarbeiten oder gar ein Konzept zu haben – ganz offensichtlich eine Überforderung für diese Art von Regierungen. Dabei gibt es ganz klare „Indizien für eine Unterversorgung."[812] Nicht nur, dass Neurologen, Nervenärzte und Psychiater in der Einkommensskala der Ärzte derzeit ganz unten stehen – trotz gestiegener Fallzahlen seien aber die Ärzte nicht mehr geworden. Stattdessen setze man ganz auf den psychologischen Psychotherapeuten und wolle den Mindestanteil von Ärzten unter den Psychotherapeuten von 40 auf 20 Prozent absenken.[813] Damit hält man trotz eines Mangels an ärztlichen Psychotherapeuten diese von der Versorgung fern, klagt ein Leserbrief[814]

811. https://de.statista.com/statistik/daten/studie/153178/umfrage/konsum-von-antidepressiva-in-ausgewaehlten-laendern/.

812. Eva Richter-Kuhlmann, *DÄ* 105:10, B451, 07.03.2008.

813. Petra Bühring, Mindestquotenregelung für ärztliche Psychotherapeuten: Ein guter Kompromiss. *DÄ* 105:18, 2008.

814. Monika Reichhart, 105:27, B1298.

und beschwert sich, dass seit der Einführung des Facharztes für Psychotherapeutische Medizin sich ein nicht evaluiertes oder sonst wie qualitätsgesichertes Netz an sehr teuren Ausbildungsinstituten entwickelt habe mit einer überholten Aufspaltung in Verhaltenstherapie und tiefenpsychologisch fundierte Therapie. Das schrecke ab, diesen Ausbildungsweg zu ergreifen. Bald sehe es auch so aus, als ob man die originäre ärztliche Handlung, das Gespräch, nun noch mehr den Psychologen und Heilpraktikern überlassen müsse.

Die Situation hier erscheint wirklich paradox. Einerseits sind die Psychiater weggekommen vom Wege des „Konfektionärs“ in Sachen Pharmaka, so wie es ihnen der Neurologe und Psychoanalytiker, Lehrstuhlinhaber in Frankfurt/M., Alexander Mitscherlich (1908–1982) vorgeworfen hatte. Sie haben sich erst mithilfe der Zusatzausbildung „Psychotherapie“ anderweitig bemüht, bevor diese dann sogar integraler Bestandteil des Facharztes für Psychiatrie und Psychotherapie wurde. Andererseits sollen sie nun, da sie zu viele Patienten haben, bzw. da es zu wenig Ärzte gibt, sich wieder mehr auf Pharmaka konzentrieren, auf Gespräche verzichten (Zeitbudget!) und außerdem einen Großteil der Psychotherapie abgeben an die Psychologen. Das scheint der beste Weg, zumindest Ärzte und Patienten unzufrieden zu machen. Kein Wunder, dass Wolfgang Gäbel, Past President der Deutschen Gesellschaft für Psychiatrie, Psychotherapie und Nervenheilkunde (DGPPN) das Beste daraus zu machen versucht, wenn er sagt: „Wir versuchen, einen mehrdimensionalen Zugang zum Patienten zu finden.“[815] Die Arbeit des Psychiaters sei längst zu einer Art Schnittstelle zwischen Geisteswissenschaft, Neurobiologie und Psychologie geworden.

So sollte man einen anderen Ausspruch von Mitscherlich gerade in diesem Kontext nicht vergessen „Diese extrem naturwissenschaftliche Konzeption der Medizin ist gescheitert.“

Die andere Seite der notwendigen Abgrenzung ist die zur Wirtschaft. So erschien 2007 eine Bekanntmachung der Bundesärztekammer im *DÄ*[816] zur „Wahrung der ärztlichen Unabhängigkeit – Umgang mit der Ökonomisierung des Gesundheitswesens“. Es ging um die Themen Bonuszahlung, Rabattanteile, Integrierte Versorgung, Verträge mit Pharmafirmen, Kooperationsgemeinschaften und finanzielle Anreize in Chefarztverträgen. Nachdem es sicher wichtig war, zu versuchen eine Rechtssicherheit in diesen neuen Fragen zu finden, drehte sich aber so viel um diese finanziellen Aspekte inklusive der durch den Patienten privat zu bezahlenden individuelle Gesundheitsleistungen (IGel), dass der damalige und allgemein verehrte Bundesärztekammerpräsident Hoppe erklärte „Ärzte sind keine Kaufleute, und sie verkaufen keine Ware.“[817] Mit der Idee

815. Sunna Gieseke, Auf der Suche nach Identität, *DÄ* 105:50, B2281, 12.12.2008.

816. 104:22, B1419, 01.06.2007.

817. Interview, *DÄ* 105:3, B59–61, 18.01.2008.

„Gute Medizin ist kein Industrieprodukt“[818] legten die Delegierten der Bundesärzteschaft das „Ulmer Papier“ vor, um Defizite in der medizinischen Versorgung aufzuzeigen und Perspektiven einer vernünftigen Gesundheitspolitik zu skizzieren. Hoppe schrieb im Prolog, dass die Therapiefreiheit von herausragender Bedeutung für Ärzte und Patienten sei.

> Der Politik und damit allen Reformgesetzen der vergangenen Jahre sei jedoch eine eher mechanistische Vorstellung des therapeutischen Geschehens zu Eigen. Diese lasse sich aber nicht standardisieren – und wo dies passiere, wirke es sich destruktiv auf die Vertrauensbeziehung von Arzt und Patient aus. Die Medizin sei eben keine exakte Naturwissenschaft, sondern vielmehr eine Erfahrungswissenschaft, die sich neben naturwissenschaftlichen Methoden der Erkenntnisse der Psychologie, der Sozial- und Kommunikationswissenschaften, der Geisteswissenschaften und auch der Theologie bediene.
>
> Aber auch die Ärzte sollten sich umorientieren. So werden im Grundsatzpapier neue Prioritäten in der Gesundheitsversorgung genannt. Vor allem der Prävention als integralem Bestandteil ärztlichen Tuns soll ein höherer Stellenwert zukommen. …

Der kranke Mensch solle wieder ins Zentrum des Gesundheitswesens rücken, nicht der „Geschäftsgegenstand Diagnose“. Hoppe[819]:

> Manche betrachten Ärzte als beliebig austauschbare Dienstleistungserbringer. Das ist gefährlich.

Anfang 2010 ergänzte Hoppe:

> Moral ist wichtiger als Mammon[820],

die individuelle Bedürftigkeit des Patienten dürfe nicht durch Renditedenken ersetzt werden. „Unsere Berufung ist das Heilen und Helfen“.

Auch in den Organisationsspitzen wird die Moral manchmal zu einem kostbaren Gut. Der „*Stern*“ formulierte 2016: „Game of Thrones“ unter Ärzten. Geld, Macht, Intrigen – der Skandal in der Medizinerlobby weitet sich aus. Auch dem neuen KBV-Chef droht jetzt ein Verfahren.[821]

Zwei weitere Trends muss man bei den Gedanken um die Gegenwart und die Zukunft des Gesundheitssystems in Deutschland auch noch im Auge behalten. Das sind einerseits die „Krankenkassenfusionen“, beschrieben mit „Größer, stärker, mächtiger“.[822] Dabei haben die Barmer GEK 8,5 Millionen Versicherte, die TK 7,3, die DAK 6,3, die AOK Bayern 4,2 und die AOK Baden-Württemberg 3,7. Diesen stehen dann andererseits in den jährlichen Verhandlungen die immer grösser werdenden Krankenhauskonzerne

818. Jens Flintrop & Thomas Gerst, *DÄ* 105:18, B803f., 02.05.2008.

819. *DÄ* 105:18, B805.

820. Jörg-Dietrich Hoppe, *DÄ* 107:1–2, B7, 07.01.2010.

821. Andreas Hoffmann, *Stern*, S. 100, 17.11.2016.

822. Falk Osterloh & Nora Schmitt-Sausen, *DÄ* 107:9, B327–9, 05.03.2010.

gegenüber, mit den börsennotierten, wie Rhön Klinikum AG, Eifelhöhen-Klinik AG, Marseille-Kliniken AG, Curanum AG, Maternus-Kliniken AG, MediClin AG, Refugium AG und Euromed AG, und denen, die als GmbH registriert sind, wie Paracelsus-Kliniken Deutschland GmbH, die Sana-Klinikengesellschaft mbH, die Unternehmensgruppe Damp, Fresenius, Medica, Augustinum, Helios-Kliniken GmbH, Asklepios-Kliniken GmbH und andere.[823] Marktwirtschaftlich bringt eine gewisse Größe Vorteile.

> Als Erfolg versprechende Faktoren sind zu nennen: Synergie-Effekte, Rationalisierungseffekte und Verbundvorteile, die sich aus einer Konzernstruktur mit straffer Organisation und Gliederung und der zumeist zentral eingerichteten Konzernleitung ergeben. Andererseits lässt sich in Klinikkonzernen und -ketten erfahrungsgemäß die Prozessorganisation, die innere und äußere Struktur, besser normieren und standardisieren und sowohl in der Leistungserstellung, bei der Unternehmenszielerreichung, bei der Kapazitätsbereitstellung und der Zentralisierung oder beim Outsourcing bestimmter Leistungserstellungsprozesse leichter steuern als in Solitärbetrieben oder im Krankenhaus „um die Ecke". Insofern sind diese produktions- und kostenorientierten Erfolgsfaktoren, die Prozess- und Aufbauorganisation, originäre Produktionsfaktoren neben den traditionellen Faktoren Kapital, Arbeit und Boden. Die jüngste Entwicklungsgeschichte der privaten Klinikkonzerne und GmbH-Klinikketten lässt erkennen, dass sich erwerbswirtschaftlich betriebene Krankenhausverbundbetriebe schneller auf sich ändernde Marktkonstellationen einstellen und auch in der Vertragspolitik flexibler sind.

Auf die Arbeitsplatz- und Patientenzufriedenheit wollen wir an dieser Stelle nicht eingehen.

Dann ist das Universitätsklinikum Gießen-Marburg von der Rhön-Klinikum AG übernommen worden. Ein Milliardenmarkt ist entstanden, auf dem sich die Investoren drängeln. Mit den Medizinischen Versorgungszentren (MVZ) hat der Gesetzgeber im Jahr 2004 eine neue Versorgungsform geschaffen und für die Krankenhäuser die ambulante Versorgung geöffnet. Anfang 2008 zählte die Kassenärztliche Bundesvereinigung (KBV) 1 023 dieser Einrichtungen mit bundesweit inzwischen 4 445 Ärzten und Ärztinnen. Davon sind die Träger in 58 Prozent die Vertragsärzte und in 36 Prozent die Krankenhäuser.[824] Renditechancen sieht auch die US-amerikanischen Kapitalgesellschaft Healthways, die unter den bisher noch niedrigen „sonstige" von 6 % rangiert. Ihre deutsche Tochter betreibt für die Deutsche Angestellten-Krankenkasse (DAK) im brandenburgischen Henningsdorf ein Callcenter, dessen Mitarbeiter – Krankenschwestern und -pfleger – chronisch kranke DAK-Versicherte zu einem gesünderen Lebensstil und besserer Therapietreue motivieren sollen. Datenschützer und das Bundesversicherungsamt beschäftigen sich daher derzeit mit dem Problem der Weitergabe von Patientendaten an Dritte.

---

823. Harald Clade: Krankenhauskonzerne: Gute Umsatzerwartungen, rasche Marktanpassung. *DÄ* 2003; 100:26, B-1492.

824. Jens Flintrop & Heike Korzilius: Medizinische Versorgungszentren: Einfallstor für Fremdkapital. *DÄ* 105:39, B1740, 2008.

2014 hat Rhön ein Netzwerk mit den früheren Gegnern im Übernahmekampf, Asklepios und Fresenius Helios, vereinbart. Es ging darum, den Mitgliedern eine Zusatzversicherung für ambulante und stationäre Leistungen anzubieten. Damals gewannen die Rhön-Aktionäre kräftig mit fast 1,7 Milliarden Euro im Wege eines Aktienrückkaufs durch die Gesellschaft mit anschließender Kapitalherabsetzung. So verschoben sich die Gewichte unter den Großaktionären. Der Medizinproduktehersteller B. Braun Melsungen hielt 18 Prozent, der Alleingesellschafter der Asklepios-Kliniken in Hamburg, Dr. Bernard gr. Broermann 15 Prozent, die Familie Münch 11 Prozent. Gemessen an der Mitarbeiterzahl war Gr. Broermanns eigenes Unternehmen dreimal so groß wie Rhön. Die Asklepios-Kliniken durchbrachen 2014 beim Umsatz erstmals die Drei-Milliarden-Euro-Marke, mithilfe möglichst niedriger Löhne für ihre mehr als 45 000 Beschäftigten. Das war eine Umsatzerhöhung von etwa 4,2 Prozent und ein Konzernüberschuss mit plus 25 Prozent auf 152 Millionen Euro entsprechend einem Gewinn von fünf Euro auf 100 Euro Umsatz.[825] 2018 lag der Jahresumsatz über 3,4 Milliarden Euro bei nur noch gut 35 000 Vollzeitkräften. Der Konzern hielt damals etwa 52 % der Anteile an der MediClin AG, Offenburg, sowie 93 % an der Rhön-Klinikum AG, Bad Neustadt a. d. Saale, betrieb mehrere Reha-Zentren, Seniorenheime und ein paar 5-Sterne-Hotels.[826]

Gemäß dem Stand von 2015 war mit den 2005 an den Fresenius-Konzern verkauften Helios-Kliniken dieser der mit Abstand größte private Klinikträger. Fresenius Helios umfasste 87 Akutkrankenhäuser, davon sieben Maximalversorger, 24 Rehakliniken und 47 MVZ, fünf Rehazentren, elf Präventionszentren sowie 15 Pflegeeinrichtungen. Ebenso gehören dazu die Unternehmensbereiche Fresenius Medical Care (Dialysegeräte und -zentren), Fresenius Kabi (Infusionstherapie, Transfusionstechnik) und Fresenius Vamed (Dienstleistungen für Krankenhäuser). Von dem Umsatz von 5,24 Milliarden Euro (2014) stammen 90 Prozent aus den Akutkliniken, die nicht von ungefähr über Leistungsverdichtungen klagen. Die Gewinnziele sind unerreichbar hoch gesetzt, denn 12 bis 15 Prozent Rendite soll eine übernommene Klinik nach nur fünf bis sechs Jahren erwirtschaften, wo von einigen neuen gerade mal 8 bis maximal 11 Prozent bei den Alteingesessenen erreicht wird.[827] Jeder kann sich vorstellen, was das für Knebelverträge sind, wo nur bei entsprechenden guten Finanzen normale Löhne gezahlt werden, Entlassungen und Mehrbelastungen täglich zu einer Verschlechterung des Arbeitsklimas zulasten von Angestellten und Patienten mit einem Nachlassen der Qualität durch Ermüdung und Lustlosigkeit natürlicherweise zu verzeichnen sind.

825. https://www.aerzteblatt.de/archiv/170844/Private-Kliniktraeger-Die-Grossen-erzielen-gute-Gewinne; 12.12.2021.

826. https://de.wikipedia.org/wiki/Bernard_gro%C3%9Fe_Broermann; 12.12.2021.

827. https://www.aerzteblatt.de/archiv/170844/Private-Kliniktraeger-Die-Grossen-erzielen-gute-Gewinne; 12.12.2021

Für das Krisenjahr 2020 hat sich dann völlig absehbar die Situation weiter zugespitzt, wie selbst das ARD am 13.04.2021 berichtete:

> Helios-Kliniken Millionengewinne und knappes Personal. Der Klinik-Konzern Helios hat auch im Krisenjahr 2020 Gewinne eingefahren und stellt Anlegern höhere Dividenden in Aussicht. Gleichzeitig ist nach mdr-Recherchen Personal teils zu knapp, um Notfälle zu behandeln. Das Herzzentrum Leipzig ist eine der führenden Fachkliniken für Herz-Medizin in Europa. Doch Personal sei hier so knapp geplant, dass Notfälle oft nicht angenommen werden könnten, sagen verschiedene Ärzte und Ärztinnen des Klinikums im mdr-Nachrichtenmagazin Exakt. Sie wollen anonym bleiben; sie fürchten, ihre Arbeit zu verlieren – und juristische Folgen. Die Mediziner berichten unter anderem, fast jeden dritten Tag müsste der Rettungsleitstelle signalisiert werden, dass man sie nicht anfahren solle.“ —

Das sei nicht nur auf den bisherigen Höhepunkten der Corona-Pandemie so – es komme auch bei ganz normalen Notfällen vor: bei Herzinfarkten, akuter Herzschwäche oder Lungenembolien. Solche Notfälle benötigen eine sofortige Behandlung, sonst geht wertvolle Zeit verloren. So etwa im Fall einer sogenannten Aortendissektion: einem herzchirurgischen Notfall, bei dem die Chance zu überleben jede Stunde um fünf Prozent sinkt. Eine Klinik in Leipzig fragte deswegen im Herzzentrum an. Ohne Erfolg, erzählt ein anderer Arzt, der ebenfalls unerkannt bleiben möchte.

> Dieser Patient konnte in der Klinik nicht aufgenommen werden, weil die Möglichkeiten zu operieren beziehungsweise einen operierten Patienten zu überwachen nicht gegeben waren. Aus personellen Gründen. Er musste weit weg transportiert werden. In ein anderes Bundesland.[828]

Ähnlich sieht es in fast allen Kliniken aus, wo überall der Mammon regiert und nicht das Wohl der Patienten. Deshalb sind natürlich in der Corona-Pandemie keine Plätze für zusätzliche Belastungen vorhanden, da das Gesundheitswesen eben vom Staat überwiegend an Privatbesitzer verkauft wurde. Gesundheit ist nun eine x-beliebige Ware geworden, und der Staat und irgendwelche unkundigen oder gar bösartigen Minister können diese Situation nicht den Ungeimpften oder den Geimpften mit Durchbrüchen, weil sie sich nicht alle 2 Monate impfen lassen, um einen auch nicht nachgewiesenen wirksameren Schutz zu haben, in die Schuhe schieben. Es ist schlicht und einfach eine völlig verfehlte Politik der regierenden Politiker seit Jahrzehnten. Das hat auch damit zu tun, dass um Politiker zu werden, die Anforderungen doch relativ niedrig sind, da alle sich nicht auf einen ernstzunehmenden und alltagsbezogenen Broterwerb konzentrieren, in der Hoffnung auf hohe Diäten und Pensionen. Ein paar Semester Studium der Politikwissenschaften beispielsweise, eventuell aufgepeppt mit einer abgeschriebenen Dissertation, keine praktische Berufserfahrung, keine Ahnung wie es im Leben hart kämpfender Bürger zugeht, nur Reden schwingen, welche der Mitarbeiterstab einem in

828. C. Haentjes, C. Huppertz, I. Dippmann und S. Kloppmann, mdr (13.04.2021) *Helios-Kliniken Millionengewinne und knappes Personal.* https://www.tagesschau.de/wirtschaft/unternehmen/helios-kliniken-gewinn-corona-101.html; 12.12.2021.

die Hand drückt und deren Tragweite man gar nicht absehen kann, während man abliest. Vielleicht und hoffentlich gilt das nicht für alle. Aber trotzdem sieht man hier in der Politik wie bei vielen Konzernen und Firmen, dass das reine Theoriegerede mit unzureichender Fachkompetenz, die eigentlich auf einem Lernen von der Pike auf basieren sollte, sich nun zu einer Katastrophe auswächst. – Einfaches Beispiel zur Verdeutlichung: Jemand der nur das Medizinstudium hinter sich brachte und dann viele Jahre ins Ausland geht, um sich theoretisch mit Zahlen in Büchern weiterzubilden, der nie einen Patienten über Jahre behandelt hat und Erfahrung auch im praktischen Gesundheitswesen mit all seinen Höhen und Tiefen im Krankenhaus und der Praxis sammelte, wollen Sie dem die Entscheidung über ihre Gesundheit und Therapie bei Erkrankung anvertrauen?

Beim Thema Apotheke geht es um einen Weltmarkt von rund 250 Milliarden Euro.

2007 gaben die gesetzlichen Krankenkassen mehr als 150 Milliarden Euro für die Gesundheit ihrer Versicherten aus. Die Gesamtausgaben für die gesundheitliche Versorgung (ohne die Bereiche Fitness und Wellness) lagen bei 250 Milliarden Euro. Bis 2020 könnte diese Summe sogar auf mehr als 500 Milliarden Euro anwachsen, hat die Wirtschaftsprüfungsgesellschaft Ernst & Young berechnet. Die demografische Entwicklung und die steigende Lebenserwartung sorgten für einen kontinuierlichen Anstieg des Bedarfs. Technologische Innovationen im Bereich der Diagnostik ermöglichten es zudem, Krankheiten früher zu erkennen und zu therapieren. —

Anders als wir hier in Deutschland, die wir ja doch oft zum Pessimismus neigen, beurteilen viele ausländische Investoren den deutschen Gesundheitsmarkt als Wachstumsmarkt", betont auch der KBV-Vorstandsvorsitzende Andreas Köhler. Zwar gebe es erst wenige Fremdkapitalgeber, die bereits in Deutschland aktiv seien, aber die Bewegung komme in Schwung. Zu diesen wird man sicherlich Fresenius mit seinen Dialyseeinrichtungen oder Sonic, die auf dem Labormarkt MVZ gründen, zählen dürfen. Apobank-Bereichsleiter Heßbrügge beziffert die Renditeerwartungen solcher Finanzinvestoren auf 15 bis 20 Prozent: „Denen geht es um die Kapitalverzinsung und nicht darum, medizinische Versorgung zu sichern." Das kann zulasten der Qualität gehen, wie eine Studie der „*New York Times*" zeigte. Demnach haben sich die Zustände in US-amerikanischen Pflegeheimen nach dem Einstieg von Finanzinvestoren deutlich verschlechtert. Um den Einfluss der Ärzte auf die ambulante Versorgung zu sichern, habe die KBV inzwischen die Initiative ergriffen. Ziel sei es, eine eigene MVZ-Kette zu etablieren, die der ärztlichen Freiberuflichkeit verpflichtet ist.[829]

Die Statistiken geben eine Verdopplung des Pharmaumsatzes in Deutschland auf 53,6 Milliarden von 2006 bis 2021 an.

Der weltweite Arzneimittelumsatz beläuft sich auf rund 1,5 Billionen US-Dollar. Mehr als die Hälfte entfallen auf die größten fünf nationalen Märkte: die USA, China, Japan und die beiden wichtigsten europäischen Märkte, Deutschland und Frankreich. Mit 533 Milliarden Marktvolu-

829. Jens Flintrop & Heike Korzilius: Medizinische Versorgungszentren: Einfallstor für Fremdkapital. *DÄ* 105:39, B1740, 2008.

men sind die USA mit Abstand der bedeutendste Pharmamarkt und seine Regulierungsbehörde FDA (Food and Drug Administration) von globaler Bedeutung.[830]

Die Zahlen vom Bundesgesundheitsministerium zu den Einnahmen und Ausgaben der Krankenkassen sieht 2021 wie folgt aus:

> Die Einnahmen der Krankenkassen, die sie in erster Linie durch vorab festgelegte Zuweisungen aus dem Gesundheitsfonds erhalten, sind um 7,1 Prozent auf 278,6 Mrd. Euro gestiegen. Darin enthalten sind neben dem ergänzenden Bundeszuschuss von 5 Mrd. Euro, den der Bund an die GKV gezahlt hat, auch die wieder als Zuweisungen an die Krankenkassen ausgezahlten Beträge der Vermögensabführung. Ferner sind die Einnahmen aus Zusatzbeiträgen, die durchschnittlich in einer Höhe von 1,28 Prozent von den Krankenkassen erhoben wurden, enthalten.
>
> Dem stehen Gesamtausgaben von 284,3 Mrd. Euro gegenüber, wovon rund 8 Mrd. Euro auf die Vermögensabführung der Krankenkassen an den Gesundheitsfonds entfallen. Die Ausgaben für Leistungen und Verwaltungskosten verzeichneten bei nahezu unveränderten Versichertenzahlen einen Zuwachs von 5,4 Prozent auf 274,5 Mrd. Euro. Die Leistungsausgaben stiegen um 5,7 Prozent, die Verwaltungskosten sanken dagegen um 0,3 Prozent. Insgesamt stiegen die Ausgaben der GKV gegenüber 2020 um rund 14 Mrd. Euro. Hiervon entfällt fast die Hälfte auf die Ausgabensteigerungen im Krankenhausbereich und bei den Arzneimitteln.
>
> Bei den Krankenhausausgaben verbuchten die Krankenkassen 2021 einen Anstieg von rund 3,6 Mrd. Euro bzw. 4,4 Prozent. Dabei ist zu berücksichtigen, dass die Krankenhäuser bis Ende Dezember zusätzlich rund 5 Mrd. Euro aus Steuermitteln für freigehaltene Betten erhalten haben. Eine wesentliche Rolle spielen die Pflegepersonalkosten, die bereits 2020 aus den DRG-Pauschalen ausgegliedert wurden. Hierfür verbuchten die Krankenkassen 2021 rund 9 Prozent mehr als noch im Vorjahr.
>
> Im Bereich der ärztlichen Behandlung gab es mit 1,8 Prozent deutlich unterproportionale Zuwächse nach sehr hohen Zuwächsen im Vorjahr. Hier wirkt sich das mit dem Tierarzneimittelgesetz geregelte Korrekturverfahren aus, das ungewollte Doppelfinanzierungen für besondere ärztliche Leistungen nach dem Terminservice- und Versorgungsgesetz korrigiert.Die Ausgaben für Arzneimittel steigen überdurchschnittlich um 7,8 Prozent bzw. rund 3,4 Mrd. Euro. Hier haben sich die unterjährig festgestellten Ausgabenzuwächse im Jahresverlauf stetig erhöht.[831]

Zurück zur internationalen Szene. Es sind also im Rahmen der Globalisierung immer mehr Zentralisierungspunkte der Finanzen und der Macht entstanden, die nun auch in unser Gesundheitssystem diktatorisch eingreifen wollen, um Rendite zu machen, nicht aus humanitären Gründen. Wie tragisch dies auch in Pflegeheimen in Deutschland aussehen kann, wo sich die Betroffenen nicht mehr wehren können, hatte ja schon Markus Breitscheidel[832] 1999–2001 recherchiert und 2005 veröffentlicht. Nachdem das Problem in der Ernsthaftigkeit dabei in der gesellschaftlichen Meinung inklusive

830. https://de.statista.com/statistik/daten/studie/158096/umfrage/pharma-gesamtmarkt-umsatzentwicklung-seit-2006/; 27.09.2022.

831. https://www.bundesgesundheitsministerium.de/presse/pressemitteilungen/vorlaeufige-finanzergebnisse-gkv-2021.html; 27.09.2022.

832. *Abgezockt und totgepflegt. Alltag in deutschen Pflegeheimen.* Berlin: Econ, 2005.

des Bundesgerichtshofs nicht anerkannt wurde, wird sich das nach der Rüge und dem Urteil durch den Europäischen Gerichtshof für Menschenrechte Juli 2011 im Falle von Brigitte Heinisch gegen ihren Arbeitsgeber Vivantes jetzt hoffentlich in der allgemeinen Rechtsprechung entscheidend verändern. Eine menschenwürdige Pflege, wie sie jeder auch für sich und seine Eltern haben möchte, muss es in allen Heimen geben. Das nach heftigen Kontroversen jetzt doch angelaufene Prüfungsprogramm für Heime durch den MDK[833] zeigt bei den bis dato kontrollierten ca. 1 057 Einrichtungen doch schon einige Ergebnisse. Bei der Globalnote sieht es mit 70 % für „sehr gut/gut" und nur ca. 25 % mit „befriedigend", 73 Heimen mit „ausreichend" und 12 mit „mangelhaft" anscheinend nicht zu schlecht aus. Aber schauen wir nach der Feinanalyse auf die Gretchenfrage, so sehen wir beim Kernbereich „Medizin und Pflege" nur etwas mehr als die Hälfte der Pflegeheime mit guter Qualität.

> Fast ein Fünftel schnitt aber schlechter ab: 124 Heime mit „ausreichend", 41 mit „mangelhaft". Einem Viertel der Einrichtungen wurde eine befriedigende Qualität bescheinigt. Auch im Teilbereich „Umgang mit demenzkranken Bewohnern" zeigten sich 192 Pflegeheime „ausreichend" oder „mangelhaft" kompetent. Im Bereich „Soziale Betreuung und Alltagsgestaltung" schnitten 105 Heime schlecht ab.

Den Durchführenden und hoffentlich auch allen anderen Beteiligten ist klar geworden, „dass eine Reihe von Einrichtungen zum Teil deutliche Qualitätsdefizite hat" (MDS-Geschäftsführer Peter Pick), was manche relativieren möchten als „insgesamt hinreichende Qualität" (Vorstand des GKV-Spitzenverbandes Klaus-Dieter Voß). Man war sich aber einig, dass die Ergebnisse in Detail bei vollständigem Vorliegen veröffentlicht werden sollten, und erhoffte sich danach entsprechende Verbesserungen. Wieweit jedoch die erfassten „Behandlungszeiten" bei dem Pflegenotstand tatsächlich ausreichend mit dem Patienten verbracht werden und nicht nur in der Statistik stehen, würde man erst in der fehlenden Addition der Zeiten sehen. Ein Toilettengang ist eben nicht im Hauruck-Verfahren zu absolvieren und mehr Zeit spart sicher Abführmittel sowie Windeln und gewinnt Menschenwürde.

Seit kurzem neu eingeführte „Zertifizierungsplakate" werden von den Heimen praktisch untereinander vergeben. Sie beziehen sich auf leicht zu erlangende Kriterien und besagen folglich effektiv fast nichts. Die Pflege von Alten und Kranken kann für Menschen, die diesen Beruf gewählt haben, um Anerkennung zu finden und sich besser zu fühlen bei ausbleibender Wertschätzung und hinzukommenden Problemen in der Arbeitswelt zu folgenschwerer Enttäuschung umschlagen. Nach Karl Beine wird dann dabei das eigene Leiden mit dem der anderen verwechselt und vermischt,und die Tötung

833. http://www.mdk-pflege.de/aktuelles-aus-der-pflege/archiv/27-mdk-pruefergebnisse-erste-veroeffentlichungen-der-pflegenoten.html.

von Menschen passiert dann mit der Phantasie und Gewissheit sie „erlöst“ zu haben, unabhängig davon wie alt oder krank sie wirklich waren.[834]

Auf einen weiteren, dringend notwendigen Lösungsansatz verweist eine Untersuchung zum deutschen Gesundheitswesen im internationalen Vergleich[835], an dem Deutschland 2005 erstmals teilnahm. Bei der Erhebung 2006 unter deutschen Primärärzten ergab sich die Kombination von größter Unzufriedenheit mit dem Gesundheitssystem bei mit Abstand meisten Patientenkontakten gepaart mit der geringsten Zeit pro Kontakt. Eine noch sorgfältigere Erhebung 2009 ergab, dass nur in Norwegen mit 56 % und den Niederlanden mit 60 % die Ärzte ihr System als gut funktionierend einschätzten. Das andere Ende der Skala bildeten die USA mit 15 % und Deutschland mit 31 %. Es halten dabei 82 % der deutschen Hausärzte „grundlegende Änderungen“ oder gar „komplette“ Reformen für notwendig. Ein Hintergrund ist sicherlich, dass 73 % eine verschlechterte medizinische Versorgung durch veränderte Rahmenbedingungen in den letzten drei Jahren sehen. Pro Woche 250 Patientenkontakte in 50 Arbeitsstunden ergaben dann mit 9,1 Minuten die geringste Zeitdauer im internationalen Vergleich (alles im Median). Fast alle übrigen Länder lagen dabei zwischen Großbritannien mit 13,3 und Schweden mit 28,8 Minuten. Benchmarking-Vergleiche mit anderen Praxen gab es in Italien praktisch nicht, in Großbritannien mit 82 % und in Deutschland mit 48 %. Aus epidemiologischen Studien in den USA ist bekannt, dass dort innerhalb eines Monats von 1 000 Menschen 750 über Beschwerden klagen, davon 250 einen Arzt aufsuchen, 9 in ein Krankenhaus eingewiesen werden und nur einer in der Universitätsklinik versorgt wird. Diese nicht stabilen Zahlen hängen mit dem Versichertenstatus, dem Zugang zu Versorgungseinrichtungen, dem Geschlecht, der ethnischen Zugehörigkeit, gesellschaftlichen Einflüssen etc. zusammen, die landes- und/oder kulturspezifisch sind. Mangels Untersuchungen in Deutschland kann man nur mutmaßen, dass bei unter 50 % hausärztlicher Versorger unter den niedergelassenen Ärzten ein nicht unerheblicher Teil der Primärversorgung von Spezialisten übernommen wird. Systemperspektivisch wäre also dann die Basis der angestrebten Pyramide zu schmal, was den rascheren Übergang in eine nächst höhere Versorgungsstufe nach sich zöge. Diese muss sich auch durch mehr (Wiederholung von schon stattgefunden ambulanten Untersuchungen) und teurere Untersuchungen (zur Amortisierung der Anschaffung, Ausbildung der Ärzte) sowie Therapien rechtfertigen und finanzieren. Es fehlt also die Zeit in der ambulanten Primärversorgung, um deren eigentliche Stärken, d. h. die Kenntnis des Patienten in seinem

834. Beate Schuhmacher: Wenn Pfleger Patienten töten. „Krankenhäuser sind ideale Orte, um Tötungen zu kaschieren“. In: *Neurologie & Psychiatrie*, 2012, 14:6–6. Karl H. Beine: *Krankentötungen in Kliniken und Heimen. Aufdecken und verhindern.* Lambertus, 2011.

835. Koch, Klaus; Miksch, Antje; Schürmann, Christoph; Joos, Stefanie; Sawicki, Peter T.: *Das deutsche Gesundheitswesen im internationalen Vergleich: Die Perspektive der Hausärzte.* DOI: 0.3238/arztebl.2011.0255. The German Health Care System in International Comparison: the Primary Care Physicians’ Perspective.

bio-psycho-sozio-spirituellen Gefüge zu verstehen und vorerst mit möglichst wenigen einfachen, aber durchdachten Mitteln – das ganze komplementärmedizinische Spektrum mit beinhaltend – einzugreifen und dann die Entwicklung zu beobachten. Da keine Zeit vorhanden ist aufgrund von unzureichender Entlohnung (Pauschalisierungsbetrag pro Quartal!), ersetzen besser entlohnte Labor- und Geräteuntersuchungen die ausführliche Anamnese und das Beratungsgespräch. Bei unzureichendem Erfolg der Diagnosesuche oder Therapie muss dann ebenso aus abrechnungstechnischen Gründen kostensteigernd weiterverwiesen werden an einen anderen Spezialisten oder eher direkt in das Krankenhaus. Dies könnte einen wichtigen Grund für einige Probleme im deutschen Gesundheitswesen darstellen. Eine noch unzureichende Anpassung der ärztlichen Versorgung an die Verschiebung des Morbiditätsspektrums hin zu einerseits funktionellen sowie andererseits chronischen Erkrankungen würde das katastrophal verstärken.

Der 125. Deutsche Ärztetag stellte aufgrund der Erfahrungen der letzten Jahre, auch wegen des Corona-Syndroms, an die neue Bundesregierung konkrete Kernforderungen für ein gesundheitliches Sofortprogramm in prioritären Handlungsfeldern. Digitale Anwendungen müssten praxistauglicher sein und nur bei nachgewiesenem Nutzen Anwendung finden. Der Bau klimaneutraler Krankenhäuser und die Nutzung klimaneutral gewonnener Energie im Gesundheitsbereich müssten von der Bundesregierung wegweisend gefördert werden. Das zukünftige Rollenverständnis der Ärzteschaft in einer teamorientierten Patientenversorgung müsste zu einem interdisziplinären Schwerpunkt werden. Eine Cannabis-Legalisierung wurde klar abgelehnt, entgegen der Liebhaberei des Gesundheitsministers, der ja auch Kokain legalisieren wollte.

Klaus Reinhardt, der Präsident der Bundesärztekammer (BÄK) formulierte, dass zu den Kernforderungen unter anderem folgende Punkte gehörten:

> die Krankenhausplanung und Krankenhausvergütung am tatsächlichen Behandlungsbedarf der Patienten auszurichten,
> den Klinikinvestitionsstau zu beenden,
> den ärztlichen Nachwuchs zu fördern,
> den Einfluss von Fremdkapital in der Medizin zu begrenzen,
> eine Reform der Notfallversorgung,
> Strukturreformen im Öffentlichen Gesundheitsdienst sowie
> die Novelle der Gebührenordnung für Ärzte.[836]

Betrachtet man die Erfahrungen der letzten Jahrzehnte, welche die BÄK mit den Politikern und besonders dem jeweiligen Gesundheitsminister(in) machen durfte, bleibt eine gehörige Portion Skepsis, inwieweit die Regierung die Tragweite einer Verweigerung oder auch nur nachlässigen Verschiebung der Erfüllung dieser Forderungen

836. Knut Köhler (2021). 125. Deutscher Ärztetag. Gesundheitspolitik und Klimaschutz im Vordergrund. *Ärzteblatt Sachsen*, 12-2021, 5–8.

verstehen kann, aufgrund des Fehlens von Fachkompetenz und zukunftsorientiertem, interdisziplinären Denken.

Zusammenfassend lässt sich seit Jahrzehnten keine wirklich erfolgreiche Zusammenarbeit der Politiker mit den verschiedenen Akteuren im Gesundheitswesen zum Wohle der Patienten beziehungsweise für eine Gesunderhaltung feststellen. Um Sie, lieber Leser nicht zu sehr zu ermüden, habe ich schon die Hälfte der Beweisführung in diesem Kapitel gestrichen. Die katastrophalen Kleinkriege wurden wohl auch so schon ersichtlich. Leider spielen die Politiker hier wie Major Tom „völlig losgelöst von der Erde“.

16. … und in der Dritten Welt …

Die derzeitigen, klimabedingten und anderen globalen Veränderungen spielen in Krisenzonen natürlich eine besondere, das ganze zuspitzende Rolle. Dies war schon vor der Corona-Krise unschwer zu erkennen.

Das *Deutsche Ärzteblatt* veröffentlichte immer wieder Fallvignetten und Erlebnisberichte von Auslandseinsätzen oder resümierende Erfahrungsberichte aus anderen Ländern, insbesondere der dritten und vierten Welt, neben einer Serie zur gesundheitspolitischen Situation. Letztere berichtete damals nur über Osteuropa. Manchmal findet man ähnliches auch in den regionalen Ärztezeitungen. Kirchliche Zeitschriften wie *Contacts* haben die Dokumentation ihrer Arbeit in den dortigen Ländern natürlich als Hauptaufgabe.

Ein chirurgisch-pädiatrisches Ehepaar in ***Nordkenia***, welches für LandsAid e.V., eine Landhilfe-Kampagne hier zur Versorgung der Nomaden mit Ziegen gekommen war, sieht sich plötzlich der Situation einer „Not-Sectio mit [glücklicherweise] Happy End“[837] gegenüber. Alles Vorhandene wird zusammengelegt, und so konnte unter Beleuchtung mit Autoscheinwerfern die Sectio erfolgreich beendet werden. Das 2 500 g Mädchen mit dem katastrophalen Apgar-Index von 1 wurde mittels Absaugens, Herzdruckmassage und Beatmung inklusive homöopathischer Globuli Opium MK und Notfalltropfen wieder ins Leben zurückgeholt.

Über den Hilfseinsatz für Ärzte ohne Grenzen in der ***Zentralafrikanischen Republik*** „In der Mitte von Nirgendwo“[838] berichtet ein Anästhesist. Die Verwendung von bei uns nicht mehr üblichen Medikamenten und Apparaten für bei uns nicht mehr gesehene schwere Krankheitsverläufe nach tagelangen Fußmärschen zum Hospital ist die medizinische Herausforderung, Wegelagerer und Rebellen sind die soziale Herausforderung. Die menschliche Herausforderung gibt die Triebfeder: „Diese jungen Menschen sollen eine bessere Zukunft haben, dafür sind wir hier.“

Die Hilfsorganisation Cap Anamur/Deutsche Notärzte e. V. betreibt seit über 10 Jahren ein Krankenhaus im ***Sudan.***[839] Dort, wo noch in den 60er Jahren Leni Riefenstahl die Nuba fotographierte, gibt es weiterhin keine Verkehrswege, keine Infrastruktur, kein fließendes

837. Albert Joas, Susanne Holtz-Joas. *DÄ* 104(1–2):B71–2, 08.01.2007.

838. Jörg F. Kustermann. *DÄ* 106(51-52):B2225–6, 21.12.2009.

839. Gabriele Kortmann, Karl Eiter: Medizinische Versorgung in einer anderen Welt. *DÄ* 105(9):B439–40, 29.02.2008.

Wasser oder Strom. Alle möglichen Tropenkrankheiten und chirurgisch fast nur Notfall-Operationen bestimmen den Alltag. „Ursache für erhebliche geburtshilfliche Komplikationen ist die häufig vorhandene pharaonische Beschneidung“ und im Allgemeinen mangelnde transkulturelle Verständigungsmöglichkeiten und damit unzureichende medizinische Aufklärungsgespräche. Auch dass Fisteln[840] oft bei der Geburt entstehen mit folgender Inkontinenz von zwei Millionen Frauen weltweit, die meisten davon in Afrika, gehört unter diese Rubrik.

Nachdem es jetzt durch die Studie von Jon Cohen u. a.[841] klar wurde, dass der Schutzeffekt mit antiviralen Mitteln bedeutet, dass das Ansteckungsrisiko durch ungeschützten Sex zwischen Mann und Frau um 96 % gesenkt wird, zeigt sich deutlich, dass Therapie zugleich die beste Vorbeugung ist. Dieses. alle Länder betreffende Thema müsste nach besten Kräften von allen beteiligten Organisationen sowie der Pharmaindustrie, die hier ihre Preispolitik für 7,6 Millionen behandlungsbedürftige Menschen deutlich überdenken muss, zügig umgesetzt werden.

Trotzdem hat sich gezeigt, dass die zwischen den Jahren 2000 und 2008 um ein Drittel gesunkene Zahl an HIV-positiven Erwachsenen überwiegend auf den vermehrten Kondom-Gebrauch zurückzuführen war. Laut Leigh Johnson von der University of ***Capetown***, hätte sich damit der Erfolg von safer sex Kampagnen mit dem kostenlosen, gezielten Verteilen von Kondomen an junge Männer und Frauen sowie intensiven Aufklärungsprogrammen in Schulen bestätigt.[842]

Der Freundeskreis Indianerhilfe e. V. (FKI)[843], durch Spenden finanziert und unabhängig, betreibt seit fast 50 Jahren kleine langfristige Projekte in verschiedenen lateinamerikanischen Ländern. Dies geschieht in enger Absprache mit den nationalen Gesundheitsbehörden mit dem Ziel der Integration in das Gesundheitssystem. Die Arbeit von einem deutschen Ärztepaar im ***peruanischen Amazonastiefland***[844] beinhaltete neben der medizinischen Versorgung auch die Ausbildung und Supervision von etwa 50 Gesundheitshelfern in 30 Dörfern mit regelmäßigen Besuchen dort. Die Minimaldiagnostik reicht nur für Malaria, HIV und die zunehmende Tuberkulose. Komplexere Krankheitsbilder und Operationen müssen in die Regionalhauptstadt Iquitos verlegt werden. Mangelernährung mit fehlenden Proteinen ist unter den Kindern der Urarina-Indianer weit verbreitet. Durchfallerkrankungen, Atemwegsinfekte, Hautinfektionen, Schlangenbisse, Tetanus, Malaria und Leismaniose sind häufig, Masern und Keuchhusten durch regelmäßige Impfungen seltener geworden. Da die Patienten nicht nur wegen

840. Petra Meyer: Leben in Scham und Einsamkeit. *DÄ* 105(14):B642–3, 04.04.200.

841. *Science* 2011.

842. *Journal of the Royal Society Interface*, 2012; doi:10.1098/rsif.2011.0826.

843. www.indianerhilfe.de.

844. Eva Ackermann, Malte Bräutigam: Palmenherzen statt Geld. *DÄ* 105(45):B2755–6, 09.11.2007.

der sehr wechselnden Wasserstände der Flüsse oft tagelange Anreisen haben, wird oft der Spontanverlauf für einige Tage abgewartet, bevor man losfährt.

Im armen ***Süden Perus*** hat das Ärzteehepaar John[845] in 2600 m Höhe mit jahrelanger, großangelegter Spendensuche, die 5,8 Millionen US-Dollar erbrachte, ein Hightech-Krankenhaus für 25 000 Menschen im Umkreis von drei Stunden Fahrzeit errichten können. So ein europäischer Standard ist sonst nur in teuren Privatkliniken zu finden. Hier arbeiten 35 ehrenamtliche Missionare, von privaten Förderkreisen unterstützt, im Dreijahresturnus zusammen mit 75 Peruanern im Krankenhaus. Peruanische Sozialarbeiter, die teilweise auch die Sprache der Quechua-Indianer sprechen, ermitteln ob und wie viel jeder Einzelne zahlen kann, Förderkreis und Stiftung geben das Meiste. Der Hygienestandard der offenen Wasserversorgung und der Märkte in den Siedlungen ist so schlecht, dass alle möglichen Infektionen und Parasiten an der Tagesordnung sind und leicht verbreitet werden. Daher werden auch Gesundheitshelfer ausgebildet und seit einiger Zeit Versorgungsfahrten in weiter oben gelegene Bergdörfer unternommen.

„Vom Wert des Lebens"[846] erfährt der Medizinstudent Marc während seines praktischen Jahres in einem ***kolumbianischen*** Krankenhaus. Ihn „ödet die Rasenkantenschneidermentalität seiner deutschen Heimat an", und so geht er nach Calí. Aus dem kulturellen Abenteuer wird zeitweilig tödlicher Ernst für „Dr. Alemán" und der junge deutsche Regisseur dieses Films Tom Schreiber taucht tief in den Rhythmus und das Leben dieser Metropole ein. Das mit dem Drehbuchpreis 2006 ausgezeichnete Script von Oliver Keidel ist in medizinethischer Hinsicht bemerkenswert, wenn es um den deprimierenden Alltag und die Entscheidung und die Gewichtung des Lebens eines Berufskillers im Vergleich zu einer Schwangeren mit ihrem ungeborenen Kind geht.

70 % der Bewohner ***Venezuelas*** wohnen in den „Barrios", den Armenvierteln.[847] Dort wurden mit der Hilfe kubanischer Ärzte in vier Jahren medizinische Notprogramme aufgezogen, die zur flächendeckenden primären Notversorgung ausgewachsen, jetzt erstmals zum Teil von 1 024 venezolanischen Ärzten übernommen wurden. Die Allgemeinmediziner mit dreijähriger Zusatzausbildung vor Ort sollen mit den innerhalb von sechs Jahren zusätzlich auszubildenden weiteren 6 000 Medizinern in dem Netz der Gesundheitsstationen in den Barrios bis zu 90 % der Gesundheitsprobleme präventiv verhindern oder ambulant behandeln. Neben den Familienmedizinern sollen Defensores de Salud, sogenannte Health worker oder Gesundheitsverteidiger, sowie als drittes Gemeindemediziner arbeiten, welche nach sechs Jahren insbesondere für Prävention, Rehabilitation und Gesundheitsbildung zur Verfügung stehen. Eine Gruppe Physiotherapeuten und Heilpraktiker aus Berlin bot hierfür Kurse in Akupressur- und Massage-

845. Christina Schuster: Hightechkrankenhaus in 2600 Metern Höhe. *DÄ* 106(25):B1107–8, 19.06.2009.

846. Falk Osterloh. *DÄ* 105(33):B1505, 15.08.2008.

847. Wolfram Metzger, Harald Neuber: Venezuela. Hilfe für den Barrio. *DÄ* 104(36):B2126–8, 07.09.2007.

techniken für bestimmte Erkrankungen an. Einwände gegen diese neuen Gesundheitsprogramme durch die Opposition sind zu polemisch und privatwirtschaftlich orientiert, um die Befürwortung durch die WHO kippen zu können.

„Sprechstunden auch unter freiem Himmel"[848] für die Hilfsorganisation „Ärzte für die Dritte Welt" hielten zwei deutsche Ärzte und eine Zahnärztin in der Hauptstadt ***Nicaraguas*** ab. Das Arbeitsgebiet 11 km nördlich von Managua wurde nach dem schlimmen Erdbeben 1973 erbaut. Im ärmsten Viertel dieses riesigen Slumgebiets sind ständiger Lärm und Staub, Wasser- und Strommangel die Herausforderungen. Wie wahrscheinlich in den meisten Slums solcher Großstädte gibt es nur Sandwege mit vielen, tiefen Schlaglöchern, die bei Regen unpassierbar werden können. Die stinkenden Abwässerrinnsale daneben, vor den Bruchhütten aus Wellblech, Plastikteilen oder Holzbrettern, wetteifern in der Penetranz des Gestanks mit dem Müll, teils in schwelenden Plastikhaufen. Dazu kläffen Hunde, Hühner krähen und Musik dröhnt aus einzelnen Hütten – gelegentlich vereinzelte Schüsse. Jeweils 40–50 Patienten werden pro Arzt am Vormittag versorgt. Genauso viele werden am Nachmittag in unserem Bus, eine Stunde entfernt auf einem Standplatz in dem äußersten Stadtbezirk für dort Lebende sowie für vom Land weit Herangereiste, behandelt. Einheimische Krankenhelfer nehmen eine symbolische Gebühr – Medikamente sind umsonst, messen Blutdruck, Gewicht sowie Temperatur und ordnen nach Dringlichkeit. Über die Hälfte der Bevölkerung ist jünger als 16 Jahre und manche Mütter sind erst 14 oder 15 Jahre alt. Da die Männer häufig ihre Familien verlassen haben, teilweise um weit weg Arbeit zu finden, kommen die Frauen mit ihren oft fünf bis sechs Kindern. Da meist alle infiziert sind, mit Darmerkrankungen ohne oder mit Würmern, Krätze und anderen Hautläsionen, müssen sowieso alle behandelt werden. Wegen fehlender technischer Mittel bekommt die gründliche Anamnese als Basis der Diagnose wieder ihre frühere Bedeutung zurück. Das und pragmatisches Handeln und Behandeln sind am wichtigsten. Bessert die Wurmkur die Bauchbeschwerden der Kinder nicht, wird bei anhaltenden Durchfällen, Appetitlosigkeit und Blässe ohne Labor antibiotisch gegen Amöben und Lamblien vorgegangen. Die meisten Erkrankungen sind Infektionskrankheiten aufgrund von Wassermangel, Schmutz, schlechter Ernährung, Müllverbrennungsdämpfen und warmen Klima. Fortgeschrittene Tumoren oder auskultierte Herzfehler können aus Geldmangel nicht behandelt werden, erfahren also auch keine weitere Diagnose. Kompliziert sind Transport und Versorgung von schwierigeren Fällen ins Krankenhaus, wie ausgetrocknete Kinder.

Im Gesundheitssystem der ***Philippinen*** gibt es „Keine Ärzte für die Armen"[849] mehr. Wegen niedriger Gehälter wandern sie aus und auf dem Land müssen Krankenschwestern die Gesundheitsversorgung übernehmen. Selbst die können in einem Inselstaat, der sich über mehrere Tausend Kilometer erstreckt, rar werden und auch keine Operationen

848. Friederike Orellana. *DÄ* 105(27):B1311–2, 04.07.2008.

849. Martina Merten. *DÄ* 104(26):B1676–8, 29.06.2007.

alleine machen. 50 % können sich keine und 40 % nur sehr kostengünstige Arzneimittel leisten. Das Gesundheitsministerium fördere sichtbare Prestigeobjekte, die Devisen bringen, wie Medizintourismus. 700 Krankenhäuser sind mittlerweile schon in privater Hand, viele amerikanisch zertifiziert. Von den 1 000 staatlichen finanziert der Staat nur 300. Die restlichen 700 sind überwiegend kleiner und sollten von den Kommunen getragen werden, die aber oft andere Prioritäten finden. Krankenschwestern verdienen in den USA das Dreifache eines philippinischen Arztes.[850] So leben mittlerweile 10 Millionen Filipinos im Ausland und erwirtschaften 13,5 % des heimischen Bruttosozialprodukts. Medizintourismus soll jetzt helfen diesen Exodus zu stoppen und den Filipinos höhere Gehälter bringen. Dazu tragen auch „Altersruhesitze in Asien" bei, um zu „Leben wie die Könige"[851].

Für die bei verschmutzter Luft und Autolärm bettelnden Kinder in der Hauptstadt führen Durchfallerkrankungen durch verschmutztes Trinkwasser gemäß der nationalen Krankenkasse am häufigsten zum Tode, manchmal auch Bronchitis, Lungenentzündung, Grippe und Malaria. Bei den Reichen sind es dort wie überall Diabetes, Bluthochdruck und Übergewicht. Die Marktmacht einzelner privatisierter Apothekengiganten führte dazu, dass die Arzneimittelpreise dreimal so hoch wie in Thailand oder Indonesien sind und 15-mal so hoch wie in Indien. Generikaverkäufe beliefen sich nur auf 4 %. Die Deutsche Gesellschaft für technische Zusammenarbeit (GTZ) hilft dem dortigen Gesundheitsministerium beim Aufbau eines Apotheken-Franchise-Systems für überwiegend nicht rezeptpflichtige Generika. Auch werden Mitarbeiter dafür ausgebildet, was Basiskenntnisse über Kräuterkunde und Erste Hilfe mit beinhaltet, da die Apotheken mitten auf dem Lande liegen. Auch die soziale Krankenversicherung[852] fördert die GTZ und besonders in der ärmeren Bevölkerung steigen die Mitgliederzahlen.

Eine ähnliche Situation findet sich in ***Vietnam***[853]. Ein wachsender Privatsektor versorgt die Städte ärztlich gut – die staatliche Versorgung für die breite Masse greift immer weniger mit 20 Euro pro Kopf und Jahr. Es gibt 80 private und 1 000 staatliche Krankenhäuser, für deren Behandlungskosten die Kranken nicht selten Haus und Hof verkaufen oder Geld von Nachbarn borgen. Das Niveau der ärztlichen Versorgung auf dem Lande sei fast so niedrig wie das Einkommen, und viele Ärzte würden in die Städte drängen, was die Probleme dort noch verschärfe. Auf dem Lande versteht man kaum was von gesundem Essen, und folglich gebe es viele ernährungsbedingte Erkrankun-

850. Martina Merten: Ärztin auf den Philippinen. „Ich möchte das verdienen, was ich verdiene". *DÄ* 107(15):B615, 16.04.2010.

851. Martina Merten. *DÄ* 107(15):B613–4, 16.04.2010.

852. Bernd Kubisch: Philippinen. „Ich habe Zeit für meine Patienten". Der deutsche Arzt Peter Kaliski hat sein Glück in Manila gefunden. *DÄ* 106(13):B516–7, 27.03.2009.

853. Martina Merten: Gesundheitssystem in Vietnam. Ernüchternde Parallelwelten. *DÄ* 106(6):B199–202, 06.02.2009.

gen, wie Durchfallerkrankungen durch schmutziges Trinkwasser, neben Malaria, Denguefieber und japanischer Encephalitis. Da es auch keine sexuelle Aufklärung gäbe, würden besonders auf dem Lande immer mehr junge Frauen unter 18 Jahren abtreiben, was schon zu einer Million Abtreibungen pro Jahr geführt habe. Ein anderes Erziehungsproblem zeige sich darin, dass Arzneimittel zu oft oder fehlerhaft eingenommen würden. Sie sind frei verkäuflich und ohne Qualitätskontrolle auf dem Markt. Das heißt viele von ihnen sind fake-Produkte mit fehlerhaften Zusammensetzungen. Um strukturelle Schwächen auszugleichen, sollen Stadtärzte für einen Zuschuss zeitweise auf das Land, wo sie ihr Wissen gleichzeitig an die Kollegen weitergeben könnten.

Des Weiteren gibt es nicht nur die 54 Häuser für traditionelle chinesische Medizin (TCM), sondern jedes öffentliche Krankenhaus hat auch eine entsprechende Abteilung dafür. Häufig würden auch austherapierte Patienten in diese Abteilungen verlegt, wo man dann immer noch erfolgreich helfen könne. Das National Hospital of Traditional Medicine in Hanoi mit 420 Betten und 365 Mitarbeitern ist schon seit 1988 von der WHO als Lehrkrankenhaus für TCM anerkannt.

Weitere Aspekt sind „Die stillen Opfer von Agent Orange“[854], die in einem Rehadorf nahe Hanoi wenigstens etwas Normalität wiederfinden. Man geht von bisher einer Million Menschen aus, darunter 300 000 Kinder, die den sogenannten Entlaubungsaktionen mit Herbiziden, die Dioxin enthielten, zum Opfer fielen. Die Gifte schädigten direkt und indirekt durch die Nahrungskette. Zu den medizinischen Spätfolgen zählen Missbildungen, Immunschwächen und Erbgutschäden, die dafür sorgen, dass heute – drei Generationen später – immer noch geistig und körperlich behinderte Kinder auf die Welt kommen. Für die Eltern solcher Kinder ist es nicht nur ein Versorgungshandicap, weil gerade auf dem Land kein Geld da ist, sondern sie schämen sich auch für die Kinder. Sie verstecken sie, da sie Angst vor der Reaktion der Nachbarn haben. Das Rehadorf, von einem deutsch-amerikanischen Ehepaar 1998 als „Dorf der Freundschaft“ gegründet, bietet auf 2,7 Hektar jeweils 120 Kindern für zwei bis drei Jahre gutes Essen und ärztliche Versorgung durch zwei vietnamesische Ärzte. Sie haben zweimal jährlich aus der Schweiz kommenden, kostenlos arbeitenden, chirurgischen und orthopädischen Besuch. 50 % der Gelder kommen aus Vietnam, Unterstützungsgruppen sind in den USA, Deutschland, Kanada, Frankreich und Japan beheimatet. Alles was therapeutisch unternommen wird, basiert mangels ausreichend Geld und Erfahrung mit den genauen Giftwirkungen auf Versuch und Irrtum. Die Kinder lernen zu nähen, sticken und Seidenblumen herzustellen, sowie am Computer zu arbeiten. Die Physiotherapeutin bietet täglich Krankengymnastik sowie Yoga an und bildet lokale Therapeuten fort.

„Medizinische Versorgung in einem Flüchtlings-Camp der ***Shan People*** an der burmesischen Grenze“[855] im Niemandsland, drei Wegstunden entfernt vom nächsten Arzt

854. Judith Hahn. *DÄ* 106(9):B340–1, 27.02.2009.

855. Matthias K. Bernhard, Josephine Wacker, Miriam Wilhelm. *Ärzteblatt Sachsen* 7/2008: 387–8.

in Thailand, das war das Anliegen einer Ärztegruppe aus Leipzig. Hauptanliegen neben der Behandlung war die Ausbildung der Medics genannten Health Worker für die Ambulanzen, die in etwa einem halben Jahr Anatomie und Physiologie, Diagnostik und Therapie der häufigen Infektionskrankheiten wie Enteritis oder Pneumonie, klinische Untersuchung von Abdomen und Lunge sowie Nähübungen lernen. Oft sehen sie in ihrer gesamten Ausbildung keinen Arzt. Als Rucksacksanitäter sind sie in entlegenen Bergdörfern bis zu einem halben Jahr unterwegs. Ein mit Solarenergie betriebenes Mikroskop für Sputum (Tuberkulose) – und Blutbilddiagnostik wurde ebenso mitgebracht wie ein Blutzuckermessgerät nebst Urin-Stix. Aber weiterhin herrschte großer Mangel an Antibiotika, Schmerzmitteln in Saftzubereitungen für Kinder sowie sterilen Materialien. Neben diesem seit 2001 bestehenden Camp Loi Kaw Wan mit 2 600 Menschen, gebe es noch viele weitere aufgrund der Unterdrückungspolitik der burmesischen Zentralregierung. Die Aids-Rate werde auf 5 % geschätzt und diesbezüglich Aufklärung betrieben.

Afghanistan[856] hat weltweit die zweithöchste Kindersterblichkeit – jedes vierte Kind stirbt vor dem 5. Geburtstag, die durchschnittliche Lebenserwartung liegt bei knapp über 40 Jahren, das Gesundheitssystem ist kollabiert. Der Bildungsstand ist niedrig, die Analphabetenrate ist besonders unter den Frauen hoch. Die Kultur macht die Frauen von ihren Männern völlig abhängig und verbietet ihnen über Periode und Schwangerschaft zu sprechen, so dass völlige sexuelle Unaufgeklärtheit herrscht – sogar hinsichtlich des Umgangs mit Neugeborenen. Daher bilden Hilfsorganisationen wie Save the Children lokale Gesundheitsberater aus, die zu angesehenen Multiplikatoren werden. Schulkinder, Eltern und Lehrer werden in Präventionsprogrammen zu vitaminreicher Ernährung, Impfung und Entwurmung sowie Hygiene - insbesondere für neuausgebildete Hebammen auch bei Geburten – unterrichtet. Da die Regierung kaum hilft, versuchen auch in Deutschland lebende afghanische Ärzte[857] mit Fortbildungskursen und der Lieferung von medizinischen Geräten beim Wiederaufbau des Landes zu helfen.

> Mehr als 30 Prozent der ***russischen*** Krankenhäuser haben kein warmes Wasser, und acht Prozent sind überhaupt nicht an die Wasserversorgung angeschlossen. Zudem haben neun Prozent kein Kanalisationssystem, wie der russische Regierungschef Wladimir Putin am Mittwoch laut der Nachrichtenagentur ***RIA Nowosti*** sagte. Etwa ein Viertel der Kliniken im Land müssten „total renoviert" werden. Für die Sanierung des Gesundheitssystems im Zeitraum von 2011 bis 2012 stellte Putin 460 Milliarden Rubel (etwa 11,5 Milliarden Euro) in Aussicht. Russland sieht sich mit gravierenden Problemen im öffentlichen Gesundheitssystem konfrontiert. Unter anderem ist der Gesundheitssektor stark von Korruption betroffen. Patienten müssen in Russland häufig Bestechungsgelder zahlen, um die notwendige Behandlung zu bekommen.[358]

856. Nora Schmitt-Sausen: Basismedizin rettet Leben. *DÄ* 107(4):B112, 29 01.201.

857. Heike Korzilius: Das Prinzip Hoffnung. *DÄ* 105(6):B239, 08.02.2008. www.afghanmed.de.

858. http://www.aerzteblatt.de/nachrichten/45464/; 13.04.2011, © afp/aerzteblatt.de.

Dieses Zitat aus dem *Ärzteblatt* 2011 wird in seiner Eindeutigkeit ergänzt von einem *Spiegel*bericht kein Jahr später, in dem detailliert über Fälle von korrupten Ärzten, verwechselten Medikamenten und Schwerkranken ohne Betten berichtet wird.[859] Aus diesen Verhältnissen mit kostenloser aber oft nicht vorhandener Gesundheitsversorgung resultiere eine Lebenserwartung von 69 Jahren und eine Säuglingssterblichkeit, die mit 1,1 Prozent dreimal höher ist als in Deutschland.

An diesen wenigen konkreten Beispielen aus Afrika, Lateinamerika und Asien ist gut die Spannbreite der oft einfachsten Anforderungen zu sehen, die anderswo noch an ein medizinisches System gestellt werden. Und das alles verläuft natürlich zweigleisig ab, neben der elementaren Bekämpfung des Hungers, der seit Jahren, völlig absehbar, immer wieder zugelassen und oft augenscheinlich sogar beabsichtigt wird. Das Ergebnis von Hunger und Cholera im Jemen beispielsweise war für jeden Beobachter seit Jahren erkennbar im Kommen. Konfrontative Brennpunkte der nationalen Weltmächte zeitigen dort, in Nahost, im Jemen oder im Kongo oder anderswo immer wieder geplante Katastrophen, wie dies ebenso in kulturellen Konflikten innerhalb von bestimmten Nationen zu finden ist im Amazonasgebiet, in der Türkei, in der VR China, in Spanien, in Russland, in Sri Lanka, Birma und zu vielen anderen mehr. Wie sollte die UNO sich dabei verhalten, in Bezug auf ihr derzeit noch ausgeübtes Veto-Programm, wenn es um Verbrechen gegen die Menschlichkeit bis hin zum Völkermord geht? Und dann die nächste große Frage: all unsere oben erwähnten Fehler und Schwierigkeiten. Wie können sie alle davon lernen und dies vermeiden?! Ein wichtiges und hier noch nicht erwähntes Thema ist in diesem Rahmen auch die internationale Bevölkerungspolitik mit der unzureichenden Geburtenkontrolle und so unausweichlich entstehenden Ressourcenknappheit. Bereits Aldous Huxley mit seinem Klassiker „*Brave New World*" zeigte was passieren kann, als einer von vielen, die ihm später auf diesem Pfad in der Literatur oder in Filmen nachfolgten. In einem Interview kurz vor seinem Tod machte er darauf aufmerksam, dass es nur zwei Wege gebe: gewaltsame Bevölkerungsreduktion durch Hunger, Krankheit und Krieg oder freiwillige und effektive Geburtenkontrolle. Schon in seinem Anschlusswerk „*Dreißig Jahre danach*"[860] berichtete er erschrocken, dass sein Horrorszenario leider nicht mehr, wie er es vermutet hatte, in ganz weiter Ferne liege. Stichworte aus seinem Inhaltsverzeichnis mit Überbevölkerung, Quantität, Qualität, Moralität, Überorganisierung, Propaganda in Demokratie/Diktatur, Verkaufskünste, Gehirnwäsche, Chemische oder unterbewusste Überredung und mehr lassen uns erahnen, wie brandaktuell sich heute und besonders in der Corona-Politik diese Themen vernehmen lassen. Und dass die Überbevölkerung das eine ist und das andere die Ressourcenverschwendung durch den Lebensstil der westlichen Welt mit dem Wahnsinn

---

859. Alina Braun & Benjamin Bidder: Krankenhäuser in Russland: Tragödien um tote Frühchen. *Spiegel-online*, 06.02.2012. www.spiegel.de/wissenschaft/medizin/0,1518,813211,00.html.

860. Aldous Huxley (1960). *Dreißig Jahre danach*. München: Piper.

des grenzenlosen Wachstums.,Was sich dringlichst ändern muss, um ein menschenwürdiges Leben für alle zu ermöglichen,[861] zeigte nicht nur der Club of Rome.

Zusammenfassend sehen wir, dass die Probleme der Dritten Welt nicht nur völlig verschieden von den eher elitären Problemen der Ersten Welt sind. Nein, wir werden vielmehr wieder zurückverwiesen auf das, was die gesundheitlichen Fortschritte in den letzten 150 Jahren wirklich ausmachte: ein vernünftiges Maß an Hygiene mit sauberem Trinkwasser für jeden, sowie einer Abwasserlösung; durch raschen Transport Zugang zu frischen Lebensmitteln auch in den Städten mit der Möglichkeit konservierender Aufbewahrung (Kühlschrank); Erziehung für alle.

861. Rainer Münz & Albert F. Reiterer (2007). *Wie schnell wächst die Zahl der Menschen? Weltbevölkerung und weltweite Migration*. Frankfurt/M.: Fischer.

17. … und in den vergangenen Welten, genannt kulturelle Vergangenheit?

Betrachten wir die überlieferte Geschichte doch mal mit anderen Augen. Schauen wir mal welche Zeichen, Hinweise und Warnungen wir für unsere heutige Situation daraus ableiten können.

Eine Situation, die zusammengefasst, ohne es schönreden zu wollen, sehr sehr ernst aussieht. Damit ist einerseits das gemeint, was wir in jeder Hinsicht mit der Gesundheit von der Erde, der Natur und allen lebenden Wesen inklusive der Menschen in unglaublich eindringender Weise in den letzten zweihundert Jahren anstellten, wo wir absolut unkritisch nur das Positive sehen wollen. Und andererseits meine ich damit unsere Haltung, wie wir denken, dass wir immer noch mit den gleichen Methoden, ohne zu überlegen weiter vordringend, genau diese Probleme ohne Be-Sinnung lösen könnten. Wir also immer noch blind vor Fortschrittsgläubigkeit und krankhafter, ja irrer Wachstumsideologie wie die Lemminge weitermarschieren zum Abgrund. Wer was anderes sagt, wird als Ketzer auf dem Scheiterhaufen verbrannt, zum Querdenker gestempelt oder bestenfalls als netter Spinner ins Abseits seines Faches geschoben, eben ein Außenseiter, der entweder noch zu sehr der Vergangenheit anhängt oder der Zeit weit voraus, erst Jahrzehnte später dann ein bisschen besser verstanden wird. Wir erfreuen uns wie Kinder im Sandkasten an unseren kaum verstandenen Entdeckungen in uns und der Umwelt und experimentieren ohne jede innere Kontrolle und größeren Überblick munter darauf los mit Atomen, Molekülen und Genen. Kurzfristiges Schachspiel von Zug zu Zug ohne weitere Strategien zu überdenken. Alles was machbar erscheint wird sofort gemacht. Dolly komm her, wir schaffen das schon. Mensch komm her, keiner traut es sich außer uns, und dann stehen wir mit dem sicheren Erfolg toll da, kurz vor der Sintflut.

Das meiste geschieht sicherlich im guten Glauben, der Menschheit und ein bisschen dem eigenen Ego einen großen Dienst erweisen zu wollen. Aber trotzdem sollte uns dabei zu denken geben, wie wenig von den Kapazitäten unseres Gehirns wir dafür benutzen. Es wäre wohl offensichtlich bei der Konzentration auf eine innere Weiterentwicklung, wobei die Ethik und das Verantwortungsbewusstsein eine größere Rolle spielen sollten, ein noch viel besseres Outcome zu erwarten, weniger einseitige und damit noch dienlichere Ergebnisse.

Die Archäologen kartographieren, vermessen und erkunden oft Schiffe, Gräber und Siedlungen, bevor sie diese wieder in den vorigen Zustand zurückversetzen für zukünftige Generationen, die wohl bessere Möglichkeiten zur Bewahrung und Erforschung haben werden.

Das sollten wir uns auch für andere Bereiche überlegen. Geduld ist eine Tugend. Stattdessen erleben wir schnellen Aktionismus und aggressives Handeln ohne Überblick.

Soweit zur Situation mit ständigen Kriegen, der Umweltzerstörung und Vergiftung sowie dem Klimawandel. Nun zur Geschichte. Gemeint sind hier eher die „Geschichtchen", im Sinne von der oft schwer zu verstehenden Erzählung, dass die Mähr umgehe, dass dies und das stattgefunden habe. Und weil wir es nicht ganz begreifen und es in gewissen Aspekten auch immer wieder Angst macht, verkleinern wir dessen Bedeutung und machen daraus keine Geschichte oder Mähr, sondern ein Geschichtchen, ein Märchen. Das Gesagte wird zur Sage, welche da aus Olims Zeiten stammend, also lang lang her und „es war einmal", in der Relevanz für heute immer mehr relativiert beziehungsweise in den Hintergrund der Kultur geschoben wurde, zugunsten eines Rationalismus, der sich als „aufgeklärt" bezeichnet hatte und die „Neuzeit" eingeläutet hatte, wo man alles andere getrost vergessen oder den humanen Wissenschaften überlassen durfte. Echter Fortschritt war ja auf die Naturwissenschaften mit der Medizin als Anhängsel beschränkt und daher wurde dort, um ernster genommen zu werden, das Philosophicum im Studium sofort abgeschafft, damit Mediziner nicht auf zu dumme Gedanken kommen. Das heute noch existierende Physikum hat sich in vielen Teilen schon so weit in das Studium ausgebreitet, dass die Frage besteht, ob wir es so noch brauchen können. – Das Ersetzen durch ein Ökonomikum wäre leider nicht nur für jeden Kabarettisten ein gefundenes Thema.

Zurück zu den Märchen und Sagen. Die griechisch-römischen, germanischen und keltischen Götter und Göttinnen Europas mit ihren ach so menschlichen Emotionen, Gelüsten und Problemen, haben zudem power-Kräfte, die sie übernatürlich erscheinen ließen. Ganz ähnlich sieht es in den anderen um den Globus verstreuten Götterwelten aus, wo überall Wesen von menschlicher oder nicht-menschlicher oder halbtierischer Mischart und ausgestattet mit göttlich unerklärbar wirkendem Wissen und Kräften, die Menschen belehrten, sich über sie lustig machten, sie verurteilten oder mit ihnen ihre Spiele trieben. – In abgemildeter Form geschah dies ebenso durch Zwerge, Riesen, Feen und ähnliche Wesen, welche bis jüngst mit dem Heinzelmännchen von Köln noch unsere Welt bevölkerten, bevor sie aus mittlerweile naheliegenden Gründen auswanderten, da sie durch die Elektrizität bis hin zum Fernsehen mit den Mainzelmännchen ersetzt wurden. Übrigens ergab ein Feen-Zensus[862], dass über 500 Feensichtungen in der Zeit von 2014 bis 2017[863] in Großbritannien berichtet werden konnten.

Aber schon die sogenannten Götter trauten dem sich entwickelnden homo erectus nicht über den Weg und wollten ihm das Feuer nicht geben. Der leichtsinnige Prome-

862. https://britishfairies.wordpress.com/2018/07/29/what-exactly-is-a-fairy-the-fairy-census-2017/; 16. 02.2022.

863. http://www.fairyist.com/wp-content/uploads/2014/10/The-Fairy-Census-2014-2017-1.pdf; 16.02. 2022.

theus, der die kommenden Gefahren nicht sah, musste daher seine Tat mit grausamer Folter an den Felsen geschmiedet bezahlen und seine nachwachsende Leber, ein Zeichen des Zorns in der traditionellen chinesischen Medizin, den kaukasischen Adlern immer wieder anbieten. Der arme Sisyphus musste immer wieder den großen Stein einen Berg hochrollen, bevor dann, um es abzukürzen, Pandora ihre Büchse öffnete und das Übel seinen Lauf nahm. Die monotheistischen Religionen kamen schließlich später in der Entwicklung des menschlichen Bewusstseins zu der Idee, dass hinter dem Ganzen doch noch was viel Höheres stecken müsste. Und schon dieser Gott hatte Adam und Eva gewarnt, vom Baum der Erkenntnis essen und Gott gleich sein zu wollen. Aber wir wissen ja, wie diese Geschichte weiterging und -geht. Wir wollen immer noch alles besser wissen und ziehen es bisher meist vor, unser Verhalten nicht zu überdenken, oder bestenfalls beim Nächsten zu kritisieren, statt die notwendige Zäsur anzubringen und selber zu vollziehen. Wie Krösus, dessen Hände wunschgemäß sogar das Essen zu Gold verwandelten, was ihn jedoch ungewollt verhungern ließ.

Um zu den neuesten, üblichen universitären Forschungsergebnissen des „woher und wohin" unserer Vorgeschichte eine verlässliche Orientierung zu bekommen, empfehle ich natürlich ☺ das Buch „*Kulturen der Menschheit*" mit all den transdisziplinären Perspektiven. Zu den ergänzenden Forschungen der nicht nur Menschen-orientierten Forschung auf streng wissenschaftlicher Basis ist vor allem das neueste Buch des Ehepaar Kusch unerlässlich. Es geht über die zunehmende Erforschung von Völkern, die neben den Menschen seit nachgewiesen 60 000 Jahren existierten, mit ihren Techniken wohl auch immer wieder halfen, wie beispielsweise den altägyptischen Granit so fein zu bearbeiten, und wohl auch noch heute existieren. Unglaublich klingend, genau wie die Tatsache, dass die Neandertaler in der südwest-französischen Höhle Bruniquel 330 Meter vom Eingang entfernt mit 2,2 Tonnen an abgebrochenen Stalagmiten und Stalaktiten zwei räumliche Konstrukte schufen vor 176 500 Jahren,[864] aber wissenschaftlich aufgearbeitet und mit historischen, wie auch Augenzeugen-Berichten untermauert. Noch vor 30 Jahren wäre jeder ausgelacht worden, der Andeutungen über das gemacht hätte, was heute jeder moderne Anthropologe und Prähistoriker weiß und das sich in meinem Buch niederschlug. So wird es wohl ebenso mit den Erkenntnissen von Kusch[865] gehen.

Zusammenfassend wäre es also definitiv an der Zeit unsere Hybris zu bremsen, die Besserwisserei auf den Prüfstand zu bringen und zu beurteilen, was von den machbaren neuen Errungenschaften ist wirklich vonnöten, was muss abgeschafft und was verbessert und wo neue Wege im internationalen Konsens und interdisziplinär gezielt

864. Jacques Jaubert *et al.* (2016). Early Neanderthal constructions deep in Bruniquel Cave in southwestern France. *Nature* 534.7605 (2016): 111. doi:10.1038/nature18291; 22.11.2022.

865. Heinrich & Ingrid Kusch (2021). *Geheime Unterwelt. Auf den Spuren von Jahrtausende alten unterirdischen Völkern.* Graz: V. F. Sammler.

angegangen und gefunden werden. Nur so werden wir unsere heikle Lage, die sich zu sehr mit dem Klimawandel und zu wenig mit der immer noch viel zu wenig reflektierten, allgegenwärtigen und weiter zunehmenden Verschmutzung der Erdkruste, des Wassers und der Luft wie auch der gesamten Iono- und Magnetosphäre und damit auch der belebten Natur und den Menschen in Körper, Geist und Seele sowie Gesellschaft beschäftigt, bessern können.

18. Individualmedizin oder Komplementärmedizin und kein Ende?

Die sich immer klarer abzeichnende Renaissance der Individualmedizin, die den Pluralismus in der Medizin fördernde Aspekte enthält, welche in ihren verschiedenen, neuen Konzeptionen moderne medizinische Errungenschaften mit traditionellem Wissen und Erfahrungen integrieren, die zu zukunftsträchtigen Ufern führen könnten, stellt damit auch eine moderne medizinische Neuerung dar. Die personalisierte Psychiatrie und Psychotherapie, welche die transkulturelle Sichtweise integriert, geht beispielsweise solch einen Weg.[866] Demgegenüber steht die Komplementärmedizin. Stefan Willich[867], Vorstand des Instituts für Sozialmedizin, Epidemiologie und Gesundheitsökonomie an der Charité in Berlin, sieht in der Individualmedizin die nächste Verbesserung des medizinischen Nutzens nach dem Hinzufügen der Leitlinien zur Erfahrung. Diese stammen jedoch am ehesten aus den traditionellen Medizinsystemen, welche man heute versucht als Komplementärmedizin zu integrieren. Allerdings ist hier die Sichtweise noch zu sehr eingeschränkt dadurch, dass man sich genötigt fühlt, sich den schulmedizinischen Standards anzubiedern, statt die Ursachen der Stärken der alten Traditionen mit echtem Forschergeist nachzugehen. Zu kühn erscheint den meisten der Schritt auf dies unbekannte Terrain, und zu groß ist daher der Widerstand des konservativen Mainstreams.

Da wie oben dargestellt, Leitlinien einen begrenzten Sinn und Erfolg haben, wurde an der Charité eine Ambulanz für Prävention und Integrative Medizin gegründet.

> Bei Erstvorstellung des Patienten erfolgt neben der medizinischen Anamnese über Erkrankungen, Risikofaktoren und andere auch die detaillierte Abfrage von Behandlungszielen, Präferenzen, Einstellungen und Überzeugungen, die dann bei präventiven Aspekten in einem individuellen Gesundheitscoaching resultieren. Hiermit wird eine Technik für individuelle Gesundheitsberatung und -planung bezeichnet unter partizipativer Entscheidungsfindung zusammen mit dem Betroffenen. Das Ziel ist die Aktivierung der Ressourcen des Patienten, um zu nachhaltiger Lebensstilmodifikation beziehungsweise bestmöglicher Compliance zu gelangen. Das Gesundheitscoaching mündet bei Patienten in die Therapie, beziehungsweise im Fall präventiver Maßnahmen in konkretes Gesundheitstraining. In konsequenter Evalu-

866. Thomas Heise *et al.* (2022) Person-centered Traditional Medicine. In: Juan E Mezzich, W James Appleyard, Paul Glare, Jon Snaedal, & C Ruth Wilson (Ed.) (2022). *Person Centered Medicine.* New York: Springer.

867. Dialogforum Pluralismus in der Medizin. Individualmedizin – Utopie oder Chance? *DÄ* 106(10):B386–90, 06.03.2009.

ation wird der gesamte Prozess auf Wirksamkeit überprüft, und es werden gegebenenfalls im erneuten Gesundheitscoaching ergänzende oder alternative Therapiestrategien für die Patienten entwickelt.

Die damals am gleichen Institut arbeitende Claudia Witt kommentierte „Weitere Forschung ist die Basis für Integration in die Versorgung."[868] Sie unterschied besonders für die Erforschung der Komplementärmedizin zwischen Einzelverfahren und kompletten Therapiesystemen. Der in den USA und Großbritannien benutzte Begriff „Complementary and Alternative Medicine" (CAM) sei günstig, da übergreifender. Trotz mittlerweile vorhandener Professuren für diese Gebiete habe bisher noch keine universitäre Institutionalisierung stattgefunden, da es sich um Stiftungsprofessuren handelte. Witt schrieb:

> Ein Grund dafür ist, dass sich Universitäten einer wissenschaftlichen Medizin verpflichtet fühlen und gerade der wissenschaftliche Wirkungsnachweis für die meisten komplementärmedizinischen Verfahren bisher nicht erbracht wurde.

Jedoch ergab sich auf europäischer Ebene schon die Integration der Komplementärmedizin ins 7. EU-Forschungsrahmenprogramm und auch von der WHO wurde Anfang 2009 ihr Stellenwert hervorgehoben. Eine positive Evidenz liege bisher nur in wenigen Fällen vor, wie bei Johanniskraut für leichte und mittelschwere Depressionen. Man brauche jedoch eine sinnvolle Forschungsstrategie, Mittel und qualifizierte Wissenschaftler, um gute Forschung zu machen. In den USA wurde dafür das National Center of Complementary and Alternative Medicine (NCCAM) eingerichtet.

Witt führte weiter aus:

> Zum Beispiel würde die Behandlung einer leichten Depression eine komplexe naturheilkundliche Intervention, bestehend aus Ordnungstherapie, Bewegungstherapie und Phytotherapie (Johanniskraut), nach sich ziehen. Für die meisten konventionellen Forschungsfragen müssen die Interventionen deshalb in einzelne Aspekte untergliedert werden, um diese getrennt voneinander zu untersuchen. Bleibt man bei dem Beispiel der Depressionsbehandlung, dann behandelt die Wirksamkeitsforschung zur Arzneimitteltherapie nur einen Aspekt einer komplexen naturheilkundlichen Intervention. Die Verfahren werden aufgespalten, und Johanniskraut, Bewegungstherapie und Ordnungstherapie werden in getrennten Studien untersucht, um das, was wirksam ist, kombinieren zu können. Wenn sich alle drei Komponenten getrennt als wirksam erweisen, geht man in der Wirksamkeitsforschung in der Regel davon aus, dass die Kombination einen additiven Effekt hervorruft. Es wird prinzipiell nicht davon ausgegangen, dass gegebenenfalls eines der Verfahren die Voraussetzung dafür ist, dass ein anderes seine Wirksamkeit entwickelt. Bei komplexen Therapiesystemen ist dies jedoch eine der wesentlichen Annahmen.

Da die traditionelle chinesische Medizin (TCM) einen wichtigen Bestandteil dieser ergänzenden oder alternativen Medizinform bildet, wenn sie im Westen auch oft nur

868. *DÄ* 106(37):B1534–7, 11.09.2007.

in eingeschränkter und mechanisierter Form rezipiert wird, schauen wir doch mal, wie dies im Ursprungsland gesehen wird.

In der VR China war nach dem Ende der Kulturrevolution das Thema der Paramedizin und Parapsychologie auch offiziell immer weniger Tabu. Anfänglich stand es ganz überwiegend in Verbindung mit dem erneuten Aufkommen von Qigong-Übungen, wie ich es selbst dort feststellen und vor Ort zwei Jahre von 1984–1986 sowie später untersuchen konnte.[869] Ich lernte verschiedene hochrangige, bekannte und unbekannte Meister des Qigong kennen, parallel zu meiner eigenen Ausbildung und dem Zusammentragen einer diesbezüglichen Bibliothek. Ich führte Dutzende von Interviews in den morgendlichen Parkanlagen durch, die veröffentlicht wurden, ebenso wie eine Pilotstudie zum Einsatz von Qigong als komplementärer Psychotherapie an der Medizinischen Hochschule von Hannover im Rahmen meiner Habilitation.[870] Ich konnte aufgrund meiner Ausbildung in Sinologie, Archäologie und Vor- und Frühgeschichte auch die Bezüge herstellen, von den alten schamanischen Traditionen zu den heutigen Qigong-Übungen und der Erforschung der teyi gongneng, den außergewöhnlichen Fähigkeiten, wie die paranormalen oder parapsychologischen Erscheinungen in China genannt werden. Dies beinhaltet natürlich auch alle paramedizinischen Anwendungen, von der Akupunkturbehandlung eines bewusstlosen und sterbenden Patienten, der nicht von einem Placebo-Effekt profitieren konnte, und dessen Nierenfunktion ich auf Geheiß des Chefarztes der Hämatologie am Uniklinikum Essen-Werden wieder in Gang bringen konnte, bis zum Einsatz von Qigong zur Lokalanästhesie bei Schilddrüsenoperationen in Shanghai durch meinen Lehrer Lin Housheng.

In den geheimen internen Protokollen zur Gründung der „Forschungsgesellschaft für die chinesische Qigong-Wissenschaft“ wurden auch die Eröffnungsvorträge 1986 abgedruckt.

> Die Wissenschaft und Technik unseres Altertums lag für eine lange Zeitperiode in führender Weltposition und hat so für die menschliche Zivilisation einen riesigen Beitrag geliefert. Dies ergab sich so, weil in unserem Altertum im Prozess des Verstehens des Kosmos und des menschlichen Lebens das System der Naturphilosophie mit chinesischer Ausprägung (Zhongguo tese) als etwas Umfassendes hervorgebracht wurde. Unter der Leitung eines solchen philosophischen Gedankensystems schufen unsere Vorfahren die besondere östliche Kultur, die brillant glänzend und reichhaltig ist. Die qigong-Wissenschaft und die sich auf sie gründende, (langsam) entstandene Medizintheorie, sind ein Teil davon.
>
> Die Lehren der traditionellen chinesischen Philosophie wie tianren heyi (Mensch und Kosmos sind eins), yuanqi lun (Lehre vom Ursprungs-qi), yin yang wuxing (yin yang und die Fünf

869. Thomas Heise (1999). *Qigong in der VR China: Entwicklung, Theorie und Praxis*. Berlin: VWB-Verlag.

870. Thomas Heise (2004). *Qigong und Maltherapie als komplementäre Psychosenpsychotherapie*. Berlin: VWB-Verlag.

Elementhaften Wandlungsphasen) usw. erkennen an, daß die Menschen und die Natur, die Natur und die Seele (jingshen) von gleicher Art sind.

Im Entwicklungsprozess der Natur, der Geschichte und des Denkens richtet sich alles nach gemeinsamen grundlegenden Gesetzmäßigkeiten. Diese Art des Denkens in der Entwicklung der chinesischen Kultur, Wissenschaft und Technik durchdrang das Gebiet jedes Wissenschaftsbereiches (wie Astronomie, Kalenderwesen, Mathematik, Metallurgie, Chemie, Medizin, Musiktonkunst, Architektur, Literatur, Kunst, militärische Angelegenheiten und weitere Aspekte). Zahlreiche technische Erfindungen des chinesischen Altertums und ihr Gedankentum entstanden in dieser Tradition. Besonders manifestiert sich dies in der Medizin und Pharmazie (yiyaoxue) und in der glänzenden Entwicklung, die von der qigong-Wissenschaft erreicht wurde. Die Entwicklung unserer traditionellen Medizin und Pharmazie sowie die Überlieferung des qigong von Generation zu Generation bergen in sich die Essenz der chinesischen Kultur des Altertums. Sie besitzt in ausgebildeter Weise die besondere chinesische Denkweise des bianzheng (des Unterscheidens nach Syndrommustern). (Diese Denkweise) ist ein System der Methodenlehre, das reichhaltig Lebenskraft hat.

Ende des 19. und Anfang des 20. Jahrhunderts entwickelten die westlichen Naturwissenschaften eine tiefeinschneidende Revolution: Die Relativitätstheorie, die Quantenmechanik, die Kybernetik und andere moderne Wissenschaften wurden nacheinander geboren. Seit dem 20. Jahrhundert entwickelten sich die westlichen Wissenschaften und die Technik zu voller Blüte; im Wesentlichen sind sie aufgebaut auf den Grundlagen der westlichen modernen Naturwissenschaftstheorie (der Newtonschen Mechanik, der Theorie vom Elektromagnetismus, der Relativitätstheorie, der Quantenmechanik etc.), und die Methode des Analysierens von Experimenten ist ihr spezifisches Kennzeichen. Sie nehmen den Gegenstand des Studiums und zerlegen ihn und erhalten so alle Arten von einfachsten wesentlichen Elementen, wie Atome, Moleküle, Elementarteilchen, Lebensbausteine der Molekularbiologie etc., und erforschen ihre Grundeigenschaften.

Diese Denkart hat der zeitgenössischen Wissenschaft einen gewichtigen Beitrag geleistet; aber jetzt enthüllte sich die dem (positiven Beitrag) die Waage haltende (negativ zu bewertende) Beschränktheit.

Insbesondere ist es das tiefe Eindringen in die Forschung der Wissenschaft des Lebens, des Bereiches des Mikrokosmos und des Bereiches der Wissenschaft der Kosmologie und der Astronomie sowie die allen Dingen dieser Welt innewohnende Kompliziertheit im Verhältnis (Gegensatz) zur konservativen Denkweise, die sich im Laufe der Entwicklung der modernen westlichen Wissenschaft und Technik herausbildete, was den erkenntnistheoretisch tief einschneidenden Widerspruch zu Tage treten ließ.

Diesen Punkt haben bereits ein paar berühmte westliche moderne Wissenschaftler erkannt, und darüber hinaus haben sich in den letzten Jahren einige berühmte westliche Wissenschaftler sehr für den in der Entwicklung der klassischen chinesischen Wissenschaft und Technik enthaltenen Gedanken der Naturphilosophie interessiert.

(Wenn) wir hinsichtlich der Wissenschaft und Technik den fortgeschrittenen Weltstandard einholen und übertreffen wollen, dann sollten wir unsere ausgezeichnete klassische Wissenschaftstradition weiter entfalten und veranlassen, daß das Gedankengut der gegenwärtigen Wissenschaft Wurzeln in unserem eigenen Land schlägt.

Daher sollten wir hart arbeiten und aus allen neuen Errungenschaften der ausländischen Wissenschaft und Technik schöpfen, um dies zur Förderung des weltweiten wissenschaftlichen Austausches und zur Fortentwicklung unserer wissenschaftlichen Sache mit der Essenz unserer alten Wissenschaftskultur zu verquicken und zum Erforschen und Kennenlernen der Essenz der Natur und Heranbilden unserer eigenen Wissenschaftler mit hohem Niveau einen ganz neuen Weg zu gehen.

Wir sind fest davon überzeugt, daß sich die Menschheit sicherlich eine Perspektive eröffnen wird, die die gegenwärtige Wissenschaftskultur gedeihen lassen wird wie nie zuvor. Unser chinesisches Volk wird bestimmt fortfahren, für die Welt gewichtige Beiträge zu leisten.

Heute kann kein einziger Zweig der Naturwissenschaft mehr voneinander abgetrennt werden, (sogar) bis hin zur Soziologie. Die Geschichte der Entwicklung der gegenwärtigen Naturwissenschaft beweist, daß jeder Wissenschaftszweig sich gegenseitig durchdringt. Dies ist ein wichtiges Gesetz für die Entstehung und Entwicklung der aufstrebenden neuen Wissenschaftsrichtung.

(Es) wird eine Forschungsaufgabe sein, die strategische Bedeutsamkeit besitzt: mittels des naturphilosophischen Gedankens, der reichhaltig im traditionellen qigong und in der Medizin und Pharmazie unseres Landes enthalten ist, betreiben wir auf verschiedenen Gebieten der modernen Naturwissenschaft neue Untersuchungen und bahnbrechende Forschung. Die Wissenschaft vom Leben des menschlichen Körpers (renti shengming de kexue) als Kernstück nehmend, führen wir eine fächerübergreifende Forschung durch. (Dies) wird für die Förderung der blühenden Entwicklung der modernen Naturwissenschaften von weitreichender und epochemachender Bedeutung sein.

Dieser neue Weg wird dann qigong und die TCM mit den parapsychologischen Fähigkeiten (teyi gongneng) des Menschen vereinigen und dann wiederum zusammen mit der modernen Wissenschaft und Technik verbinden. Danach wird es sicherlich einen Wandel geben zu der marxistischen Wissenschaft, d. h. der wahren Wissenschaft. Im Prozeß dieser Vereinigung kann die gegenwärtige Wissenschaft auch noch (in dem Sinne) verändert werden, daß die moderne Wissenschaft wieder einen Schritt weitergebracht wird, was unvermeidlich dazu führen wird, daß eine Revolution in der modernen Wissenschaft ausbricht. Weil wir qigong, die TCM und die parapsychologischen Fähigkeiten des Menschen zusammen mit der modernen Wissenschaft und dem Marxismus verbinden, wird es nicht mehr die ursprüngliche moderne Wissenschaft sein, sondern eine noch weiter fortgeschrittene Wissenschaft, was zweifellos eine neue wissenschaftliche Revolution bedeutet. In diesem Prozeß werden Gedanken und Bewußtsein der Menschen sicherlich entsprechend (auf ein höheres Niveau) angehoben werden. Gleichzeitig ist (es) eine wahre Revolution der Kultur und des Denkens. In diesem Verlauf wird sich die Philosophie des Marxismus vertiefen (shenhua), weiterentwickeln (fazhan) und zwangsläufig das marxistische Philosophiesystem veranlassen, voranzuschreiten und sich weiterzuentwickeln.[871]

Ein Werk von Paul Dong[872] widmet sich explizit diesen außergewöhnlichen Fähigkeiten, teyi gongneng oder exceptional human functions EHF, die in China konsequent seit etwa 1980 untersucht werden. 1984 begegnete man in der entsprechenden Forschungsabteilung, die ich in Guangzhou besuchen durfte, meiner Frage zur Anerkennung dieses Forschungszweiges und der dort arbeitenden Wissenschaftler mit völliger Verwunderung. Allerdings schreibt Dong auch von einer unwissenschaftlichen Kam-

871. Thomas Heise (1999). *Qigong in der VR China: Entwicklung, Theorie und Praxis.* Berlin: VWB-Verlag. S. 133ff.

872. Paul Dong & Thomas Raffill (2001). *Indigo-Schulen. Chinas Trainingsmethoden für medial begabte Kinder.* Burgrain: Koha.

pagne gegen die Erforschung der außergewöhnlichen Fähigkeiten, insbesondere durch den Wirtschaftswissenschaftler Professor YU Guangyan, dem stellvertretenden Vorsitzenden des Nationalen Wissenschaftsrats, zu Beginn auch zusammen mit der *People's Daily,* Renmin Ribao, Anfang der 80er Jahre. Dem widersetzten sich die berühmten „drei QIAN" mit dem Mechanikprofessor der Qinghua-Universität in Peking, QIAN Weichang, als dem Leiter der chinesischen Gesellschaft für Physik, der für Maschinenbau sowie der für Dynamik, QIAN Sanjiang und der Vater der chinesischen Raketenforschung, Professor QIAN Xuesen, Vorsitzender der chinesischen Akademie der Wissenschaften, der Gesellschaft für Systemforschung sowie der für Astronautik und Ehrenpräsident der chinesischen Gesellschaft zur Erforschung des menschlichen Körpers in Zusammenarbeit mit der chinesischen Nature-Zeitung, Ziran Zazhi (Shanghai). Dong nennt die zwischen 1979 und 1981 entdeckten Talente (13 Jungen, 26 Mädchen) namentlich, zusammen mit ihren paranormalen Fähigkeiten. Diese lassen sich überwiegend einordnen in folgende Bereiche. Sie betreffen das Wahrnehmen von Schrift, Bildern oder Farben vor einer Art geistigem Auge über nichtvisuelle Organe, die Rekonstruktion von bis zur Unkenntlichkeit zerstückelten Visitenkarten, dem Bewegen von Objekten und Entzünden von Feuer mit Geisteskraft (Psychokinese) und der Überwindung von räumlichen Hindernissen, von der Entfernung von Tabletten aus versiegelten Flaschen, bis hin zum Durchdringen von Wänden. Man geht mittlerweile davon aus, dass die Anlage für diese Fähigkeiten bei jedem Menschen, jedoch in unterschiedlichem Maße, vorhanden sind und eventuell mit dem menschlichen Magnetismus zu tun haben könnten. Wenn dies gesellschaftlich nicht geächtet wird, sondern die Jugend hierbei trainiert wird, kann das zum Wohle der Menschheit besser erforscht werden. So gelang es in dem Doku-Film aus Peking „*Do you believe it?*" YU Ruihua (HUA Yurui?) nicht nur mit „Röntgenblick" Anomalien bei Kranken im Vergleich mit Gesunden zu entdecken, sondern drei Jugendliche konnten in einem Tierexperiment auch einen chirurgischen Eingriff durch Psychokinese ersetzen. Zwei erwachsene Supertalente wie ZHANG Baocheng und YAN Xin wurden in diesem Rahmen wie auch bezüglich der Auswirkungen des Ausstrahlens der Lebensenergie Qi, genannt fa waiqi, besonders untersucht. YAN Xin war in der Lage, einen Trümmerbruch des Schulterblatts in weniger als einer halben Stunde zu heilen.

In Guangzhou bekam ich Röntgenbilder von Schafbeinen gezeigt, die unter Narkose gebrochen und von dem mir persönlich referierenden qigong-Meister wieder einer guten Heilung zugeführt worden waren. Nebenbei, meinen grippalen Infekt mit heftigstem und störendem Husten während meines Interviews, behandelte er so, dass es mir sofort unmöglich war, in den nächsten 3 Tagen auch nur ein bisschen zu husten.

So wie YAN Xin die molekulare Struktur von Wasser ändern konnte, so konnte er auch die Molekülanordnung der Zellmembran beeinflussen und die molekulare Struktur der DNA verändern. In einem Stahlbehälter, der auch hohe Temperaturen und einen Druck von 250 atü aushielt, verwandelte er Wasserstoff und Kohlenmonoxid in Kohlendioxid, ohne 30 atü, 300° C und einen Katalysator zu brauchen. In mehreren Versuchsansätzen beeinflusste er durch seine qi-Energie die Zerfallsgeschwindigkeit von Americium 241 im Jahr 1987 erst aus 7 km und dann signifikant stärker aus 2 000 km Entfernung. Anlässlich eines USA-Aufenthaltes 1990 bis 1991 probierte er es über die 10 000 km Distanz. Während der erste Versuch nur minimale Veränderungen brachte, waren es beim zweiten Versuch am 7. Juni ganze 10 Prozent. Mittels eines Wärme freisetzenden Lithiumfluorid (LIF; Mg, Ti)-Lichtdetektors, wie er auch für die Messung von Bestrahlungsdosen verwendet wird, gelang es die von Qigong-Meistern erzeugten Energiefelder objektiv nachzuweisen. Diese ausgesandten Energiefelder können einzelnen Menschen wie auch Gruppen gesundheitlich nutzen oder helfen, Gewünschtes leichter zu erreichen, wie zum Beispiel beim Üben von Qigong schneller voranzukommen. Wenn die großen Meister wie YAN Xin, TIAN Ruisheng oder YANG Meiqun ihre Energie aussenden, geht dies oft mit einem wohlriechenden Duft einher. Krankheiten sind oft heilbar, wenn sie nicht zu fortgeschritten sind. Dann ist oft nur eine Verlangsamung oder Schmerzfreiheit zu erreichen. Nach PAUL DONGS Schätzungen gebe es 1990 in China etwa 5 000 Kinder und 400 Erwachsene mit solchen Talenten und darunter mehr als 30 Spitzenkräfte. Sie gehören zu den drei Grundkategorien mit heilenden Fähigkeiten, mit wahrsagenden Fähigkeiten bezüglich Vergangenheit und Zukunft oder weiteres, wie durch Wände gehen, Autos aufzuhalten, Farbe und molekulare Strukturen zu verändern, Telekinese und so weiter. Der Autor konnte beispielsweise 2011 in seiner Tagesklink in Shanghai einen Meister im Spaghettiträgerhemd bei 40° C zu einer hochsommerlichen Morgenkonferenz empfangen, der in Bruchteilen einer Sekunde ein Dutzend ihm nacheinander zugeworfene, fabrikneue Löffel in der Mitte mehrfach verdreht jedem in der Runde zurückwarf. Er wisse nicht, wie es gehe, aber das Metall gehorche einfach seinen Wünschen. Nach DONG soll es seit 1981 an chinesischen Grundschulen ein geheimes Ausbildungsprogramm gegeben haben, um alle möglichen Fähigkeiten aus den Kindern herauszulocken. Diese waren so gut mittels Sprache und Bild, psychologischer Beeinflussung, hypnotischer Suggestion, Stimulierung von Akupunkturpunkten, Qi-Übertragung und Aufbau von Qi-Energiefeldern, dass man im Schnitt zu 35 % Erfolg hatte. So aktivierte man alleine innerhalb eines Jahres 3 000 Kinder, meist zwischen 6 und 13 Jahren. Für ein Drittel der Begabten in Shanghai etwa reichte eine Trainingsstunde, während die übrigen sehr viele Stunden brauchten. Nach buddhistischer Lesart seien es nur die Festlegungen in den Köpfen der Menschen, die sie einschränkten. Jeder habe Begabungen, die nur in Quantität und Qualität verschieden seien. In der traditionellen Kultur Chinas bringt man sowohl im Buddhismus wie im Taoismus diese Fähigkeiten auch mit dem sogenannten Öffnen des Dritten Auges in Zusammenhang, wobei es quasi fünf Stufen, die wu yan tong gebe. Allerdings reduzieren sich diese Fähigkeiten mit zunehmender persönlicher und gesellschaftlicher Trägheit sowie zu üppiger und ungesunder Ernährung. Was das heute bedeutet, darf sich jeder selber ausmalen.

Zusammenhänge zwischen angeborenen und erworbenen, außergewöhnlichen Fähigkeiten konnten in ähnlicher Weise im Schamanismus[873] wie beim Qigong festgestellt werden.[874] So findet man neben den angeborenen teyi gongneng Folgendes: Entwicklung nach der Genesung von einer schweren Erkrankung; nach Unfällen; durch anhaltenden Hunger; im Rahmen religiöser Glaubensüberzeugungen; Induktion mittels suggestiven oder anderen Methoden des Meisters; Beschleunigung der Entwicklung durch Aussenden des Qi oder Einwirken eines Energiefeldes eines Meisters; durch Praktizieren von Qigong.[875] Anfang der 90er Jahre ging Dong davon aus, dass 20 Millionen in China Qigong praktizierten, und auf 1 000 rechnete er ein bis drei Personen, die besondere Fähigkeiten entwickelten. Natürlich ist es schwer zu sagen, ab welchem Punkt der Entwicklung man darunterfällt. Leider hat das Falungong dann dem Qigong einen Bärendienst erwiesen. Wiederholt haben ähnliche Bewegungen, so zuletzt der Boxeraufstand, die Politik durcheinandergebracht oder die Regierung in eine Krise gestürzt. Kein Wunder also, dass Peking allergisch reagierte und gleich das gesamte Qigong verbot. Erst nach vielen Verfolgungen und dem Herausarbeiten einiger abgeschwächter, nur für die persönlichen, heilenden Bedürfnisse zugeschnittenen Qigongformen, wurden diese zögerlich langsam wieder zugelassen.

Ein anderer Aspekt, den viele Wissenschaftler unwissenschaftlich kategorisch ablehnend betrachten, betrifft das Thema Reinkarnation. Einerseits gibt es offensichtlich in der Bibel klare Hinweise darauf, wenn beispielsweise bei Lukas (9: 18–20) und Matthäus (11: 11–14) diskutiert wird, ob Johannes der Täufer die Wiedergeburt des Propheten Elija sei.[876] Andererseits hat sich der Psychiater Ian Stevenson (1918–2007) wissenschaftlich intensiv und kritisch damit auseinander gesetzt in mehreren Werken seit den 1970er Jahren.[877] Nun entstand eine Metastudie[878], welche 78 Studien zu diesem Thema unter die formelle Lupe nahm. Wenn man hier diesen Standpunkt als möglich erachten würde, wäre die eigentliche Konsequenz eine völlige Umstellung der Lebensführung, da sich die Prioritäten verschieben würden.

Die Entwicklung, welche die Medizin jetzt durchmacht und aktiver angehen sollte, ist durchaus etwas zu vergleichen mit der, welche die Physik vor sich hatte, als Einstein

---

873. Mircea Eliade (1975). *Schamanismus und archaische Ekstasetechnik*. Frankfurt: Suhrkamp.

874. Thomas Heise (1999). *Qigong in der VR China: Entwicklung, Theorie und Praxis*. Berlin: VWB-Verlag.

875. S. oben bei Heise (1999) und Paul Dong.

876. James Morgan Pryse (1900/1980). *Reinkarnation im Neuen Testament*. Schwarzenburg: Ansata.

877. Ian Stevenson (1977). *Reinkarnation. Der Mensch im Wandel von Tod und Wiedergeburt. 20 überzeugende und wissenschaftlich bewiesene Fälle*. Freiburg/Breisgau: Aurum.

878. Lucam J. Moraes, Gabrielle S. Barbosa, Jo~ao Pedro G.B. Castro, Jim B. Tucker, Alexander Moreira-Almeida *Academic studies on claimed past-life memories: A scoping review*. Elsevier, in press. https://doi.org/10.1016/j.explore.2021.05.006 06.07.2021.

sich nicht mehr mit den Abrundungen hinter dem Komma der Newtonschen Physik zufriedengab. Wie Max Planck hat die Medizin die Mikroskope ausgereizt und ist dabei in das immer Kleinere vorzustoßen. Dies geschieht aber immer noch offensichtlich unter der Annahme, dass man weiterhin nach Bekanntem suche. Nein! Das Unerwartete darf man erwarten! So wie der zu Recht stolze Nils Bohr sein Atommodell wieder aufgeben musste und das Unschärfeprinzip von Heisenberg zugelassen werden musste, so bedeutete das – nach dem zuerst Sicherheit versprechenden Modell von Bohr – dass man danach die systemimmanente und damit grundsätzlich nicht vermeidbare 50 %ige Unsicherheit akzeptieren musste: Entweder ich weiß den Aufenthaltsort oder die Geschwindigkeit des Elektrons – aber nie beides gleichzeitig.

Auch die Theorien von Charles Darwin sind sowohl bei der heute besser bekannten Hardware wie auch der Software, die die Konditionen unseres Menschseins beleuchten und erklären helfen, an ihre Grenzen gestoßen. KLAUS FOPPA[879] kam ebenso zu der Überzeugung, dass sowohl die menschliche Ontogenese wie auch die Entwicklung der Kulturen durch eine evolutionsbiologische Theorie nicht erklärbar seien. Ob diese Gültigkeitsbegrenzung von Darwins Ideen ein „nicht alleine“ oder „überhaupt nicht“ hinsichtlich der evolutionsbiologischen Erklärung ist, soll hier nicht weiter beurteilt werden. Jedoch soll noch darauf hingewiesen werden, dass aus noch grundsätzlicherer Sicht heraus, die Suche nach solchen dem Menschen sicherheitsverleihenden Regeln und Formeln, im Prinzip abschlägig beschieden wurde. Sie können natürlich im Groben helfen, ein gewisses Verständnis zu erleichtern. Aber im Detail sind sie dann wohl so wenig brauchbar wie Newtons Gesetze der Mechanik in der Quantenphysik. Der Physiker MARCELLO GLEISER[880] schreibt dazu, dass die Suche nach einer Weltformel, der Theorie für alles, ein Irrweg in der menschlichen Geschichte sei. Man müsste wohl präzisieren der Geschichte des Logos. Alles was sei, so denkt er weiter, gehe aus grundlegenden Unvollkommenheiten, aus primordialen Asymmetrien der Materie und der Zeit, aus zufälligen Katastrophen in der Erdgeschichte und aus Kopierfehlern bei der Genteilung hervor. Das heiße, dass Schöpfung aus Asymmetrie, Ungleichgewichten und Unvollkommenheit entstehe. Wenn man nach dieser Hardware-Beschreibung GLEISERS nun nach eher softwaremäßigen Erkenntnissen sucht, findet man von MAX PLANCK[881] bis ILYA PRIGOGINE[882] einiges an Literatur aus den modernen Naturwissenschaften. Man müsse nach Prigogine das Chaos, die Wahrscheinlichkeit sowie die Irreversibilität in die Naturwissenschaften einführen und dann könne man den Gegensatz zwischen den

879. KLAUS FOPPA (2011). *Jenseits von Darwin. Die Entstehung der Arten, die individuelle menschliche Entwicklung und die Anfänge der Kulturen.* Wiesbaden: Berlin University Press.

880. MARCELO GLEISER (2011). *Die unvollkommene Schöpfung. Kosmos, Leben und das versteckte Gesetz der Natur. Klappentext.* Heidelberg: Spektrum Akademischer Verlag.

881. MAX PLANCK (1938). *Determinismus oder Indeterminismus.* Leipzig: Barth.

882. ILYA PRIGOGINE (1998). *Die Gesetze des Chaos.* Frankfurt/M. & Leipzig: Insel. S. 8.

zeitlosen fundamentalen Gesetzen und den phänomenologischen Beschreibungen, die den Zeitpfeil enthalten, auflösen. So gelange man

> zu einer neuen Kohärenz, zu einer Wissenschaft, die nicht mehr nur von Grenzen, sondern auch vom Ereignis spricht, einer Wissenschaft, die nicht mehr die Emergenz von Neuem und damit ihre eigene schöpferische Aktivität leugnen muss.

Rupert Sheldrake, der Zellbiologe, Biochemiker und Wissenschaftsphilosoph, erklärte das Dazwischen mit der Theorie der morphogenetischen Felder. Diesen wohne eine Art Gedächtnis inne, und durch „morphische Resonanz" stehe jedes Individuum mit diesen Feldern in Verbindung. Seine ganze Entwicklung mit Form und charakteristischen Verhaltensweisen werde durch diese Felder gesteuert, denn sie enthalten das Gedächtnis von Kristallen, Pflanzen, Tieren und Menschen.[883] Er erklärt deutlich und ausführlich, warum das mechanistische Denken des materiellen Weltbildes das Geheimnis des Schöpferischen nicht zu erklären vermag. Bei seinem eigenen theoretischen Ansatz hingegen, in dem die Felder evolvieren als selbstorganisierende Ganzheiten mit räumlichen und zeitlichen Aspekten, welche rhythmische Muster kreieren, eröffnen sich so alle Möglichkeiten. Starre Gesetzmäßigkeiten der Artenentwicklung nach Darwin sind hier nicht mehr denkbar. Unter dem zielgerichteten Einfluss der morphogenetischen Felder werden bestimmte Formen und Aktivitätsmuster initiiert, aufrechterhalten und stabilisiert. Die Attraktoren genannten Endpunkte verflechten und koordinieren die verschiedenen morphogenetischen Felder zu Holons, welche wiederum als Holarchie in verschiedenen Ebenen verschachtelt sind. Sie sind Wahrscheinlichkeitsstrukturen mit Wahrscheinlichkeitscharakter. Ihr kumulatives Gedächtnis ist durch Eigenresonanz einer morphischen Einheit mit ihrer eigenen Vergangenheit oder der von anderen ähnlichen Systemen verbunden. Je öfter sich ein Aktivitätsmuster wiederholt, umso mehr wird es zur Gewohnheit. Willentliches Handeln weist in die Zukunft, wo wir uns immer wieder schöpferisch an Neues anpassen müssen, welches wir bewusst oder eher unbewusst eingeleitet haben.

Damit wären wir wieder bei den Beziehungen, dem was zwischen den Dingen ist. Der Zirkelschluss zu philosophischen und spirituellen Betrachtungen ist dann nicht mehr weit, und Erkenntnisse der buddhistischen Philosophie sowie Veröffentlichungen des Dalai Lama[884] gehen ebenso in diese Richtung.

Eine holistische Medizin hat ihre Vorläufer und Vordenker wie in der Homöopathie, den traditionellen Medizinsysteme wie dem chinesischen oder tibetischen oder indischen (Ayurveda) oder griechisch-arabischen (unani tibb), Schamanenmedizin etc. Hier geht es nicht um Einzeldiagnosen, sondern vielmehr um komplexe, verknüpfte,

883. Rupert Sheldrake (1990). *Das Gedächtnis der Natur.* Bern, München, Wien: Scherz.

884. Dalai Lama & Daniel Goleman (2004). *Destructive Emotions. How Can We Overcome Them? A Scientific Dialogue.* New York: Bantam.

mehrdimensionale Systeme.[885] Diese gilt es zu erkennen mit so vielen Querverbindungen wie möglich. Man probiert herauszufinden, wie sie sich in Körper, Geist und Seele äußern, als auch im Bezug von Mikrokosmos zu Makrokosmos. Eine solche Medizin ist dann auch in der Lage neben den rationalen Untersuchungsergebnissen mit irrational anmutenden Untersuchungsmethoden und -ergebnissen umzugehen. Und wenn sie sich reduziert auf die nur rationale von ihren Seiten einlässt und außerdem auf doppelblind und randomisiert, dann kann sie das – hat aber mehr als die Hälfte ihrer möglichen Stärke und ihres Verständnisses verschenkt. Ihre Erfolge kann man so nicht wirklich erkennen, geschweige denn messen. Weder ist ein gotischer Tympanon-Maler noch ein romantischer Genremaler noch ein Picasso mit einem Anstreichermeister zu vergleichen, obwohl alle ihre Wertigkeit und Nutzen haben.

Die Art, übergreifend an die Medizin heranzugehen, gibt es von der Idee her eigentlich in der Schulmedizin auch schon und wurde wohl durch den großen Gründer der Psychosomatik Thure von Uexküll breiter eingeführt, mit den Vorläufern Ludolf Krehl, Gustav von Bergmann und Victor von Weizsäcker und ihrer Verbindung zur Inneren Medizin. Da Uexküll der Meinung war, dass dieses vernetzte Denken in jedes Fach gehört, war ja auch er wohl derjenige, der mit seinem neugegründeten Lehrstuhl am meisten unzufrieden war. Jeder sollte besser die Körper-Geist-Seele-Vernetzung in seinem eigenen Fach selber vollführen und es nicht an ein Psycho-Spezialfach abschieben. Die Verbindung von Innerer Medizin und Psychotherapie machte den Anfang. Mittlerweile gibt es für jedes Fachgebiet eine dazugehörige psychosomatische Seite, und folglich hatte die 4. Auflage der „*Psychosomatische(n) Medizin*" von Uexküll u. a. 1990 noch zu seinen Lebzeiten schon über 1 500 Seiten. Es entwickelten sich die psychotherapeutischen Verfahren, die hierbei eingesetzt werden sollten, und es entwickelten sich neue Fächer zur Erklärung der Zusammenhänge, zur ausgefeilteren Diagnostik mittels der Psychoimmunologie und Psychoneuroendokrinologie. Schließlich gewann das naturwissenschaftliche Element stärker und stärker die Oberhand. Die Neurobiologie, die kognitiven Neurowissenschaften und die Molekulargenetik zeitigten phantastische Ergebnisse. Aber wie leider so oft – für jemanden, der gelernt hat den Hammer sehr gut zu schwingen, ist die Gefahr groß, dass er meint er wäre Thor oder zumindest alles sei ein Nagel. Da muss man sich besinnen und tiefer in die Werkzeugkiste schauen. Das heißt aber nicht, dass man die faszinierenden, neuen Erkenntnisse geringschätzen soll, wie beispielsweise, dass man schädigende und schützende Antikörper unterscheiden müsse, laut Harald Prüss vom DZNE Berlin an der Charité, um eine antikörperselek-

885. Thomas Heise *et al.* (2022). Person-centered Traditional Medicine. In: Juan E Mezzich, W James Appleyard, Paul Glare, Jon Snaedal, & C Ruth Wilson (Ed.), *Person Centered Medicine*. New York: Springer.

tive Therapie mit ganz neuen Aspekten und Chancen zur Heilung zu erforschen und zu nutzen.[886]

Eine neue, holistische Medizin und die genannten traditionellen Systeme haben aber nicht nur das, was als die psychosomatische Seite geschildert wurde, von der Idee her in allerdings anderer Art und Weise inkorporiert, sondern gehen darüber hinaus. So ist das bio-psycho-soziale Weltbild um die Komponente des spirituellen erweitert, was selbst von einigen Psychiatern der transkulturellen Szene noch gescheut wird.

Außerdem geht es um die Systemdiagnose, der mit einer systemischen Therapie begegnet wird. Das heißt, es wird die gesamte Individualität des Menschen vor mir berücksichtigt, mit dem was er noch über Antonovsky mit seiner Salutogenese hinausgehend positiv vermag und seinen schwachen Gliedern in der Kette, die ihn immer wieder zu Fall bringen und ihre Ursachen dahinter haben. Somit therapiere ich dann nicht ein oder drei Symptome, sondern den ganzen Menschen. Dann hört man Sachen, wie

> Eigentlich habe ich mir mehr als 70 % Beschwerdelinderung der Knieschmerzen erhofft durch die Akupunktur. Aber was ich Ihnen trotz der langen Anamnese vergaß zu sagen, … das ist alles wesentlich besser geworden und was ich sonst noch klagte … ist alles verschwunden.

So wie wir in unserem Umgang mit der Natur so schnell wie möglich umlernen müssen, und mehr Achtung vor ihr finden müssen, um zu überleben, so müssen wir auch im Umgang miteinander wieder zu mehr Respekt und Wertschätzung von Altruismus und kollektiver Haltung anstelle von zerstörendem egoistischen Turbokapitalismus bei immer mehr Narzissmus finden. Viele Eltern leben in einer Welt von Geld und Machtverhältnissen und vergessen darüber das Wichtigste: die Liebe zueinander in der Familie, die nicht durch Geld und Konsum zu ersetzen ist. So kommt es, dass viele den Kontakt zwischen den Generationen schon verloren haben. Immer mehr Ersatzbefriedigungen helfen dabei nicht weiter. Es gilt, wieder miteinander in Kommunikation zu kommen, sich zu verzeihen und gegenseitig anzuerkennen auf der Suche nach zukunftsträchtigeren und resilienten Werten. Diese gilt es gemeinsam zu finden und zu implementieren, denn die sich verändernde Welt wartet nicht auf uns. Das beinhaltet ebenso eine Ernährung und Landwirtschaft, die nicht etwas der Erde abringt, sondern sie wieder zum Geben bewegt, wie beispielsweise in der Permakultur. Eine Medizin, die nicht mehr Krankheiten bekämpft, sondern das Wesen Mensch in seinem holistischen System erkennt, erfasst, erforscht und zur Selbstheilung leitet in Zusammenhang mit Heildimensionen, die bisher von den medizinischen Newtonschen Mechanikern immer noch oft so verlacht werden, wie früher Albert Einstein und Max Planck. Wir sind mehr als eine Addition von Molekülen und Atomen. Schon Karl Jaspers erinnerte daran, dass der Mensch zwar durch viele Wissenschaften in allen möglichen Bereichen erforscht

886. Harald Prüss, DZNE Berlin, Charité (15.04.2021). *Wie Antikörper die Psyche und das Gedächtnis stören können.* https://www.youtube.com/watch?v=OHQCUkAtcLU 14.06.2021.

werden kann, jedoch weit mehr als nur die Summe dessen wäre. Wir scheinen das aus dem Blick verloren zu haben. Kontextologische Forschung, die weit über den Tellerrand hinausschaut, ist wichtiger denn je geworden und muss die spezialisierten Forschungsbereiche einbinden und bewerten im Gesamtnutzen. Nicht jeder machbare Schritt nach vorne ist ein Fortschritt, selbst wenn anscheinend viel Geld eines neuen Marktes winkt. Allzu oft hat sich das im Nachhinein als Trugschluss herausgestellt. Viel Geld und Zeit in die verkehrte Richtung gingen verloren durch einseitiges Denken und Handeln, und das wird nur sehr ungern, wenn überhaupt, eingestanden. Oft sind es erst die Opfer, die hier Veränderungen verlangen. Dafür haben wir eigentlich im Zeitalter des zerstörerischen Anthropozäns keine Zeit mehr, und ein Besinnen zum Einhalten, Revision und zur Umkehr zu einem gesünderen Verhalten und Umgang sollten schnell kommen.

Dabei gilt es vieles zu beachten, wofür wir tief in uns gehen müssen.

Wenn man die Dimensionen der genannten Heilsysteme zusammenbringen will, könnte man sie sich als eine Pyramide vorstellen, mit der jedem bewußten Basis unten.

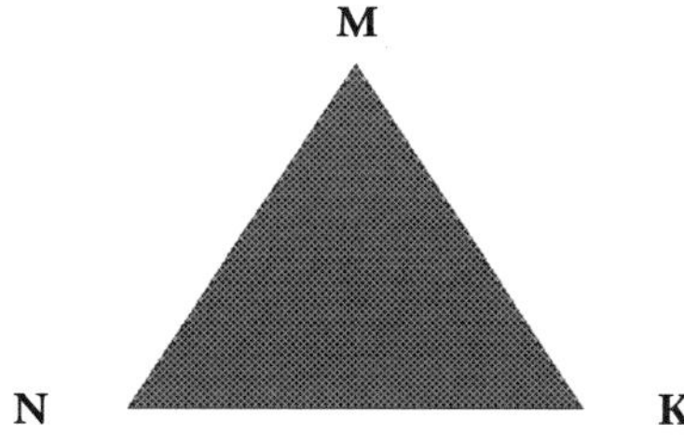

9. Höhere spirituelle Niveaus
8. Erstes spirituelles Niveau
7. Feinenergetisches Niveau (Bioenergie, Qi, Prana)
6. Geistiges, mentales Niveau
5. Emotionales, psychisches Niveau
4. Hormone, Para- & Sympathikus ZNS
3. Zellniveau
2. Körper
1. **N**atur/Kosmos; **K**ultur/Gesellschaft

Die goldene Pyramide des Heilens:[887]
Der **M**ensch mit der Basis von **N**atur und **K**ultur in seinen Dimensionen zur Diagnose und Heilung

Die moderne Forschung wird uns sicherlich oberhalb des vierten Niveaus mit zunehmenden Erkenntnissen noch weiteres dazwischenschieben können, mit Einflüssen in beide Richtungen.

In der Entwicklung des Lebens auf der Erde hat sich wie gezeigt in der letzten Zeit herausgestellt, dass sich nicht grundsätzlich die höheren aus den niederen Tieren entwickelt haben, sondern es sich oft um parallele Entwickelungen handelte. Manche Lebewesen hatten die Fähigkeit ein Nervensystem zu entwickeln, verzichteten aber darauf und nutzten anderen Möglichkeiten. Es sieht so aus, als ob die Menschen außer dem Nervensystem noch ein weiteres und phylogenetisch wohl älteres System haben, welches schneller arbeitet, sensibler ist, und weitreichende, außerhalb der Newtonschen Physik

887. Als eine frühere Version dieses Kapitels bei einem persönlichen Gespräch in Shanghai 2010 an Horst Köhler, dem damaligen Bundespräsidenten von Deutschland überreicht wurde, gab er eine handgeschriebene Note zurück: „Danke für die Vorstellung einer besseren Art von Medizin."

liegende Gesetzmäßigkeiten impliziert. Es ist aber vielleicht nicht so dauerhaft kalkulierbar und strapazierbar und nicht so leicht willentlich direkt oder indirekt beeinflussbar wie das sympathische und das parasympathische Nervensystem, das deswegen mit seiner Ergänzung einen deutlichen Überlebensvorteil bot. Aber offensichtlich hat der Mensch beide Systeme parallel vervollkommnet. Die Entwicklung des unser Nervensystem beherrschenden Gehirns zeigt dies im geschichtlichen, von der Anthropologie erkundeten Verlauf, anhand seiner materiellen Basis, erst mittels der sie umgebenden Knochendecke, die man ausgießen und als Endocaust befunden kann und später mit vergleichenden neurophysiologischen, psychologischen, radiologischen u. a. Untersuchungen immer mehr. So wissen wir jetzt sogar, dass Lernprozesse lebenslang laufen und konkrete, eindeutig zuordenbare Veränderungen im Gehirn (fMRT) zeitigen, „selbst noch", wenn Senioren z. B. Balancierübungen – unabhängig vom Erfolg – wochenlang durchlaufen, oder praktisch gesehen, wenn sie im Rentenalter Doktorarbeiten schreiben, oder anderweitig beruflich noch lange erfolgreich sind.

Noch in eine andere Richtung als SHELDRAKE gehen einige Denkansätze, die WILCOCK[888] darstellt. Er fragt sich beispielsweise, wie man auf einem Markt in Laos das Nagetier Laonastes, welches seit 11 Millionen Jahren ausgestorben sein sollte, finden konnte. Nach dem Hinweis darauf, dass es an Nord- und Südpol 235 identische Arten gebe, die sich aber getrennt entwickelt hätten, geht er der Frage anderer möglicher Arten der Entwicklung nach. Der Koreaner Dzang Kangeng habe 1993 herausgefunden, dass man den Gencode einer Spezies mit einer Energiewelle auf eine andere übertragen könne.

Wir leben in einer Zeit, in der vieles, was bisher sakrosanktes Dogma war, sehr schnell antiquiert sein kann. Das betrifft nicht nur die zur Maxime des allgemeinen Handelns gemachten, naturgemäß noch weiter zu diskutierenden, wissenschaftlichen oder pseudowissenschaftlichen, politischen und wirtschaftlich ausgewerteten Erkenntnisse zum Corona-Virus und der Covid-19 Erkrankung. Und nicht nur das: die Dominoeffekte, die durch solche neuen Erkenntnisse – wenn sie bekannt und in ihrer Bedeutung für die Nachbardisziplinen erkannt werden – ausgelöst werden, könnten beträchtlich sein, wie am Beispiel von PRIGOGINE zu sehen ist. Daher gewinnt nun ein „kontextologisches"[889] Denken auch in der Medizin immer mehr an Bedeutung. Es wird klarer denn je, dass wir die Puzzlesteine zum Verständnis der Natur des Menschen und damit auch für seine Gesundheit und Heilung aus vielen Fachgebieten zusammensuchen müssen. Ebenso wird die Korrektur des bisherigen, zu materialistisch-mechanistischen Weltbildes und Theoriegebäudes der Wissenschaften alle Disziplinen vor ein offeneres und erweitertes Bild stellen. So wird es viel mehr Möglichkeiten kreieren, zu einer etwas vollständige-

888. David Wilcock (2012). *Die Urfeld-Forschungen. Wissenschaftliche Fakten belegen alte Weisheitslehren.* Rottenburg: Kopp.

889. Dieses ist schon in „*Kulturen der Menschheit: woher und wohin?*" wiederholt erklärt und aufgezeigt worden.

ren und damit besseren Wissenschaft zu reifen. Rupert Sheldrake[890] zeichnete nicht nur den historischen Werdegang der bisherigen, kultur- und zeitgebundenen Entwicklung der Wissenschaftsidee der letzten Jahrhunderte nach. Er beobachtete auch, dass es interessanterweise derzeit mehr Physiker als Biologen gebe, die bezweifelten, dass sich Leben und Geist physikalisch erklären ließen. Als besonders hinderlich führte er 10 zentrale Glaubenssätze auf, welche sich die meisten Wissenschaftler ungeprüft zu Eigen gemacht hätten:

1. Alles ist mechanischer Natur. Hunde zum Beispiel sind nicht etwa lebende Organismen mit ihren ganz eigenen Zielsetzungen, sondern komplexe Mechanismen. Auch Menschen sind Maschinen, in Richard Dawkins' lebendiger Ausdrucksweise sogar „schwerfällige Roboter". Ihre Gehirne sind wie genetisch programmierte Computer.
2. Materie besitzt grundsätzlich kein Bewusstsein. Sie hat keine Innerlichkeit, keine Subjektivität, keine „Ansichten". Auch menschliches Bewusstsein ist pure Täuschung, vorgespiegelt vom stofflichen Geschehen im Gehirn.
3. Die Gesamtheit von Materie und Energie ist immer gleich (der Urknall, mit dem alle Materie urplötzlich erschien, ist die einzige Ausnahme).
4. Die Naturgesetze stehen ein für alle Mal fest. Sie sind heute so, wie sie von Anfang an waren und für immer sein werden.
5. Die Natur kennt keine Absichten, Evolution ist ohne Richtung oder Ziel.
6. Biologische Vererbung ist ausschließlich materieller Natur, vermittelt über das genetische Material, die DNA, und andere materielle Strukturen.
7. Der Geist, unser Denken und Fühlen, sitzt im Kopf und ist nichts als Gehirnaktivität. Wenn wir einen Baum betrachten, ist das Bild, das wir sehen, nicht da draußen, wo es zu sein scheint, sondern innen, im Gehirn.
8. Erinnerungen sind als materielle Spuren im Gehirn gespeichert und werden beim Tod gelöscht.
9. Unerklärliche Phänomene wie Telepathie sind reine Einbildung.
10. Mechanistische Medizin ist die einzig wirksame Medizin.

Mit am widersprüchlichsten sei außerdem die unbesehene und stillschweigende Annahme, dass natürlich der materialistische Wissenschaftler selber, vom mechanistischen Determinismus ausgenommen sei. Deswegen könne er Wahrheitsaussagen vorbringen, die nicht nur ausführten, was sein Gehirn ihm vorschreibe. Sheldrake ist der festen Überzeugung, die er wissenschaftlich fundiert belegt mit Nachweisen, dass der Materialismus ausgedient habe. Anfügen müsste man natürlich an dieser Stelle noch die zeitliche und kulturelle Bedingtheit jeglicher Forschung. Dies betrifft die Tatsache, dass jeder Forschungsansatz von Grundannahmen ausgeht, die in einer bestimmten kulturellen und zeitlichen Bedingtheit entstanden. Und wenn man sieht, wie stark sakrosankte Grundannahmen plötzlich revidiert werden müssen, dann darf man sich nur wundern, welche Persönlichkeitsstrukturen einerseits und wirtschaftliche Interessen andererseits

890. Rupert Sheldrake (2015). *Der Wissenschaftswahn. Warum der Materialismus ausgedient hat*. München: Droemer. S. 16–17.

nötig sind, um dies zu negieren oder zu untergraben. Max Planck soll gesagt haben, dass er die Gegner seiner Theorie nicht überzeugen würde, sie würden einfach aussterben. Und Heisenberg wies darauf hin, dass wir im besten Fall ja nur eine Antwort auf die mehr oder weniger intelligente Frage bekommen, die wir der Natur stellen. – Es versteht sich von selbst, dass wir die Antwort wohl nicht immer ganz verstehen werden. – Das ist natürlich auf jedes Fachgebiet übertragbar. Und all dies ist sehr subjektiv und von der jeweiligen Person des Fragenden abhängig. Das alles steht dann noch weit vor der Vorgehensweise des Forschers und der Interpretation der Ergebnisse, was dann jeweils wieder ganz andere Fragen aufwirft.

Der Raketenforscher Hermann Oberth[891] beschäftigte sich ebenso wie Sheldrake mit unerklärlichen Phänomenen. Er war der öffentlich erklärten Meinung, dass „*Parapsychologie – der Schlüssel zur Welt von morgen*" sei.

Schon in den 70er Jahren veröffentlichten Ostrander und Schröder[892] einen einzigartigen Überblick über die „PSI"-Forschungen in Osteuropa und der UdSSR. Hier standen die besonderen Fähigkeiten von einzelnen Menschen im Vordergrund, die einerseits untersucht und andererseits in ihrer vielfältigen Anwendung, auch für die Gesundheit des Menschen, dargestellt wurden. Es wird oft vergessen, dass in den Jahrzehnten vor etwa 100 Jahren, also vor dem Einsetzen des vermeintlich grenzenlosen Siegeszuges der mechanistischen Naturwissenschaften und Medizin mit ihrer „paraphoben Haltung", es in Europa schon einiges an wissenschaftlicher Forschung zu Telekinese, Präkognition, Telepathie, Wünschelruten und so weiter gab. Nach dem Zweiten Weltkrieg, als es in Mitteleuropa weitgehend dunkel wurde hinsichtlich dieses Themas, gab es in den USA hierzu die bekannte Forschung von Rhine.[893] Im Ostblock wurde weiter geforscht, bis in die Gegenwart. Hier wird noch ohne Kontaktscheu Heilung da gesucht, wo sie Erfolg zeigte, und manchmal führt dies zu Forschungen.

In Europa hingegen ist die wissenschaftliche Beschäftigung schon alleine mit Komplementärmedizin jahrzehntelang der Sargnagel einer universitären Karriere gewesen, ganz zu schweigen von PSI- oder parapsychologischer Forschung in erweiterten Feldern. Verleumdungen, Denunziationen, Beschimpfungen und Tatsachenverdrehungen gehören hier zum guten Ton der Unterbeweisstellung der eigenen, überhaupt nicht wissenschaftlichen Wissenschaftlichkeit. Es gab fanatische Menschen, die den Eindruck hinterließen, dass sie einen großen Teil ihres Lebenswerks unter dieses bösartige Trei-

891. Hermann Oberth (1976). *Parapsychologie – der Schlüssel zur Welt von morgen.* Kleinjörl: G.E. Schroeder-Verlag.

892. Ostrander, Sheila und Lynn Schröder (1981). *PSI. Die wissenschaftliche Erforschung und praktische Nutzung außersinnlicher Kräfte des Geistes und der Seele im Ostblock.* München: Scherz.

893. J.B. Rhine (1957/1962 Deutsch mit J.G. Pratt). *Parapsychologie. Grenzwissenschaft der Psyche.*

ben gegen alle wirklichen Regeln der Wissenschaft stellten.[894] Unter dem Titel „*Deutsche Justiz schützt Erdstrahlenforschung*“ beschreibt Egon Artur Schmidt die Prozessniederlage von Otto Prokop, Institut für Gerichtliche Medizin Bonn, ein Jahr bevor er in die DDR auswanderte, in einem Gebiet, welches jener genauso bekämpfte wie die Akupunktur:

> „... Kampfgruppe“ ... sogenannter „exakter Wissenschaftler“, unter der Führung des Privatdozenten Dr. Otto Prokop, ...dass hierbei zeitweilig der Boden exakter und korrekter Wissenschaftlichkeit verlassen und unter Außerachtlassung präziser Methoden und einer gewissen Fairness und objektiven Toleranz verfahren wird ...

Aus der Urteilsbegründung:

> ... Das bedeutet aber nur, dass es mit den derzeitigen Mitteln der Wissenschaft bisher nicht möglich ist, solche Strahlungen nachzuweisen. Daraus kann aber nicht ohne weiteres gefolgert werden, dass es sie nicht gibt. Es sind im Laufe der Geschichte durch die Fortschritte der Forschung immer wieder Dinge entdeckt worden, deren Existenz von der Wissenschaft bis dahin strikt geleugnet wurde.[895]

Eines ist völlig klar: Während anderenorts zum Thema Parapsychologie, Paramedizin und ähnlichen Gebieten meist hinter mittlerweile (militärisch) verschlossenen Türen geforscht wird, was das Zeug hält, um die Brücke zu den klassischen Wissenschaften herzustellen, verschläft man in Europa wieder mal komplett eine Entwicklung von überhaupt noch nicht abzuschätzender und enormer Tragweite. Wenn schon viele Lagerstätten von beispielsweise seltenen Erden mit dem Finger auf der Karte entdeckt werden können und begabte Menschen problemlos an beliebigen Orten erscheinen können, dann sollte man sich fragen, wer uns verbietet, das ebenso zu erforschen!? Sind das bestimmte Interessensgruppen oder nur unsere eigene Beschränktheit in eine starre Weltsicht und damit Tumbheit? Würden wir mit solchen Erkenntnissen vielleicht zum Problem der Viren und unserer Gesundheit einen völlig anderen Standpunkt gewinnen können? Lasst uns intolerant gegen die wissenschaftliche Intoleranz werden (frei nach den *Känguru-Chroniken* und „kennen Sie diesen Pinguin?“), zugunsten unserer körperlichen-geistigen-spirituellen-sozialen Gesundheit.

Wahrscheinlich können wir also unsere logischen Erkenntnisse noch sehr lange vermehren, ohne zu einem messbaren Prozentsatz des kosmischen Gesamtkenntnissschatzes oder gar des Verständnisses höherer Sphären zu gelangen. Als in dem Weltklassiker der chinesischen Literatur „*Die Reise in den Westen*“ der Affenkönig Sun Wukong, nachdem er durch daoistische Kenntnisse, Schlauheit und mit Hinterlist die Unsterblich-

894. Irmgard Oepen (1980). Kritische Argumente zur Akupunktur. *Der Landarzt. Zeitschrift für Allgemeinmedizin*, Stuttgart. 56.22:1401–1407.

895. Zit. n. Thomas Heise (1995). *Chinas Medizin bei uns. Einführendes Lehrbuch der traditionellen chinesischen Medizin*. Berlin: VWB-Verlag. S. 103.

keit erlangt hatte, den Buddha mittels seiner erlangten magischen Kräfte herausforderte, flog er, um sein Können zu zeigen, im Handumdrehen ans Ende der Welt. Dort fand er 5 Gebirge vor, an denen er zum Beweis nach Affenart seine Duftmarke hinterließ. Nach seiner Meinung dann vom Ende der Welt zurückgekehrt, triumphierte er vor Buddha auf. Dieser sagte sinngemäß zu ihm „Du bist und bleibst ein Affe – riech mal" und hielt ihm die 5 Finger seiner linken Hand entgegen – aus denen Sun Wukong während seiner ganzen Reise eben noch nicht einmal herausgekommen war.

Henri Thoreau erinnerte uns an das Kleine: „Auf die Beschaffenheit des Tages selbst einzuwirken, das ist die höchste aller Künste" und das Große: „Ich kenne keine erhebendere Tatsache, als die zweifellose Fähigkeit des Menschen, sein Leben durch bewusste Anstrengung auf einen höheren Standpunkt zu erheben."[896] Heute drückt das in anderer und doch ähnlicher Weise, besonders mit dem Hintergrund indigener Völker, eine tiefsinnige Rede des bolivianischen Vize-Ministerpräsidenten David Choquehuanca aus, die spirituellen und kulturellen Werte in Brüderlichkeit für eine respektvolle Gesellschaft und respektierte Natur beschwörend.[897]

Zusammenfassend bleibt nur hinzuzufügen: Also – anpacken!

896. Henri Thoreau (1854). *Walden*.

897. https://www.youtube.com/watch?v=vljHjAc5O_s; 05.06.2021.

19. Eine Lösung? Disposition und Erkrankungsursache

Warum wird der eine Mensch krank und der andere in scheinbar vergleichbarer Situation nicht? Dies war und ist immer wieder der Ausgangspunkt vieler Überlegungen, die jeder dann aus seinem Fachgebiet und seinem Spezialwissen heraus probierte zu beantworten. So kamen wir bisher zu vielen wichtigen und erhellenden Ergebnissen, die aber im Nachhinein immer wieder nur neue Fragen aufwarfen und oft nicht so weiterführend waren, wie sie anfangs erschienen. Denn wenn wir uns nach dem Verfahrenskanon der sogenannten modernen Wissenschaft bewegen, müssen wir augenblicklich in einen Reduktionismus verfallen, der uns das meiste ausblenden lässt, um dann einen kleinsten Teilbereich weiter zu untersuchen und besser zu verstehen. So untersuchen wir vom ganzen Wald dann nur ein Blatt und hiervon die molekularbiologische Struktur einer Zelle, in der Vorstellung damit so tief wie nur irgend möglich eingedrungen zu sein. Und indem wir uns dieser singulären Zelle in mechanistischer Betrachtung zuwenden, sehen wir bald, dass es unendlich viele verschiedenen Zellen gibt, mit jeweils unterschiedlichen Funktionen, wo die Gefahr entsteht, dass wir den Überblick verlieren. Aber bevor sich die biologische Forschung in die Molekularbiologie verrannte, auf der Suche nach den kleinsten fassbaren Bausteinen, gab es noch eine andere Richtung, die weitgehend fallen gelassen wurde. Und so wie in der Physik das Atommodell von Nils Bohr auch fallen gelassen werden musste und wir uns heute nicht mit festen Teilen, sondern energetischen Zuständen in der Atomphysik beschäftigen, so könnten wir in der Biologie wohl auch mehr Lösungswege finden, wenn wir uns nicht mit „Molekülkügelchen", sondern mit den energetischen Beziehungen dazwischen beschäftigen. Die „Molekülkügelchen" der Zelle entsprechen ebenso den Viren und Bakterien auf gleicher Ebene, wo wir uns ebenso für ein weiterführendes Verständnis mehr mit den energetischen und bioelektromagnetischen Beziehungen von diesen untereinander im wechselseitigen Kontakt, Austausch und Beeinflussung beschäftigen sollten. Louis Pasteur hatte schon probiert, die von ihm gefundenen und als krankmachend deklarierten Bakterien dazu zu bringen, die Krankheit in anderen Tieren auszulösen. Er spritzte sie in die Venen, ja sogar direkt in das Gehirn von Versuchstieren, aber ohne Erfolg. Es fehlten wohl weitere, übersehene Faktoren, die er schließlich „Milieu" titulierte, was wir heute zur „Disposition" ergänzen könnten. Betrachten wir es von dieser Seite her, wird auch noch einmal der Mangel in unserer heutigen Medizinausübung deutlich. Selbst ein Medizinhistoriker ohne praktische Patientenerfahrung wie Mark Honigsbaum[898] sieht, dass die Worte des Wissenschaftshistorikers Charles Rosenberg, der quasi in der Tradition von René Dubos, welcher ebenso den Metarahmen etwas erweiterte, Gewicht haben. Auch er meint, dass vor der bakteriologischen Ära und dem Aufkommen der Mikrobenjagd, Krankheit und Gesundheit viel ganzheitlicher betrachtet wurden. Das wären nun schon drei bekannte Wissenschaftler, die von unserer heute verbreiteten Einseitigkeit abraten. So wurden Epidemien viel mehr als Ereignisse gesehen, die auf eine „einzigartige Konfiguration von Umständen" zurückgingen. Und so widersprach auch Rosenberg der alleinigen Keimtheorie, welches alles auf Kontamination mit Keimen zurückführte, zugunsten einer Krankheit als „balancierte, integrierte und Werte vermittelnde Beziehung zwischen der Menschheit und ihrer Umwelt".[899] Zusätzlich hat sich das Konzept von Pasteur mit körpereigen und körperfremd hinsichtlich des Immunsystems überholt, wie die Mikrobiomforschung beweist.

Vor der Zeit von outgesourcten Untersuchungsmethoden, die man nun meint, nur zusammen ablesen zu müssen, mussten sich die Ärzte präzise und logisch resümierende Gedanken machen, nachdem sie alles in Betracht gezogen hatten, was man persönlich untersuchen konnte, mit der Hand, allen fünf Sinnen und einfachen aber gut begründeten Experimenten Experimenten und einem Schuss durch Erfahrung verfeinerte Intuition, um zu sinnvollen Schlussfolgerungen zu kommen. Diese lagen natürlich oft im Wettstreit mit anderen Wissenschaftlern, wie bekannt und heute auch, sowohl im Inhalt wie auch der formellen Gestaltung. Das heißt, es gibt die üblichen Lösungen dabei: 1) schlechter Inhalt und schlechte Gestaltung/Präsentation, 2) schlechter Inhalt und gute Präsentation, 3) guter Inhalt und schlechte Präsentation, und 4) guter Inhalt und gute Präsentation. Leider ist das Letzte ein Sechser im Lotto, wie bei Albert Einstein. Die erste Lösung verhallt meist im Nebel. Meist haben wir es mit den mittleren beiden Punkten zu tun. Und hier finden wir für damals zu Punkt zwei rasch weltberühmte Menschen, wie Louis Pasteur (1822–1895), der Bakterien durch Kurzzeiterhitzen der Milch abtötete und versuchte die Tollwut zu erforschen sowie Robert Koch (1843–1910), der verkündete, die Erreger erst von Milzbrand und dann der Tuberkulose entdeckt zu haben.[900] Wer sich mit deren Biographien beschäftigt, sieht gleich, sie konnten sich super vermarkten, wie man heute sagt. Bezüglich des Inhalts halten sich die allermeisten an die gängigen Mainstream-Meinungen, denn wer kann es schon im Detail fachmännisch beurteilen. Und das ist das Problem. Man müsste über mehrere Tellerränder der letzten beiden Jahrhunderte hinausschauen, um mit einem neuen Metarahmen es zu wagen, alles infrage zu stellen. Und das wäre dann auch gegebenenfalls – wer kann das genau

898. Mark Honigsbaum (2022). *Das Jahrhundert der Pandemien*. München: Piper.

899. Charles E. Rosenberg (1992). *Explaining Epidemics and Other Studies in the History of Medicine*. Cambridge: Cambridge University Press. S. 295.

900. https://www.geo.de/wissen/gesundheit/22765-rtkl-geschichte-robert-koch-der-mann-der-krankheiten-die-geister-austrieb; 12.04.2022.

voraussagen – gegen Teile der sich bisher aus den herrschenden Vorstellungen entwickelten Gesundheits-, Wirtschafts- und Weltordnung. Ein mutiges Unterfangen, das Zivilcourage und wahren Entdeckermut verlangt, wie eben vor langen Zeiten, ohne das Denken an befristete Arbeitsverträge, arbeitslose oder unterbezahlte Mütter sowie chronisch überforderte und cholerische Chefs. – Aber wenn man sich anhört, dass laut seinen Aufzeichnungen, die ein halbes Jahrhundert später ans Tageslicht kamen, die Versuche von Pasteur zuallermeist gefakt waren und er auf dem Todesbett gesagt haben soll, dass Béchamp recht hatte und er das Milieu unterschätzt hätte, dann dämmert es uns, dass mit dem Inhalt vielleicht doch nicht alles so korrekt ist, wie dass wir unsere Milch von gesund geprüften Kühen immer noch pasteurisieren müssten. Wer war Béchamp und vor allen Dingen, was war seine wissenschaftliche Meinung? Stand er ganz alleine da, oder hatte er eine Beziehung zu dem ebenfalls fast vergessenen Claude Bernard (1813–1878), der die experimentelle Medizin einführen wollte? Pierre-Jacques-Antoine Béchamp (1816–1908) war ein (zu) bescheidener Gelehrter der biologischen Spitzenklasse, Vorreiter von Pasteur[901], heute fast vergessen oder von ihm gut verdrängt und wollte das Milieu im Blut bei Infektionen erforschen. Was war denn das? Hat es heute noch Sinn bei allen modernsten Erkenntnissen und Apparaten in uralten Forschungen zu wühlen? Aber wie sieht heute unsere Situation im Bereich der Infektiologie aus? Bei den Bakterien gibt es immer mehr Resistenzen, was die aus dem Osten zu uns kommenden Tuberkulosefälle wieder zu einem Problem werden lässt, wie auch die Gonorrhoe, „Tripper“ im Volksmund genannt, viele resistente Keime zeigt, vom MRSA- und anderen Krankhauskeimen ganz zu schweigen. Unser „patriarchalischer Kampf“ gegen die Bakterien wird erschwert dadurch, dass seit Jahren keine neuen Antibiotika in der Entwicklung sind. Was die Viren angeht, wissen wir sowieso nicht, wie wir damit richtig umgehen sollen, und die bei der AIDS-Erkrankung eingesetzten Medikamente helfen immer mal wieder, sind aber nicht frei von Nebenwirkungen. Wege und Irrwege der Virenforschung wurden an anderer Stelle explizit aufgezeigt.[902] Zudem zeigte uns die neue Mikrobiomforschung, dass es überall in uns und um uns herum von so viel neu entdeckten Bakterien und Viren nur so wimmelt, dass ein Mensch für diese eine ganze Galaxis darstellt. Wir können auch noch aus einem anderen Grund unmöglich den Krieg gegen diese aufnehmen, weil wir ohne die meisten von ihnen nicht überleben könnten. Wir merken immer mehr, wie schwer es ist, welche davon als schädlich zu klassifizieren, da zunehmendes Detailwissen uns ein gleiches zeigt wie in der Pflanzenheilkunde „Dosis facit venenum“. Also es ist alles eine Frage der Dosierung und des Ortes, an dem sich das Geschehen gerade abspielt, ob etwas einen schädlichen Verlauf einschlägt oder nicht.

901. https://www.geo.de/wissen/gesundheit/22902-rtkl-held-mit-makeln-wie-louis-pasteur-die-tollwut-besiegte-und-dabei-sehr; 12.04.2022.

902. Heise, Th. (2022). *Corona: Das Syndrom. Über Grenzen, vergeben und schützen*. Norderstedt: BoD.

Und mit diesen allerneusten Funden, sind wir jetzt plötzlich schon relativ nahe bei Béchamp angekommen, ohne es zu ahnen. Denken Sie an die Mykoplasmen, welche in der HIV-Forschung gemäß Shyh-Ching Lo und Luc Montagnier, wie in „*Das Corona-Syndrom*“ zusammengefasst, als nötig erachtet wurden, um erst damit zusammen eine AIDS-Erkrankung auslösen zu können.

Wenn man nicht weiterkommt, kann man überlegen, ob man sich zu einseitig schauend in eine Sackgasse verrannte, zurück zum Kreisverkehr gehen und sehen, ob man bei einer anderen Ausfahrt besser zum Erfolg kommt. Der Kreisverkehr wäre in der Zeit vor 150 Jahren zu suchen, als die Beobachtungsgabe, das Wichtigste, was dem Arzt zur Verfügung stand, noch extrem geschärft war, und alles Neuland ohne wesentliche Dogmen da lag. Wir müssten heute ja nicht alle modernen Erkenntnisse über Bord werfen, sondern nur suchen, ob wir etwas finden, was einige unser Rätsel lösen kann, und dies mit unseren dann noch gültigen Wegen verbinden. Was sich dann als überholt herausstellt, gehört eben auf den Schrotthaufen der Geschichte, zumindest vorläufig …

Béchamp beschäftigte sich intensiv aus chemischer wie auch biologischer Hinsicht mit Fermenten und der Fermentation, was ihn dann in den 1850er Jahren zu seinen Forschungen zum Blut und der Koagulation führte. Als drittes anatomisches Element[903] entdeckte er die Mikrozyme, die wandelbar und damit sich in immer wieder veränderten Formen als Basis auch verschiedener Zellarten der raschen Erkenntnis entzogen und so von Virchow, der alles nur auf die Zelle als Grundelement bezog abgelehnt wurden. Pasteur probierte ebenso, ohne diese zu berücksichtigen, die bakteriellen Infektionen zu erklären. Er versagte, ohne es öffentlich einzugestehen, obwohl er auf dem Totenbett zugab, dass er Béchamp mit seinen Erkenntnissen zum Milieu völlig unterschätzt hatte. Béchamp hatte, um seine Entdeckung zu beweisen, die erstaunlichsten Experimente gemacht, die hier aber nicht näher aufgeführt werden können. 1913 erschien der Versuch einer Zusammenfassung seiner Arbeiten durch Hector Grasset[904], welches ebenso als Reprint verfügbar ist, neben zahlreichen Arbeiten im Internet, welche bei ersterem Buch aufgeführt sind. Mit dem Aufkommen unserer modernen Medizin machte man sich lustig über die Idee, dass die alte Medizin geglaubt hatte, dass die nun endlich gefundene Ursache von Krankheiten, nämlich Mikroorganismen, die schon Antoni van Leeuwenhoek in den 1670er Jahren unter seinem frühen Mikroskop sah, aus dem Dreck oder der Erde entstehen sollten. Béchamp bewies in experimentellen jahrelangen Versuchen, dass die Mikrozyme Wandlungsphasen durchlaufen, in denen sie auch in geologischen Gesteinsschichten als Zeugen früheren aktiven Lebens überwintern können, ohne vernichtet zu werden. Er bewies, dass also ein Keim als solches für die Krankheitsentste-

903. Antoine Béchamp (1911, reprint 2002). *The Blood and its Third Element*. USA/Australia: Metropolis Inc.

904. Hector Grasset (1913). *L'oeuvre de Béchamp (Pierre-Jacques-Antoine)*. Paris: Jules Rousset. 2. Edition.

hung unzureichend war und man quasi nach einem Chamäleon suchen muss, was immer wieder in anderen Weiterentwicklungen, die vor und zurück gehen können, zu finden ist. Claude Bernard war ebenso ein Vertreter und mit BÉCHAMP zusammen Begründer der experimentellen Medizin, bezog sich aber mehr auf die organbezogene Physiologie.

Also wäre eigentlich schon damals mit BÉCHAMP die mechanistische Sichtweise Newtons, welche in der Medizin bis heute immer noch zu sehr vorherrscht, an einem Wechsel zu einer umfassenderen Sichtweise, welche nun eben auch die moderne Quanten- und Informationsmedizin einbeziehen könnte, angekommen. Diesen Verbindungen nachzugehen, wird eine faszinierende Entdeckerarbeit werden, die sogar noch nicht einmal gestellte Fragen beantworten wird.

Viele Ärzte verlassen sich heute auf Laborwerte und alle möglichen bildgebende Verfahren, ohne der Individualität des jeweiligen Menschen mit seinen inneren und äußeren Bedingungen detektivisch nachzuspüren, um so Schwachpunkte durch die Lebensgeschichte hindurch aufzuspüren. Fast nichts kommt plötzlich ohne eine verstehbare Vorgeschichte. Begreift man diese, ergibt vieles einen Sinn, und systemische Zusammenhänge tun sich auf, die dann auch bei der Therapie weiterhelfen. Schieben wir ein kleines Beispiel ein. Ein Mann kommt in die Praxis mit unklaren Bauchbeschwerden, eher rechts oben, Gewichtszunahme, Stress. Blutdruck etwas erhöht. Labor ergibt erhöhtes Cholesterin, leichte Entzündungszeichen auch für die Gallenblase und Leber. Abdomen Sonographie zeigt eine leichte Leberverfettung und einen Gallenstein mittlerer Größe. Patient erhält als Medikament einen Fettsenker sowie einen Betablocker zum Blutdrucksenken und gegen den Stress. Eine alternative Vorgehensweise wäre, nach dem Stress zu fragen. Der kommt daher, dass der Patient meint, für die Firma immer nur alleine verantwortlich zu sein, Handy neben dem Bett hat, oft unnütz wegen Kleinigkeiten angerufen wird, sich dann maßlos ärgert, nicht mehr einschlafen kann, sich noch was Süßes gönnt, dann doch gegen den guten Vorsatz zum Kühlschrank geht und ein Bier trinkt, um besser wieder in den Schlaf zu finden. Auch sonst bedient er sich gerne bei den Kohlehydraten, die Sehschärfe hat abgenommen und er bewegt sich weniger, da er zunahm. Was also raten und tun für ihn? Grenzen setzen und definitiv eine Vertretung für die „Handybereitschaft“ einrichten, die er selber als Perfektionist an sich gerissen hatte. Stattdessen Verantwortung für sich übernehmen heißt, besser lernen mit den Emotionen, besonders dem Ärger umgehen (in der chinesischen Medizin hängt der Ärger mit Leber/Gallenblase und den Augen zusammen), wobei man überschüssiges Adrenalin durch Joggen am besten loswird und gleichzeitig Gewicht verliert, den Blutdruck senkt und sich fitter fühlt. Dann braucht man auch kein Stressessen mehr und kann Gemüse, Salat und Obst von Bioqualität entdecken, worüber sich der ganze Organismus freut, und das Handy sollte immer so weit wie möglich vom Körper entfernt sein. Außerdem kann man mit dem Raymedy-System die Hautwiderstände an den Akupunkturmeridianen messen, was einem einen weiteren objektiven Anhaltspunkt gibt neben der HRV, wo die jeweiligen Schwachstellen des Gegenübers liegen. Es wäre eine grundsätzliche Aufgabe, dies für jeden Menschen herauszufinden, damit er über sich Bescheid weiß, denn es hilft ihm im ganzen Leben weiter. Natürlich kann sich alles im Laufe der Zeit ändern, aber dann hat man schon einmal einen Hinweis auf den Ausgangspunkt. Soweit nur ein kleines Beispiel zu systemischen Zusammenhängen, eine Richtung, welche für eine moderne oder besser zukunftsorientierte Medizin zu fordern wäre.

Auch wenn man die andernorts aufgeführten Influenza-Pandemien[905] in Verbindung zu ihren auslösenden Faktoren, welche die elektromagnetischen Gegebenheiten der Erde und der Natur störten, anschaut, und den Symptomenkomplex, den sie hervorbringen, so war dieser nie einheitlich. Je nachdem auf welchen Menschen er trifft, so kann dieses Bild offensichtlich sowohl mit einem Virus als auch ohne ihn auftreten. So wie auch das HI-Virus alleine noch kein Aids macht. Das würde heißen, dass Influenza oder Corona ein Erkrankungskomplex ist, der als wichtigsten Auslöser von außen auf den Menschen einwirkende Faktoren hat, welche sich dann in einem vielfacettigen Krankheitsbild äußern, je nach den jeweiligen gesundheitlichen Bedingungen dieser erkrankten Person, mit ihren persönlichen Schwachstellen und äußeren Verhältnissen. Wenn man unter dieser Vorstellung das ganze Geschehen mal durchdekliniert, lösen sich viele der gefundenen Widersprüche auf und werden verständlich. Das Verhalten der Menschen auf diese Erkrankung hin, kann man nur als das Corona-Syndrom bezeichnen, da es geprägt ist von Irrationalität und Massenhysterie, ausgelöst von einseitig denkenden und instrumentalisierten Wissenschaftlern in Zusammenarbeit mit hilflos, aber leider nicht planlos jedoch verkehrt agierenden Politikern. Die (Un-)Verantwortlichen dafür, welche mit diesem Menetekel die jetzige Welt an den Abgrund bringen, sind anderorts[906] genannt worden.

Sir Jagadis Bose[907] hat schon sehr früh an der Universität von Kalkutta akribisch zahlreiche Versuche durchgeführt, die uns auf die richtige Spur bringen könnten. Er beschäftigte sich besonders mit dem Pflanzenwachstum, welches durchschnittlich 2 000 Mal langsamer vonstattengeht als die Fortbewegung einer Schnecke. Da es jetzt immer wieder zu bedenken gilt, dass Elektrizität nichts rein Ausgelagertes ist, in Stromleitungen, PCs, Handys und für E-Werke, sondern ein Teil von uns ist, beschäftigen wir uns also damit noch mal näher und gehen ins feine Detail. Bose entdeckte schon in den 20er Jahren die elektrischen Eigenschaften der Pflanzen und maß mittels eines magnetischen Sphygmographen den Saftdruck. Er stellte im Eigenexperiment fest, wie 2 Volt auf seine Hautwunde wirkten. Die Kathode machte die Wunde sowohl beim Anschließen als auch beim Unterbrechen viel schmerzhafter solange der Strom floss, während die Anode die Wunde heilte. Bei einer viel niedrigeren Spannung von einem Drittel Volt jedoch,

905. Heise, Th. (2022). *Corona: Das Syndrom. Über Grenzen, vergeben und schützen*. Norderstedt: BoD.

906. Heise, Th. (2022). *Corona: Das Syndrom. Über Grenzen, vergeben und schützen*. Norderstedt: BoD.

907. Patrick Geddes (1930). *Leben und Werk von J. C. Bose*. Erlenbach-Zürich & Leipzig: Rotapfel.

war es genau umgekehrt. Dann experimentierte er an den Pflanzen weiter. Am Beispiel des Farns, wo er ein Zehntel Volt anlegte, so dass etwa drei Zehnmillionstel Ampere durchliefen und somit 1 000 Mal weniger als worüber die meisten Physiologen und Sicherheitsexperten nachgrübeln, sah er, dass nur die Anode stimulierte. Es kam also bei der Wirkung ganz klar darauf an, welche Stromstärke benutzt wurde, um Wirkungen zu erzeugen, die dann je nachdem genau entgegengesetzt sein konnten.

1923 benutze Vernon Blackman 100 Pikoampere pro Pflanze, also 1 000 Mal weniger als Bose, zur Stimulation mit Ertragssteigerung bei Kulturpflanzen mit wechselndem Erfolg im Feldversuch. Im Labor aber zeigte sich dann, dass 50 Pikoampere für eine Stunde täglich ausreichten. 1966 fanden Lawrence Murr und Kollegen heraus, dass jede Stromstärke von mehr als einem Billiardstel Ampere ausreicht, um das Pflanzenwachstum zu stimulieren. Vorher hatte Bose experimentell schon nachgewiesen, dass schwache Reize eines entfernten Funksenders das Wachstum beschleunigen, während mittelstarke verzögernd wirken und insgesamt den Aufstieg des Pflanzensafts verlangsamen.[908] In der traditionellen chinesischen Medizin arbeitet man mit dem Terminus technicus des Qi (in alter Wade-Giles Umschrift: Ch'i). Wir finden den Ausdruck im „Qigong“ wieder, was in Anlehnung an das modern chinesische Wort kongqi = Atemluft dann mit Atemübungen übersetzt wurde. Der Atem spielt natürlich eine Rolle, aber mehr noch die äußeren oder inneren Bewegungen und die freischwebende Aufmerksamkeit, welche wir hierfür brauchen. Letztere trägt und bewegt die feinstoffliche Energie Qi, wie es zuletzt meist übersetzt wurde (yi dai qi). Und nun wissen wir, dass nicht nur Yogis aus Indien in ihr vegetatives Nervensystem und das gesamte Körpersystem eingreifen und es willentlich trainieren und ändern können. In China gibt es das sogenannte fa waiqi, das heißt, dass das innere Qi nach außen ausgestrahlt wird. Damit kann, wie ebenso schon seit den 80er Jahren nachgewiesen, das Pflanzen- und Bakterienwachstum beeinflusst werden. Dies wurde dem Autor in chinesischen Forschungseinrichtungen vor Jahrzehnten schon gezeigt. Und offensichtlich verbirgt sich in diesen quasi kleinsten bioelektromagnetischen Quantengrößen eine neue Medizin, die man analog zur neuen Quantenphysik als Quantenmedizin bezeichnen könnte.

Fußend auf die Bioresonanztherapie von Franz Morell und Erich Rasche als Mora-Therapie 1977 gegründet, schrieb Köhler[909] ein dazu weiterentwickeltes Lehrbuch als eine Einführung in die Quantenmedizin, auf der Suche nach wissenschaftlichen Erklärungen und der Zusammenführung mit praktischen Erkenntnissen. Michael Murphy, der Mitbegründer des Esaleninstituts in Big Sur/Kalifornien, schrieb 1992 ein weit gefächertes Buch, welches zwei Jahre später im Deutschen als „*Der Quantenmensch.*

908. Firstenberg, S. 51f.

909. Köhler, Bodo (1994). *Bioresonanztherapie. Einführung in die Quantenmedizin. Lehrbuch für die Arzt- und Naturheilpraxis.* Stuttgart: Jungjohann.

Ein Blick in die Entfaltung des menschlichen Potentials im 21. Jahrhundert“[910] veröffentlicht wurde. In einigen Punkten noch konkreter ist hier das zweite Buch des Arztes Richard Gerber, welches als praktischer Einstieg in die „Vibrational Medicine“[911] schon deutlich anzeigt, dass es hier um elektromagnetische Schwingungen geht. Der Forscher Fritz-Albert Popp[912] konnte anhand seiner Labordaten folgern, dass in allen untersuchten lebenden Systemen sich diese durch ein kohärentes elektromagnetisches Feld auszeichnen, welches für die Regulation aller biologischen Funktionen zuständig ist. Die fundamentalen Forschungen von Popp wurden von Bischof[913] zusammengefasst, um die Biophotonen als das Licht in unseren Zellen mit ihren Schwingungen zu erklären. Li resümierte die eigenen Ergebnisse wie folgt:

> Durch Kohärenzbetrachtungen kann man die Doppelrolle der Unschärferelation aufzeigen. Sie bildet aus dieser Sicht nicht nur die Grenze zwischen Mikro- und Makrowelt in der Physik, sondern sie bietet als Brücke auch eine grenzenlose Verbindung von Mikro- zur Makrowelt. Ein kohärenter Zustand kann nicht nur von einem einfachen Quantensystem, sondern von beliebig komplexen kooperativ wirksamen Quantensystemen (auch Makrosystemen) eingenommen werden. Virtuelle Photonen bilden dabei die Bindungen nicht nur innerhalb geladener Atome und Moleküle über kurze Distanzen, sondern sie ermöglichen es auch, dass sich größere und elektrisch neutrale Partikel, zum Beispiel Biomoleküle, über große Abstände erkennen und spezifisch wahrnehmen. Aus der Sicht der „Quantenkohärenz“ ergeben sich vielversprechende Möglichkeiten, elementare Probleme der modernen Biologie zu lösen.[914]

Diese Aussagen erinnern sehr an die Forschungen von Ilya Prigogine zu den dissipativen Strukturen. – Auch Christine Mann, die Tochter Werner Heisenbergs, und ihr Gatte Frido Mann, der Enkel von Thomas Mann, befassten sich mit den dramatischen Folgen der Quantentheorie für unser Leben und Denken, die nun endlich in einer ganzheitlichen Sicht des Menschen in der Natur enden sollten.[915] Und dazu müsste man ebenso alle finanziellen Mittel zählen, die ja auch alle der Natur und dem Menschen entnommen wurden und daher allen dienlicher sein sollten, als dies im Moment zu Zeiten des Turbokapitalismus mit Umweltzerstörung der Fall ist.

---

910. Murphy, Michael (1994). *Der Quantenmensch. Ein Blick in die Entfaltung des menschlichen Potentials im 21. Jahrhundert.* Wessobrunn: Integral.

911. Richard Gerber (2000). *A Practical Guide to Vibrational Medicine.* New York: Harper.

912. Fritz-Albert Popp: *Leben als Sinnsuche. Naturwissenschaftliche Zugänge – Philosophische Positionen.* In: H.-P. Dürr, F.-A. Popp, W. Schommers (Hg.) (2000). *Elemente des Lebens.* Kusterdingen: Die Graue Edition.

913. Bischof, Marco (2001). *Biophotonen. Das Licht in unseren Zellen.* Frankfurt: Zweitausendeins.

914. Li, Ke-Hsueh (2000). *Quantenkohärenz in der Biologie.* In: H.-P. Dürr, F.-A. Popp, W. Schommers (Hg.) (2000). *Elemente des Lebens.* Kusterdingen: Die Graue Edition.

915. Frido Mann & Christine Mann (2017). *Es werde Licht. Die Einheit von Geist und Materie in der Quantenphysik.* Frankfurt/M.: Fischer.

1979 nahm ich als einziger ausländischer Student an der 1. Internationalen Konferenz für traditionelle asiatische Medizin in Canberra teil. Es war die gleiche Konferenz mit der damals Arthur Kleinman, in noch für die meisten völlig unverständlichem amerikanischem Akzent, seine große Karriere startete. Damals fragte mich ein US-Amerikaner, ich denke sein Name war Freeman, was ich machen würde, wenn ich unbeschränkte finanzielle Mittel hätte. Ich erklärte ihm, dass ich trotz allem erst mal mein Studium beenden und noch viel mehr lernen müsste. Heute würde ich antworten, dass es an der Zeit wäre, eine Quanten-Universität zu gründen. Alle nationalen und disziplinären, internationalen und interdisziplinären Bestrebungen in diese Richtung, sollten zum Wohle der Menschheit zusammengefasst werden. Dann würden wir Probleme in Frieden lösen können, von denen die Menschen heute nur träumen können.

Welche elektrische Minispannungen wie erzeugt werden können und dann wie zum Heilen helfen. Das wäre die Aufgabenstellung einer offenen medizinischen Wissenschaft. Denn das Aussenden der Qi-Energie hat heilende Wirkung in vielerlei Hinsicht. In kleinerem Umfang wird dies therapeutisch auch durch das japanverbundene Reiki und der aus den USA kommenden Touch-for-Health-Bewegung unternommen. Aber es können darunter eben auch Analgesien gemacht werden, so dass mit dieser lokalen Betäubung allein Schilddrüsenoperationen durchgeführt wurden. Das war während meines Qigong-Studiums in China Mitte der 80er Jahre eine alltägliche Arbeit von Lin Housheng, damals assoziiert an das Qigong-Forschungsinstitut in Shanghai. Meister des harten Shaolin Qigong können Hautzellen vorübergehend so verändern, dass diese keinen Schaden nehmen, wenn ein Backstein mit der Hand zertrümmert wird oder ein Speer ihren Hals eben nicht durchbohren kann. All das beruht darauf, dass eben diese winzigen Ströme mit ihren elektromagnetischen Wellen Wirkungen haben, die wir noch gar nicht richtig erforscht haben. Was in der Volksrepublik China hinter verschlossenen Türen passiert, wissen wir natürlich nicht. Aber ausgehend von Betrachtungen zu den elektromagnetischen Wellen hat sich der auch in Deutschland forschende Zhang Changlin[916] dieser Thematik angenähert. Er erinnert daran, dass die elektromagnetische Welle eine querlaufende Transversalwelle ist, die eine Polarisierungsebene entstehen lässt, welche sich mit fast 300 000 km/s fortbewegt und auch im kosmischen Vakuum zuhause ist. Dagegen verläuft die uns geläufigere Schallwelle längs als Longitudinalwelle mit 340 m/s in der Luft und circa 1 500 m/s in Metallen und benötigt eben zur Ausbreitung ein solches Medium. Zhang sieht Parallelen zwischen dem „Äther" der europäischen Volksmedizin des 19. bis zur Mitte des 20. Jahrhunderts und dem Vakuum, der quasi-Heimat der elektromagnetischen Strahlungen. Wenn man dann das Universum als elektromagnetisch pulsierendes Vakuum verstehe, ist man ja bei den Ursprungsgeschichten der Erde angelangt, sei es die Welle des Wort Gottes, das am Anfang stand noch vor

916. Zhang, Changlin (2021). *Der unsichtbare Regenbogen und die unhörbare Musik.* Halle/Saale: Traumzeit.

dem Licht, laut dem Buch Genesis in der Bibel, oder auch der früheren indischen Philosophie, wo die Welt mit einem „Geräusch" entstand. Diese Wellen können auf verschiedene Weise Informationen befördern, bis hin zur Mehrfachresonanz-Kommunikation. Nach Cyril W. Smith könnten im Wasser in winzigen Kohärenzregionen Informationen in Form winziger stehender Wellen gespeichert werden, jedoch nur bei Temperaturen unter 70°. So könnte man die Wirkung von Homöopathie erklären, welche mit der gleichen Schwingung aber phasenversetzt schädliche Schwingungen neutralisiert. Ebenso wirken die Bioresonanztherapien und die Thymus- und andere Zelltherapien sowie verschiedene andere Einflüsse auf unseren Körper, welcher ja zu etwa 80 % in der Kindheit und 50 % im Alter aus Wasser besteht. Hier gibt es fast unendlich viele, wie Stimmgabeln schwingende Oszillatoren, die sehr komplizierte Informationen speichern könnten. Zhang untersuchte selber die Auswirkung des ausgestrahlten Qi (fa waiqi) durch mehrere Qigong-Meister auf RNA-Lösung in Schalen mittels eines Doppelstrahl-Fotospektrometers im Verhältnis zu dem von Laien. Bei guter Reproduzierbarkeit zeigte sich bei allen ein Gipfel bei der Wellenlänge von 219 nm, welcher allerdings bei den Qigong-Meistern dreimal so steil war. Aus Angst vor seinem Chef veröffentlichte Zhang seine signifikanten Ergebnisse damals nicht. Zhang erklärt als Biophysiker, dass es besonders entlang der zentralen Körperachse Brennpunkte von akustischen und elektromagnetischen Wellen gebe, in Indien als Chakren und in China als dantian bekannt, welche in geringerer Stärke als Akupunkturpunkte auch an anderen anatomischen Strukturen durch Reflektion und Bündelung der Wellen zu finden seien. Bei manchen Menschen ist das Sehvermögen so erweitert, dass sie diese als Aura sehen können, andere können sie fühlen. Ein ähnliches in Resonanz gehen liegt dann wohl auch bei den Wünschelrutengängern und Pendlern vor. – Interessant ist bei all diesen Ergebnissen, dass wohl jeder Mensch die Fähigkeit zu all diesen Wahrnehmungen hat, aber eben in demselben Maße unterschiedlich, wie die Begabung zum Fußball- oder Klavierspielen. Es ist also nichts, wovor man sich fürchten muss oder es abwerten sollte, und es ist in gewissem Maße auch für jeden erlernbar, wie ich seit Jahrzehnten in meinen Qigong-Kursen feststelle.

Wenn wir also diesen Schritt in eine neue Dimension der Medizin, der Quantenmedizin hineinwagen, werden wir mit einigen entsprechenden präventiven Maßnahmen zusammen, auch keine Corona-Viren mehr fürchten müssen, und das Corona-Syndrom wird seine irrationale Kraft und angstverbreitende Wirkung verlieren. Aber es ist klar, dass dies nicht ohne einschneidend korrigierende Maßnahmen in unsere elektromagnetischen Systeme geht, die überdacht und zugunsten von den Wäldern, den Insekten, den Bienen, den Vögeln, den Meeressäugern und anderen Tieren sowie den Menschen modifiziert werden müssen.

20. Ein Resumée der anderen Art

Es gibt Probleme durch vier Arten von Einseitigkeiten, sowie dem Management von Erfahrung und Zeit.

A. Zentralisierung vor Dezentralisierung. (Zwang zur vollständigen Regulierung bzgl. Massenproduktion/-universität/-phänomenen) >bringt>Macht und Kontrolle etc. …

B. Quantität vor Qualität (bei Nahrungsproduktion, bei Lebenszielen, Profitmaximierung statt Nachhaltigkeit, Aberglaube des grenzenlosen Wachstums (>nur Krebszellen denken, dass sie in der Natur grenzenlos wachsen können) und Fortschrittsfanatismus statt Akzeptanz von selbstregulativen Prozessen in Harmonie mit Mensch und Natur, wissenschaftlicher Publikationszwang „publish or perish“ im Mainstream mit einseitiger Förderung oder Bestechung durch die Wirtschaft statt Förderung von nicht macht- und geldpolitischen Ansätzen, die aber dafür neue Erkenntnisse und qualitative Verbesserungen für Mensch und Natur zu bringen.

Wenn Qualität neben der Quantität wieder mehr Gewicht bekäme, würden auch individuellere Lösungen Akzeptanz im Sinne von auch klein ist fein für mehr Lebenssinn finden können; abgesehen davon, dass die gleichmachenden quantitativen Lösungen ihre Grenzen schon lange erreicht haben. Ein weiteres Verfolgen dieses Weges würde das Niveau noch weiter absenken, die Gräben des Aufspaltens der Gesellschaft in arm und reich, in „männliches“ Machertum und „weibliche“ Gefühlswelt, in mit und ohne Arbeit, in Länder der Dritten/Vierten Welt sowie industrialisierte Länder weiter vertiefen. Nur in echt partnerschaftlicher win-win Situation mit Akzeptanz von Unterschieden würde es allen global und von Körper, Geist und Seele her besser gehen können. Dafür ist aber ein entscheidender Faktor der Respekt und die Achtung vor dem Nächsten. Dies gilt für ihn in seiner Gesamtheit betreffend Religion, sexuelle Einstellung und Lebensstil, solange er jedoch damit die Grenzen des Nächsten ebenso respektiert und nicht verletzt. In einer globalisierten Welt gilt es hier überall zu neuen Verhaltensmustern zu kommen, welche intra-, inter- und transkulturell diskutiert werden müssen und wobei auch das Verhalten zur Natur einbezogen werden muss.[917]

917. Heise T. (2003). Psychotherapie als intra-, inter- und transkulturelle Kommunikation. In: *Psychotherapie und Sozialwissenschaft*, 4.5, 268–287.

C. Überspezialisierung mit Scheuklappendenken und unkooperativer Verteidigung eigener Pfründe/Macht vor integrativen Ansätzen mit interdisziplinärem Teamgeist. Das bringt Zentralisierung von wissenschaftlicher und wirtschaftlicher Macht mit scheinbar perfekter Kontrolle, aber ohne Lösungsmöglichkeiten für die wirklichen Probleme der Zukunft im globalen Kontext im Rahmen der Bevölkerungs- und Klimakatastrophe

D. Formelle Erfüllung vor inhaltlicher sinnhafter Gestaltung(smöglichkeit). Hält man sich offensichtlich an die gesetzlichen Vorgaben oder geht zumindest keine offensichtlich illegalen Wege, so erhöht das die Sicherheit. Zur weiteren Angstvermeidung, die ja gerade erfolgreich praktiziert wurde, werden keine unsinnigen Formen angeklagt, solange sie nicht lebensbedrohend werden. Aber dann ist es eventuell schon zu spät. Die nächste Überregulierungswelle, die einen der nächsten Autonomien beraubt hat, ist schon wieder vorbei – fast unbemerkt. Hier erscheint jedes neue Gesetz als Fortschritt, weil ja wieder etwas geregelt werden konnte, was vorher ungeregelt = chaotisch und destruktiv war, denn es scheint ihnen, kein Mensch habe noch so viel gesunden Verstand, dass man es so hätte versuchen können, zu einer erfolgreichen Lösung zu kommen. Die Beraubung der individuellen Freiheit durch den lenkenden nationalen oder Welt-Staat wird zur Diktatur à la ALDOUS HUXLEY.

E. Die Umsetzung von Erkenntnissen aus Erlebtem und Widerfahrenem kennzeichnet die Erfahrung und ist Teil des individuellen Lebenswegs mit unterschiedlichen Reifungsprozessen und -geschwindigkeiten auf den verschiedenen Ebenen der körperlichen, geistigen, sozialen, seelischen und spirituellen Entwicklung. Diesen Weg gilt es immer wieder als aktive Aufgabe, sich bewusst zu machen und zu reflektieren.

F. Zeitmanagement – Probleme und Auswahlschwierigkeiten bei anscheinend immer größerer Vielfalt der Möglichkeiten und Informationsmenge sowie weniger Zeit der Eltern für ihre Kinder, lassen die berufliche und Lebensorientierung für Jugendliche und junge Erwachsene bei verlängerter Sozialisationsphase unübersichtlicher werden. Nicht nur die Berichte der überwiegenden Negativauslese der Presse über unkontrollierte wie geplante körperliche Gewalt und Sexualdelikte, sowie wissenschafts- und finanzethische Katastrophen im turbokapitalistischen Lebensstil erschüttern den Nachrichtenkonsumenten (noch) immer wieder. In diesem Rahmen war die Idee, jetzt eine Studie zu veranlassen zu Sichtweise und Ängsten der Jugendlichen, wie sie das Sinus-Institut 2011 durchführte, eine wichtige und gesamtpolitische Aufgabe.

Das 20. Jahrhundert war die Epoche der praktischen gesellschaftlichen Experimente, die zuvor theoretisch ausgearbeitet wurden. Antisemitische Schriften des 19. und 20. Jahrhunderts aus Frankreich und Deutschland, die Werke von Marx, Engels und Lenin, die zionistischen Schriften mit und ohne politischen Anspruch, Hitlers und Maos Schriften etc. – alles zielte darauf ab, die Menschen mit ihrer umgebenden Gesellschaft im Sinne der jeweiligen Ideologie oder Vorstellung konkret zu formen. Äußerliche Einflüsse wie Druck der „revolutionären (Arbeiter-)Massen“ oder „Umerziehung“ bzw. „Arbeitsmaßnahmen“ oder innerliche Einflüsse wie eine entsprechende „genetische Auslese“ sollten das Werk vollbringen. Paten standen Darwins Ausleseprinzipien, Mendelsons Vererbungsgesetze und Baumschulenbücher, frühindustrielle Vorstellungen, verbunden mit der Idee einer mechanistisch-biologistischen Pädagogik. Wenn man die Rahmenbedingungen mit welchen Mitteln auch immer nur deutlich und klar genug formte, sollte alles erreichbar sein – so war die Vorstellung. Während zuvor die Autoritätsgläubigkeit in Bezug auf die traditionellen Herrscherformen – gewählt, ererbt, von Gottes Gnaden oder erobert – mit Königen und Kaisern Trumpf war, begann das Pendel in die andere Richtung auszuschwingen mit der französischen Revolution über die amerikanische Unabhängigkeitserklärung bis zur vor Diversität unregierbaren Weimarer Republik. Nach dem Zweiten Weltkrieg, mit der 68er Generation in Deutschland, der Summerhill-Bewegung in England und der Hippie-Bewegung nicht nur in den USA, schwang das Pendel immer mehr in die Richtung der Akzeptanz völliger Individualität, da nach der Erfahrung der letzten Jahrzehnte das „Gemeinwohl“ oft konträr gegen den einzelnen gerichtet war, bis zu dessen gezielter und/oder willkürlicher Vernichtung. Diese dann oft übertriebene Form der „Selbstbestimmung“ zeigte sich in einer Laissez-faire Erziehung (die Kinder wissen schon am besten, was ihnen guttut) oder einer „toleranten“ Haltung, welche die eigenen Kinder als beste Freunde begriff, statt die Erziehungsverantwortung (man hat nur ein Paar Eltern aber viele gute Freunde) mit beiden Seiten der Medaille zu übernehmen. D.h. die „Erziehungsberechtigten“ haben die Pflicht zur Erziehung und „Freiheit von“, doch das ist auch eine „frei wozu“. Grenzziehungen müssen gelernt und verstanden und verteidigt werden. Aber stattdessen ging diese falsch verstandene Toleranz oft weiter zur Nicht-Übernahme der Verantwortung, im Kleinen, wenn die Eltern die Erziehung auf die Lehrer abschieben, oder im Großen für das, was man z.B. in der Verwaltung und Regierung anstellte, wo es zu wenig Konsequenzen für den Erfolg oder Misserfolg gab. Jeder kennt das Beispiel wo die Straße im Herbst und folgenden Haushaltsjahr nacheinander ohne Koordination mehrfach aufgerissen wird für Wasser-, Elektrizitäts-, Telefon- und andere Arbeiten. Ähnliches findet beim Verschieben von Finanzen und statistischen Zahlen am auffälligsten zwischen den Bereichen Arbeit, Renten und Gesundheit statt, wo nur die Erkenntnis, dass es sich um den gleichen Menschen und letztlich sein und unser begrenztes Geld und nicht dauerbelastbare Gesundheit handelt, weiterbringen kann. Hinsichtlich der Wahlmöglichkeit der Bürger stimmen diese frustriert von endlosen Minusrunden politischer Querelen und entmutigt selber politisch was Positives bewirken zu können, außerhalb von Ehrenämtern mangels Alternativen mit den Füßen ab. So war z.B. in den Saarlandwahlen Ende März 2012 die größte Partei mit 305910 Stimmen, also 38,4 Prozent, die Gruppe der Nichtwähler. Durch die erneut gestiegene Verweigerung war rechnerisch der Verlust von 14943 Stimmen bei der CDU ein Zuwachs von 0,7 Prozent auf 21,3 Prozent. So etwas wurde als Erfolg und Zustimmung zur eigenen Politik verbucht. Die beabsichtigte große Koalition würde dann mit der SPD über ganze 39,8 Prozent der potentiellen Wählerstimmen verfügen und damit aber eine Zweidrittelmehrheit im saarländischen Parlament beanspruchen.[918] Auch in der Industrie und Wirtschaft wird viel für die eigene Firma oder den eigenen Konzern (und die eigene Tasche) unternommen, was teilweise gegen das eigentliche Wohl von Natur, Mensch und Umwelt geht, deren „Reparatur" dann aber wieder von der Gesellschaft und denen, die nicht daran zuvor verdienten, gezahlt werden soll.

Diese extrem individualistisch-kapitalistische Haltung eroberte sich zunehmend weitere Teile der Welt, und begann auch nach der Niederlage des Allmachbarkeitsgedanken mit dem Ende Mao's und dem Zusammenbruch des „Ostblocks" sich dort auszubreiten bis hin in die erneut (diesmal eher durch die Wirtschaft) eroberten Länder der dritten und vierten Welt, wo China derzeit fern der Heimat seinen Siegeszug zu wenig bemerkt in Afrika und Europa angetreten hat. Es ist offensichtlich, dass nicht überall diese Entwicklungen genau parallel passierten und passieren, wie man zum Beispiel am Islamismus sieht – ohne hier im Einzelnen darauf eingehen zu wollen. Diese kursorische Zusammenfassung und Verallgemeinerung hat natürlich an vielen Orten ihre jeweils kultur-, geschichts- und umständebedingten Einschränkungen und Zwischentöne, so dass jeder, wenn er meint, dass das so nicht richtig sei, sich davon ausgenommen fühlen darf.

Aber wichtig erscheint doch, dass dieses Pendel mehr in die Mitte zwischen die individuellen und die kollektiven Vorstellungen gehört. Dabei spielt der Zeitgeist, welcher in der jeweiligen Epoche herrscht, genauso eine Rolle wie die spezifische Kultur in ihrer historischen Entwicklung was dann das Individuum in seiner gesellschaftlichen Position formt. Freuds Findung der sexuellen Libido in einer monotheistischen Gesellschaft, welche die Frau in Kleidern von unten bis oben verbarg, war eine Revolution wie auch jene der 68er-Bewegung mit „Make Love, Not War". Jetzt hat sich dagegen der Individualismus auf Kosten des Kollektivismus so konzentriert vermehrt, dass der Narzissmus nicht nur der leitenden Angestellten und Chefs zu einem gesellschaftlichen Problem und Anlass für Mobbing aller anders Gesinnten geworden ist mit dem Ergebnis von Burnouts in vielen Bereichen. Und dies wird unterstützt durch eine Übertechnisierung, welche an Körper, Geist und Seele deutlich mehr schleichenden Schaden setzt, als sich die meisten vorstellen können. Das Silicon Valley und Bill Gates mit anderen setzen hier traurigerweise negative Superlativ-Maßstäbe. Leider wird das Verlangen nach den hierbei weit überschätzten positiven Seiten der Technik und Wirtschaft mit immer mehr Begehrlichkeiten geweckt, so dass es zur Gefahr einer regelrechten Sucht wird. Immer mehr Menschen erliegen der Internet-Sucht, dem Gaming/Spielsucht, der Kommunikationssucht mit dem Handy, der Kauf-Sucht, der Porno-Sucht und so weiter. Den Gewinn

918. Günter Ederer: Die bürgerliche Mehrheit bleibt zu Hause. *Fuldaer Zeitung*, 31.03.2012, S. 4.

davon ziehen nur wenige Großkonzerne und Pharmaindustrien mit Heilsversprechen, die nicht einlösbar sind, sondern nur zur Aufhebung der unveräußerlichen Grundrechte in einem vollständig kontrollierten Staatswesen führen.

Um das gut zu erkennen, und dabei das Dunkel des anderen nicht zu fürchten, braucht es TEAMWORK. Man kann nicht nur zu seinen eigenen Gunsten denken – egal wo man in dieser Welt und Gesellschaft steht. In der Erziehung und anderswo gilt es das zu fördern, was Sinnvolles entstehen kann. Dafür muss man natürlich auch verantwortliche Gewähr tragen, dass man das Kind zu diesem Zeitpunkt will. Sprich die Familienplanung sollte, wenn es geht, abgesprochen sein. Denn Überbevölkerung und folgende Ressourcenknappheit führen zu Hunger, Krankheit und Krieg. Bei nicht akzeptablen Unfällen gibt es auch die Pille danach (zeitnah am besten, jedoch meist bis zu 5 Tagen danach wirksam), die keine Abtreibung ist und so nebenwirkungsfrei wie noch nie, dank niedriger Hormondosierung.[919] Bei den Kindern, die unsere Welt der Zukunft gestalten sollen, muss man die Stärken fördern. Der Pädagoge Martin Textor, Kenner der Krippenszene, meinte in der Diskussion um die Studie zu den Ex-Krippenkindern aus den USA, dass je jünger die Kinder, desto kleiner sollten die Gruppen sein und desto wichtiger sei eine gute Ausbildung der Erzieherinnen. Aber:

> Familiäre Faktoren sind sehr viel wichtiger als Ausmaß und selbst Qualität jeder Fremdbetreuung. Die Mütter müssen auf das Kind und seine Bedürfnisse eingehen. Die Ehe der Eltern sollte funktionieren. Deshalb muss in erster Linie die Familie gestärkt werden.[920]

Man darf noch hinzufügen, dass Kinder kein Ersatz für irgendwelche in der Ehe und/oder im Alltag nicht realisierten oder realisierbaren Bedürfnisse darstellen können, sondern mit nicht zu viel und nicht zu wenig sowie jeweils altersgerechter Hilfe durch die Eltern, ihren individuell eigenen Weg finden müssen. Dafür sollten sie optimal gefördert werden, denn wir brauchen alle Talente dringend in allen denkbaren Bereichen zur Bewältigung der Probleme für eine bessere Zukunft.

Bisher ist leider die Talentsuche an finanzielle Vorgaben[921] geknüpft, was weiterhin zu einer Verschwendung vieler Talente führt, für die diese Möglichkeit nicht besteht. Aber die Idee einer Talenttestung ist gut. Neben logischem Denken und sprachlicher Fähigkeit kann Musikalität, Ideenreichtum, Sportlichkeit, handwerkliche Geschicklichkeit und Persönlichkeit unter pädagogischer oder psychologischer Betreuung getestet werden. Das passiert für die 5 bis 12-Jährigen am besten in Kleingruppen über mehrere Stunden, um bis dahin eventuell verborgene Potentiale zu erkennen oder diesbezüglich Sicherheit zu erhalten. Somit wäre dies eine Möglichkeit, z. B. innerhalb der ersten

919. Blanka Kothé, Heribert Kentenich: Notfall-Kontrazeption. Was man zur „Pille danach" wissen sollte. *DÄ* 105(18):B864–5, 02.05.2008. Einmalig 1,5 mg Levonorgestrel (LNG).

920. Web: „Zuerst die Familie stärken". *Focus* 14/2007. S. 16.

921. Heidi Kuhlmann: Verborgene Talente. Investition in die Zukunft. *DÄ* 103(5):B242, 03.02.2006.

beiden Schuljahre grundsätzlich eine solche Testung einzubauen, bevor die Kinder zu sehr in verkehrte Richtungen oder mit einem individuell zu wenig passenden Tempo gedrängt und frustriert werden.

JOHANNES WALLACHER schlägt vier Stellschrauben für die Handlungsfelder Energiewende, Konsum- und Mobilitätswende sowie Agrarwende vor: 1. Den Ordnungsrahmen für Innovationen und Gemeinwohl schaffen, 2. Zumutungen und neue Handlungschancen fair verteilen, 3. Die Akzeptanz durch Transparenz und Teilhabe fördern und 4. Die Transformation als kulturelle Aufgabe ernst zu nehmen.[922]

Eine der Grundlagen hierfür ist aber auch, dass jeder sich eingestehen können muss, dass er mal scheiterte, zugeben dass es falsch lief. An diese Vorbedingung anschließend hat man natürlich die Möglichkeit, es zu verbessern. Das gilt in allen Dimensionen, vom kleinen Alltagsstress bis hin zu den großen Entscheidungen, welche die Welt beeinflussen können. – Wir denken dabei auch an das gesamte Impfgeschehen, welches einer dringenden Revision und Kontrolle bedarf, ebenso wie die zu Gates Privatclub verkommene WHO, da sie von ihm in großem Maße finanziert und tonangebend bestimmt wird, wie es in „*Corona: Das Syndrom*" präzise und übergreifend dargestellt wurde anhand zahlreicher wissenschaftlicher Fakten und selten veröffentlichter Interviews. – Wenn man diese intrigierende Zerstörungswut zum folgenden Aufbau einer den hohen Herren passenden Weltordnung sieht, muss man unwillkürlich an den steten Ablauf von Aufbau und Zerfall von Weltimperien in der Geschichte denken. Daher werden im indischen Hinduismus Kali und Shiva, die göttliche weibliche und männliche Repräsentation der Zerstörung so verehrt. Denn dadurch wird gleichzeitig die Geburt des Neubeginns ermöglicht, die kreative Schöpfung beginnt im mystischen Tanz aller Möglichkeiten von neuem. Dabei muss man nicht gleich an einen Atomkrieg denken, oder an Konzentrationslager, es reichen für den Normalverbraucher schon Eingeständnisse im Familienrahmen oder am Arbeitsplatz. Man muss sich dort mitteilen, um in positiver Kommunikation zu bleiben und nicht im schwebenden Narzissmus über andere Meinungen und Sorgen hinweg zu schweben und die „Elite" abzugrenzen. Teamwork heißt nicht „niedrige hierarchische Stufe", sondern einfach ein Ernstnehmen des Gegenübers mit menschlichem Respekt. Das ist leider nicht Allgemeinwissen. Dabei müssen wir aber trotzdem den Ablauf von Vergehen und Zerstörung mit Wiedergeburt und Entstehung erkennen, transzendieren und möglichst menschlicher gestalten. Das wäre eine nötige Art von Neo-Humanismus, in Antwort auf den Neo-Realismus von Mearsheimer,[923] dessen kreativer Ausdruck in letzter Zeit durch fake-news ersetzt wurde.

922. JOHANNES WALLACHER (2022). Wie sozial-ökologische Transformation gelingen kann. In: *Ökologie-Politik – Journal der Ökologisch-Demokratischen Partei*. 39:188, April 2022, S. 32–37. https://www.digi-log.org; 23.04.2022.

923. https://slate.com/news-and-politics/2011/01/john-mearsheimer-s-new-book-why-leaders-lie-catalogs-the-lies-nations-tell-each-other.html; 29.04.2022.

Nachdem die Psychiatrie nun wieder diese neuen Schritte auf die Biologie und damit die somatischen Fächer zugeht und sogar in Richtung holistischer Betrachtungsweise sich bewegt, wäre zu hoffen, dass nun endlich auch die somatischen Fächer diesen Schritt in die andere Richtung quasi entgegenkommend vollziehen werden. An der Zeit wäre es schon längst, nicht zuletzt heftigst angemahnt von Thure von Uexküll bei der Implementierung der Psychosomatik.

Anstelle des Findens von 1 000 neuen, jeweils passenden Antibiotika für das nächste als bedrohlich gefundene Bakterium, von zig Impfstoffen gegen den nun mal wieder anstehenden natürlichen oder laborhergestellten Virusshift oder aus dem Tierreich neu übertragene Ungeheuer, sollte man die Ausgangsbasis und Konstitution des Menschen verbessern und in die Forschung zur Quantenmedizin investieren. Im klassischen China gab es die Staatsprüfungen am Kaiserhof bis zum Beginn des 19. Jahrhunderts. Sie deckten alle als wichtig erachteten Gebiete ab, von der Kalligraphie über das Aufsatzschreiben, die Mathematik bis zum Gedichteschreiben. Denn wenn man die Basis beherrschte und bewiesen hatte, dass man die ineinandergreifende Gesamtheit aller Phänomene und Fähigkeiten verstanden hatte und auf dieser Klaviatur zu spielen verstand, dann sollte man in der Lage sein, sich in jede Tätigkeit und jeden Posten, den man bekam, einzuarbeiten. So können wir es auch schaffen, eine düstere Zukunft der Menschheit[924], die einige schon auf uns zukommen sehen, zu vermeiden.

Die wichtigste Sache der Welt ist, wie Hans-Peter Dürr immer wieder ermahnte, die Zukunftsfähigkeit. Wenn wir unsere Kinder zu Frieden, Freundlichkeit, Toleranz, Diskussionsfähigkeit, Mitgefühl, Erbarmung aber mit Abgrenzungsfähigkeit und Selbstbestimmung bei einer liebevollen Grundhaltung erziehen, ist wahrscheinlich schon alles geschafft. Wenn alle dies versuchen, werden genügend es schaffen, dies Klassenziel der Zukunftsfähigkeit zu erreichen und dann gut in der Lage sein, alle jeweils anstehenden Probleme zu lösen.

Machen Sie es gut und bleiben Sie gesund!

924. *Die düstere Zukunft der Menschheit – Graeme Maxton im Gespräch* | Sternstunde Philosophie | SRF Kultur. https://www.youtube.com/watch?v=c9EK9X597KM.

Disclaimer:

Wie überall, muss auch hier darauf hingewiesen werden, dass die Medizin in stetigem Wandel begriffen ist (es dürfte davon ruhig etwas mehr sein) und alles Geschriebene nach bestem Wissen und Gewissen geschah, aber keine Handlungsempfehlungen darstellt, es sei denn mit einem guten Arzt Ihres Vertrauens. Aber auch dann müssen wir eine Gewähr unsererseits ausschließen.